서울아산병원

가정간호지침서

집필진

저자 : 가정간호사업실

박현진 · 문은미 · 임영민 · 표경자 · 박학영 · 강경남 · 이정희
문미단 · 성은지 · 오영선 · 임경주 · 조양희 · 안성하

감수 : 가정간호운영위원회
가정간호운영위원장 : 김건석

김병식(외 과)	박수성(정 형 외 과)	정선주(신 경 과)
고태성(소 아 과)	서동완(소화기내과)	조은희(내분비내과)
김동관(흉 부 외 과)	손병호(외 과)	최경효(재활의학과)
김순배(신 장 내 과)	심태선(호흡기내과)	최기준(심 장 내 과)
김정훈(신 경 과)	육정환(내 과)	최종우(성 형 외 과)
김종혁(산 부 인 과)	이대호(종 양 내 과)	최한주(간 호 부)
김희철(외 과)	이상오(감 염 내 과)	홍범식(비 뇨 기 과)

가나다 순

서울아산병원

가정간호지침서

서울아산병원 가정간호사업실 편

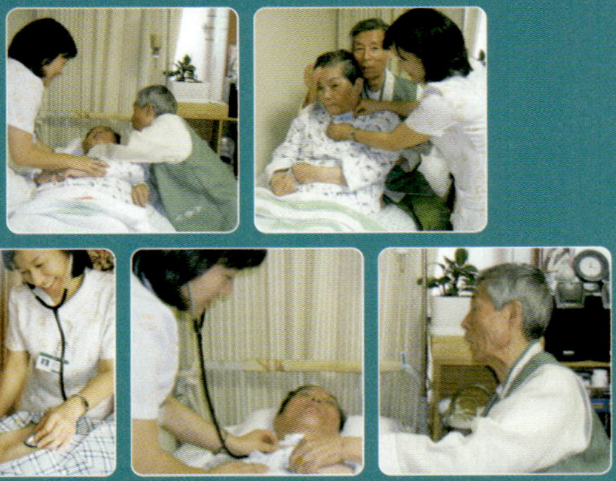

서울아산병원
Asan Medical Center

고려의학

발간에 즈음하여

서울아산병원은 1997년 4월 가정간호사업을 시작하여 올해로 10년을 맞이하였습니다. 사업 초기의 가정간호대상자는 뇌혈관질환, 당뇨, 심 · 폐질환을 포함한 만성질환이나 암질환이 대부분이었고 사업이 진행되면서 수술 후 조기퇴원환자 및 만성감염질환, 특수기구 사용환자 등으로 영역이 확대되고 지방병원 가정간호 의료기관이나 보건소, 보건지소, 보건진료소 등으로 환자를 연계하는 사례가 늘어났습니다.

그리고, 전 진료과의 다양한 환자의 질병회복을 위한 가정간호의 역할이 더욱 커지고 21세기 의료 환경의 급속한 발전은 우리 모두에게 앎에 대해 강조합니다. 또한, 의료기관간의 실무의 차이를 극복하고 원활한 연계를 위해서는 가정간호 서비스 내용의 표준화 및 질적 관리를 위한 대책이 필요하였습니다.

이에, 2005년 가정간호 현장에서 실무자들에게 필요로 하는 지침서를 만들어보자는 의견에 가정간호사와 가정간호운영위원 모두가 만장일치하여 시작되었고, 본서는 국내에서 처음으로 가정간호실무자들이 임상에서의 실무 내용을 바탕으로 발간한 책자로서 의의를 갖고 있습니다.

내용은 가정간호분야에서 가장 많이 다루는 분야를 중심으로 호흡기, 순환기, 소화기, 암환자 간호, 외과, 신경계, 흉부외과, 근골격계, 산부인과, 비뇨기계 등의 주요 질환과 창상관리, 각종 Procedure 및 교육자료 등으로 이루어졌고 본원의 진료 내용과 실무에서 활용되는 간호를 기초로 하였습니다. 물론, 각 의료기관의 진료지침이나 간호와 상이한 내용이 있을 수 있으므로 감안하시길 부탁드리며, 가정간호대상자의 질환이나 영역에서도 누락된 내용들이 상당히 많이 있으나, 이는 그 중요성이 덜해서라기 보다는 다음의 학습활동을 위한 약속이고 숙제로 하고 싶습니다.

저희가 오늘의 모습으로 발전할 수 있도록 든든한 후원자가 되어주신 울산대학교 의과대학 서울아산병원 박건춘 병원장님, 박광옥 간호본부장님, 박승일 가정간호운영위원장님을 비롯한 간호부 가족들과 바쁜 일정 중에도 기꺼운 마음으로 감수를 맡아주신 외과 김병식교수님, 제 4대 가정간호운영위원님들께 진심으로 감사를 드립니다. 아울러 힘든 업무 중에도 즐겁고 행복한 모습으로 책이 발간되는 순간까지 '함께 이루어가는 기쁨' 을 한껏 누린 서울아산병원 가정간호사업실 식구들에게 깊은 사의를 표합니다. 어려움 중에서도 서로에게 희망과 사랑의 빛으로 격려를 아끼지 않았던 그 순간들을 간직하고 싶습니다. 끝으로 이 책을 통해 일선에서 가정간호발전을 위해 헌신하시는 전국의 가정간호사님들과 지식교류의 장으로 기회를 삼고 앞으로는 좀 더 활발한 연계활동들이 이루어지고 가정에서 질병으로부터 고통을 받는 여러 환자들에게 보다 발전된 간호를 제공할 수 있는 밑거름이 되기를 기대합니다.

서울아산병원 가정간호운영위원장

목 차

부 록(환자교육용 자료) 451

찾아보기 507

I. 호 흡 기

1. 사 정

1) 주관적 자료

(1) 증상

① 호흡곤란(dyspnea)

- 시작시기(onset), 급성 혹은 만성, 일시적인 혹은 발작적, 지속 기간, 빈도
- 노작성으로 발생하는가, 휴식 시에 발생하는가, 누워 있을 때 혹은 취침 중에 발생하는가, 호흡곤란과 관련 있는 다른 증상을 동반하는가
- 관련 요인들 : 하루 중 발생 시각(예 : 야간, 발작성 호흡곤란), 계절, 환경자극, 불안, 체위(예 : 기좌호흡), 활동
- 중증도 : MRC 1 : 힘든 운동 외에는 숨차지 않음
  2 : 평지를 빨리 걷거나 경사진 길을 올라갈 때 숨참
  3 : 숨차서 평지를 동년배보다 늦게 걸음 또는 평지를 자신의 속도로 걸을 때 중간에 멈추어 쉼
  4 : 평지를 약 100m 또는 수분 걷고 나서 멈추어 쉼
  5 : 너무 숨차 집 바깥 못 나감 또는 옷 입거나 벗을 때 숨참

② 기침(cough)

- 기간이 얼마나 되는가(만성 3주 이상)
- 특성 : 객담을 동반하거나 동반하지 않는 기침 또는 분비물이 있는 기침, 개 짖는 듯한(barking) 심한 기침, 쉰 목소리(hoarse)의 기침, 자주 나는 마른기침(hacking)
- 기침이 갑자기 발생하는가
- 흡연을 하고 있는가, 얼마나 오랫동안 흡연을 하였는가
- 객담을 동반하는가, 객담을 동반한다면 하루에 나오는 양을 평가(스푼, 종이컵), 객담의 색깔은 어떠한가, 객담에서 고약한 냄새가 나는가
- 시작 시 얼마나 오랫동안 기침을 하는가
- 식사 후 기침이 생기나
- 어떤 특정 자세에서 기침이 악화되는지
- 무엇이 기침을 완화시키나
- 기침과 동반된 증상이 있는가(열, 두통, 야간발열, 흉통, 호흡곤란, 체중 감소, 쉰 목소리, 의식 소실, 가슴이 타는 듯한 느낌)

③ 객담

· 색깔

· 경도(묽은지 진한지)

· 양(스푼, 종이컵)

· 낮과 밤 동안 객담 배출의 횟수

· 객혈의 존재 여부

· 무색 혹은 맑은 점액 : 비 감염 과정

· 세균성 감염 : 많은 양의 진하고 노랗거나 녹색의 화농성 객담

· 폐부종 : 많은 양의 거품 있는 분홍색 객담(pinkish frothy sputum)

④ 천명음(wheezing)

· 어느 나이에 시작되었는지

· 얼마나 자주 생기는지

· 유발인자(음식, 냄새, 감정상태, 애완동물 등)

· 무엇이 천명음을 멈추게 해주는지

· 해가 거듭할수록 증상이 나빠지는지

· 다른 연관된 증상이 있는지

· 비용종이 있다는 이야기를 들은 적이 있는지

· 담배를 피고 있는지

· 심장질환의 과거력이 있는지

⑤ 객혈(hemoptysis)

· 담배를 피우는지, 얼마나 오랫동안 피웠는지

· 갑자기 객혈이 나왔는지

· 이전에 객혈을 한 적이 있었는지

· 가래에 섞여 있는 피가 나왔는지, 핏덩어리가 나왔는지, 선혈로 나왔는지

· 피가 나오는 것을 인식한지 얼마나 되었는지

· 무엇(구토, 오심, 기침)이 객혈을 나오게 하였는지

· 결핵을 앓은 적이 있는지

· 객혈의 가족력이 있는지

· 최근 수술을 받은 적이 있는지

· aspirin이나 plavix, warfarin 등의 약을 복용하고 있는지

· 연관된 다른 증상(야간발열, 호흡곤란, 심계항진, 불규칙한 맥박, 쉰 목소리, 체중

감소, 다리의 부종이나 통증)

· 객혈하면서 혹은 후 흉곽에 이상한 감각이 느껴지는 곳이 있는지, 있다면 어디인지

⑥ 흉통(chest pain)

· 어느 부위에 통증이 있는지
· 언제 처음 발생하였는지
· 반복적 통증이 있는지
· 통증의 기간은 얼마나 되는지
· 얼마나 자주 통증이 생기는지
· 어떤 것이 통증을 완화시켜주는지
· 무엇이 통증을 악화시키는지(호흡, 누운 자세, 손과 목을 움직이는 것, 운동)
· 통증의 양상은 어떠한지(타는 듯한, 누르는 듯한, 부서지는 듯한, 묵직한, 그냥 아픈양상, 칼로 긋듯이, 날카로운)
· 언제 통증이 발생하는지(쉬고 있을 때, 움직일 때, 식후, 팔을 움직일 때, 스트레스를 받을 때, 자고 있을 때)
· 통증과 연관이 있는 증상(호흡곤란, 심계항진, 오심, 구토, 기침, 열, 객혈, 하지통증)

⑦ 음성변화와 연하곤란

⑧ 피로와 체중변화

(2) 습관

① 흡연량 : 하루에 피우는 담배갑 수 × 흡연 년 수

② 과음

(3) 과거 병력, 사회력

① 알러지와 투약력

② 직업과 여행력 : 광산, 목공소, 요업소, 가축 사육

(4) 가족력

2) 객관적 자료

(1) 진찰

① 시진(inspection)

a. 흉곽의 형태 : 척추측만, 흉곽의 움직임과 폐의 확장감소, 만성 폐쇄성 폐질환자의

흉곽은 술통모양(barrel chest), 기흉, 혈흉, 연가양 흉곽 등은 흉부외상 시 비대칭적으로 가슴팽창

b. 호흡수와 깊이

c. 호흡양상 시진

· 노작성 호흡(labored breathing) : 흡기 시에 비공은 확장되고 흉쇄유돌근을 비롯한 부호흡근이 수축된다. 폐기종에는 입술 모으기 호흡법(pursed-lip breathing)이 특징적이고 기도 폐색이 심한 경우 기이호흡(paradoxical breathing)을 한다.

· Kussmaul 호흡 : 깊고 빠른 호흡, 대사성 산증

· Cheyne-Stokes 호흡 : 15초간 호흡정지가 지속되다가 1분간 과호흡이 반복되는 주기적으로 호흡으로, 중추신경계질환, 심한 심부전 또는 신부전, 심한 폐렴에서 볼 수 있다.

· Biot 호흡 : 주기가 전혀 없으며 호흡의 횟수, 깊이가 모두 불규칙하고 무호흡이 가끔 나타난다. 뇌막염에서 나타날 수 있다.

d. 곤봉형 손가락(clubbing finger)

e. 청색증(cyanosis)

② 촉진(palpation)

a. 압통(tenderness) : 늑골 골절, 악성종양의 전이, 급성 흉막염

b. 염발음(crepitus) : 바삭바삭 혹은 바스락거리는 느낌으로 피하조직의 공기형성때문이다.

c. 흉막 마찰음(friction rub) : 가죽을 서로 비비는 소리로 기관지의 부분폐쇄때문이다.

d. 통성 진탕음(rhonchal fremitus) : 기관지 확장증에서 흔하다.

e. 촉진성(tactile fremitus) 진탕음 : 환자의 음성이나 말이 기관지와 폐를 통해 흉벽으로 전도, 제2늑간의 흉골 경계선에서 가장 강함

· 증가 : 폐의 밀도 증가 시 전도 증가, 폐렴, 결핵 등에 의한 폐의 경화, 폐종양

· 감소 : 공기량이 증가하여 진도가 감소, 폐기종

· 소실 : 기도폐쇄, 흉부저류, 기흉, 심한 폐부종

③ 타진(percussion)

a. 청음 (resonance) : 정상 폐 부위

b. 과공명음(hyperresonance) : 정상인을 최대로 흡기시켜 폐가 팽창된 상태로 유사한 소리를 얻을 수 있다.

c. 고음(tympany) : 좌측 흉곽의 아랫 부분에서 얻을 수 있고, 위(stomach)안의 공기

때문이다.

d. 탁음(dullness) : 심장 및 간 부위 둔탁음

e. 절대탁음(flat) : 대퇴부의 근육, 뼈, 지방

④ 청진

a. 악설음(crackle, rales) : 수포음이라고도 하며, 주로 흡기 시에 들을 수 있고 폭발적인 단속성 소리로 '빠그락'하는 소리를 들을 수 있다.

b. 천명음(wheezing) : 좁아진 기도를 공기가 비교적 빨리 통과하면서 '삑' 혹은 '휘'라는 소리를 연속적으로 들을 수 있고 호기 보다 흡기 시에 더 잘 들린다.

c. 수포음(rhonchi) : 낮고 코고는 소리같은 진동음으로 큰 기관지에서 진한 분비물이 있을 때 들을 수 있고 호기 시 들리는 진동으로 기침 시에는 감소된다.

d. 늑막마찰음(pleural friction rub) : 늑막염 시 늑막공간이 없어서 청진 시 들을 수 있으나 촉진으로 나타나며 마르고 바삭거리고 비비는 듯한 저음이다.

2. 호흡기 장애 질환

1) 폐렴(pneumonia)

감염에 의해 폐포 내에 염증이 생기는 상태

(1) 폐렴의 유형

폐렴의 유형	원인균
지역사회에서 감염된 폐렴	
폐렴구균성 폐렴	*Streptococcus pneumoniae*
Mycoplasma 폐렴	*Mycoplasma pneumoniae*
Leginnaire's 폐렴	*Legionella pneumophilia*
Hemophilus 폐렴	*Hemophilus infleuenzae*
바이러스성 폐렴	virus
병원에서 감염된 폐렴	
그람음성균	Klebsiella 폐렴
그람양성균	포도상구균(*Staphylococcus aureus*)폐렴
Enterobacter균	Enterobacter 폐렴
흡인성 폐렴	이물질, 위 내용물 또는 상기도로부터 이물흡인

(2) **폐렴의 원인과 예방**

원인	예방법
폐렴구균	65세 이상의 노인과 고위험 대상자에게 예방접종을 실시. 3~5년간 유효
그람양성, 그람음성균	손씻기, 적절한 환기, 호흡기구와 용기속의 매24시간마다 교환 기관절개관과 내관은 무균법 다루기 체위변경, 심호흡, 기침 등은 2시간마다 실시
흡인	의식이 저하된 환자는 배액이 잘 되도록 적절한 체위유지 튜브 영양공급 전 튜브위치 확인, 기관절개관의 커프팽창
바이러스	상기도 염증의 즉각적 치료
Mycoplasma	바이러스 감염이 있는 사람과 접촉금지 적절한 영양공급

(3) **임상증상**

① 객담의 특징

a. 혐기성 : 썩은 냄새가 나는 객담

b. Klebsiella : 벽돌색깔의 끈적한 객담

c. Staphylococcus : 노란색의 크림 같음

d. Pseudomonas : 녹색

② 저산소혈증, 고탄산증으로 인해 호흡성 산증 초래

③ 백혈구 수 : 15,000~25,000/mm^3 증가, 호중구 증가

④ 발열

⑤ 빈맥, 빈호흡

(4) **치료**

객담 및 혈액 배양과 민감도 검사결과에 따라 항생제를 선택하며 균이 확인되기 전에는 경험적 치료(empirical treatment)를 시작할 수 있다.

2) 만성 폐쇄성 폐질환 (COPD)

(1) **정의**

유해한 입자나 가스의 흡입에 의해 발생하는 폐의 비정상적인 염증반응과 이와 동반되어 완전히 가역적이지 않으며 점차 진행하는 기류제한을 보이는 호흡기질환

(2) **원인**

흡연이 주 원인, 공해, 호흡기 감염증, 선천적 질환(α1-antitrypsin 결핍)

(3) **치료**

금연, 기관지확장제(theophylline 제제, 교감신경항진제, 항콜린제제), 부신피질 호르몬제, 거담제, 산소 및 호흡재활, 충분한 수분섭취, 필요시 항생제 폐렴구균 예방접종

3) 천식(Asthma)

(1) **정의**

기도의 만성염증성 질환으로 염증에 의하여 기도의 과민성이 증가하게 되면 증상이 나타나게 되고 자연히 혹은 치료로 회복되는 가역적 기도폐쇄를 동반하는 질환

(2) **임상증상**

천식발작(asthma attack), 호흡곤란, 천명음, 기침, 불안, 심한 발한, 호흡시 보조근육 사용, 진한 점액질이나 흰색의 끈끈한 점액성 객담

(3) **치료**

흡입용 스테로이드가 주 치료제이고 급성 천식 발작이 나타나면 속효성 베타 아드레날린성 약물(terbutaline 등)을 사용하여 증상을 치료한다.

4) 기관지 확장증(Bronchiectasis)

(1) **정의**

기관지벽의 탄력성과 근육구조의 손상으로 큰 기관지가 영구적이고 비정상적으로 확장되어 정상적인 방어기전이 파괴된 상태

(2) **임상증상**

많은 양의 농성 객담을 생산하는 심한 기침, 객혈, 아침 기상 때와 누울 때 발작적인 기침

(3) **치료**

일상 생활하는 동안에 매일 체위배액, 기관지 확장제, 감염 시 항생제 사용

5) 특발성 폐 섬유증

(1) **정의**

미만성 간질성 폐질환이란 임상적으로 운동시 호흡곤란과 마른기침이 주 증상이고, 흉부 방사선학적으로 폐침윤이 양측 폐에 미만성으로 광범위하게 관찰되는 질환군으

로, 조직 병리학적으로는 공기로 차 있는 폐포와 폐포 사이(간질)의 실질 폐조직 내 염증 및 섬유화 소견이 관찰되기 때문에 간질(사이)성 폐질환이라 부른다. 다양한 원인에 의해 발생할 수 있으나, 아직 밝혀지지 않은 원인에 의해 폐실질 내 섬유화가 계속 진행하여 결국 호흡부전으로 사망을 초래하는 특발성 폐섬유증(Idiopathic Pulmonary Fibrosis, IPF)이 대표적 질환이다. 근래에는 조직소견이 다를 뿐 아니라 치료반응과 예후가 다른 7가지 질병으로 분류할 수 있게 되어 이 질병 군 전체는 특발성 간질성 폐렴(Idiopathic Interstitial Pneumonia)이라고 하고, 그중 가장 예후가 나쁜 경우만을 특발성 폐섬유증(IPF)이라고 부르게 되었다. IPF와 임상양상은 비슷하나 조직학적 소견으로는 차이가 있는 질병, 예를 들면 특발성 비특이적 폐섬유증(NSIP)이나, 특발성 경결성 폐렴(BOOP, COP) 등은 IPF와 달리 부신피질호르몬이나 면역억제제로 호전되고, 초기에 치료하면 예후도 비교적 좋기 때문에 초기에 정확한 진단이 중요하다.

(2) **임상증상**

운동성 호흡곤란, 마른 기침, 식욕부진, 체중 감소, 관절통, 피로 등을 보이다가 병이 진행되면서 폐하엽에 reticular 또는 reticulonodular shadow가 나타나며 더 진행되면 폐성심, 우심부전으로 진행될 수 있다.

(3) **치료**

① corticosteroid, immunosuppressive agents
② 산소공급
③ 폐고혈압, 폐성심, 우심부전 동반시 : 적절한 산소공급과 이뇨제
④ 기침과 천명 동반시 : 기관지확장제
⑤ 감염 예방 : 폐구균과 독감 백신접종

3. 호흡장애 환자의 호흡재활

1) 호흡재활 치료의 목적

만성 호흡기질환 환자들은 조금만 운동을 하거나 몸을 움직여도 숨이 차기 때문에 운동을 하지 않게 되어 근육이 점차 약해진다. 근육이 약해지면 같은 정도의 운동을 해도 숨이 더 차게 되므로 꼭 필요한 일상 활동도 남에게 의존하게 되어, 환자들은 점차 우울증에 빠지고 폐인같이 된다. 호흡 재활 치료란 교육 및 운동 치료를 통하여 이러한 악순환을 깨고 환자들이 가능한 한 독립적으로 일상생활은 물론 활동적인 삶을 누릴 수 있도록 하는 데 목적이 있다.

2) 치료

(1) 기계적 요법

지속적 양압공급 치료(Continuous Positive Airway Pressure, CPAP)는 폐쇄성 무호흡증후군 환자의 치료에 있어 치료 효과가 명확히 입증된 최선의 치료법으로 적정 최소 압력을 결정하여 수면 중 상기도에 지속적으로 양압을 공급함으로써 상기도를 유지시키고 허탈을 방지한다.

(2) 가정산소요법

① 정의 : 산소가 부족한 상태를 치료, 예방하기 위해 산소 또는 산소를 첨가한 공기를 흡입시키는 요법으로 폐포내 산소농도를 증가시켜 저산소증으로 인한 증상의 완화와 예방에 있다.

② 필요성

a. 급성기, 일시적 산소 사용이 필요한 경우

- 감기나 폐렴에 의해서 일시적으로 폐기능이 약화되었을 때
- 급성 천식의 악화
- 비행기 여행 시와 같이 장기적으로 산소 사용이 필요할 때

b. 지속적인 산소 사용이 요구되는 경우

- 안정 시에 산소분압이 55mmHg, 또는 산소포화도가 88% 이하인 경우
- 안정 시에 산소분압이 55~59mmHg, 또는 산소포화도가 89% 이상이라도 폐성심, 심부전과 같이 이차적인 심장 질환이 동반된 경우

c. 최소한의 활동 시나 운동 시 산소 사용이 요구되는 경우

안정 시에는 괜찮으나 활동 시에 산소분압이 55mmHg, 또는 산소포화도가 88% 이하인 경우

d. 수면 중에 산소 사용이 요구되는 경우

- 수면 중에 산소분압이 55mmHg, 또는 산소포화도가 88% 이하인 경우
- 깨어 있을 때 보다 산소분압이 10mmHg 이상 감소, 산소포화도가 5% 이상 감소하는 경우
- 깨어 있을 때 인지능력이 떨어지거나 수면장애 등의 수면저산소증의 증상이 있을 때

③ 주의 사항

만성 폐질환자의 산소 사용은 약과 같다. 약의 오용과 남용이 문제가 되듯이 자신에게 적절한 양의 산소를 사용하는 것이 중요하다. 동맥혈 가스 검사와 산소포화도 측

정기를 이용하여 상태를 관찰하며 의료진과 상의하여 적절한 산소량을 처방받아야 한다. 활동량에 따라 필요한 산소량이 변화하므로 산소포화도 측정기를 이용하여 안정 시와 활동 시, 수면 동안에 필요한 산소량을 구체적으로 아는 것이 필요하다.

(3) 약물요법

① 스테로이드제제

기도의 부종과 염증을 완화시키고 부작용과 합병증 관리가 필요하며 약물의 투여 및 중단은 반드시 주치의의 지시에 따라 단계적으로 실시 (adrenal crisis 초래위험)하는 것이 필요하다.

② 항생제 : 감염 확인 후 결과에 따라 선정한다.

③ 진해거담제

④ 면역요법 : 폐렴구균 예방주사, 인플루엔자 예방주사

⑤ 기타 : 진정제, 강심제, 알러지반응 억제약 등

(4) 흡입 요법

① 정의 : 기관지 천식 및 급・만성 폐질환 환자에게 투여되는 약액을 미세하고 균등한 입자 상태로 흡입하는 것이다.

② 장점

a. 구강약 및 주사제를 투여하는 것보다 부작용이 극히 적다.

b. 기도에 직접 투여하므로 소량의 약으로, 약 효과가 빠르게 나타나며 약액이 작은 입자로 분사되어 폐 깊숙이 직접 도달한다.

③ 올바른 흡입 방법

a. 흡입하기 전에 약물을 흔들고

b. 코로 천천히 숨을 들이쉬고 pursed-lip으로 내쉬기를 몇 번 한 후

c. 최대한 호기 후 흡입기를 구강에 5～15cm 정도 넣고 천천히 그리고 깊게 구강으로 들여 마신 후 흡입기를 한번 눌러서 약물이 흡입되게 하면서 몇 번 반복한다.

d. 이때 몇 초 동안 머물렀다가 천천히 pursed-lip 호흡으로 호기 한다.

e. 약물흡입기는 적어도 하루에 한번 비누와 물로 깨끗이 닦아 건조시켜 사용한다.

④ 흡입 기구의 종류

a. 흡입치료기 = 연무기(Nebulizer)

・사용방법에 대한 특별한 교육없이 누구나 사용 할 수 있으며 특히, 소아나 호흡곤란이 심한 환자들이 쉽게 약을 흡입할 수 있다.

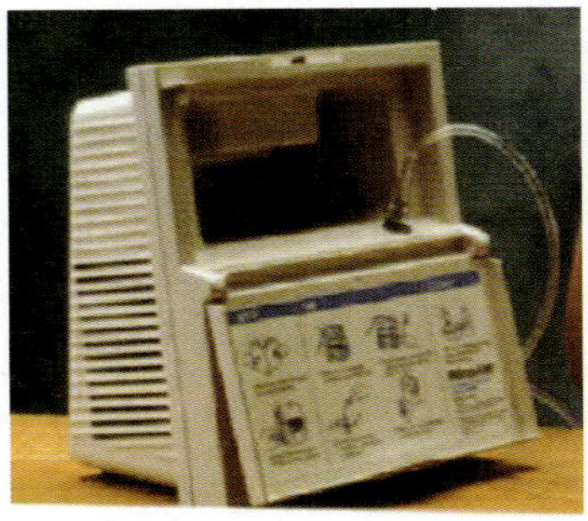

약액을 압축공기나 초음파 진동자를 이용해 미세입자로 변화시켜 환자에게 분무시켜주는 기기로 임상에서 가장 많이 치료에 사용되는 방법이다. 발생되는 약물의 입자 크기가 적절하며 영아를 포함한 모든 연령에서 사용할 수 있어 가장 이상적인 흡입기구이다. 종류는 제트형 흡입치료기와 초음파형 흡입치료기가 있다.

- 다른 흡입기구보다 상기도에 침착되는 약물의 양이 적어서 부작용이 적다.
- 기구의 부피가 크고 전원을 필요로 하며, 흡입에 소요되는 시간이 10~20분 정도로 길고 소음이 있다.
- 사용 후에는 오염이 되지 않도록 약통과 마스크를 세척하고 정기적으로 약통과 필터를 안면 마스크를 사용할 때에는 가능한 얼굴에 밀착시켜 사용하는 것이 좋다.

b. 정량식 흡입기(Metered-Dose Inhaler, MDI)

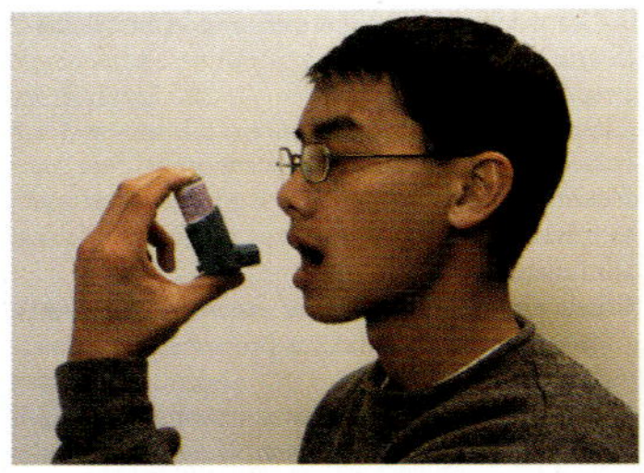

- 알루미늄 용기나 유리병 안에 추진제 역할을 하는 프레온 등이 압축되어 있고, 여기에 미세한 분말의 약물이 용매제에 의해 용해되어 있다.
  약을 눌러 약물이 배출되면, 급격히 압력이 떨어지면서 폭발적으로 약물의 입자가 작아지게 되어 입자의 40~50%가 5㎛이하의 크기가 되어 흡입된다.
  〈단점〉
  - 효과적인 약물의 흡입을 위해서는 용기를 누름과 동시에 숨을 천천히 깊이 들이마셔야 하며 숨을 10초간 참아야하는 것과 같은 어려운 흡입기술을 익혀야 한다.
  - 용기에 남아있는 약의 용량을 쉽게 알 수가 없다.
  - 구인두 부위의 침착이 많아 국소적인 부작용이 있다. 국소적인 부작용에 구강건조, 기침, 인후통 등이 있고 특히 스테로이드 제재를 흡입할 때는 변성, 구강 칸디다증 등이 올 수 있으므로 사용 후에는 반드시 양치질을 하거나 입안을 헹구어 내야 한다.

〈정량식 흡인제〉

종 류	작 용	비 고
Berotec puff	기관지 확장제, 교감신경 항진제	제1회에 1번씩 분사하며, 2회를 흡입할 경우 1~2분 간격으로 반복
Ventolin puff	기관지 확장제, 교감신경 항진제	
Serevent puff	기관지 확장제, 교감신경 항진제	
Atrovent puff	부교감신경억제제	
Pulmicort puff	스테로이드	1회에 1번씩 분사하고, 2회를 흡입할 경우 1~2분 간격으로 반복하며, 흡인 후 양치질 혹은 구강세척이 필요함
Flixotide evohaler	스테로이드	
Seretide evohaler	스테로이드+교감신경 항진제	

c. 스페이서를 이용한 정량식 흡입기(MDI with spacer)

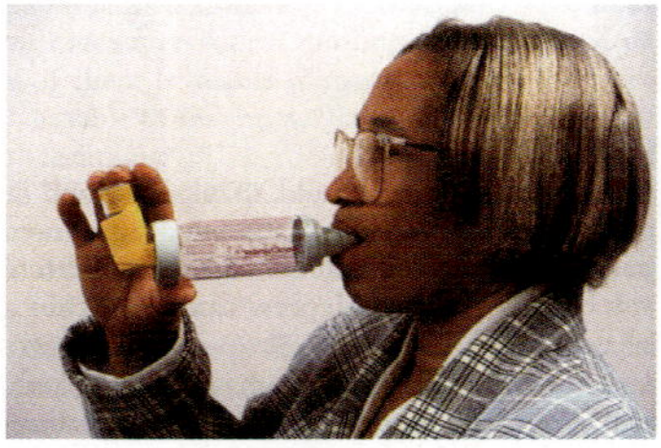

- 보조기구인 스페이서를 정량식 흡입기와 함께 사용하는 것으로 정량식 흡입기가 가지고 있는 장점을 활용하면서 시간적, 공간적 여유가 생겨 단점을 줄일 수가 있다. 마우스피스용 스페이서와 마스크용 스페이서 2종류가 있다.
- 큰 입자가 스페이서 벽에 미리 침착되기 때문에 큰 입자들의 구인두부 침착을 줄일 수 있어 부작용을 감소할 수 있다.
- 약을 누름과 동시에 숨을 들여 마셔야 할 필요는 없다.
- 흡입기를 1회 누르고, 스페이서의 흡입구를 양입술로 꼭 문 다음 보통 호흡으로 4회 호흡 후 마지막에는 크게 들이마시고 10초간 숨을 참는다. 이 후 숨을 내쉬고 흡입기를 빼어 스패이서를 보관하며, 적어도 일주일에 한번은 주방용 세제를 푼 따뜻한 물에 세척해야 한다.

d. 분말 흡입기(Dry Powder Inhaler, DPI) : 원판 흡입기(Diskus)와 흡입기(Turbohaler)가 있다. 분말 형태의 약이 환자의 흡기 노력(숨을 빨아들이는 노력)에 의해 빠르게 흡입한다. 정량식 흡입기(MDI)와 달리 흡입 후 숨을 참을 필요가 없다.

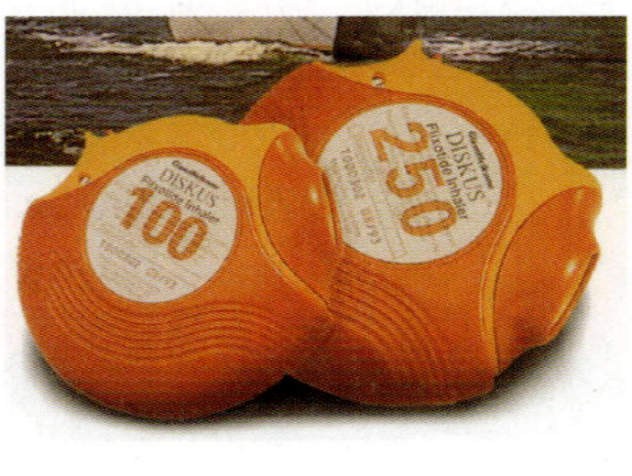

- 크기가 작아 휴대가 간편하고 사용법이 간단하다.

· 자동레버를 딱 소리가 날 때 까지 돌리고 고개를 옆으로 돌려 숨을 끝까지 내쉰 다음 흡입구에 입을 대고 빠르게 깊이 끝까지 들이마신 후 흡입기에서 입을 떼고 10초 동안 숨을 멈추었다가 천천히 내쉰다. 자기 흡기 노력에 대한 의존도가 너무 커서 노력 여하에 따라 표적 장기에 도달하는 약물의 양이 차이가 난다.

· 흡입기구 중에서 가장 빠른 속도로 흡입되므로 많은 양의 약물이 구인두부에 침착된다.

(5) 호흡법

① 입술 모으기 호흡법(Pursed-lip breathing)

낭순 호흡을 통해 숨을 내쉴 때 기도안의 공기압력이 증가하고 그것은 기도가 열린 채로 있게 하여 신선하지 않은 공기를 배출하는데 도움이 된다.

a. 우선 긴장을 풀고 몸을 편안히 하세요.

b. 편안히 코로 숨을 들이쉬세요.

c. 입술을 오므린 모양으로 하여 들이쉴 때 보다 2배 긴 시간 동안 천천히 내쉬세요 (들이쉴 때는 하나, 둘을 세고, 내쉴 때는 하나, 줄, 셋, 넷을 하며 세며 연습하세요).

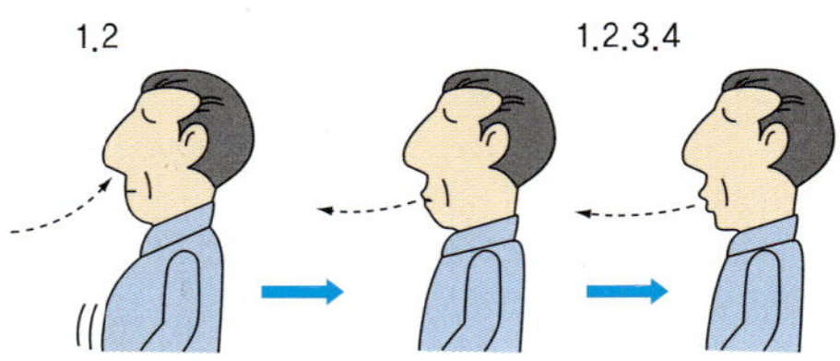

【가정에서의 활용】

◎ 풍선불기

풍선을 불게 하면 입안은 물론 기도와 기관지내의 압력이 양압으로 되어 폐포나 작은 기관지까지 확장되게 하며 가래축척도 적어지며 숨을 내쉬는 호흡근이 발달하게 된다. 이외에 촛불을 일정한 거리에서 끄는 방법이나 inspiratory incentive spirometry 등을 사용할 수 있다.

◎ 물병불기(Bottle blowing)

가정에서 쉽게 구할 수 있는 투명한 병에 물을 담아 긴대롱(빨대, 수액세트)를 이용하여 입술모으기 호흡(Pursed-lip breathing)을 시행하는 방법으로 호흡능력에 따라 높이를 점차 높게 한다. 시각적으로 호흡능력을 볼 수 있어 효과적으로 운동을 할 수 있다.

② 복식 호흡법

효과적이지 못한 잦은 호흡으로 위축된 호흡근과 횡경막의 강화를 위해 복식호흡을 하며, 이때 복부근육을 한손으로 지지해준다.

a. 기본 연습

㉠ 누워서 한 손은 가슴에 한 손은 배에 얹으세요.

㉡ 숨을 충분히 내쉬고 입을 다문 후, 코로 깊게 숨을 들이 쉬어 복부가 부풀게 합니다. 이때 가슴 위에 얹은 손으로 가슴을 가능한 움직이지 않는 것을 확인하세요.

㉢ 입을 오므려서 천천히 숨을 내쉬면 배가 오므라듭니다. 이때도 가슴은 되도록 움직이지 않게 하세요.

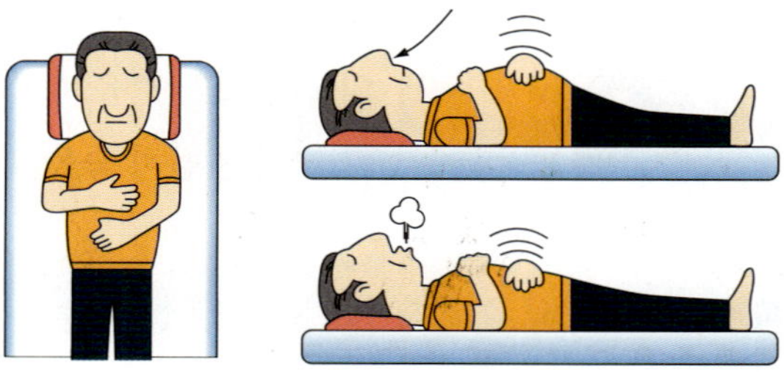

b. 기본 연습이 되었으면 이제 여러 가지 자세에서 복식호흡을 연습해 본다.

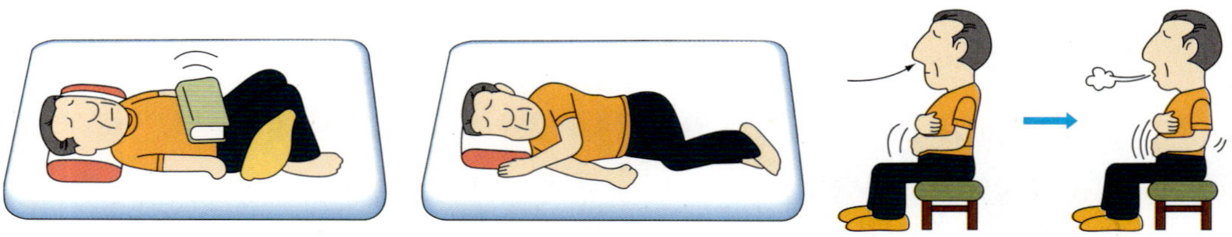

③ 동작 시 에너지 보존 호흡의 기본

a. 활동 시에는 산소의 요구량이 증가하므로 힘을 들이는 동작 전에 복식호흡으로 코를 통해 깊게 숨을 들이 쉰다.

b. 입술을 오므린 모양으로 하여 숨을 내쉬면서 동작을 한다.

【생활에서의 활용】

◎ 의자에서 일어설 때

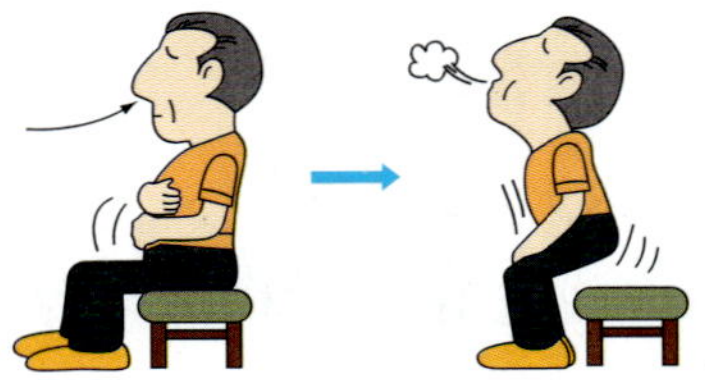

1. 깊게 숨을 들이 쉬세요.
2. 숨을 내쉬면서 천천히 일어서세요.

◎ 걸을 때

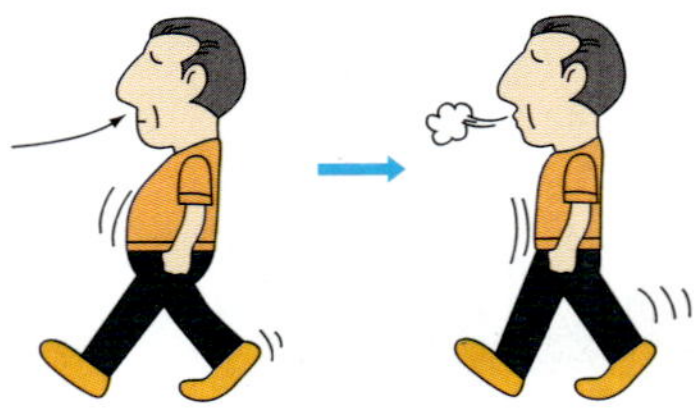

1. 하나, 둘 두 걸음 걸으며 숨을 들이 쉬세요.
2. 셋, 넷, 다섯 세 걸음을 걸으며 익숙해지면 숨을 내쉬세요.
3. 익숙해지면, 걸음 수를 네 걸음, 다섯 걸음으로 늘려 천천히 숨을 내쉬도록 합니다.

◎ 물건을 올릴 때

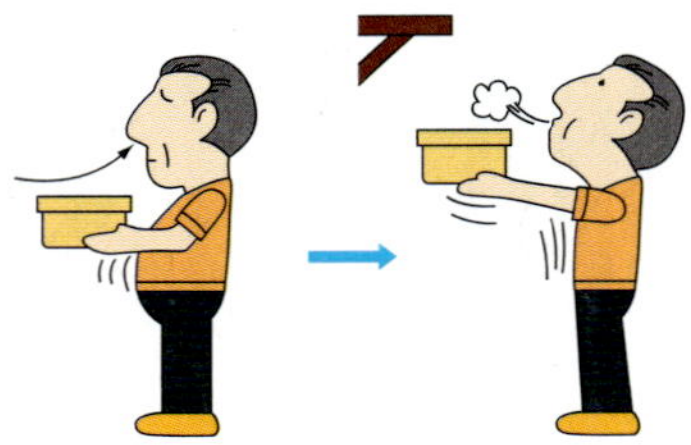

깊게 숨을 들이쉬고, 내쉬면서 물건을 올리세요.

◎ 화장실에서

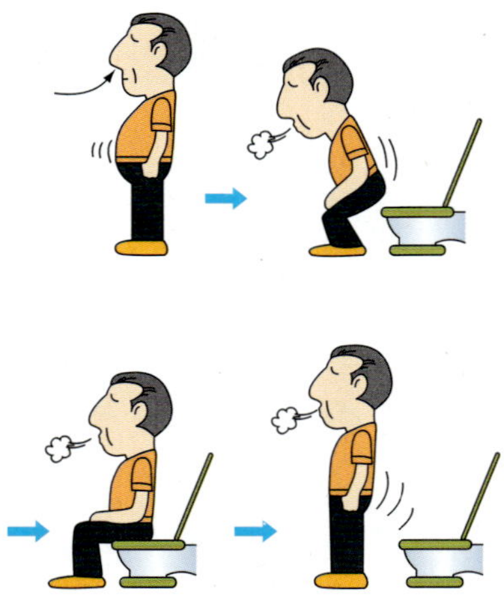

1. 동작 전에 깊이 숨을 들이 쉰 후, 숨을 내쉬면서 천천히 앉으세요.
2. 깊이 숨을 들이쉬고, 천천히 숨을 내쉬면서 배에 힘을 줍니다.
3. 바른 호흡법으로 용변을 본 후 깊이 숨을 들이 쉬세요.
4. 숨을 내쉬면서 천천히 일어섭니다.

(5) 효율적인 기침과 객담 뱉는 법

① 바른 기침법

기침을 하면 상당한 에너지를 소모하게 된다. 또한 객담이 잘 나오지 않는 기침을 계속하게 되면 체력이 많이 소모되므로 효율적인 기침법을 몸에 익히도록 한다.

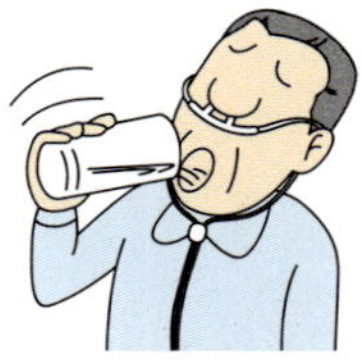

1. 우선 물을 마십니다.

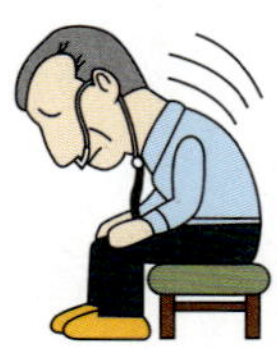

2. 약간 앞으로 기울인 자세로 앉습니다.

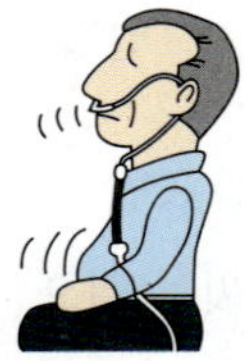

3. 복식호흡으로 깊게 숨을 들이쉬고 2초 동안 숨을 참습니다.

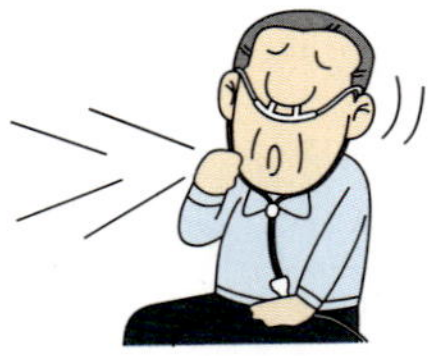

4. 입을 가볍게 벌린 상태로 처음엔 가볍게 다음엔 세게 기침을 합니다.

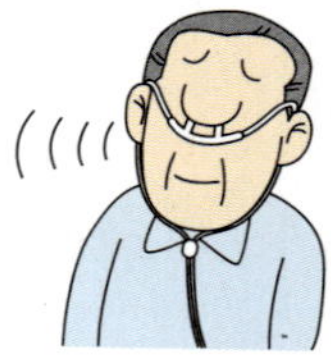

5. 코로 천천히 숨을 들이 마십니다.

② 효율적인 객담 배출 법

a. 담의 성질을 바꾸기 위해 거담제를 복용하거나 네뷰라이져로 흡입, 수분을 충분히 섭취한다.

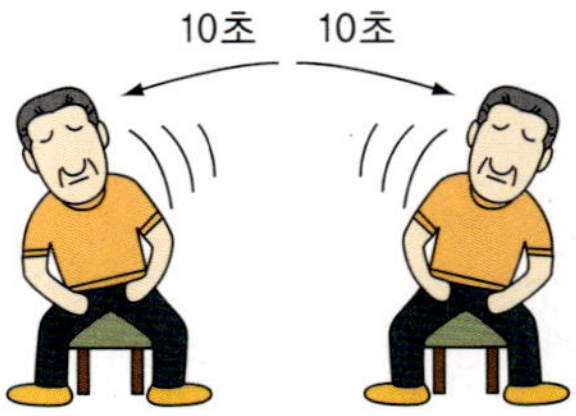

좌우로 기울입니다.

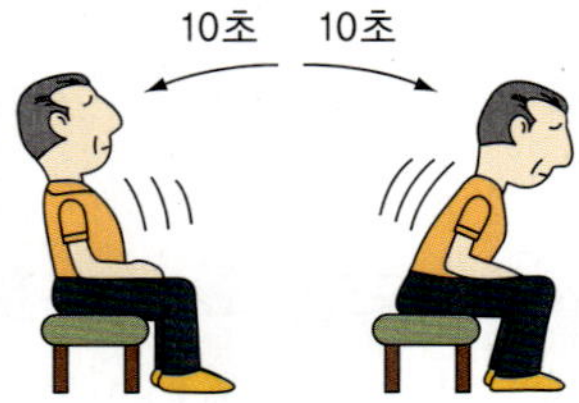

앞뒤로 기울입니다.

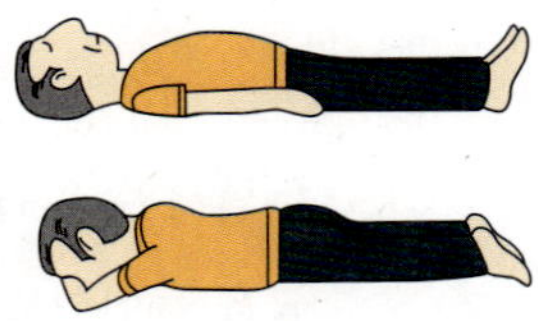

바로 누웠다 엎드렸다를 반복합니다.

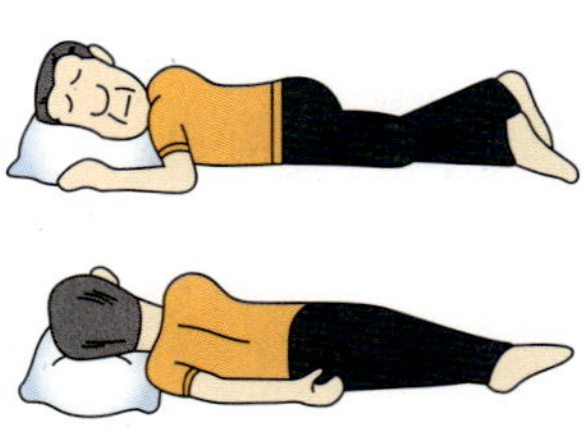

좌우 번갈아 옆으로 눕습니다.

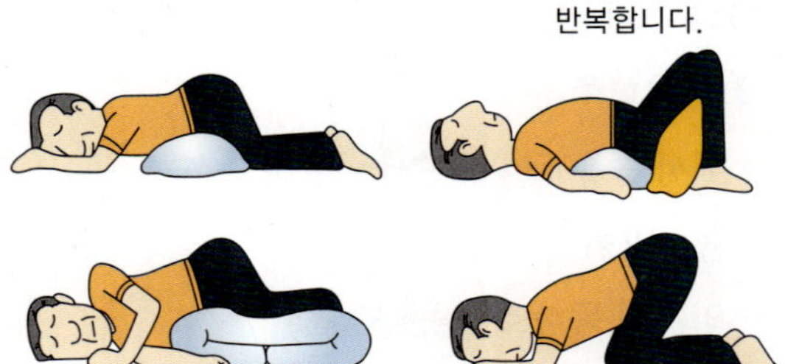

베개를 이용해 위와 같은 자세를 취합니다.

b. 손바닥을 밥공기 모양으로 하여 가슴이나 등을 톡톡 두드리는 방법, 이때 척추나 가슴 정 중앙, 복부는 피해서 두드리도록 한다.

c. 몸을 움직여 담을 나오기 쉽게 한다.

d. 체위 배액법

가슴을 가볍게 두드리거나 진동을 주어 기침을 유도해 객담을 뱉는다.

1일 2회, 아침과 밤 취침 전에 하도록 한다.

(6) 운동요법

① 윗몸 일으키기

누워서, 머리 뒤에 손을 대고 숨을 들이쉬고 머리와 어깨를 할 수 있는 한 최대로 일으키면서 숨을 내쉰다. 복부 근육이 죄어지는 것을 느낀다.

② 적당한 운동량 확인

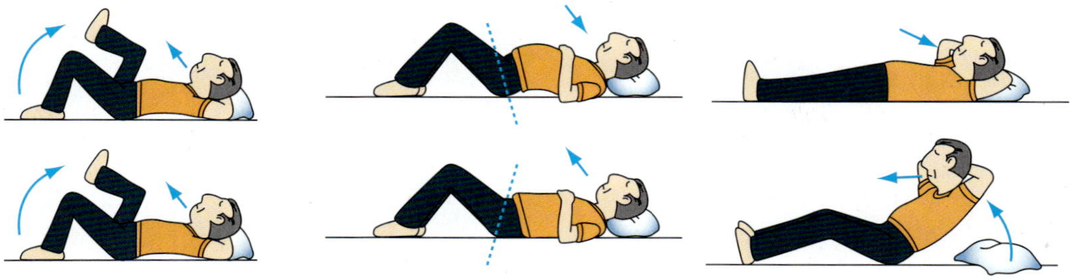

· 운동 시 산소포화도가 떨어지더라도 환자는 실제로 호흡곤란 등의 증상을 느끼지 못하고 계속하여 운동을 하는 경우가 있다. 산소포화도가 떨어졌을때의 느낌이나 증상을 사정하여 이러한 증상이 나타나면 운동을 멈추어야 한다.

· 맥박수는 쉬고 있을 때보다 운동 시에 약 20회정도 상승하는 것이 좋다.

③ 무릎을 세우기

누워서 숨을 내 쉬면서 가슴쪽으로 오른쪽 무릎을 세우고,

숨을 들이쉬면서 다리를 내린다. 왼쪽 다리를 반복한 다음 양쪽 다리를 한다.

위의 것이 쉽다면 다리를 올리면서 숨을 들이쉬고 다리를 내리면서 숨을 내쉰다.

④ 골반에 힘주기

누워서 숨을 들이쉬면서 이완하고, 숨을 내쉬면서 복부와 엉덩이의 근육에 힘을 준다.

⑤ 근육이완법

· 의자에 똑바로 앉는다.

· 팔을 옆에 편하게 내리고, 호흡을 깊게, 천천히, 균등하게 한다.

· 양 주먹을 꽉 쥐고, 어깨를 으쓱거리고, 팔에 힘을 준다.

· 호흡을 멈추지 말고 둘을 센다.

· 어깨를 내리면서 주먹을 펴고 팔을 편안히 두고 넷을 센다.

· 다리와 발에 힘을 주면서 둘을 센다.

· 완벽하게 전신을 이완한다. 모든 근육을 혀부터 발까락까지 이완시키면서 넷을 센다.

⑥ 체력회복운동

어깨를 올린다.

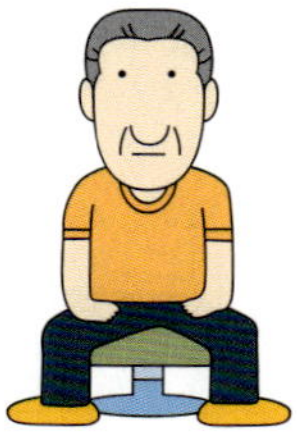

1. 앉아서 어깨의 힘을 빼세요.

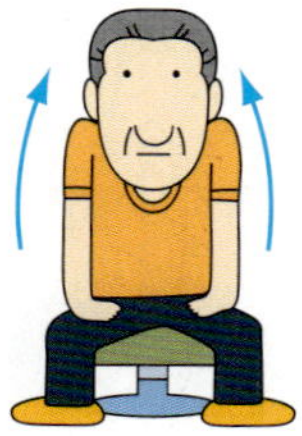

2. 숨을 들이쉬며 어깨를 위로 올립니다.

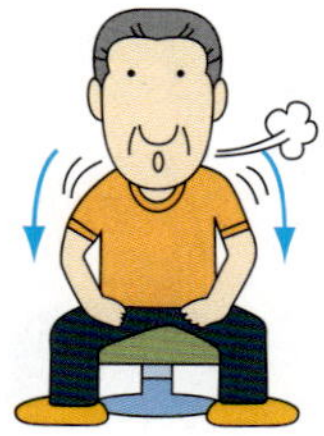

3. 숨을 내쉬면서 어깨를 떨어뜨리고, 힘을 빼세요.

팔꿈치를 돌린다.

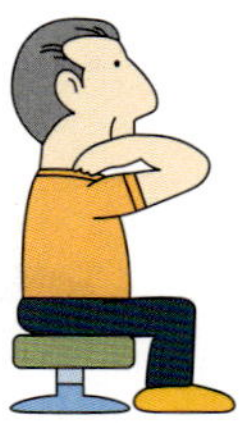

1. 손을 어깨에 올려, 팔꿈치를 밖으로 향하게 하세요.

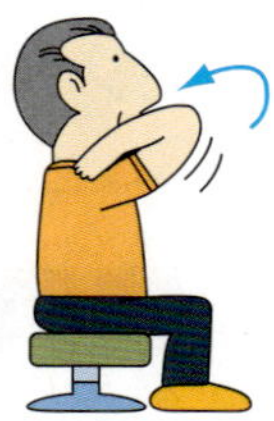

2. 숨을 들이쉬면서 팔꿈치를 위로 올립니다.

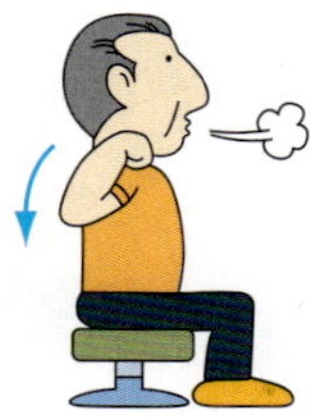

3. 숨을 내쉬면서 팔꿈치를 뒤로 돌려 내립니다.

목을 좌우로 돌린다.

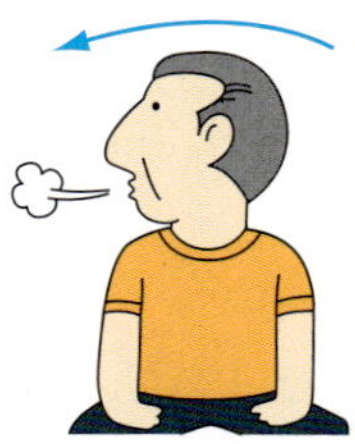

1. 앉은 상태에서 숨을 들이쉬고, 내쉬면서 목을 옆으로 향하세요.

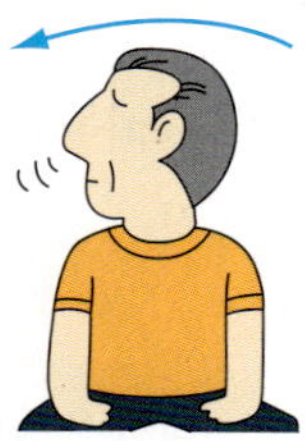

2. 목을 옆으로 한 상태에서 숨을 들이쉬세요

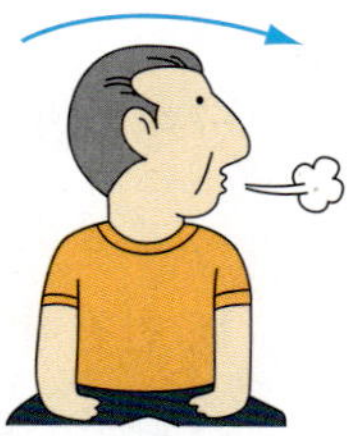

3. 다시 내쉬면서 목을 반대편으로 돌리세요.

⑦ 호흡 시 가슴 움직임을 순조롭게 하기 위한 운동

몸을 앞으로 굽힌다.

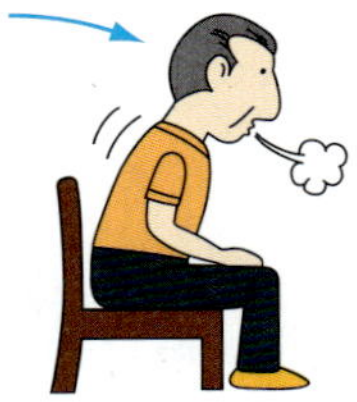

1. 앉아서 숨을 들이쉬세요.

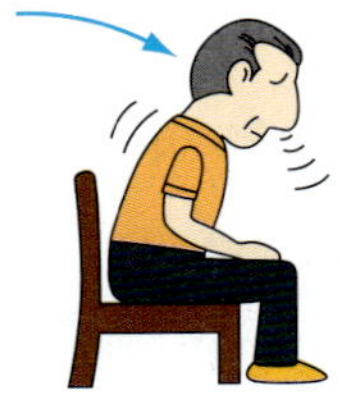

2. 숨을 내쉬면서 몸을 앞으로 굽히고, 그 자세에서 숨을 들이 쉬세요.

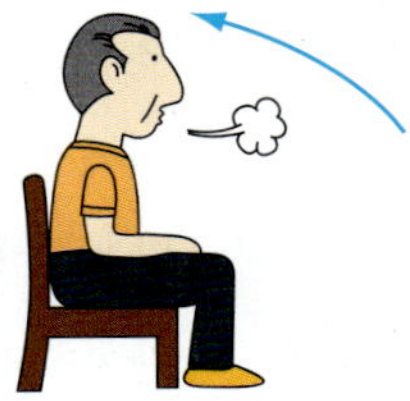

3. 숨을 내쉬면서 천천히 몸을 일으키세요.

몸을 옆으로 굽힌다.

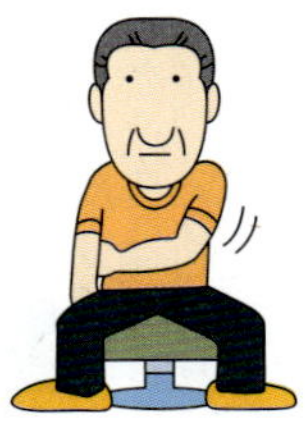

1. 한쪽 손을 조골에 대고 숨을 들이쉬세요.

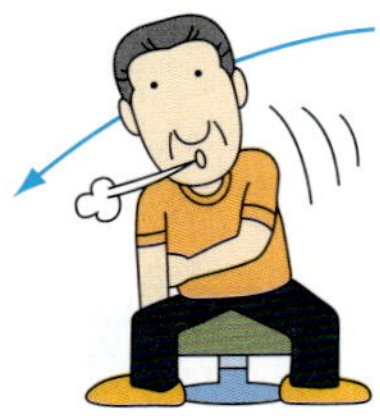

2. 숨을 내쉬면서 몸을 옆으로 굽히세요.

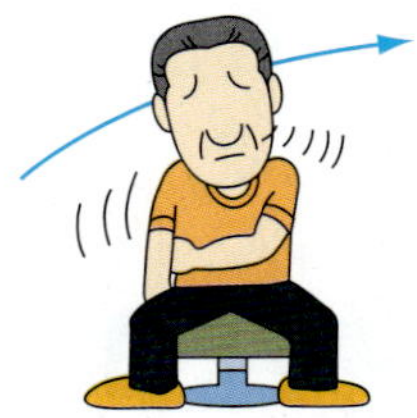

3. 숨을 내쉬면서 천천히 몸을 일으키세요. 이 때 손이 조골을 누르지 않도록 하세요.

상반신을 돌린다.

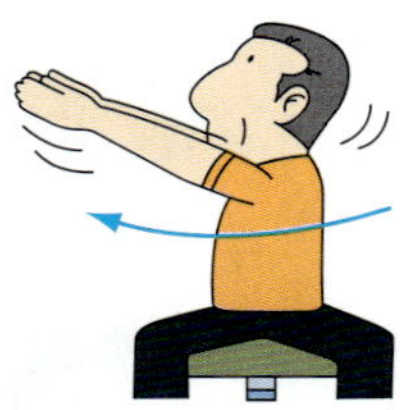

1. 팔을 곧게 편 상태에서 그림처럼 몸을 돌리고 숨을 들이쉬세요.

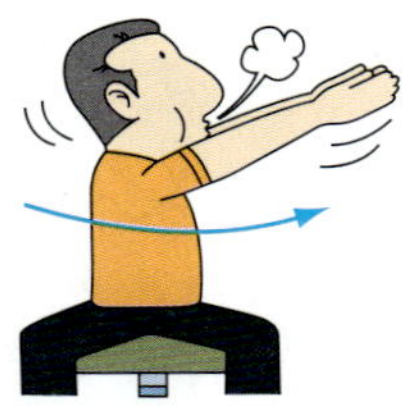

2. 숨을 내쉬면서 반대편으로 돌리고 그 자세에서 숨을 들이쉬세요.

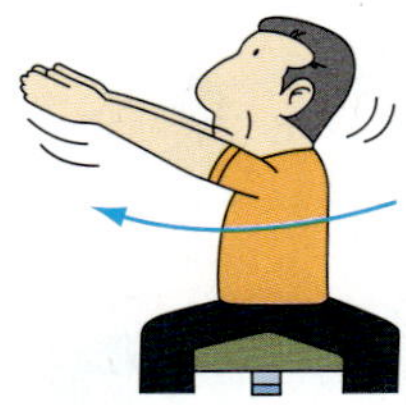

3. 다시 한번 숨을 내쉬면서 처음자세로 돌리세요.

(7) **일상생활**

① 폐 자극 피하기 : 담배, 공기오염, 차가운 공기

② 감염예방 : 가글, 백신주사

③ 균형잡힌 식사 : 하루 1800~2000kcal목표

a. 균형 잡히고 소화하기 쉬운 음식

b. 천천히 섭취

c. 탄산음료, 가공식품, 인스턴트식품은 피한다.

d. 염분섭취량은 하루에 최저 10g 이하

(8) 위험한 증상 관찰

① 열, 오한

② 더 호흡이 가쁘거나 평상시보다 더 시끄러운 호흡음

③ 객담의 변화(양의 증가, 농도가 진해지거나 색깔변화 등)

④ 발목과 손, 눈 주변의 부종

4. 인공호흡기(Ventilator)

1) 목 적

(1) 동맥혈 산소화(oxygenation)의 개선

(2) 호흡일(work of breathing)의 감소

(3) 폐포환기(alveolar ventilation)의 조절

2) 환기양식의 variable

(1) control variable에 따라

① Volume control ventilation(VCV)

: 설정된 tidal volume 이 흡기의 목표인 환기 양식

② Pressure control ventilation(PCV)

: 설정된 airway pressure가 흡기의 목표인 경우

(2) phase variable에 따라

① Control mandatory ventilation(CMV)

: 모든 환기가 인공환기기에 의해 triggering, cycling되는 것

② Assist/control mandatory ventilation(ACMV)

: 일정 time window 동안 환자에 의한 triggering(assist mandatory ventilation)과 이 조건이 충족되지 않는 경우 기계에 의한 triggering이 모두 가능하되 모든 환기가 인공환기에 의해 cycling 되는 환기

③ Synchronized intermittent mandatory ventilation(SIMV)

: IMV가 일정 time window 동안 환자의 triggering이 있는 경우 환자의 호흡과 맞추어 assist mandatory ventilation되고, triggering이 없는 경우는 controll mandatory ventilation이 제공되는 양식

3) Breathing Types during Mechanical Ventilation

(1) Mechanical Breath

Mechanical Breath

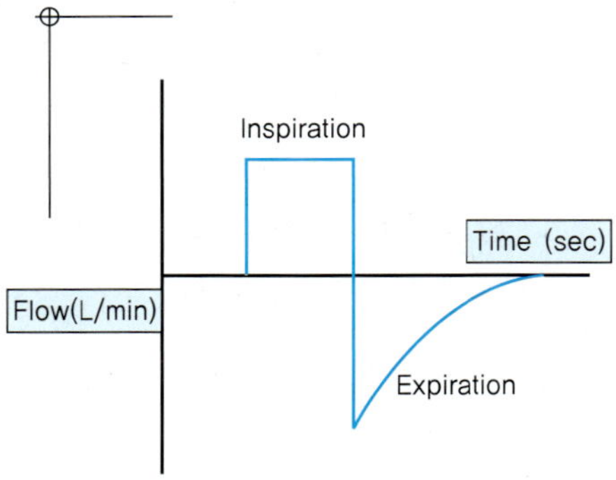

Pressure vs Time

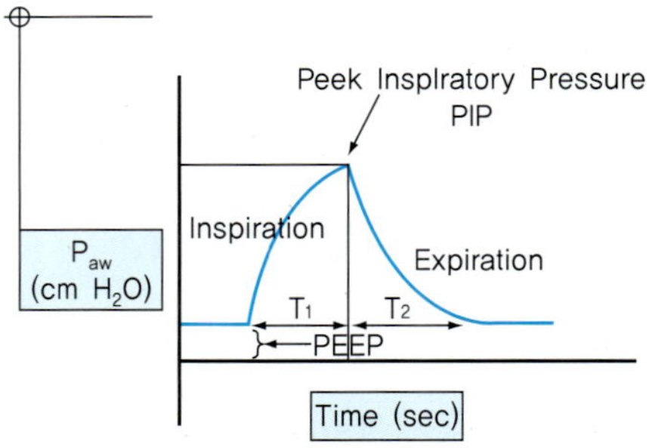

(2) Assisted Breath

Assisted vs Controlled

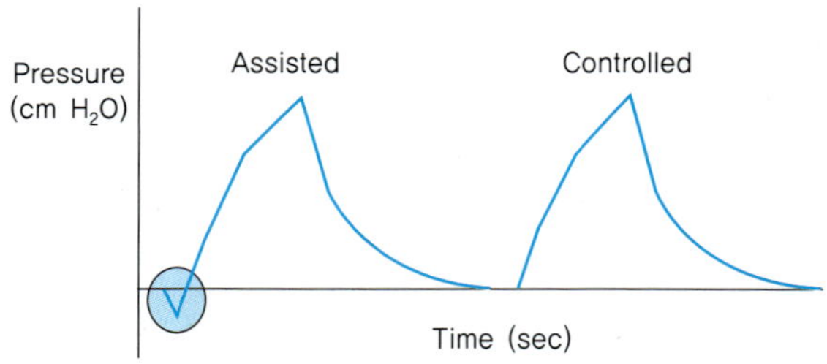

(3) Spontaneous Breath

Spontaneous vs Mechanical

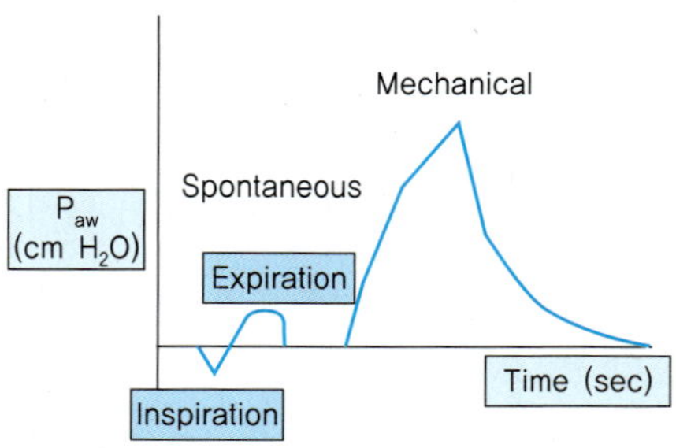

Spontaneous Breath

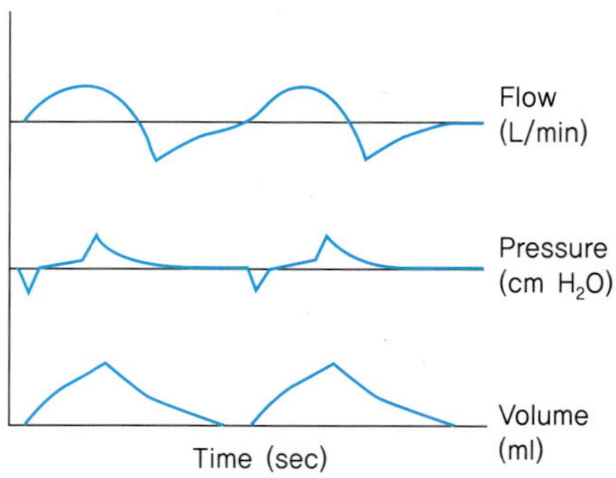

4) Specific Ventilation Modes

(1) CMV (Control Mechanical Ventilation)

Controlled Mode (Pressure–Targeted Ventilation)

Time Triggered, Pressure Limited, Time Cycled Ventilation

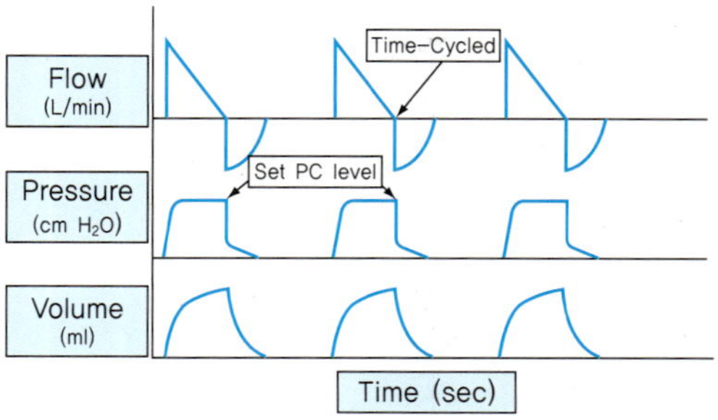

Controlled Mode (Volume–Targeted Ventilation)

Time Triggered, Flow limited, Volume Cycled Ventilation

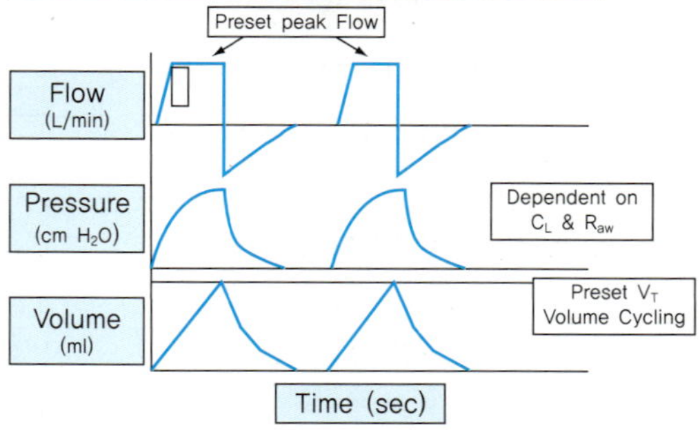

(2) ACMV (Assist Control Mechanical Ventilation)

Assisted Mode (Pressure–Targeted Ventilation)

Patient Triggered, Pressure Limited, Time Cycled Ventilation

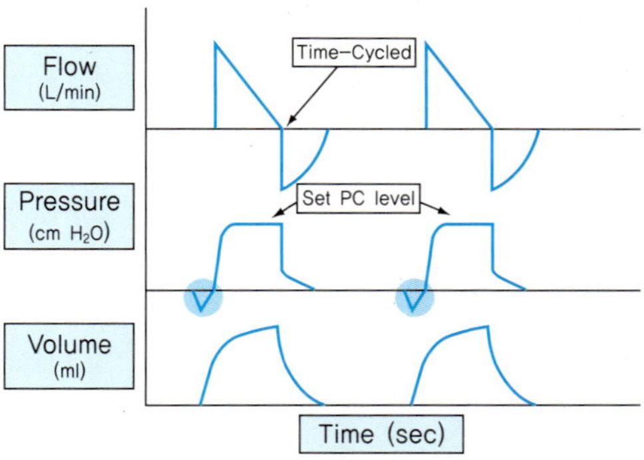

Assisted Mode (Volume–Targeted Ventilation)

Patient Triggered, Flow limited, Volume Cycled Ventilation

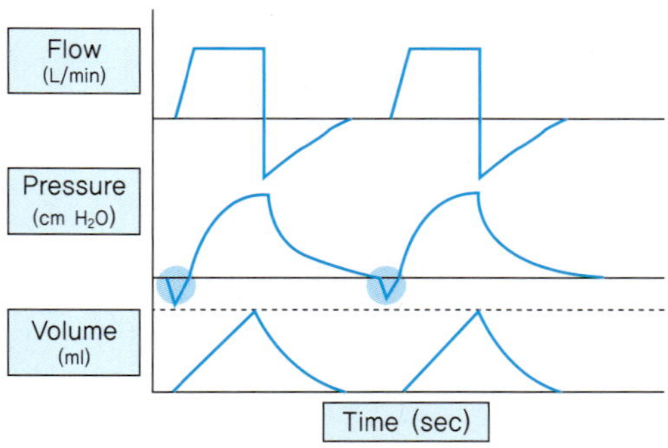

(3) SIMV (Synchronized Intermittent Mechanical Ventilation)

SIMV Mode (Pressure–Targeted Ventilation)

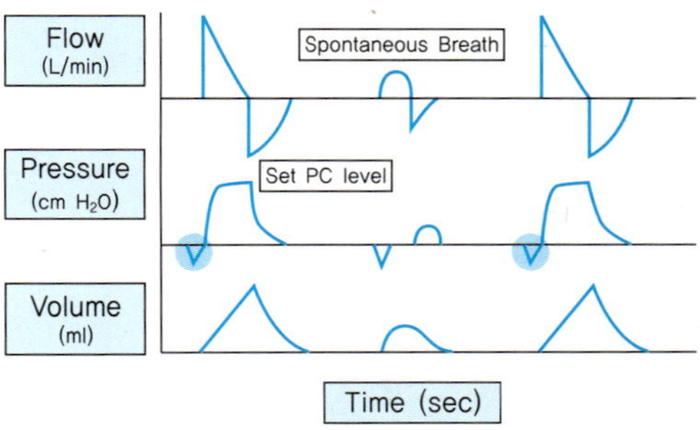

SIMV Mode (Volume–Targeted Ventilation)

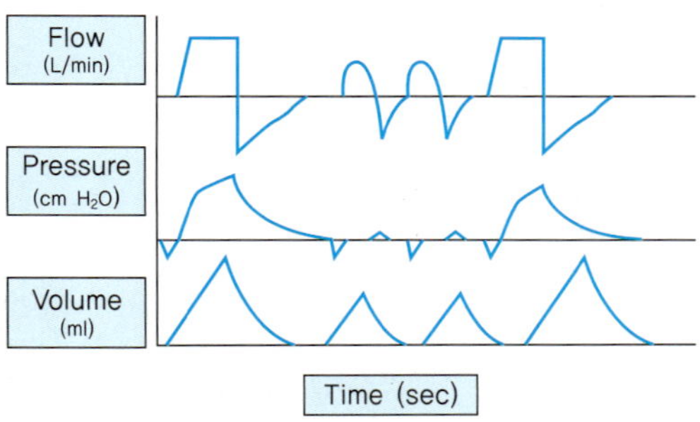

(4) CPAP (Continuous Positive Airway Pressure)

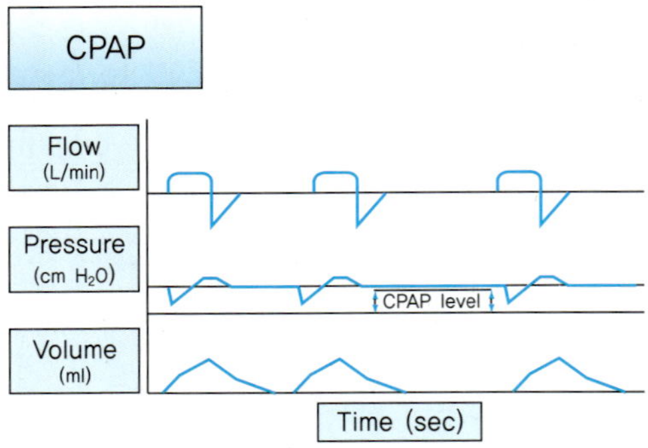

5. 환기양식의 설정/감시 요소

	Independent(set) variables	Dependent(Monitored) variables
VCV	tidal volume inspiratory flow pattern pressure limit	peak airway pressure mean airway pressure I : E ratio
PCV	Inspiratory pressure level I : E ratio pressure limit	tidal volume flow rate & pattern
CPAP	CPAP level	tidal volume respiratory rate flow pattern airway pressure
PS	pressure support level pressure limit	tidal volume flow rate & pattern I : E ratio
공통	FIO_2 PEEP	

6. 가정용 인공호흡기(Home Ventilator)

1) PLV-100

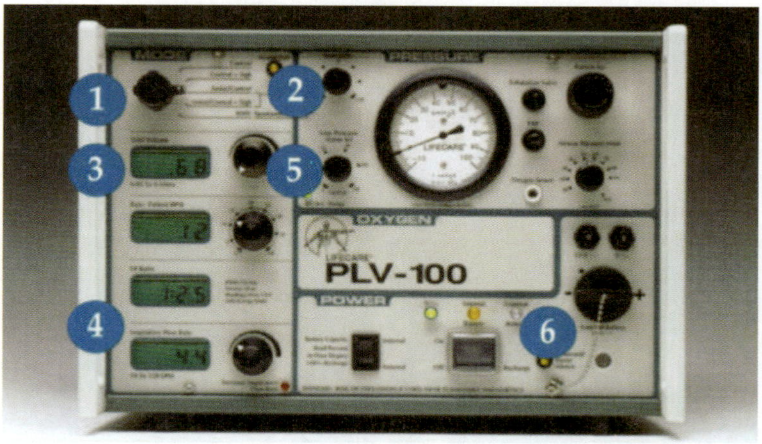

(1) Mode (**호흡양식**)

— CONTROL

— ASSIST CONTROL

— SIMV

(2) Sensitivity Control(**자발 호흡 감시 표시기**)

ACMV/SIMV mode에서 환자의 호흡노력의 정도/동시적인 자발 호흡 감시를 설정

(3) Tidal Voume(**일회 호흡량**)**조절기/표시창**

환자에게 전달되는 공기의 양을 표시

(4) Inspiratory Peak Flow Rate(**최대흡기유량**)**조절기/표시창**

흡기시 공기의 유속을 조절/표시

(5) Low Pressure Alarm Control(**저압 경보 설정기**)

저압 경보를 설정하는 조절기, 15초 지연 작동된다.

환자의 최대 압력보다 5~10cmH_2O 낮게 설정한다.

(6) Alarm Silence Button(**경보음 소거 버튼**)

한 번 버튼을 누르면 30초간 알람 경보음을 소거한다.

경보음 소거버튼을 누르기 전에 반드시 경보상태 파악한다.

7. 비침습적 양압호흡법(Noninvasive Positive Pressure Ventilation, NIPPV)

비침습적 양압호흡법(noninvasive positive pressure ventilation, NPPV)은 환자와 인공호흡기 사이에 기관삽관이나 기관절개와 같은 침습적 기도가 아닌 비 혹은 안면마스크와 같은 비침습적 접촉방법으로 환자 자신의 기도를 이용하여 양압호흡을 시행하는 인공호흡법이다. NPPV을 적용하기 위해서는 기도와 관련된 문제가 없어야 하며, 환자의 의식이 명료해야 한다.

1) Home ventilator

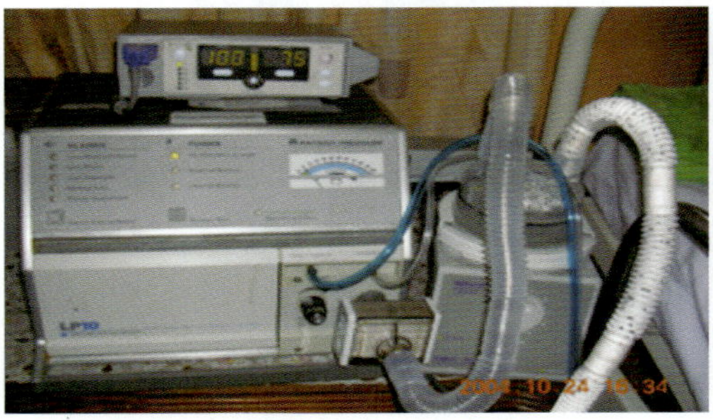
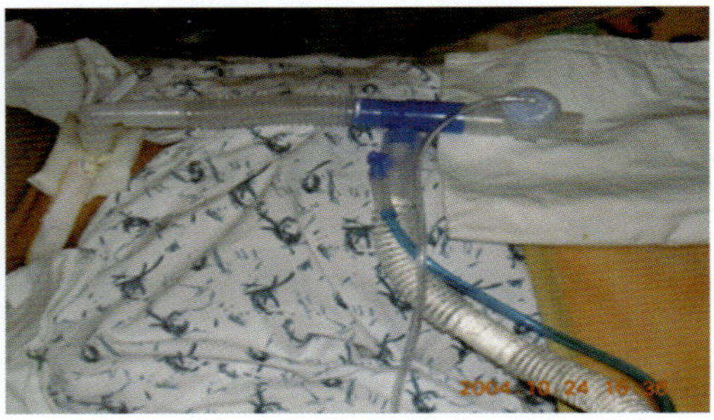
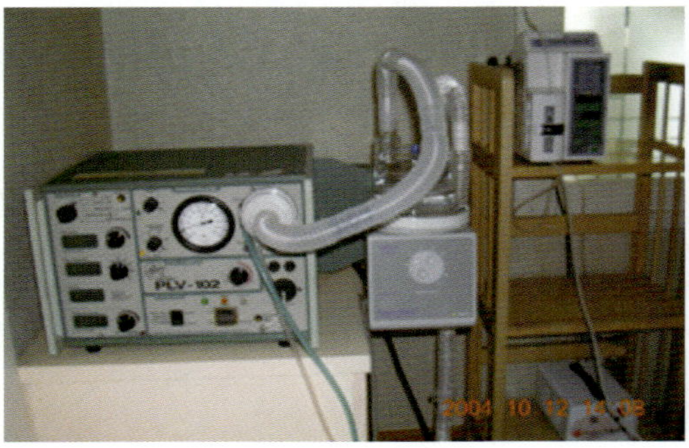
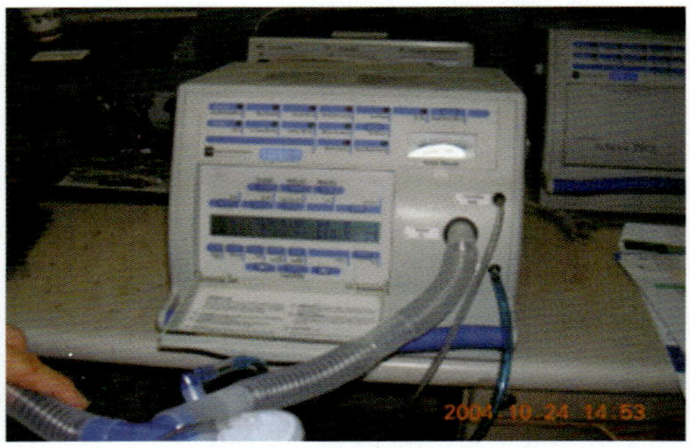

2) BiPAP(Bi-level Positive Airway Pressure)

(1) BiPAP의 설정 : 기능 선택기 (Function selector knob)

① IPAP(inspiratory positive airway pressure) : 흡기 압력

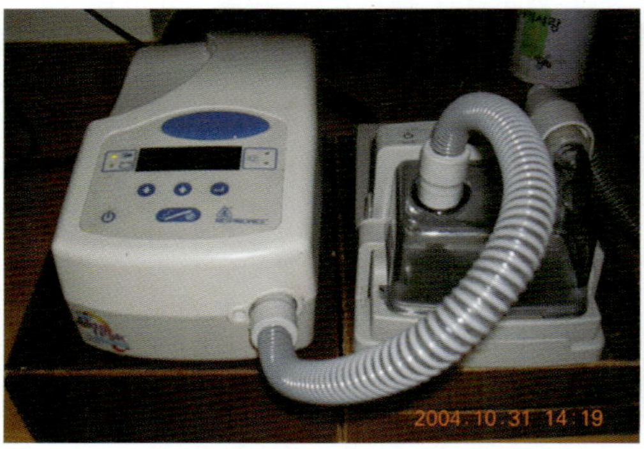
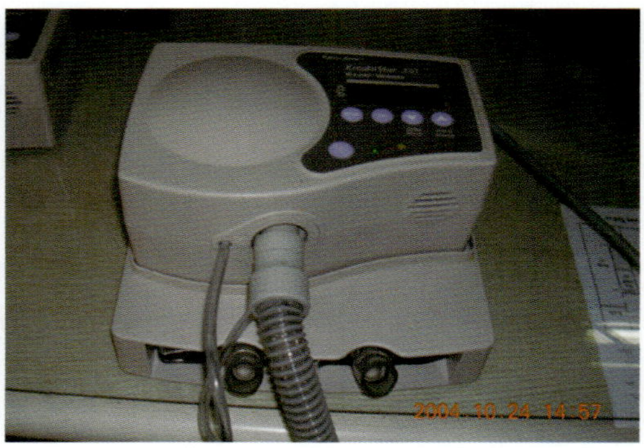

② EPAP(expiratory positive airway pressure) : 호기 압력

③ BPM(breath per minute) : S/T, 또는 Timed mode에서 설정

④ IPAP time : Timed mode에서 1회 호흡기간 중 IPAP이 지속되는 시간

(2) Modes

① Spontaneous(자발형 모드)

② Spontaneous/Timed(자발 및 시간 순환형 모드)

③ Timed(시간순환형 모드)

④ CPAP(지속적 기도양압형 모드)

3) BiPAP Synchrony

*작동방법의 변경 그림

*Display Date

Full Access-- 화면 1/4 모니터링 화면 1
화면 2/4 모니터링 화면 2
화면 3/4 Patient Control
화면 4/4 Setup

Lockout-- 화면 1/2 모니터링 화면
화면 2/2 Patient Control

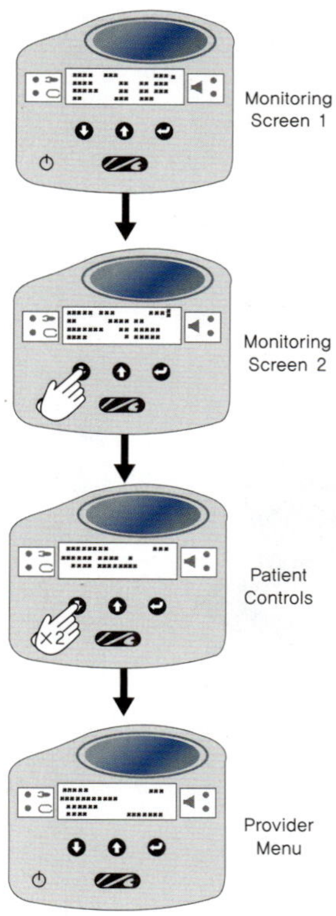

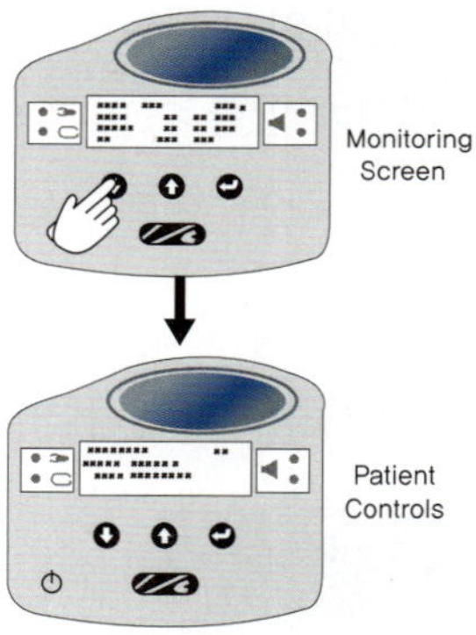

* LOCKOUT : 4/4장의 option에서 lockout을 YES로 선택한다. LOCK이 되면 4장의 화면에서 2화면만 볼 수 있게 된다.

* LOCKOUT의 해제 : ALARM SILENCE KEY와 ENTER KEY를 동시에 3초정도 길게 누른다.
SET UP 화면으로 바뀌면 다시 OPTION에서 LOCKOUT을 NO로 바꾸어 잠금장치를 해제할 수 있다.

(1) **장 점**

① 기관내 삽관이나 기관절개술에 따른 위험성이 적다.

② 말할 수 있다.

③ 객담을 스스로 뱉을 수 있다.

④ 환자에게 적용이 쉽다.

(2) **단 점**

① 가스교환 장애가 서서히 교정된다.

② 복부팽만

③ 안구 자극으로 발생하는 결막염

④ 흡인

4) Nasal mask vs. Full face mask

(1) **Nasal mask**

① Dead space가 적어 CO_2 rebreathing이 적다.

② 구토시 발생하는 합병증 최소화

③ 마스크를 벗지 않고 객담배출, 식사가능

④ 좀 더 명확하게 말할 수 있다.

(2) **Full face mask**

① 급성 호흡 부전 시 구강호흡을 하는 경우 많아 공기 유출이 심할 때 선호한다.

② Nasal mask시 공기유출이 심하거나, 치아가 없는 경우

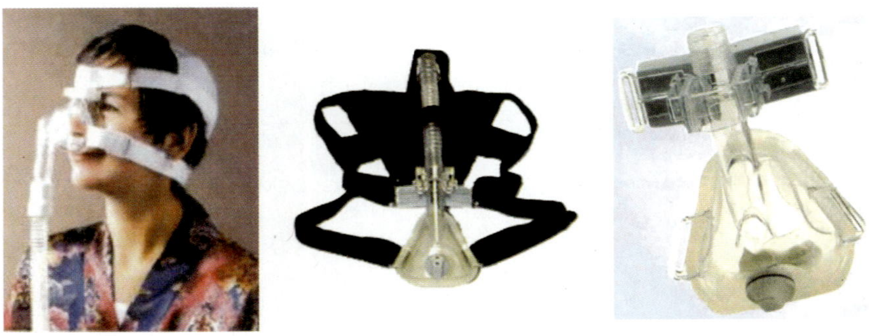

5) NIPPV의 간호

① 체위는 sitting position을 취한다.

② 호흡곤란이 아주 심하지 않으면 마스크를 환자가 붙잡고 있게 한 뒤 Head gear를 이

용하여 완전히 고정한다.

③ 처음에는 압력보조의 정도를 낮게(EPAP 4cmH_2O, IPAP 8~10cmH_2O)시작한다.

④ 마스크주위의 공기누출이나 Nasal mask경우 입을 벌려 공기가 누출되는 것을 관찰한다.

⑤ 피부간호 : 압박부위에 거즈나 duoderm 등을 대어준다.

⑥ 복부팽만이나 구토 증상을 자주 관찰한다.

⑦ single circuit이므로 호기가 불충분하여 CO_2 rebreathing의 위험이 있으므로 $ETCO_2$, SaO_2 등을 monitoring 한다(BiPAP인 경우).

6) 인공호흡기의 소독관리

(1) Curcuit : 15일 간격으로 교환

① 1차 소독 : 식초를 50 : 1에서 30분 정도 담가둔다.

② E.O gas 소독

(2) Filter

① macro filter : 10~15일 마다 교환
매일 털어서 사용하면 교환 횟수를 줄일 수 있다.

② microbacterial filter : 6개월마다 교환

7) Alarm시 간호

(1) High pressure limit의 alarm시 해결방법

① Vent-tube, E-tube가 꼬였는지 확인한다.

② Airway 확인 : secretion 확인하며 suction 시행한다.

③ E-tube의 위치를 확인한다.

④ Ventilator기계에 test lung을 달아 확인한다.

⑤ Airway resistance, compliance의 변화를 보고 의사에게 알린다.

(2) Low pressure limit의 alarm시 해결방법

① line disconnection확인한다.

② cuff pressure확인한다.

(3) **Low exhaled TV/MV의 alarm시 해결방법**

① Airway leak, line disconnection확인한다.

② 분당 호흡수, apnea time 확인한다.

③ compliance변화 시에는 의사에게 알린다.

(4) **High exhaled MV의 alarm시 해결방법**

① 분당 호흡수, TV를 확인한다.

② Expiratory flow transducer 확인한다.

③ 세척 후 dry시킨다.

8. 자동 산소발생기(Oxygen Concentrator)

대기중에 공리를 흡인하여 오염물질과 질소를 제거하고 산소만을 고농축시켜 계속적으로 산소를 공급하는 기기이다.

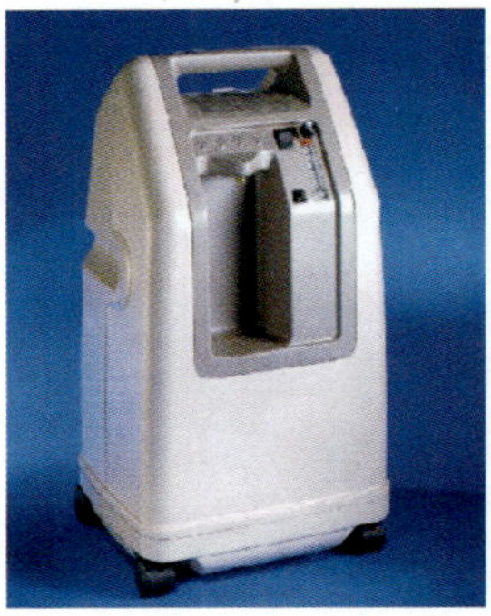

⊙ **관리법**

① 기계는 전원으로 사용됨으로 정전 시에는 사용을 할 수 없으니 산소통을 여분으로 준비해두는 것이 좋다.

② 필터는 일주일마다 꺼내 씻어 말린 후 다시 사용한다.

③ 적어도 1~2개월 마다 기계회사에서의 점검이 필요하다.

④ 산소는 0.5~5L까기 사용 가능하다.

9. 휴대용 산소(Portable Oxygen Cylinder)

숨을 들이쉴 때만 산소를 나오게 하는 센서(Pulse Dose)를 가벼운 재질의 소형 고압산소통에 부착하여 외출 시에 간편하고 오랜 시간 동안 산소를 사용할 수 있는 기기

⊙ **관리법**

① 강철소재로 만들어져 있으며 산소통이 넘어지지 않도록 관리해야 하고 용량은 3~40L로 다양하다.

② 산소사용은 0.5~15L까지 사용 가능하다.

③ 항상 산소통 주변은 화기엄금 해야 하고 주위에서는 반드시 금연해야 한다.

④ 사용하는 용량에 따라 산소통 교환시기가 다르며 게이지의 눈금이 아래로 내려오면 교체시기가 된 것이다.

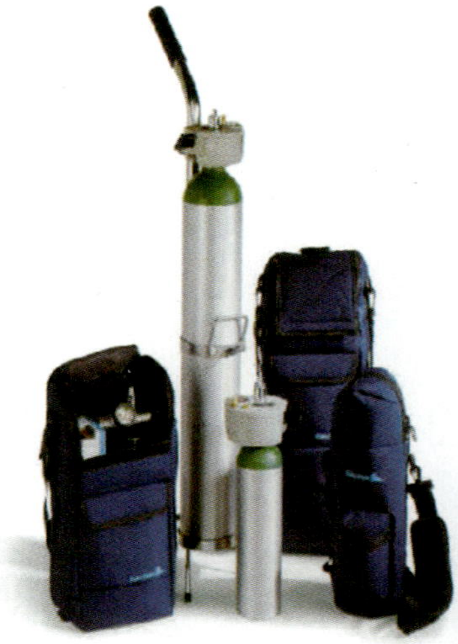
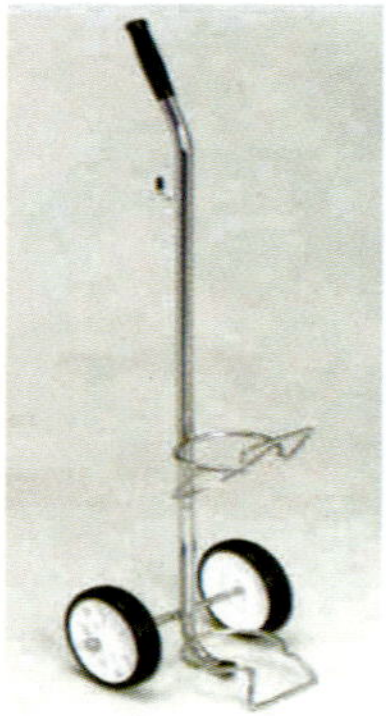
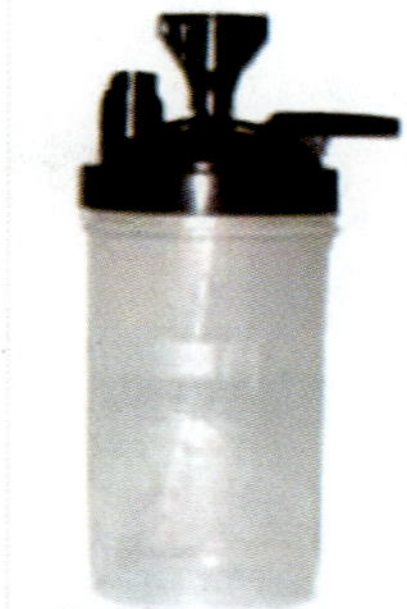
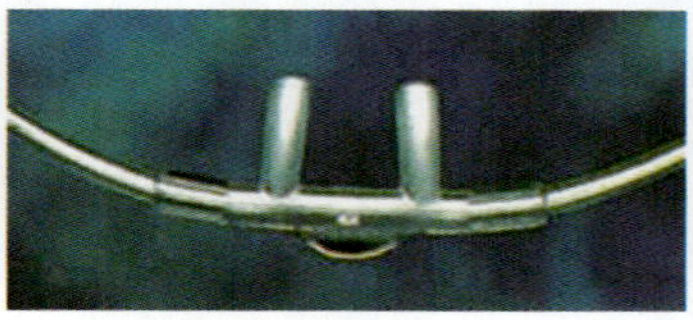
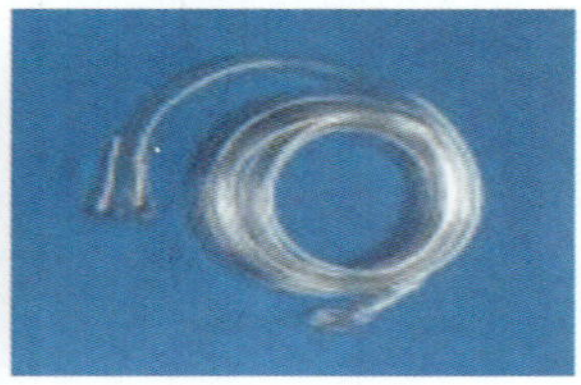

10. 흡입치료기(Nebulizer)

필요한 약액을 압축공기나 초음파를 이용해 미세입자로 변화시켜 환자에게 분무시켜 주는 기계이고 약액이 작은 입자로 분사되므로 폐포 깊숙히 직접 도달하여 치료효과가 신속하고 정확하다.

⊙ 환자 보호자가 알아야 할 사항

① 약제는 미리 섞지 말고 사용직전에 약실에 넣는다.

② 약의 흡입은 정기적인 유지요법으로 사용하는 것이 일반적이지만, 증상이 있을 때만 사용하는 환자의 경우는 의사의 처방을 갖고 응급 시 연락처를 알고 있어야 한다.

③ 만일 약의 흡인 후에 명확하지 않거나 효과의 지속시간이 평소 보다 짧다면 위기 상황이므로 속히 병원으로 가야 한다.

④ 네뷰라이저가 고장이 나면 그동안 손으로 잡고 사용하는 휴대용 흡인기를 이용하여 치료를 계속하여야 하며 약제를 중단하는 일이 없도록 해야 한다.

⑤ 네뷰라이져 사용 시는 환자 혼자 있게 해서는 절대로 안된다.

11. 산소 포화도 측정기(Pulse Oximeter)

혈액을 채취하지 않고 센서를 통해서 동맥 혈액속에 산소 포화도와 분당 맥박수를 측정하는 기기

Ⅱ. 순 환 기

1. 간호사정

1) History taking

(1) Chief Complaint

open-ended question 사용, 병원을 찾게 된 직접적 이유

(2) Present illness

① 문제를 갖고 있었던 기간, 동반되는 증상과 징후

② 촉진인자, 악화 요인, 완화 요인

③ 질문들을 이끌어내지 말고 환자 스스로 표현하게 하는 것이 중요

(3) Past medical history

① cardiac-related disorder들을 물어본다.

② 음주, 흡연, 카페인 섭취 등의 여부

③ 최근 복용약물들과 allergy 유무

④ 여자 환자인 경우 : menopause를 거쳤는지, 경구 피임약이나 estrogen의 사용여부

⑤ Family histrory : HTN, DM, coronary artery disease, vascular disease, hyperlipidemia

⑥ social history : 직업, 교육정도, 가족관계, 일상생활, 스트레스상황 등의 여부

2) 주관적 자료

(1) Chest pain

① 심장질환의 가장 흔한 증상, 흉통은 모두가 심장이 원인이 아니며 심장관련 통증 또한, 심장이 아닌 부위에서 나타나는 경우가 있음

② 질환 : Angina, MI, pericarditis, 폐질환

③ 특성 : 흉통의 성격을 서술(누르는 듯, 타는 듯, 짓이기는 듯, 답답한 듯)

a. 위치 : 가슴에서 어디로 방사되는지 – jaw, teeth, neck, Lt. Shoulder, Lt. arm, elbow(흉통없이 방사된 통증만 느낄 수 있음)

b. 기간

c. 강도

d. 유발인자, 완화인자

e. 관련증상 : 오심과 구토, diaphoresis, vertigo, palpitation

흉통의 특성	
1. Onset	5. Precipitating factors
2. Duration	6. NTG response
3. Quality(Severity)	7. Associating symptoms
4. Radiation	

(2) **Dyspnea**

① Exertional dyspnea(DOE) : 심장 질환 시 가장 흔함

② Orthopnea : supine position 시 dyspnea 발생, CHF일 때 혼합

③ Paroxysmal nocturnal dyspnea(PND) : LV failure로 인한 interstitial pul. edema에 의해 발생함

(3) **Palpitation**

① 빠르다, 느리다, 불규칙하다, "세게 고동친다"하는 감각

② 흡연, 운동, 스트레스, 카페인 함유 음료수의 과량 섭취시 나타남

③ Apex, substernum, neck 등에서 느낌

④ Syncope(a brief loss of consciousness)/Near-syncope(lightheadness, dizziness)

⑤ Edema – 심장문제와 관계 있을 때 부종은 대부분 모세혈관 정수압의 증가로 나타남

3) 객관적 자료

【Physical Exam】

(1) **시진**

① Level of consciousness

a. Cardiac output(심박출량)의 감소는 환자의 의식수준에 영향을 준다.

b. 안절부절, 초조, irritability 사정

c. lethargic, disoriented, confused, unresponsive

② Skin & mucous membrane : pallor, cyanosis 사정

③ Jugular vein

a. Rt. atrium 혈액량과 압력의 변화는 jugular vein의 volume의 pressure에 영향을 준다.

b. Jugular vein pulsation

방법

i. 환자 침대머리를 15~45도 정도 상승시키고 환자의 머리를 검진자의 반대쪽으로 돌리게 한다.

ii. lamp나 flashlight를 비추게 되면 venous pulsation이 보인다.

④ Extremities

a. 환자의 손과 발의 색깔변화, clubbing, edema 관찰

b. clubbing finger : congenital heart defect나 폐질환시 관찰

(2) 촉진

① Arterial pulse

carotid, brachial, radial, ulnar, femoral, popliteal, dorsalis pedis, poster, tibia

— 맥박의 유무, 리듬, rate 사정

② Extremities

맥박의 느낌을 객관적으로 표현하기 위한 방법

0 : 맥박을 촉지할 수 없다.

+1 : 맥박이 가늘고 약해서 촉지가 힘들며 압박에 의해 쉽게 소멸된다.

+2 : 맥박 촉지가 어려우나 가볍게 촉지하면 촉지할 수 있는 부분이 있다.

+3 : 맥박을 쉽게 촉지할 수 있으며, 맥박이 쉽게 없어지지도 않는다. 맥박의 느낌도 정상 정도로 느껴진다.

+4 : 맥박이 강하고 힘찬 파동으로 느껴진다. 때로는 대동맥 역류와 같은 병리적 문제가 있을 수도 있다.

a. 피부온도, turgor, edema를 촉진하고 edema를 사정하여 +1 ~ +4까지 표현

b. RV failure : generalized edema

c. LV failure : dependent edema

부종의 평가

▶ body surface를 5~10초 정도 눌러본다.

+1 slight pitting edema

+4 pitting edema - 1인치(2.54cm)정도

brawny edema: edema가 너무 심한 경우 pitting이 불가능하게 된다.

【심장 질환과 관계되는 다른 부위의 신체사정】

신체부위	나타나는 증상	예상되는 문제
Eyelids	Yellow Plaque	Cholesterol 상승
Eye	Gray ring at iris and sclera	Hyperlipidemia
Lips and Tongue	Cyanosis	Hypoxia, 심폐질환
Epigastric Area	Pulsation in Aorta	Abdominal aortic Aneurysm
Elbows	Yellow Plaque	Cholesterol 상승
Skin Color	Pallor	Vasoconstriction
	Ruddiness	Polycythemia
	Osler' s nodes : 손발바닥에 Tender, Erythematous Lession	Infective Endocarditis
	Janeway Spot : 손발바닥에 Non-Tender, hemorrhagic Lesion	
Nailbeds	Peripheral Cyanosis	Peripheral Vascular Disease Cardiac Output 감소
Nails	Clubbing	Chronic Hypoxemia Congenital Heart Disease
	Thickness	Impaired oxygen delivery to Extremity
Skin Temperature	Cool and Dry Skin	Vascular insufficiency
	Cool and Moist Skin	Vasoconstriction or Anxiety
Lower Leg	Pitting Edema(pretibial and pedal edema)	Congestive Heart Failure
	Non-Pitting Edema	Vascular Disease

2. 순환기계 질환 장애

1) 고혈압

(1) 정의

수축기 및 이완기 혈압이 기준 보다 증가된 상태를 말한다.

비교

WHO : 160/95mmHg 이상

미국심장협회 : 40세 이하 140/90mmHg, 40세 이상 160/95mmHg 이상

(2) 분류

① 본태성, 원발성 고혈압(Essential, Primary Hypertension)

a. 원인을 모르는 유전적 요인, 95% 이상 차지

b. 본태성 고혈압의 위험인자 : 연령, 성별, 인종, 가족력, 비만, 죽상경화증, 흡연, 고염분식이, 알코올, 정신적 스트레스

② 속발성, 2차성 고혈압(Secondary Hypertension)

원인이 밝혀진 고혈압(약 5%)

【속발성 고혈압을 일으키는 질환 기전】

장애 분류	기전
대동맥 협착	상체의 혈압을 증가시키고 하지로의 관류 감소
두부손상 또는 뇌종양	두개내압의 증가는 뇌혈류를 감소 결국 허혈상태는 혈압을 올리는 연수의 혈관운동 중추 자극
임신성 고혈압	원인이 알려져 있지 않으나 전반적인 혈관경련 요인
신장 : 사구체신염, 신부전	대부분 renin, sodium(Na^+)이 원인, 신장기능의 감소로 수분과 sodium 배설이 감소되고 혈액량 증가
신질환	동맥의 협착, 폐쇄, 죽상경화성 변화로 신장 관류가 감소하여 말초저항과 심박출량이 증가
부신 : 쿠싱 증후군 원발성 알도스테론증 부신피질, 갈색 세포종	알도스테론이 증가하면 sodium, 수분정체를 초래하여 혈액량 증가 catecholamine(norepinephrine) 과잉분비는 말초혈관 저항증가

(3) 위험 요인

① 조절할 수 없는 요인 : 가족력, 연령(60세 이상), 성별(남자〉 여자), 인종(흑인)

② 조절할 수 있는 요인 : 스트레스(교감신경자극), 비만, 영양(sodium증가, potassium부족)

(4) 병태생리

혈압 = 심박출량(C.O) × 말초저항(P.R)

① 심박출량 증가 : 심박동수와 심박출량 증가, 알도스테론이 분비되어 sodium과 수분 정체로 체액량 증가

② 말초저항증가

a. 교감신경계 활동증가

b. angiotensin과 catecholamine같은 혈관수축 물질들

c. 혈압 자율조절기전(autoregulation)에 관여하는 국소적 요인들

d. 죽상경화증 같은 혈관직경을 감소시키는 두꺼운 혈관벽

e. 신장은 renin-angiotensin기전을 통해 혈압유지

③ 혈관변화

④ 신장 동맥 협착

⑤ 혈액의 점성도 증가 : 다혈구혈증(polycythemia)

Pathophysiology of Clinical Heart Failure

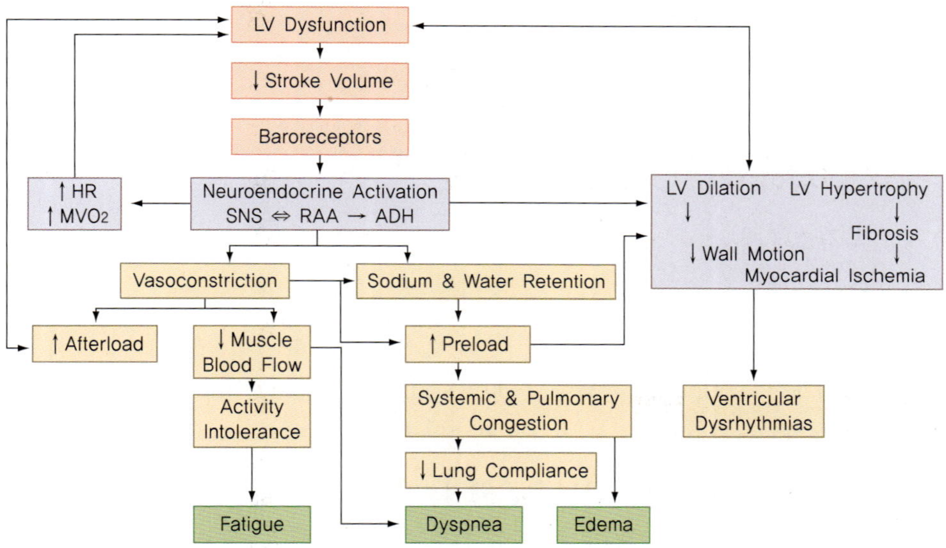

Renin-angiotensin-aldosterone system inhibitor

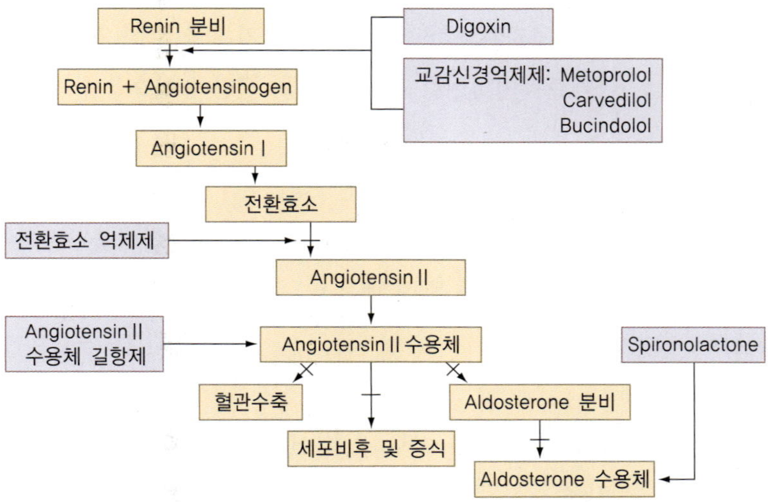

⑥ 혈관 수축 물질 분비

a. Kinin : 세포에서 형성되는 혈관 활성 물질, 동맥 평활근 이완, 모세혈관의 투과성 증가

b. Prostaglandin : 세포막에서 합성

(5) 임상증상

① 초기 무증상

② 합병증에 의한 증상

a. 중추신경계 : 이른 아침의 두통, 어지럼증, 의식 저하, 시력감퇴

b. 심장 : 가슴 답답함, 호흡곤란

c. 신장 : 야간뇨, 단백뇨

d. 안과적 증상 : 흐릿한 시력

③ 기타 : 안절부절, 우울증, 원인을 알 수 없는 비출혈, 오심, 구토, 흉통, 말초부종

(6) 치료 및 간호중재

① 생활양식 개선

a. 체중감소

b. 식이개선 : sodium 섭취제한(2~3g의 sodium), 소금 6g 정도 제한으로 1단계 고혈압 조절, 포화지방 섭취를 줄이고 불포화지방 섭취 증가, 카페인 제한, 알코올 제한

c. 전해질 불균형 교정 : 포타슘(오렌지, 바나나, 딸기, 감자, 토마토, 푸른채소), 칼슘(깨, 고구마, 토란대, 멸치), 마그네슘(견과류, 두유, 곡류, 녹황색 채소)

d. 규칙적 운동

유익한 운동 : 걷기, 달리기, 수영, 자전거 타기, 에어로빅, 줄넘기

해로운 운동 : 역도, 던지기, 팔씨름, 밀기, 당기기 등 산소성 운동이나 등장성운동, 근력트레이닝이나 등척성 운동, 격한 유산소운동

e. 금연

f. 스트레스 감소 : 이완요법(명상, 요가)

g. 올바른 생활습관 변화 : 수면(평균 7~8시간/일, 적절한 성생활), 목욕(미지근한 물(39~40℃)에서 10분 이내의 목욕, 냉온욕, 음주 후 목욕은 피한다).

② 약물치료

a. 약물치료 단계

· 제1단계 : 생활양식의 변화 + 이뇨요법(신세뇨관에서 소듐배설 증가)

부작용 ―저칼륨혈증, 고요소혈증, 고지혈증

· 제2단계 : 제1단계 + 교감신경 차단제

이완기 혈압이 90mmHg이상인 환자

교감신경 차단제 – catecholamine분비억제(β-adrenergic 차단제 인 propranolol)

· 3단계 : 약 용량의 증가 또는 다른 종류의 2차 약물 추가 또는 다른 약물로 대체

혈관확장제 – ACE(angiotensin converting enzyme)억제제, 칼슘 길항제, 수용기 차단제 α, β 차단제)

· 제4단계 : 다른 종류의 3차 약물 첨가 또는 2차 약물의 대체

b. 약물치료 시의 교육내용

㉠ 기립성 저혈압 예방

- 서서히 체위변경
- 약물 복용 후 2시간 이내에는 오랫동안 서서 일하는 것을 피한다.
- 증상이 호전된 후에도 처방대로 약물을 복용한다.
- 현기증이나 피로감이 있다면 다리근육 운동을 하거나 휴식을 취한다.

㉡ 약물 치료가 시작되면 다음의 사항 준수

- 증상이 없어도 처방대로 규칙적으로 복용한다.
- 약 복용 후에는 시야가 흐려질 수 있으므로 2시간 동안 운전을 삼가한다.
- 더운물 목욕, 사우나, 일광욕은 말초혈관 확장시켜 저혈압을 일으킬 수 있으므로 삼가한다.
- 흉통이 있는 경우 치료를 중단하고 의사와 상의한다.
- 밤이나 아침에 일어났을 때 두통이 있다면 머리를 상승시키고 앉아서 수면을 취한다.
- 갑작스런 약물 중단은 고혈압성 반응을 일으키므로 주의한다.
- 고혈압 가족력이 있는 여성은 구강피임제 이외의 다른 피임법을 권유한다.

2) 동맥경화증과 죽상경화증(Arteriosclerosis and atherosclerosis)

(1) 정의

동맥경화증은 '동맥이 단단해지는 것' 동맥벽의 탄력성이 저하된 상태로 동맥 내막에 지방, 칼슘, 혈액성분, 탄수화물 및 섬유성 조직(죽종)의 축적으로 이루어지는 변화과정이다.

(2) **병태생리**

① 죽상경화성 부위 : 지방줄(fatty streak), 섬유성 죽종(plaque), 두 가지의 복합 부위

② 죽상경화성 병변의 변화 : 지방줄(fatty streak)침전 → 섬유소 융기(raised fibrous plaque)침전 → 병소의 합병(출혈, 궤양, 석회화, 혈전증)

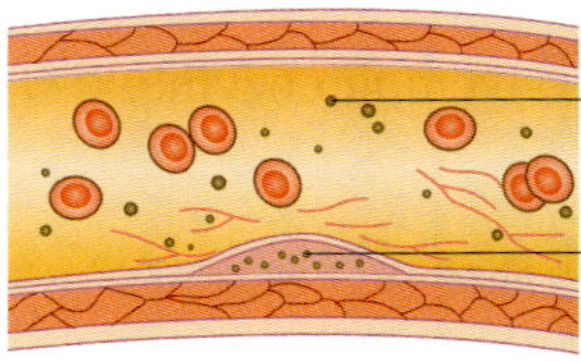

죽상동맥경화증 초기

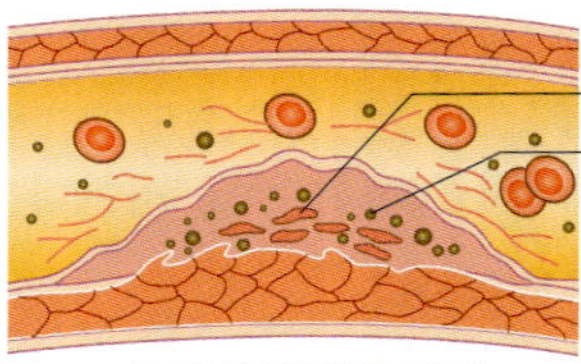

죽상동맥경화증 말기

(3) **위험 요인** : 포화지방, 고혈압, 당뇨, 흡연, 비만, 스트레스, 운동부족

3) 허혈성 심질환(Ischemic Heart Disease, IHD)

(1) **정의**

심근에 혈액을 공급하는 관상 순환계의 불충분한 혈액 공급으로 심근이 필요로 하는 충분한 산소와 영양분을 공급받지 못함으로써 발생하는 관상동맥성 심장질환이다.

(2) **위험 요인**

① 조절 불가능한 위험요인 : 연령(중년 이후), 가족력, 개인력, 성별(남성 > 여성)

② 조절 가능한 위험요인 : 흡연, 고혈압, 고콜레스테롤혈증, 비만, 당뇨, 스트레스

(3) **병태생리** : 혈관의 죽상경화성 변화

◎ **분류**

협심증(angina pectoris)

(1) **정의**

심근의 국소적 혹은 일시적인 허혈상태, 죽상경화성 관상동맥을 가진 사람, 정상적인 관상동맥을 가진 사람에게도 나타날 수 있다.

(2) 발생요인

① 심근에 산소공급을 감소시키는 요인

– 관상동맥의 협착 및 폐쇄, 혈액손실, 빈혈, 저산소혈증, 다혈구혈증

② 심박출량 증가로 인한 심근의 산소요구 증가 : 운동과다

③ 심근 자체가 산소가 많이 필요한 경우 : 손상된 심근, 비대된 심근

(3) 임상증상

① 흉통 : 가슴 한가운데, 팔, 목, 턱 등에서 심한 통증, 압박감, 짓누르는 느낌, 빠개지는 느낌, 벌어지는 느낌, 고춧가루뿌린 느낌 표현

* 특징 : 활동 시 발생

지속시간은 2~3분으로 안정 시 통증이 사라진다.

니트로글리세린을 혀 밑에 투여하면 1~2분 내에 통증이 사라진다.

② 동반증상 : 심계항진, 호흡곤란, 현기증, 피부는 창백, 발한, 빈맥, 부정맥, 심잡음

(4) 분류

① 안정형 협심증(stable angina) : 활동량의 증가 후에 발생, 안정 시 흉통이 가라앉음

② 불안정형 협심증(unstable angina) : 예고 없이 나타나며 안정 시에도 흉통이 지속

③ 이형성 협심증(variant angina) : 지속시간이 길며 신체활동과 관계없이 안정 시에도 흉통 유발

(5) 치료

① 약물요법

a. 혈관확장제 : nitroglycerin

b. 교감신경차단제 : catecholamine의 효과방해 → propranolol

c. 칼슘이온차단제 : 동맥확장 및 동맥압 감소 → nifedipine, verapamil

d. 항부정맥 제제

② 외과적 요법 : 관상동맥 우회로술, 경피적 관상동맥 성형술

③ 생활양식의 변화 : 위험인자 조절

심근경색증(myocardial infarction)

(1) **정의**

죽상반이 흡연, 고혈압, 고지혈증, 당뇨 등의 위험인자 자극에 의해 터지면서 혈전을 만들어 관상동맥이 순간적으로 막힘으로써(acute thrombosis) 심근허혈이 지속되어 심장근육의 일부분이 괴사되는 것이다.

(2) **임상증상**

① 흉통 : 날카롭고 조이는 듯한 분쇄성 통증으로 30분 이상 지속, 니트로글리세린에 반응이 없다.

② 동반증상 : 숨이 차거나 구토, 현기증, 실신, 발한

(3) **치료**

① 산소공급

② 약물 : 혈관확장제, 교감신경차단제, 칼슘통로 차단제, 항부정맥 제제, 항응고제, 혈전용해제, 항혈소판 제제(ASA), 지방감소약물

③ 통증완화 : morphine, 경피적 관상동맥 확장술, 관상동맥 우회로술

(4) **간호중재**

① 흡연

a. 니코틴은 혈관경련 유발

b. 혈액응고를 활성화시켜 혈전 생성

c. 관상동맥에 손상을 일으켜 노폐물이 쌓일 기회를 준다.

d. 간접흡연도 위험요인이 된다.

e. 금연 4~5일 후면 니코틴이 체내에서 제거되며 1년 정도의 금연으로 심장마비의 위험률은 담배를 피우지 않은 사람과 같아진다.

② 고콜레스테롤혈증

a. 고지혈증은 혈중에 지질(콜레스테롤, 중성지방)이 높은 상태

b. 동맥벽에 침착을 일으켜 동맥경화증을 유발

c. 콜레스테롤에 영향을 미치는 요인 : 식습관, 스트레스, 흡연

③ 혈압

높은 혈압으로 동맥손상을 유발하고 동맥경화증을 촉진

④ 비만

a. 표준체중 : (신장 − 100) × 0.9

b. 표준체중의 20% 초과 시 비만

⑤ 당뇨

a. 고혈당에서 성인병의 빈도가 남자는 2~3배, 여자는 6배 증가

b. 혈당이 높으면 혈관내막에 손상을 주기 때문에 동맥경화증 발생 증가

⑥ 스트레스

a. 적당한 스트레스는 삶의 활력소가 된다.

b. 오랜 기간 해결되지 않는 스트레스는 문제가 된다.

c. 고혈압을 악화시키고 혈중 지방함량 증가 및 심장의 부담을 증가시킨다.

⑦ 건강한 삶을 위하여

a. 바람직한 식습관

· 지방섭취량 총 열량의 20% 미만으로 제한한다.

· 섬유소가 풍부한(신선한 채소, 과일, 해조류, 콩류, 채소, 현미) 식사 권장

· 줄이거나 피해야 할 식품

— 포화지방산(육류의 기름기, 닭 껍질, 버터, 소시지, 베이컨, 크림 등)

— 콜레스테롤(달걀, 생선알, 육류나 생선의 내장, 오징어, 새우 등)

— 지나치게 짜고 단 음식(장아찌, 젓갈류, 인스턴트식품, 사탕, 꿀 등)

· 조리방법 : 튀기거나 부치는 대신에 굽기, 찜, 삶는 방법을 선택

· 외식 시에는 곰탕, 곱창전골, 해장국, 중국음식 등은 피하고, 한정식, 생선요리, 비빔밥 등을 선택한다.

b. 규칙적인 운동

· 피해야 할 운동 : 윗몸일으키기, 역기 들기, 팔씨름

· 회복에 도움이 되는 운동 : 걷기, 조깅, 자전거타기, 수영, 에어로빅 같은 유산소 운동

· 시간 : 20~30분씩, 1주에 3~4회, 준비운동, 정리운동

· 운동중지 : 가슴통증, 어지럼증, 숨가쁨

c. 걷기

〈걷기 전 확인사항〉

· 운동 중 가슴통증이 있었는가?

· 운동 중 어지러워 쓰러진 적이 있는가 ?

· 운동 중 심한 호흡곤란을 겪은 적이 있는가?

· 혈압이 정상인가?

〈걷기를 멈추어야 하는 증상〉

· 너무 빠른 맥박, 너무 피곤한 경우

· 운동 중 가슴통증, 압박감이 있을 때

· 어지럼증, 호흡곤란 등이 있을 때

d. 금연

⑧ 심장발작 시 대처방법

a. 하던 일을 멈추고 휴식을 취한다.

b. 니트로글리세린을 혀 밑에 넣고 5분 간격으로 3번 넣어도 통증이 계속되면 가까운 병원 응급실로 간다.

c. 절대로 스스로 운전하지 않는다.

⑨ 니트로글리세린과 이소켓 스프레이 사용법

a. 심장발작 시 니트로글리세린은 5분 간격으로 한알씩 혀 밑에 3차례 넣는다.

b. 이소켓 스프레이 사용은 분무하기 전 2~3번 분무시키고 혀 밑에 뿌린다.

c. 유효기간은 개봉한 후 니트로글리세린은 3개월, 이소켓 스프레이는 약병에 표시된 날 까지

d. 햇빛이나 습기가 들어가면 약효가 떨어지므로 갈색병이나 비닐봉지에 보관

⑩ 퇴원 후 일상생활 지침

a. 일상생활로의 복귀

· 심근경색증 발현 후 4~8주

· 경피적 관상동맥 성형술 후 1주, 스텐트 삽입술 후 3주

· 관상동맥 우회로술 후 6~8주

b. 직장복귀 시점은 주치의와 상의

c. 자동차타기, 걷기는 퇴원 후 바로 가능

d. 가까운 거리 운전은 2주 후, 목욕(샤워) 가능

e. 부부관계 : 계단 2층을 오르는 정도의 힘이 들며 2~6주 후에 가능, 개인에 따라 다름

4) 울혈성 심부전(Congestive Heart Failure)

(1) 정의

심장이 신체가 요구하는 만큼의 충분한 혈액량을 공급하지 못하는 상태를 말한다.

(2) **원인**

① 심장질환 : 고혈압성 심장질환, 판막성 심장 질환, 심근경색, 심장의 전도장애

② 만성 폐질환 : 폐기종, COPD

③ 전신질환 : 발열, 갑상선 기능항진증

(3) **병태생리**

① 전부하 증가 : 판막역류, 과혈량, 심장의 선천적 기형(shunt, 중격결손)

② 심근 수축력 감소

a. 심장 질환 : 관상동맥 죽상경화증, 심근경색증, 심근염, 심근병변, 심실류

b. 심장 외부에서 심장 압박 : 수축성 심낭염, 심장압전

③ 후부하 증가 : 고혈압, 말초혈관 저항 증가, 판막협착증

④ 심부전의 유발요인 : 신체적 혹은 정신적 스트레스, 심부정맥, 감염, 빈혈, 갑상선 질환, 임신, Paget씨 병, 영양결핍, 폐질환, 과혈량

(4) **심부전증의 분류**

① 좌심부전

폐수종과 폐울혈(늑막삼출액 생성), Cheyne-Stoke 호흡, 혈액과 거품이 섞인 객담, 기좌호흡, 발작성 야간성 호흡곤란, 기침, 피로, 부종(특히 다리), 피로감, 뇌의 저산소증(흥분, 불안정, 집중력 감소), 청진 시 나음(rales), 수포음

② 우심부전

a. 정맥울혈 → 간비대 → 상복부 통증 → 간 소엽울혈, 무산소 상태 → 심인성 간경화 → 복수, 황달

b. 경정맥 팽창 및 박동증가

c. 소화기 증상 : 식욕감퇴, 오심, 소화장애, 복부팽만, 복수

d. 사지 냉감 : 정맥울혈 → 말초혈류 감소 → 사지냉감, 손톱의 청색증

(5) **치료 및 간호중재**

① 비약물요법

a. 식이요법 : 염분제한, 수분제한, 단백질 섭취

b. 휴식과 운동

c. 악화인자 조절

② 약물요법

a. 혈액학적 개선

㉠ Diuretics

· 작용 : sodium과 수분의 배설이 증가하여 울혈에 의한 증상 완화, 순환개선

· 부작용 : 칼륨과 마그네슘의 손실로 부정맥 유발

· 주의사항 : 이른 아침에 투여, 체중 측정, 피부탄력성과 심박수 측정, 부작용을 최소화하기 위해 potassium chloride를 투여하거나 칼륨함유식품(바나나, 오렌지쥬스, 건포도, 복숭아, 시금치 등) 섭취를 권장

㉡ Cardiac Glycoside

digoxin, digitoxin효과는 거의 같으나 digoxin은 70%가 신장에서 제거되나 digitoxin은 간에서 대사와 배설이 되어 신기능이 저하 시에도 용량의 조절없이 사용

· 작용 : 심근 수축력 증가, 심박수 감소, 심박출량 증가, 이뇨작용

· 부작용 : 서맥, 부정맥(PVC), 오심, 구토, 혼돈, blurred vision

· 주의사항 : 같은 시간에 복용, 맥박이 1분에 60회 미만인 경우 의사에게 보고

㉢ Vasodilater

sodium nitroprusside, nitroglycerin

· 작용 : 좌심실에서 혈액 분출 시에 저항감 감소(afterload 감소)

㉣ Inotropic agents

· 작용 : 세포 내 칼슘농도 증가, cyclic AMP증가하여 수축력 증가

· 부작용 : 장기간 투여 시 증상이나 혈액학적의 호전은 있으나 사망률 특히, 급사 위험이 있다.

· 적응증

– 심부전증의 악화

– 충분한 치료에도 계속 증상이 있는 경우

– AMI에 발병된 심부전증

– 심실보조기구를 시술받은 환자에게 심실수축력 향상

– 심장이식수술 대상자에게 이식수술을 기다리는 동안

b. 심부전증의 진행의 억제

㉠ Angiotensin-converting enzyme inhibitors(ACE inhibitors) : captopril, enalapril

· 작용 : 심박동수 저하를 수반하는 심실압을 저하시켜 심장의 작업부담을 감소시키고 심박출량 증가

· 권장되는 지침

— 사용 전 지나친 이뇨를 피함(이뇨제 사용 시 24시간 중지)

— 밤에 누운 자세에서 처음시작 : 혈압강하를 줄일 수 있고 아침에 사용한다면 처음 수 시간 동안 혈압 측정

— 사용시작 시에 칼슘보존 이뇨제 병용

— 비스테로이드성 소염제(NSAIDs) 사용

ⓛ Angiotensin 수용체 차단제

ⓒ β-adrenergic 차단제

ⓡ propranolol(inderal), atenolol(tenormin), esmolol(brevibloc), labetalol(trandate)

· 작용 : 심수축력과 심박수 감소, AV node conduction 지연으로 AV block

· 부작용 : 피로감, 성욕감퇴, 소화기계 장애, 저혈당

ⓜ Calcium channel blocker : Nifedipine, Verapamil(Isoptin), diltiazem(herben)

· 작용

· vascular smooth muscle relaxation(artery) → peripheral vasodilation → SVR 감소

· negative inotropy

· SA node automaticity 및 AV node conduction 억제

· coronary vasodilation

· 부작용

— 심근수축력 저하로 인한 심부전

— 혈관확장으로 인한 저혈압, 하지부종, 안면홍조, 어지럼증, 두통

— 자극전도계 차단으로 인한 부정맥

c. Anticoagulation and Antiplatelet Drugs

심부전증환자는 심방세동이나 심실 기능 저하로 혈전색전증의 위험성 증가

· 심실세동을 동반한 모든 심부전증환자에게 wafarin 권장

· INR은 2.0~3.0 유지

· EF 35% 미만인 정상 동율동에서도 wafarin 사용이 좋다.

5) 특수 장비를 가진 환자의 가정간호

(1) 인공심장박동기(pacemaker)

① 필요성

심장의 수축 작용을 위해 동방결절에서 발생한 전기는 우선 심방을 수축시키며, 심장 중심부에 위치한 방실결절(A-V Node)을 지나 심실중격(septum), 심실 심근세포에 이르러 심실을 수축시키며 1회 심장 수축을 마치게 된다.

그러나, 만약 이 전기적 경로가 차단되었거나 이상이 생기게 되면 어지럼증을 느끼거나 실신, 심한 경우 심장마비에 이르게 된다. 인공심박동기는 심장을 박동 시키는 전기적 경로에 이상이 생겨 심장 박동이 비정상적일 때, 심장 고유의 전기와 유사한 자극을 인위적으로 가함으로써 정상적인 심장 박동을 유지시켜 주는 기능을 한다.

② 인공심박동기

심장 활동을 감지하고 전기를 발생시키는 박동기 본체와 발생된 전기를 심장에 전달하는 전기 유도선으로 구성되어 있다. 수술 후 수술 부위가 신경 쓰여 불편하기도 하고, 자주 만져보고 싶은 충동을 느낄 수 있으며 심하게 누른다든지 박동기 본체를 손으로 만져 이동시키면 안된다. 심장박동이 제대로 이루어지지 않아 느꼈던 증상들은 없어질 것이며, 운동, 취미 생활 등 정상적인 가정생활을 할 수 있다.

③ 정기검진

한달에 한번, 1분당 맥박수를 측정하여 박동기에 입력된 맥박수 보다 다소 높으면 걱정하지 않아도 되나 3회 이상 낮게 측정되면 의사의 진료를 받아야 한다.

④ 주의사항

a. 전자파에 안전하나 일부 환자에게 민감한 반응이 보일 수 있으며 사용을 중지하면 원상태로 회복된다(컴퓨터, 전자레인지).
b. 금속탐지기가 영향을 미치지 않으며 탐지기에 반응하므로 착용사실을 말해야 한다.
c. 발전소, 고용량의 변압 시설, 전기 용접, 송수신 타워 등 많은 에너지가 발생하는 곳은 피한다.
d. 병원에서 진찰을 받을 때 미리 알려 안전성여부를 확인해야 한다.
e. 휴대폰 사용시 박동기 본체와의 거리를 최소한 15cm 이상을 유지해야 한다.
f. 전기 감전 경우 치명적 손상을 줄 수 있으므로 전기감전에 유의해야 한다.

(2) 이식형 제세동기(Implantable Cardioveter-Defibrillater, ICD)

심실빈맥과 심실 세동 등의 빠른 심장박동을 전기적 자극을 주어 정상적인 리듬으로 회복할 수 있도록 치료하는데 사용한다. 비정상적인 심장전도 체계는 심장을 아주 빨리 뛰게 하여 결국은 심장이 멎는 현상인 심정지를 가져오게 된다. 실신이나 심정지는 심장이 비정상적으로 너무 빨리 뛰는 빈맥성 부정맥으로 인한 것으로 이러한 비정상적인 심박동을 발견하여 전기적인 자극을 줌으로써 심장이 다시 정상적인 리듬으로 뛸 수 있도록 만들어 준다.

① 병원에 와야 하는 경우

a. ICD로부터 쇼크를 받았을 때

b. 빠른 심장 리듬이 3분 이상 지속될 때

c. 절개 부위에 부종, 열감, 배액물이 흐를 경우

d. 여행, 이사를 할 경우

e. ICD이식 전에 경험한 증상을 다시 경험했을 때

② EMI(전자기장 방해)

막강한 전자기장의 경우 ICD에 기능장애를 초래할 수도 있다. 이를 전자기장 방해라고 하며, 강한 전자기장은 EMI로 인한 기계적인 파동을 부정맥으로 해석하여 부적절한 쇼크를 발생시키기도 한다. 하지만 EMI의 근원지로부터 멀어지면 정상적으로 작동을 한다.

③ 사용가능한 전기기구

전자레인지, TV, 비디오, 주차장 문 개폐기, 전기토스터기, 면도기, 헤어드라이기, 세탁기, 냉장고, 전기담요 등

④ 사용 시 주의를 요하는 전기기구

산업장비, 아크와 저항 용접기, 유도 용광로, 대형 발전기와 동력 장치 발전소, 스테레오 스피커 등에 사용되는 것과 같은 대형자석, 라디오 송신기, 마사지 기계, 차의 엔진(작동하는 엔진에 몸을 기울이지 않도록), 도둑방지기, 자석침대, MRI, 금속탐지기 등

Ⅲ. 소 화 기

1. 간염

1) 개요

간 세포가 파괴되어 염증이 발생된 상태를 말한다.

2) 분류(간염의 지속기간에 따라)

(1) **급성간염** : 6개월 이내에 치료가 되어 90% 이상에서 정상으로 회복되는 경우

(2) **만성간염** : 6개월 이상 간의 염증이 낫지 않고 지속되는 경우

3) 진단

(1) **간의 기능과 상태에 대한 검사** : 간 기능 검사, 혈액화학 검사

- AST/ALT(GOT/GPT) : 간세포가 손상된 정도를 나타낸다.
- 빌리루빈 : 간세포의 처리 능력과 배설 능력을 나타낸다.
- 알부민이나 프로트롬빈 시간 : 간세포가 지닌 단백질 합성 능력을 나타낸다.

(2) **간염 바이러스 상태에 대한 검사**

① A형 간염

a. Anti-HAV IgM : 양성이면 급성 A형 간염 상태를 의미한다.

b. Anti-HAV IgG : 양성이면 이미 A형 간염에 대해 면역 되었음을 의미한다.

② B형 간염

a. HBsAg(표면항원) : 양성이면 B형 간염에 감염되어 있는 상태를 나타낸다.

b. HBsAb(표면항체) : 양성이면 과거에 B형 간염에 걸려 앓고 난 뒤 현재는 항체가 생겨 면역을 획득한 상태 및 백신을 맞은 후 B형 간염 항체가 생겼음을 의미한다.

c. HBcAg(핵항원) : B형 간염 바이러스의 표면항원 안에 쌓여 있어 일반 혈액검사로는 검출이 안된다.

d. HBcAb(핵항체) : Anti-HBc IgM은 급성 B형 간염, Anti-HBc IgG는 만성 간염을 의미한다.

e. HBeAg(e항원) : 양성이면 B형 바이러스가 다량으로 존재하며 증식하고 있는 상태를 의미한다.

f. HBeAb(e항체) : 양성이면 바이러스의 증식력이 없거나 약한 상태를 의미한다.

g. HBV DNA : B형 간염 바이러스의 존재 유무나 바이러스의 양을 표시한다.

③ C형 간염

a. Anti-HCV : 양성이면 C형 간염 바이러스와 관계가 있음을 의미한다.

b. HCV RNA : 양성이면 C형 간염 바이러스의 존재와 바이러스의 양을 의미한다.

c. Anti-HCV : 양성인 상태에서 HCV RNA가 양성이면 현재 C형 간염에 감염된 상태, 계속해서 HCV RNA가 음성이면 C형 간염을 앓고 난 상태를 말한다.

(3) 초음파 검사

간의 상태뿐 아니라 담낭, 췌장, 신장, 비장 등 복부 장기의 모양을 파악할 수 있고 방사능 노출을 피할 수 있으나 시술자에 따라 다른 결과를 보일 수 있다.

(4) 조직검사

진단적인 검사방법으로 간 조직을 소량 떼어내어 현미경으로 관찰함으로써 간 질환의 원인 및 정도를 파악하기 위한 검사이다.

4) A형 간염

(1) 주요증상

① 발열, 식욕감퇴, 오심, 구토, 쇠약감, 복통, 설사 등 다른 바이러스 감염과 유사한 증상을 보인다.

② 소아는 거의 증상이 없는 불현성 감염을 보이나 감염자의 연령이 높아질수록 증상이 심해진다.

(2) 전염 경로 : 경구감염(환자의 대변에 오염된 물, 식품을 통한 감염), 주사기 공용 사용(습관성 약물 중독자), 혈액 제제를 통해 전파된다.

(3) 예방

① 공중 보건 위생 : 손씻기, 상하수도 정비, 식수원 오염방지, 식품 및 식품취급자 위생관리를 철저히 한다.

② A형 간염바이러스는 85℃ 에서 1분간 끓이거나 물을 염소 소독하면 죽는다.

③ 음식을 완전히 익혀서 먹는 것이 중요하다.

④ 환자의 배설물을 철저하게 위생 처리해야 하며 청결한 위생관념이 필요하다.

⑤ 대부분의 성인은 면역을 갖고 있으나 면역이 없는 경우에는 예방주사가 필요하다.

⑥ A형 간염 백신은 2세 이상 접종할 수 있으며 연령에 따라 용량이 달라진다.

⑦ 초기 접종 후 4주가 지나면 항체가 형성되어 효과가 나타난다. 2회 접종을 해야 하며 초기 접종 후 6~12개월 후에 1회 추가 접종을 하면 된다.

(4) **감염력이 떨어지는 시점** : 황달이 나타나기 시작하면 격리가 필요없다.

5) B형 간염

(1) 증상 및 진단

급성 간염은 초기에는 감기 증상과 유사하며 식욕 감퇴, 무력감, 미열, 근육통, 오심, 구토, 소화장애, 복통 등을 초래하며 드물게는 소양감 및 체중 감소도 나타난다. 이럴 경우 의사의 진료를 받고 혈액 검사(간염 항원, 간기능 검사)를 받아야 한다.

만성 B형 간염 바이러스 보유자는 혈액 내에 6개월 이상 지속적으로 B형 간염 바이러스가 검출되는 사람을 가르키고 평상시 증상이 없고 '무증상 건강보유자'가 대부분이라 간조직 검사로서 만성 간염, 간경변증 등 만성 간질환의 소견을 보이는 수도 있으므로 특별한 주의가 요구된다.

특히, 우리나라의 경우는 vertical transmission이 많기 때문에 B형 간염에 진단되면 가족력 조사가 필요하다.

(2) 감염 경로 및 예방

① 가장 손쉬운 방법은 손을 자주 씻는 것이다. 즉, 용변 후, 식사 전 또는 음식을 만들 때 손 씻는 습관을 길러야 한다.

② B형 간염 바이러스는 섭씨 100도의 물에 10분만 끓이면 소멸되므로 주방기구나 식기를 끓여서 쓰는 것이 좋다.

③ 병원기구는 철저히 소독하거나 1회용의 면도칼, 칫솔 등은 돌려 쓰지 않아야 한다.

④ 화장실등 위생시설을 개선해야 한다.

⑤ 식사 습관을 고쳐 개인 접시 등을 사용하는 것이 바람직하다.

⑥ 혈액을 통한 전염이 이루어지므로 상처가 없다면 전염되지 않으며 혈액채취 때 손상받지 않도록 주의한다.

⑦ 약물의 사용은 반드시 의사의 지시에 따라 복용해야 한다.

(3) 치료

① 급성기

a. 급성간염은 대부분 잘 낫는다.

b. 특별한 치료법이 없기 때문에 대증 요법이 주로 쓰인다.

c. 급성기 때는 우선 안정이 필요하다. 간염이 호전됨에 따라 서서히 운동량을 증가시키도록 한다.

d. 식욕감퇴와 구역질로 인해 식사가 불가능한 경우가 많다. 이 기간 동안에는 충분한 칼로리를 공급하기 위해 포도당을 정맥주사 할 수 있다.

e. 입맛이 돌아오면 단백질이 풍부한 식사가 바람직하다.

f. 식사는 하루 세끼 보다 5~6회 나누어 소량씩 먹는 것이 편하고 어느 한 가지 음식에 매달리지 말고 환자 입맛에 맞도록 골고루 먹는 것이 중요하다.

g. 술도 간염을 앓은 후 1년 이상 마시지 않는 것이 안전하다.

② 만성기 치료

의사의 정기적인 진찰과 검사를 통해 치료를 결정하는 것이 중요하다.

a. 간 기능이 정상으로 유지될 때 - 약제의 사용보다는 경과 관찰이 필요하다.

b. 간 기능이 비정상적으로 유지될 때 - 간염 바이러스의 증식을 억제하는 라미부딘과 인터페론 약제를 이용하여 치료할 수 있고 보조적인 역할로 간 기능 개선제(간장약)를 사용할 수 있다.

③ B형 간염 건강 보균자에 속하는 사람

a. 아직 B형 간염 바이러스를 몸에서 없앨 수 있는 방법이 개발되어 있지 않고 특별한 치료가 필요하지는 않으나, B형 간염 바이러스 보균자가 심한 음주를 하는 경우 간 기능이 급격히 나빠질 수 있으므로 술은 금해야 한다. 그리고 주위 사람에게 전염시킬 가능성은 낮으므로 일상 생활에서 특별히 주의하거나 격리할 필요는 없다.

b. 간염 보균자는 술을 멀리해야 한다. 간에서 술이 분해되기 때문에 간염 보균자가 과음하면 간에 부담이 되어 간염, 간경화로의 진행을 재촉한다.

c. 간염 보균자는 간에 부담을 줄 수 있는 약물이나 한약을 피해야 한다.

d. 과로를 피하고, 충분히 잠을 자고, 영양을 골고루 섭취하고, 담배를 끊는 등 건강한 생활 습관을 갖도록 노력한다.

e. 간염 보균자 중 일부는 만성 간염으로 이행할 수 있으므로 주기적인 진찰 및 간기능 검사를 6개월에 1회 정도로 실시하여 만성 간염으로의 진행을 미리 조치하도록 하는 것이 좋다.

f. 가족 중에 만성 보균자가 있으면 다른 가족들도 간염 검사를 하고 필요하면 예방접종을 해야 한다. 그러나, 만성 보균자는 B형 간염 예방접종을 받을 필요가 없다. 왜냐하면 예방접종을 실시해도 항체가 생기지 않아 B형 간염에 대한 예방효과가 없기 때문이다.

6) C형 간염

(1) 주요증상

① 급성 C형 간염

a. 대부분 경미하며, 수혈에 의한 감염인 경우 70~80%가 무증상 감염이다.

b. 서서히 시작되는 감기 몸살증세, 전신권태감, 메스꺼움, 구역질, 식욕부진, 우상복부 불쾌감 등의 증상이 나타난다.

② 만성 C형 간염

a. 급성 C형 간염 환자중 약 80~90%가 만성 간염으로 진행하고, 만성 C형 간염 환자중 20%가 간경변으로 진행한다.

b. 증상이 없이 우연히 종합검진을 통해 감염 사실이 발견되거나 만성 피로감, 간부전이나 문맥압 항진증 같은 간경변증의 합병증이 첫 증상으로 나타나는 경우가 많다.

c. 간 이외 증상 : 혈관염, Cryoglobulinemia, Sjorem증후군, 막증식성 사구체 신염 등이 있다.

(2) **전염경로** : 주사기 공동사용, 수혈, 혈액투석, 성접촉, 모자간 수직감염 등 비경구 감염으로 전파된다.

(3) 예방요령 : C형 간염 바이러스 보유자의 발견과 전파 경로 차단으로 예방한다.

7) 치료제

(1) B형 간염

① 제픽스(라미부딘)

a. 효능 : 만성 활동성 B형 간염환자(HBV-DNA양성에 한함)의 바이러스 증식을 억제한다.

b. 부작용 : 말초 신경증, 감각이상, 피로, 두통, 기도감염, 오심, 구토, 설사

② 협세라(아데포 비어)

a. 효능 : 조직학적, 생화학적, 혈청학적, 바이러스학적 반응을 근거로 대상성 간기능을 나타내는 경우

b. 부작용 : 피로, 두통, 복통, 구토, 설사, 소화불량

(2) C형 간염

① 페그 인터페론 : Polyethylene glycol(PEG)를 인터페론과 결합시킨 형태

a. 효능 : 바이러스의 증식을 억제하고 면역력을 증대시킴

b. 부작용 : 독감 유사 증상(발열, 오한, 통증), 혈액학적 변화(백혈구, 혈소판 감소)

② 리바비린

a. 효능 : 만성 C형 간염의 경구 치료제로 인터페론과 병용하여 사용함으로써 지속 반응률을 높임

b. 부작용 : 적혈구 감소, 불면, 우울

8) 간염의 영양치료 원칙

① 오심, 구토의 발생을 감소시키기 위해 처방된 antiemetics를 식사 30분 전에 투여한다.

② 고탄수화물, 고열량(35~40kcal/kg), 고비타민 식이와 충분한 단백질(1.5~2.0g/kg)을 섭취하고 지방은 적당히 섭취한다.

③ 식사는 소량씩 자주 섭취한다.

④ 매우 차거나 뜨거운 음식은 피한다.

⑤ 금주한다.

⑥ 식사 섭취가 불충분할 경우 정맥주사나 경장영양을 고려한다.

⑦ 충분한 휴식을 취한다.

⑧ 민간요법에 주의한다.

⑨ 필요에 따라 Vitamin A, C, K와 아연을 보충한다.

2. 간경화

1) 개요

간경화는 간세포(hepatocytes)의 파괴와 정상 간구조의 파괴, 섬유성 조직 및 재생 결절로의 대체를 특징으로 하는 만성 간질환을 총칭한다.

2) 분류

(1) Laennec's cirrhosis

미만성 병변으로 모든 간엽을 침범하고 대부분 만성 알코올 섭취와 연관이 있다.

10~20%의 만성 알코올 중독자가 이 형태의 간경화로 발전한다.

(2) Postnecrotic cirrhosis

비균질성이고 섬유화 병변과 간세포 소실 병변이 정상 부위와 돌아가며 나타난다. 바이러스, 세균성, 곰팡이성 간염, 약물, 대사성 간염 등의 다양한 원인으로 발생한다.

(3) Biliary cirrhosis

가장 드문 형태이다. 만성 간외담도 폐쇄나 자가면역성 간내 염증의 결과로 발생한다.

3) 임상양상

① GI symptom : 만성피로, 식욕부진, 오심, 구토, 소화불량, 체중감소가 나타난다.
② Hepatomegaly : 간경화 초기 증상으로 오른쪽 상복부 통증 동반한다.
③ Atrophy of liver : 간경화 후기 증상으로 촉진시 딱딱한 결절이 촉지된다.
④ 점상출혈, 거미줄 모양 혈관종, 손바닥 홍반, 근위축, 여성형 유방, 고환 위축 등이 관찰된다.
⑤ 합병증 : 복수로 인해 복부둘레가 증가할 수 있고 Mental status가 저하되고 간성외증이 동반되면 황달과 소양증이 발현할 수 있다.

4) 진단

(1) 임상 검사는 비특이적이다.

① 간효소치의 상승은 경화가 진행된 후 나타나고, ALP의 상승은 biliary cirrhosis를 시사한다.
② 응고검사 이상이 흔히 발견된다.
③ 빈혈과 혈소판 감소증은 Laennec's cirrhosis에서 자주 관찰된다.
④ BUN, Cr의 상승은 탈수나 간신 증후군을 시사한다.

(2) **복수 천자** : 발열, 복수, 복통이 있는 환자에서 자발성 복막염(spontaneous bacterial peritonitis, SBP)을 감별하기 위해 시행한다.

(3) **초음파 검사** : 복수를 발견하고 간과 담관의 해부학적 이상을 감별한다.

(4) **CT** : 간과 비장의 모양, 간경화 특징, 문맥 고혈압 등을 잘 관찰할 수 있다.

5) 치료 및 간호

(1) 치료적 복수천자

호흡곤란과 심한 불편감을 유발하는 복수를 배액하기 위해 시행하며 알부민을 같이 투여하면서 한번에 1~2L, 필요시 그 이상 시행하기도 한다. 다량의 복수제거는 수분 및 전해질 장애를 유발할 수 있으므로 주의한다.

(2) 수분 및 전해질 이상을 교정한다.

(3) Melena 및 위장관 출혈의 증상을 사전에 미리 교육하고 예방 및 대처할 수 있도록 한다.

(4) Cr의 급격한 상승은 간신 증후군의 조기 징후일 수 있다. 적절한 수액 및 전해질 치료를 위해 입원 치료한다.

(5) 소양증 완화를 위해 미지근한 물로 씻고, 비누를 사용하지 말고, 보습제를 발라준다. 시원하고 끼지 않는 옷을 입고, 차고 축축한 것을 소양증이 심한 부위에 대주고, 전분목욕을 한다.

(6) 손톱을 짧게 유지한다.

(7) 휴식과 안위를 제공 한다.

(8) 점진적으로 활동량을 증가 시키며, 활동 사이사이 휴식시간을 갖게 한다.

(9) 간독성이 있는 약물(타이레놀, 헤파린, 몰핀, 결핵약)은 금지한다.

(10) WBC를 관찰하고 hand-washing technique을 지키고, 필요하면 역격리 시킨다.

(11) 처방된 이뇨제, 알도스테론 길항제(복수와 부종 조절)를 투여한다.

(12) 배변시 과도한 힘을 주지 않으며 세게 코풀지 않는다.

(13) 민간요법(한약)에 주의한다.

(14) 소량씩 자주 섭취하며 끼니를 거르지 않고 규칙적으로 식사한다.

(15) 합병증이 없는 경우는 고탄수화물, 고단백, 저지방 식이를 제공한다.

(16) 필요에 따라 vitamin A, B-complex, C, D, K를 보충한다.

(17) 부종과 복수가 있을 시 저나트륨 식이(200~500mg/day)를 제공하고, 수분을 제한(1000~1500ml/day)한다.

(18) 식도 정맥류가 있을시 섬유소가 많은 음식을 제공한다. 거친 음식(특히 생야채-당근)을 삼키지 않는다. 술, 오렌지 주스를 먹지 않는다.

(19) 금주를 하는 것이 제일 중요하다.

6) 식이요법

(1) 만성 간질환의 식사원칙

① 정상체중을 유지한다.

② 매일 균형된 식사를 한다. 곡류, 어육류, 채소류, 과일류, 유지류를 매일 골고루 섭취한다.

③ 지방 섭취를 줄인다.

④ 짠 음식을 제한하고 음식 간은 너무 짜지 않게 한다.

⑤ 술은 마시지 않도록 한다.

⑥ 담배는 끊는 것이 좋다.

⑦ 규칙적인 운동을 한다.

(2) 간질환 환자들이 특히 주의해야 할 점

① 각종 달인 물, 엑기스, 즙 등 농축된 형태의 식품섭취를 금한다.

: 각종 한약제, 굼벵이(엑기스), 개소주, 상황버섯/영지버섯/아가리쿠스 등 버섯 달인 물, 헛깨나무/오가피나무/느릅나무/겨우살이 달인 물, 인진쑥 달인 물, 인진쑥 환, 녹즙(미나리, 신선초, 케일, 당근, 민들레 등 각종 생야채즙), 제첩 엑기스/다슬기 엑기스/조개 엑기스 등, 붕어즙, 장어즙, 미꾸라지즙, 홍삼 엑기스, 봉삼, 장뇌삼, 산삼, 칡즙 등

② 지나친 고단백 음식 섭취를 금한다.

: 추어탕, 보신탕, 진한 사골국, 도가니탕, 닭백숙, 장어탕, 갈비탕 등 살코기를 진하게 우려내어 끓인 음식을 자주 먹지 않도록 한다(특히, 여러 끼니를 연속해서 먹지 않도록 주의).

(3) 간성혼수의 영양요법(저단백)

과도한 혈청 암모니아의 축적으로 간성뇌증 및 간성혼수가 발생한 경우의 환자에게 적용되는 식사이다.

① 영양관리의 목표

a. 체내 암모니아 및 독성물질의 생성을 최소화한다. : 육류제한 식이교육

b. 부종 및 복수 없이 적정 체중을 유지한다.

c. 변비와 설사를 예방한다.

d. 식욕 저하를 개선시킨다.

② 영양요법의 원칙

a. 하루 3끼 식사를 규칙적으로 편식하지 말고 골고루 하며 간성뇌증이 발생한 초기에는 고기, 생선, 두부, 계란, 콩 등의 단백질 식품을 최소 필요량만 섭취하고 증상의 호전 정도를 보면서 섭취량을 차츰 늘린다.

b. 염분을 많이 함유하고 있는 저장식품, 가공식품, 염장식품, 조미료의 사용을 제한한다.

c. 조리시 설탕, 물엿, 꿀 등을 충분히 사용한다.

d. 조리시 참기름, 들기름, 식용유 등을 적당량 사용한다.

e. 신선한 채소, 과일을 충분히 섭취한다.

f. 소량씩 자주 식사한다.

(4) 간질환의 영양요법(저염식)

염분 섭취를 제한하여 복수와 부종이 생기는 것을 방지하기 위함이다.

① 한국인의 하루 평균 염분 섭취량 : 20~25g

② 복수 또는 부종이 있는 경우 하루 권장 염분량 : 5g

③ 자연 식품에는 1~3g의 염분이 함유되어 있는 것으로 추정된다.

④ 염분 섭취량을 줄이는 조리시의 요령

a. 음식 간을 할 때 소금, 간장, 된장, 고추장의 양을 평소 사용량의 절반으로 줄인다.

b. 식초, 레몬즙, 오렌지즙 등의 신맛을 내는 소스를 많이 이용한다.

c. 설탕, 물엿, 꿀, 파, 마늘, 생강, 양파, 고춧가루, 겨자, 후추, 와사비 등을 충분히 사용한다.

d. 미리 간을 하지 않은 채로 요리한 후 식사 직전에 간을 하거나 식탁에서 양념장에 찍어 먹는 것이 좋다. 그러나, 이미 음식간을 한 후에는 식탁 위에 소금, 간장, 된장, 고추장 등을 따로 놓지 않는다.

e. 국이나 찌개 대신 숭늉이나 보리차를 이용한다.

f. 참기름, 들기름, 식용유 등을 사용하여 고소하게 먹는다.

g. 생선을 요리해서 먹을 때는 조림보다는 구이로 하고 간을 미리하지 않고 간장을 찍어 먹도록 한다.

h. 젓갈류는 피하고 김치를 먹기 원할 때는 물에 헹구어 먹는다.

7) 합병증/예후

(1) 식도 정맥류

① 원인 : portal hypertension에 의해 발생한다.

② 임상 양상

a. 식욕부진, 오심, 구토, 피를 토한다.

b. 비장비대, 배꼽을 중심으로 정맥이 늘어나 있다(caput medusae).

c. 출혈이 있을 경우 tarry stool, shock, 드물게 hepatic coma가 발생한다.

③ 치료 및 간호

a. 오심, 구토, 기침을 유발하지 않도록 주의한다.

b. 무거운 물건을 들지 않는다.

c. 배변 시 힘을 주지 않는다.

d. 거친 음식(특히 생야채-당근)을 삼키지 않는다.

e. 술, 오렌지 주스를 먹지 않는다.

f. 혈관 수축제를 주사한다.

g. 정맥류가 터지면 내시경을 통한 지혈술을 시행하고 실패했을 때와 V/S 이 unstable 할때는 Sengstaken-Blakemore tube를 삽입한다.

h. shock 예방을 위해 처방된 수혈 및 IV fluid를 투여한다.

i. 필요시 shock 증상을 지속적으로 관찰하기 위해 ICU care가 요구된다.

(2) 복수

① 원인

a. 저알부민혈증으로 교질삼투압이 저하되어 발생한다.

b. Portal hypertension으로 혈중 fluid가 복강내로 들어가서 발생한다.

c. 알도스테론 상승으로 신장에서의 나트륨과 수분의 재흡수가 증가되어 발생한다.

② 치료

a. 이뇨제(라식스와 알닥톤 병용)를 투여한다.

b. 심한 호흡 곤란 시 복수천자 한다.

c. Leveen shunt(peritoneal-venous shunt)를 시행한다.
시행 후, 복수가 혈중으로 유입되어 소변량이 증가한다.

d. 알부민을 투여한다.

e. high-Fowler's position을 취해주어 안위를 제공한다.

f. 저나트륨 식이(200~500mg/day)를 제공하고, 수분을 제한(1000~1500ml/day)한다.

(3) 간성 혼수

간질환의 말기 합병증으로 치사율이 상당히 높다. 암모니아가 urea로 바뀌지 못하여 혈중 농도가 증가하게 되고, BBB를 통과하여 발생한다.

① 원인

변비, 고단백식이, 탈수, 위장관 출혈, 고빌리루빈혈증, 탈수, thiazide diuretics, uremia, 수혈에 의해 발생한다.

② 임상 양상

a. 초기에는 불안정, 불면증, 정서 둔화, 말이 어눌해지고, 판단력이 흐려지는 등의 의식의 변화가 발생한다.

b. 중기에는 팔을 앞으로 뻗은 상태에서 손목은 꺾이고 손가락은 펴지는 증상이 반복되는 고정자세불능증(asterixis)이 나타나고, 숨쉴 때 곰팡이 냄새가 난다. 이 증상은 coma가 임박했음을 나타낸다.

c. 후기에는 coma가 된다.

③ 치료 및 간호

a. 지속적으로 신경계를 사정하고 악화 시 보고한다.

b. 단백질 섭취를 제한하고, 고칼로리 식이를 제공한다. Vitamin k를 섭취한다.

c. 암모니아 레벨을 감소시키기 위해 처방된 Lactulose와 Neomycin을 투여(관장)한다.

㉠ Lactulose는 장내 환경을 산성화시켜 암모니아 레벨을 내리고, 2~5회/일 loose stool을 보게 하며 설사가 심하면 용량을 줄인다.

㉡ Neomycin을 투여하면 urea와 amino acid를 암모니아로 바꾸는 박테리아의 수를 감소시키므로 암모니아 레벨이 내려간다.

㉢ Brander chain amino acid 제제 투여

3. 간암

1) 원인

· B형, C형 간염 바이러스
· 알코올성 간질환
· 대사성 만성 간질환
· 아플라톡신, 피임약, 스테로이드제제, 선천성 질환

2) 증상

(1) 초기증상

· 우상복부 덩어리, 상복부 포만감, 통증, 피로, 체중감소, 간기능 검사의 변화

(2) 후기증상

· 피로, 복수, 간기능 저하, 발열, 간잡음, 황달, 식도정맥류, 문맥성 뇌질환

(3) 전이성 간 종양

· 피로, 식욕부진, 허약, 간비대, 황달, 복수로 인한 체중 증가 후 나타나는 체중 감소, 간잡음, 문맥성 뇌질환

3) 진단검사

(1) 간암의 종양 표지자(∝-fetoprotein : AFP)

원발성 간암을 진단하는데 사용되는 특수혈액검사로 간세포성 암환자의 약 70%에서 혈청 AFP가 50ng/ml~500ng/ml로 상승된다.

(2) 초음파 검사

(3) 컴퓨터 단층촬영술

(4) 혈관조영술

간동맥에 조영제를 투입하여 간동맥의 혈관 상태를 파악하여 암종 내로 조영제가 투과되는 모습을 관찰함으로써 진단하게 된다.

(5) 자기공명영상(MRI)

(6) 간조직 생검

4) 신체사정

(1) **손가락 타진법**

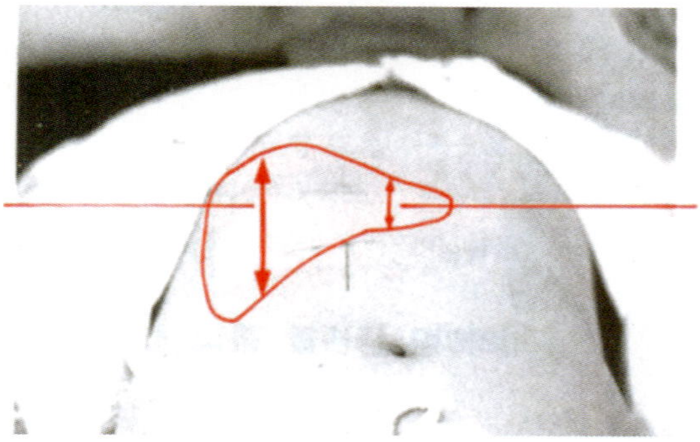

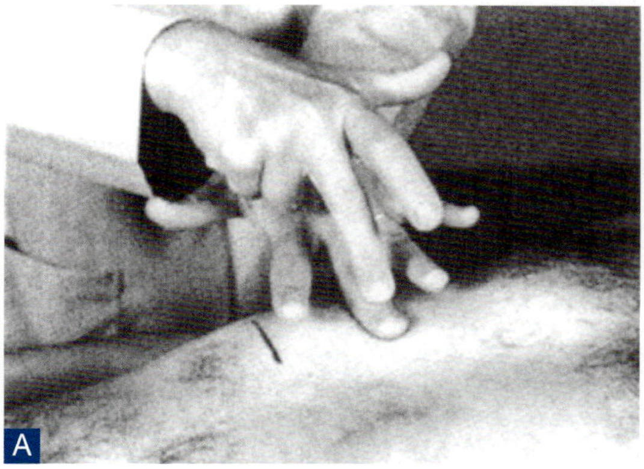

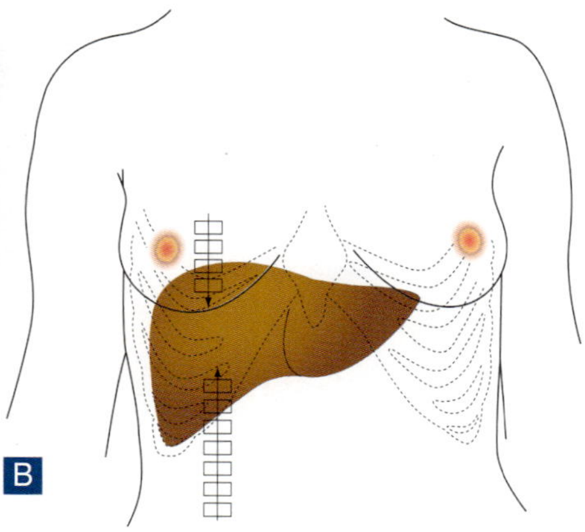

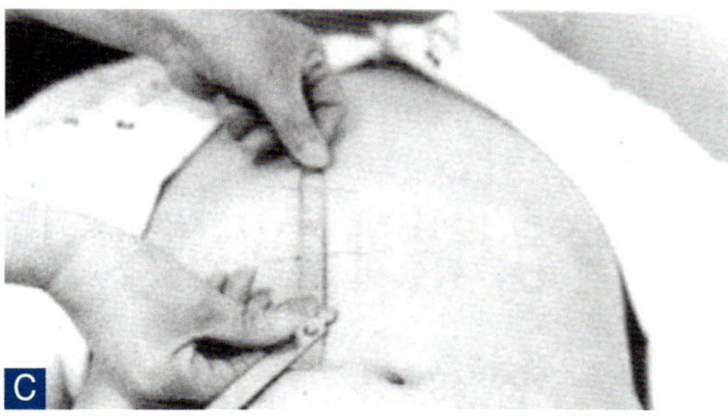

A. 손가락 타진법
B. 타진방향
C. 간측정법

① 간 하면 경계선을 확인한다.

a. 배꼽아래에서부터 우측 중앙쇄골선을 따라 타진하여 탁음이 들리는 곳을 표시한다.

b. 배꼽아래에서부터 정중선을 따라 타진하여 탁음이 들리는 곳을 표시한다.

c. 중앙쇄골선과 정중선에서 표시된 점을 잇는다.

② 간 상면 경계선을 확인한다.

a. 중앙쇄골선에서 아래를 향하여 타진하면서 탁음이 들리는 곳을 표시한다.

b. 정중선에서 아래를 향하여 타진하면서 탁음이 들리는 곳을 표시한다.

c. 중앙쇄골선과 정중선에서 표시된 점을 잇는다.

③ 간 하면과 상면 경계선을 이은 후 측정한다.

· 정상 타진음 : 탁음(dull)

(2) 주먹타진법

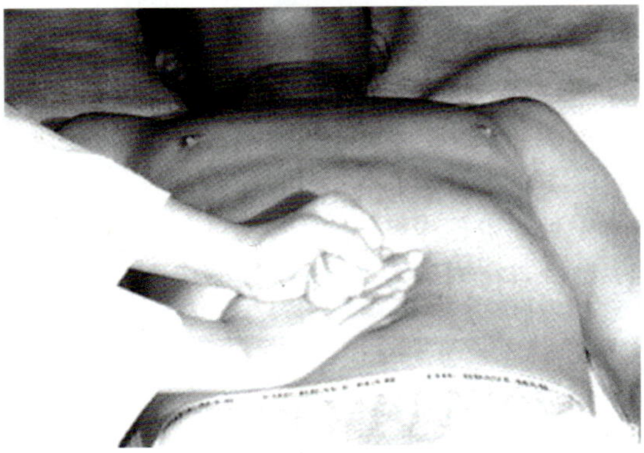

· 간위에 우측 손을 놓고 좌측 주먹으로 그 위를 가볍게 쳐 압통 유무를 확인한다.

· 정상 : 압통이 없다.

(3) 심부촉진법

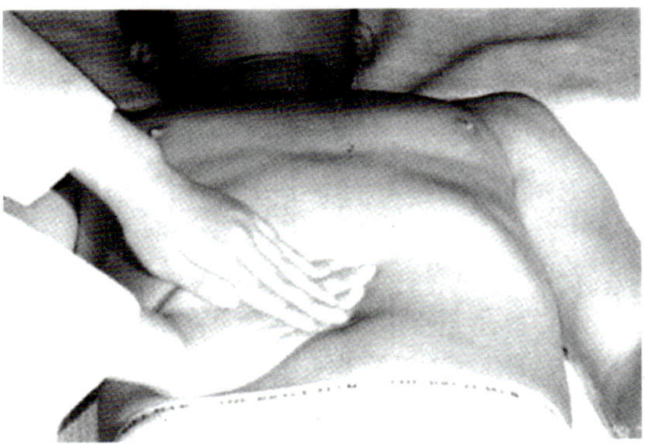

제1방법

① 검진자는 양손을 포개어 대상자 우측늑골 바로 밑에 놓고

② 대상자가 깊게 흡기할 때 늑골 밑을 파고들 듯 촉진한다.

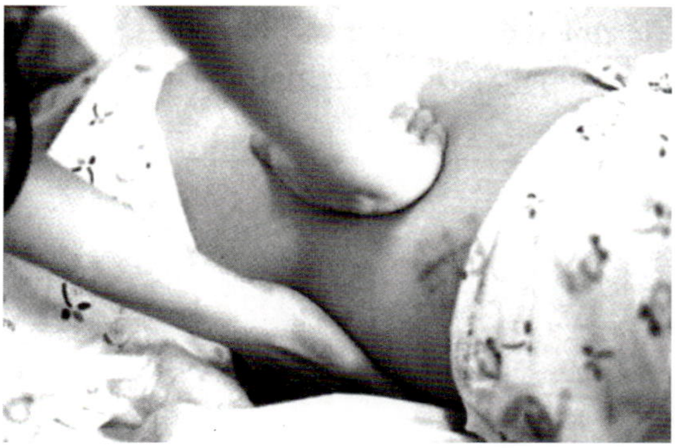

제2방법

① 검진자 한손을 복부 밑에 넣고 복부를 위로 들어 올릴 때

② 다른 손은 우측늑골 바로 밑에서 늑골 밑을 파고들 듯 촉진하여 윤곽, 정도, 표면 상태, 덩어리, 압통을 확인한다.

(4) Middleton 법(일명 갈구리 촉진법)

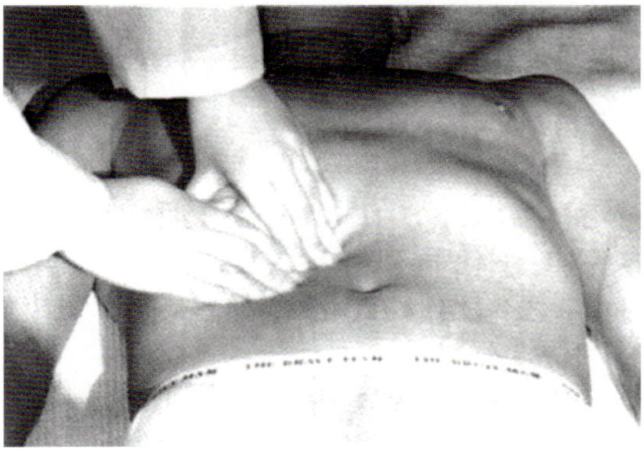

① 검진자는 누워 있는 대상자 우측에서 발을 바라보고 서서

② 우측늑골 바로 밑에 양손을 갈구리 처럼 놓고, 수혜자가 깊게 흡기할 때 늑골 밑으로 파고 들면서 촉진한다.

· 정상 : 무통, 매끄럽고 부드러우며 윤곽이 규칙적이다.

(5) **복수사정**

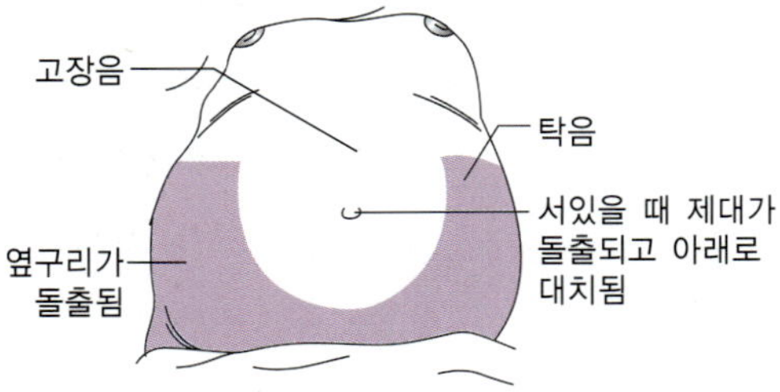

앙아위 복부타진

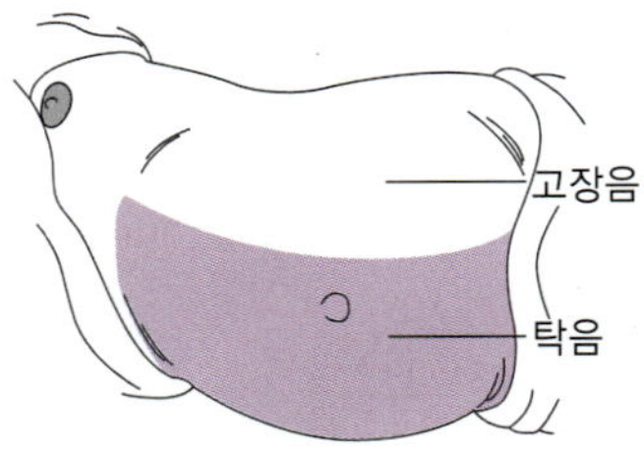

측위 복부타진

① 등을 대고 누운 자세에서 양쪽 옆구리를 타진할 때 탁음이 들리면 액체가 존재하는 것이다.

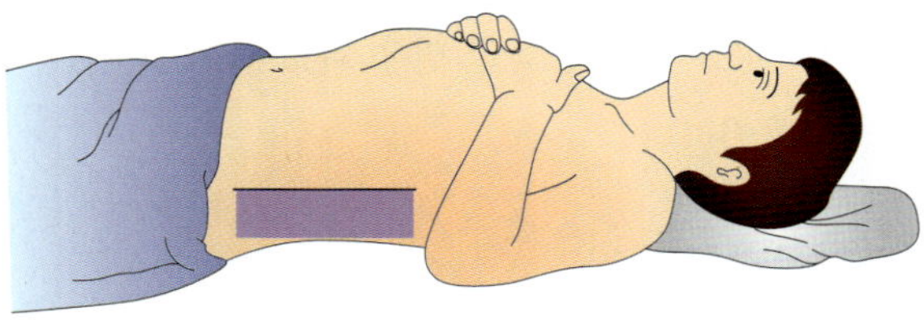

② 대상자가 옆으로 누우면 액체가 아래 쪽에 모이게 되므로 탁음의 위치가 높아진다.

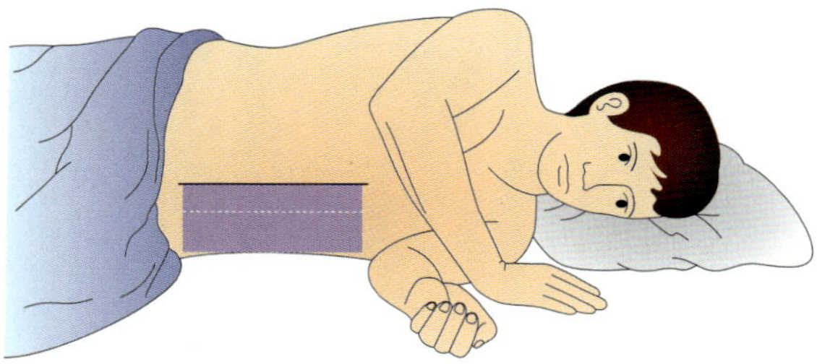

③ 액체의 파동 유무를 알기 위한 방법으로 대상자를 반듯하게 누이고 대상자의 손의 척골면이 아래쪽으로 가게 한 다음 복부 중앙선에 압력을 가해 장간막(mesentery)의 지방을 고정시킨다. 만일 통증이 심해 이렇게 할 수 없을 때는 보조자가 배중앙에 손을 얹도록 한다. 검사자의 한손은 한쪽옆구리에 대어 파동을 감지하고 다른 한손은 반대편 옆구리를 톡톡 친다. 톡톡 치는 것과 거의 동시에 파동이 감지된다.

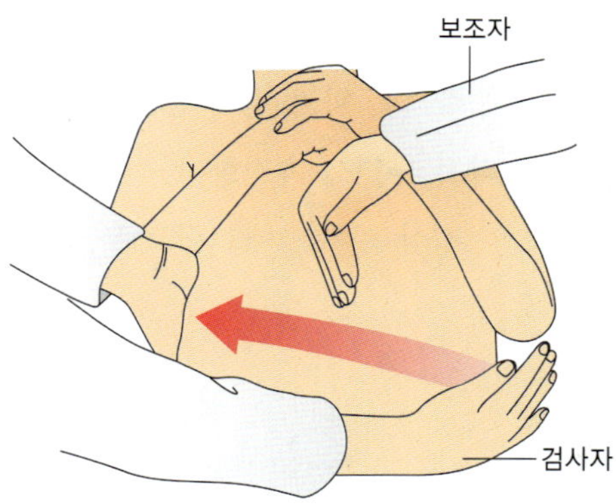

5) 치료

(1) 수술적 치료

① 간 절제술

a. 조기에 발견된 간암에 대한 완치 가능성이 가장 높은 치료법

b. 암의 크기나 위치상 절제가 가능, 전이가 없는 경우

c. 간 수술 후 잔존 간기능이 수술 여부 및 수술 부위 범위의 결정에 가장 중요한 요소

② 간이식

a. 말기 간질환 환자에 대해 다른 치료가 불가능할 때 고려되는 중재 방법

b. 수혜자의 간을 모두 절제한 후 그 자리에 크기가 비슷한 공여자의 간을 이식

▶ 간암에서의 간 이식의 고려사항

- 간 이외의 장기에 전이가 없고,
- 주요 혈관 침범이 없으며,
- 종양의 개수도 3개 이하이고 크기가 3~5cm 이하인 경우

▶ 간 이식 후 거부 반응 징후

- 림프구 증가 : 감작된 림프구가 이식된 장기의 세포파괴
- 간 혈액순환 감소 : 염료청소검사(dye clearance test)로 발견
- 체온상승 : 거부 반응의 염증과정
- 간기능 검사의 이상소견(SGOT, SGPT, 간접 빌리루빈치의 상승)
- 간비대와 통증
- 고혈압, 빈맥
- 간조사(liver scan) 결과의 변화

▶간 이식을 받은 대상자 교육

㉠ 저항력 감소

- 군중 혹은 질병 있는 사람과의 접촉을 피한다.
- 추운 계절이나 감기 유행시 군중과의 접촉을 피한다.
- 정상 체중을 유지해야 한다.
- 규칙적인 식사와 충분한 수분섭취를 한다.

· 퇴원 후 환자가 사용할 방은 락스로 청소하고 계속 환경을 청결하게 유지 한다.
· 수술 후 3개월까지 외출 시 항상 마스크를 써야 한다.
· 구강은 세균 감염의 주요 원인이 되므로 구강위생에 신경을 써야하며, 치과를 규칙적으로 방문해야 한다.
· 수술 후 6개월 이후 매년 가을에는 유행성 독감 예방 주사를 맞도록 한다.

ⓛ 약물 복용
· 면역억제제는 용량은 달라지지만 평생 동안 복용해야 한다. 면역억제제 투여는 미리 검사한 결과에 따라 투여량이 매번 조절되므로 면역억제제 검사 후에는 약 용량 확인을 받고 사용해야 한다.
· 오심이나 구토로 경구 투약이 불가능하면 정맥이나 근육 내로 투여한다.
· 퇴원 후 복용약(표 3-1 참조)

ⓒ 거부 반응의 증상
· 발열, 심한 피로감, 우측 상복부 통증, 황달, 회백색변, 검은 소변

ⓔ 감염의 증상
· 열, 기침, 전신 권태감, 오심, 구토, 두통 등의 감염 증상을 관찰한다.

ⓜ 외래진료
· 퇴원 후 1~2개월 : 1회/2주
 – 그 후~ 1년 : 1회/1개월
 – 1년 이후~ : 1회/2개월

ⓗ 진료내용
· 간단한 신체검사
· 간기능을 알기 위한 혈액 검사
· 프로그랍(FK506), 사이크로스포린 농도측정
· 간 초음파, 컴퓨터 촬영, 간담도 검사, 투시조영
· 기타 : 헤파빅 주사(외래 환자의 경우 한달에 한번 건강보험 인정. 한 달에 2번 이상 맞게 되는 경우 100% 본인 부담)

표 3-1. 간이식환자의 퇴원 후 복용약

	약명	복용용량	효능
면역억제제	사이크로스포린 (Cyclosporine)	농도검사결과 후 결정	거부반응 방지
	셀셉트(Cellcept)	처방용량에 따라 결정	
	프로그랍(FK506)	농도검사결과후 결정	
	메드론(PD)	처방용량에 따라 결정	부신피질 호르몬성분으로 면역억제
항바이러스	발트렉스(Valtrex)	1알	감염의 원인인 바이러스 작용 억제
	제픽스(라미부딘)	1알	B형간염 치료제
	헵세라(아데포비어)	1알	B형간염 치료제
	마이크스타틴(Mycostatine)	50만단위	Candida증의 예방과 치료
항생제	박트림(Bactrim)	2알/격일	폐렴, 요로감염 예방(월, 수, 금 복용)
	시프로베이(Ciprobay)	2알	항균제
혈전예방	아스트릭스(Astrix)	1캡슐	해열, 진통, 소염제, 혈전증 치료제
	베라스트(Berast)	1알	혈전증 치료제
	리박트(Livact)	1포	저알부민혈증의 개선
항고혈압제	아달락트(Adalate)	1알	혈압하강
이뇨제	라식스(Lasix)	1/2알	
	알닥톤(Aldactone)	1/2알	
위장관 작용 약물	우루사(UDCA)	2알	담석생성을 방지하여 담즙분비에 도움
	엠지오(MGO)	1알	변비예방
	비타메딘(Vitamedine)	1캡슐	비타민 B_1, B_6, B_{12} 공급
	돔페리돈(Domperidone)	1알	위장관 운동촉진작용으로 변비방지
	디오겔(Diogel)	2알	위벽을 코팅하여 속쓰림 방지
	가스터(Gaster)	1알	위 · 십이지장 궤양, 제산효과
	로섹(Rosec)	1알	
	로와콜(Rowachol)	1알	담석증 및 간질환치료제

(2) **수술이 불가능한 경우**

간암이 너무 큰 경우, 여러 개인 경우, 간 밖의 장기로 이미 퍼진 경우, 수술 후 남을 간기능이 부족한 경우

① 간동맥 화학색전술(transarterial chemoembolzation, TACE)

간암 종괴에 혈액을 공급하는 혈관을 인공적으로 막아 산소와 영양분이 암으로 전달되는 것을 차단함으로써 정상 간조직의 큰 손상 없이 암 조직만 선택적으로 괴사시키는 치료방법

a. 방법

- 리피오돌 항암제 혼합액만 고유 간 동맥 혹은 좌우 간 동맥에서 선택적으로 주입하는 방법
- 리피오돌 항암제 혼합액을 주입한 후 Gelform 색전을 시행하는 방법
- 카테터를 초선택적으로 삽입하여 간 분절동맥(Segmetal artery)에서 색전을 시행하는 방법

b. 색전효과

- 종양의 허혈상태
- 종양내 항암제의 농도를 2배
- 종양내 항암제의 지체시간 증대(한달 이상)
- 종양의 항암제에 대한 내성감소
- 항암제의 전신적 독성감소

c. 적응증

- 간기능이 좋으면서 단발 또는 다발 고혈관성 결절성 종양
- 간기능이 좋으면서 한 엽에 국한된 미만성 종양
- 종양파열에 의한 출혈
- 조절되지 않는 종양의 통증

d. 비적응증

- 간기능이 나쁘면서 광범위한 종양 → 절대적
- 간외 전이, 간기능이 나쁜 종양, 양엽의 미만성 종양, 심한 혈관침범 → 상대적

e. 시술 후 간호

- 혈관 천자부위 지혈상태 : 6~8시간정도 천자부위 고정, 압박
- 출혈 유무확인
- 시술 후 합병증 감시

f. 합병증

· 간기능 저하

· 색전술 후 증후군(통증, 발열, 오심, 구토 → 2~3일, 7~10일 후 자연소실)

· 간농양, 간경색

· 천자부위의 출혈, 혈종

② 고주파 열치료(Radio frequency ablation)

고주파 발생 전극이 부착된 바늘을 암의 중심부에 삽입하여 고열을 발생시킴으로써 종양을 태워 괴사시키는 방법

a. 적응증

㉠ 완전 제거를 기대하는 종양의 크기는 한 개인 경우 5cm 이하, 여러 개인 경우 3cm 이하의 종양이 3개 이하일 경우

㉡ 수술, 간동맥 색전술, 알코올 주입술 등의 간암 치료 후 종양이 남아있거나 재발된 경우 크기의 제한없이 치료 효과가 예상되는 경우

③ 경피적 에탄올 주입요법(percutaneous ethanol infusion therapy, PEIT)

99.9%의 순수한 에탄올을 종양 내에 직접 주사하여 조직의 탈수, 응고와 혈관 폐쇄 기전을 이용하여 암세포를 파괴시키는 방법

④ 간동맥 화학요법(Transarterial Chemoinfusion : TACI)

간 종양의 치료에 가장 많이 시행하고 있는 시술로 간 종양에 영양을 공급하는 동맥을 찾아 동맥 내로 항암제를 직접 투여하는 방법

⑤ 전신적 항암화학요법

암의 침범부위가 광범위하여 간절제술, 경동맥 화학색전술 등의 방법을 적용하기 어려운 경우 항암제를 정맥 주사하는 치료법

a. 단독 사용 : 5-FU, doxorubicin 등

b. 병행 사용 : 5-FU와 carmustine(BCNU), semusine(methyl CCNU), streptozocin 이 병행하여 사용됨

6) 간암 환자의 일반적인 관리

(1) 복수의 치료

· 복수는 환자가 불편하지 않을 정도로만 조절

· 항상 누워서 지낼 필요는 없으나 앉아서 쉬는 것 보다 누워서 쉬는 것이 좋다.

· 복수는 마시는 물 보다는 염분 때문에 차므로 저염 식이가 중요

- 일차적으로는 이뇨제로 조절 → 알닥톤(2T), 라식스(1/2T)를 같이 사용
- 매일 아침 식전 체중이 0.5kg 정도씩 감소하도록 조절
- 난치성 복수인 경우 간이식, 복수천자, TIPS(Transjugular Intrahepatic Porto-systemic Shunt)

(2) 간성뇌증의 단계별 증상

단계	임상양상
미세	판단장애, 운전장애
1	수면장애, 기분변화, 쉽게 화를 냄, 난폭
2	발음장애, 이상한 행동, 경련
3	혼동, 외부 자극에 반응이 떨어짐, 깊은 수면
4	혼수상태

(3) 간성뇌증의 유발 요인

① 변비 : 최소 하루 두 번 묽은 변으로 봐야 됨
② 위장관 출혈
③ 감염증
④ 요독증(신부전)
⑤ 탈수(설사, 구토)로 인한 전해질 불균형
⑥ 과다한 단백질섭취
⑦ 수면제, 진정제 등의 약물

(4) 간성뇌증의 치료

① 유발 요인 제거 → 교정이 가장 중요
② 단백질 섭취제한(1g/kg/일)
③ 락툴로스(듀파락) 관장
④ 락툴로스 혹은 락티톨 경구투여

4. 담도계 암(Billiary cancer)

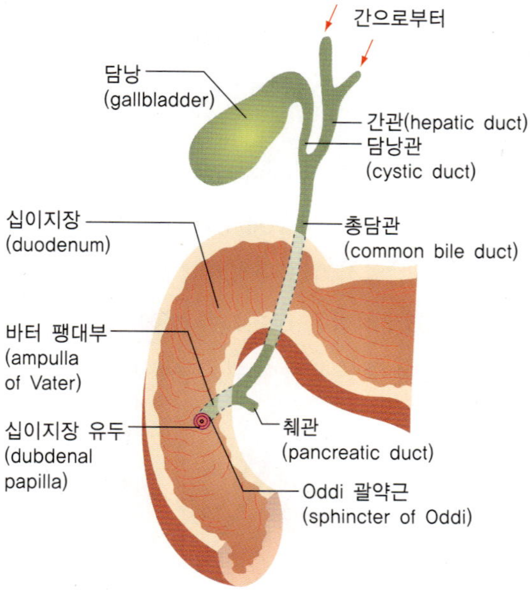

1) 담낭의 구조

담낭은 7~10cm 정도로 서양배 모양의 기관이며 간의 아래쪽 움푹 들어간 곳에 놓여 있다. 담낭에서 나온 담낭관은 간담관과 합쳐져 총담관을 이룬다. 총담관의 담즙은 Oddi 괄약근을 통해 십이지장으로 들어간다. 간에서 만들어진 담즙은 담낭에 저장되었다가 이 괄약근이 수축하거나 이완될 때 십이지장으로 들어간다.

2) 담낭의 기능

- 담즙분비 : 간에서 매일 500~1000cc 분비
- 담낭의 용적 : 약 50cc
- 담즙의 농축(5~20배), 저장, 배설을 조절
- 음식섭취를 하면 담낭이 수축하고 팽대부 괄약근이 이완하면서 담즙이 십이지장으로 분비된다.

3) 진단검사 및 시술

(1) ERCP(Endoscopic retrograde cholangiopancreatograpy)

내시경적 역행성 담-췌관조영술은 내시경을 식도와 위를 지나 십이지장까지 삽입해 담관과 췌관의 협착과 폐쇄 등을 직접 눈으로 확인하고, 췌관의 영상을 얻어 정확한 진단을 내리는데 유용한 검사이며 정확도 또한 높다.

황달 치료로 내시경적 담즙 배액술을 위해 주로 이용되며 CT에서 췌담도 병변이 애매한 경우나 십이지장과 유두부의 관찰이 필요한 경우, 또는 췌액의 채취가 필요한 경우나 췌관 내 생검과 세포진검사가 필요한 경우에 선택적으로 시행할 수 있다.

(2) **ERBD(Endoscopic retrograde biliary drainage)**

내시경적 유두괄약근 절개술로 절개된 유두를 통해 비교적 직경이 크고 짧은 배액관을 담관과 십이지장 사이에 삽입시키는 내적배액법이다.

인공배액관을 이용한 담도배액법은 ENBD에 비해 비교적 영구적인 배액법으로 간편하고 안전한 장점이 있으며 주로 수술이 불가능한 악성 폐쇄성 황달의 감압목적으로 이용된다.

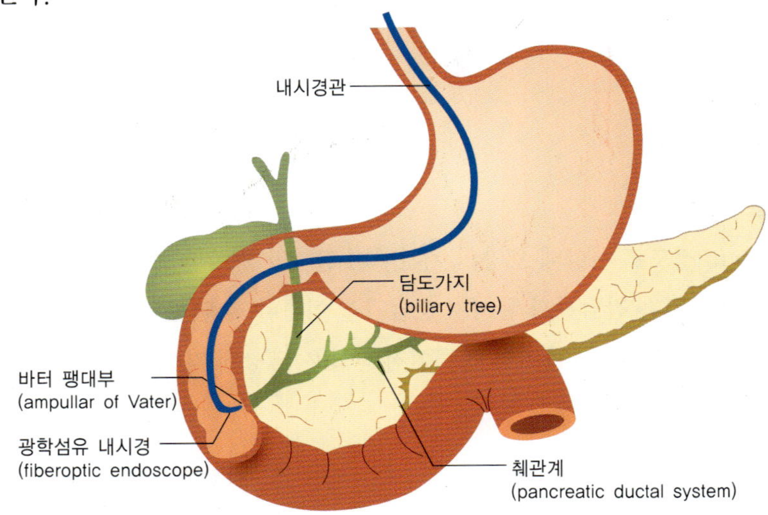

(3) **ENBD(Endoscopic nasobiliary drainage)**

경유두경으로 십이지장유두를 통해 담도 내에 가늘고 긴 튜브를 유치시키는 외적 배액법이다.

(4) **PTBD(Percutaneous transhepatic biliary drainage)**

PTBD의 목적은 폐쇄된 담도에서 담즙을 체외로 배액하는데 있다. 방법은 21G needle로 담관을 puncture 한 후 hair wire를 넣고 fine sheath를 wire 위로 넣은 뒤 더 단단한 wire로 교체하고 tract dilatation 한 후 8~10Fr. 정도의 drainage catheter를 담도에 위치하는 것이다. 금기 사항은 출혈경향, puncture route에 종양이 위치한 경우, 복수가 과도하게 많은 경우, intrahepatic dilatation이 충분하지 못한 경우이다.

문제점으로는 노출된 배액도관의 관리문제, 담즙의 체외누출로 인한 수분과 전해질 불균형, 담즙산의 배출로 인한 소화흡수장애 등이 있으며 최근에는 새로운 스텐트의 개발로 담즙을 체내로 배출시키는 내루법시술이 증가하고 있다.

(5) PTHC(Percutaneous transhepatic cholangiography)

역행성 내시경 담-췌장조영술과 같이 경피적 간담관조영술은 혈중 빌리루빈 수치가 3.5mg/dL 이상인 경우 이용한다. 이 시술은 요오드 알레르기가 있는지 확인하고 반드시 혈액응고 검사를 한다. 대상자는 자정부터 금식시키고 정맥 내로 meperidine과 atropine을 시술 전에 투여한다.

우측 늑골연 아래 부위를 국소마취한 다음 내시경을 통해 직접 척수바늘을 원하는 담관 내에 삽입한다. 담즙이 바늘을 통해 나오는 것으로 바늘이 담관에 위치하는 것을 확인한 후 조영제를 담도관으로 직접 주입한다. 이 시술은 1시간 정도 소요되며, 폐쇄가 발견되면 담즙을 제거하기 위해 카테터를 그대로 둔다.

(6) 담관조영술

담관조영술은 진단과 담관에서의 종양 침습범위를 확인하는데 중요한 검사이다. 대부분 PTBD로 감압을 한 후 3~4일 지난 후에 PTBD관을 통한 담관조영술을 시행한다.

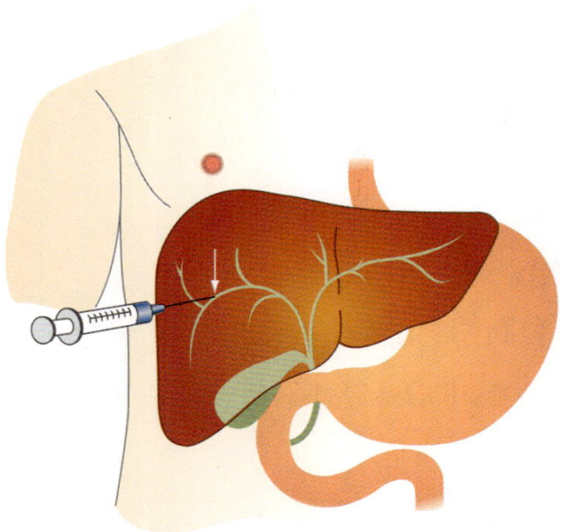

(7) T-관 담관조영술(T-tube cholangiography)

담도계 수술 1주일 전후로 시행하며 수술 중에 삽입한 T 자형의 관을 통해 조영제를 주입하여 담도의 개구상태와 수술의 성공 여부를 검사하는 방법으로 잔류 담석이나 신생 담석의 유무 확인, 조영제의 십이지장으로의 배출 여부, 괄약근의 상태 등을 관찰한다.

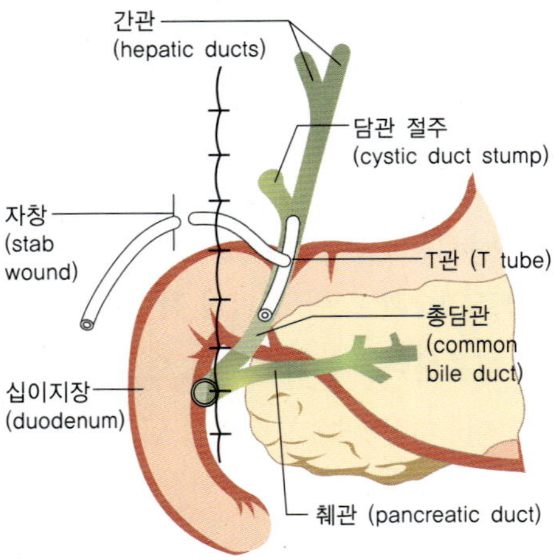

5. 담낭암(GB cancer)

1) 원인

(1) 여성에서 호발(남성 보다 2~5배)

(2) 여성호르몬 estrogen은 담즙에서 cholesterol생성을 증가하게 하고 이는 담낭결석 생성을 증가시키므로 담낭암과 연관이 있다.

(3) 60대 이상의 고령층에서 많이 발견(대부분 70대)되며 연령에 따라 증가한다.

(4) 고위험 인자

- 담낭결석, 용종, 도재담낭
- 췌합류이상, 티푸스 보균자, estrogen 과다노출
- 발암물질에의 노출
- 비만, 저섬유질/고탄수화물 위주의 식사
- 위궤양 수술(20년 후 14.7배의 발생률 증가)
- 담낭암 환자의 70~90%가 담낭결석을 동반하며 담낭결석 환자의 1% 미만에서 담낭암 발견
- 담석크기가 클수록 위험도 증가

2) 증상

담낭암 초기의 경우에는 병존하는 담석증이나 담낭염에 의해 복통과 발열 등의 증상이 나타나는 일은 있어도 암 자체에 의해 생기는 특징적인 증상은 없다. 그러나 담낭암이 진행되어 다른 장기(총담관, 십이지장, 간 등)로 진전하게 되면, 그 정도에 따라 각종 증상이 나타나게 된다.

(1) **복통**

가장 흔히 나타나는 증상으로 상복부와 우측 늑골 아래에서 둔탁한 통증을 느끼게 된다. 담석을 합병한 경우에는 반복적으로 일어나는 심한 통증이나 오른쪽 등으로 퍼지는 통증이 생기기도 한다.

(2) **황달**

다음으로 흔히 볼 수 있는 증상이며 암이 진행되어 담즙의 통로인 담도가 막히게 되면 나타난다. 일반적으로 진행성암에서 볼 수 있는 증상이다.

(3) **복부종괴**

오른쪽 늑골 아래에 종괴로서 담낭이 만져지는 경우가 있다. 황달이 있는 경우에는 종대된 간의 일부가 만져지기도 한다.

3) 치료

담낭암의 치료법에는 수술요법, 항암제를 사용한 화학요법, 방사선요법 등이 있다. 이 중에서 가장 근치적인 치료법은 수술인데, 진단 당시 병이 상당히 진행한 경우가 많아 다른 소화기계의 암에 비하면 수술이 가능한 환자가 적은 것이 사실이다.

(1) **외과 요법**

담낭암의 수술에서는 암이 발생한 담낭 뿐만 아니라 담낭에 가까운 장기와 조직을 함께 절제해야 한다. 주위의 장기를 어느 정도 같이 절제할지는 암의 병기와 종양의 위치에 따라 결정한다. 대표적인 수술 방법에는 다음과 같은 것이 있다.

① 단순담낭적출술

담낭만을 적출하는 방법으로 담낭암에 대해서는 조기인 1기 경우에만 실시된다.

② 확대담낭적출술

담낭, 담낭에 접한 간의 일부, 소속림프절을 함께 절제하는 방법으로 이는 담낭암이 인접장기로의 전이가 빠르기 때문에 조기에 차단하기 위해서 광범위하게 절제를 하는 것이다. 일반적으로 1기에서 3기의 담낭암에 대해 실시된다.

③ 간문부절제술

담낭, 담관, 간의 일부, 소속림프절을 함께 절제하는 방법으로 확대담낭적출술에 비해 간절제의 영역이 넓은 데다가 간외담관도 같이 절제하기 때문에, 절제 후에 간쪽의 담관이 잘린 끝과 공장을 이어서 담즙이 흘러나올 수 있는 통로를 재건한다. 일반적으로 2기나 3기의 담낭암에 대해 실시된다.

④ 간엽절제술

담낭, 담관을 포함하여 간의 우엽(간 전체의 60%)을 절제하는 확대수술이다. 일반적으로 3기 또는 4기의 진행된 담낭암에 대해 실시된다.

(2) 항암제에 의한 화학요법

담낭암에 대한 효과를 기대할 수 있는 항암제에는 5-FU, 마이토마이신C, 아드리아마이신, 시스플라틴 등이 있지만 표준적 치료로서 인정되는 것은 아니다.

(3) 방사선요법

담낭암에 대한 방사선요법은 일반적으로 별 효과를 기대할 수 없다고 알려져 있다.

(4) 예후

담낭암에 있어 5년 생존율은 2~5%이며, 3년 생존율이 6.9~14.3%이다. 80% 이상의 담낭암환자들이 1년 내에 사망한다. 그러나 초기에 발견되어 수술 받은 환자들은 5년 생존율이 30~64%이다.

4) 병원에서 시행되는 수술

(1) GB cancer

Open cholecystectomy, Cholecystectomy & lymph node dissection

(2) GB cancer c liver direct invasion

Extended cholecystectomy c BDR

(3) GB cancer c hilar invasion(IIIa)

Cholecystectomy & Rt. lobectomy of liver & BDR

5) 담낭 절제술 후 합병증

담즙의 위역류 현상, 속쓰림, 경도의 흡수장애, 설사, 소화불량, 헛배부름, 잦은 트림 등이 있고 이는 수술 후 2~3개월에 걸쳐 호전된다.

6) 간호 진단

(1) 질환과 관련된 통증

① 언어적, 비언어적 행동 양상을 관찰하여 통증 정도를 사정한다.

② 통증 감소를 위한 편안한 체위를 취한다.

· 통증을 동반할 수 있는 근육수축이 일어나지 않도록 좋은 자세와 자세 변화를 자주 해 줌으로써 통증은 예방할 수 있다.

· 무릎을 굴곡시킨 채 측위를 취하면 통증이 감소된다.

③ 통증이 있을 때 전환요법이나 이완요법, 피부자극을 주어 통증으로 인한 불안감을 감소시킨다.

· 통증이 심할 때 hot bag을 제공하거나 보호자에게 따뜻한 손으로 복부를 마사지하도록 격려한다.

④ 처방된 진통제를 투여하고, 진통제의 효과를 관찰한다. 필요시 진통제의 부작용에 대해 설명한다.

· 마약성 진통제는 뇌와 중추 신경에 있는 opioid 수용체(mu, kappa, delta)에 작용하여 진통 효과를 나타낸다. 부작용으로 진정, 현기, 구토, 환각, 호흡억제, 연용 시 금단증상이 나타난다.

(2) 질환과 관련된 지식 부족

① 지식정도를 사정한다.

② 질환에 대해 설명 후 향후 치료에 효과적으로 대처할 수 있도록 격려한다.

③ 수술시 수술 전후 간호에 대해 설명한다.

④ 담도, 담낭암 환자의 퇴원 후 가정에서 관리법에 대해 교육한다.

a. 퇴원 후 관리법

병합치료 여부 혹은 의사나 병원에 따라 다소의 차이는 있지만 일반적으로 수술 후 첫 3년은 3~6개월마다, 3~5년은 6개월마다 그리고 수술 후 5년이 지나면 매년 외래 방문을 통하여 불편한 증상이 없는지 보고 진찰과 검사를 해야 한다.

b. 식이요법

고기 종류를 피하지 말고 모든 영양소를 균형 있게 골고루 섭취한다. 수술을 앞두고 잘 먹어야 한다고 과식을 하여 체중을 크게 늘리지 않으면서 균형 있게 식사하고, 오래 씹어 위장의 소화 부담을 줄여 주는 것이 좋다. 맵고, 자극적이고, 딱딱한 음식을 피하고 소화가 잘되는 부드러운 음식을 먹는다. 특히 진행성 암의 경우 혹이 커서 음식이 내려가는 길을 막아 식후에 더부룩한 느낌을 갖는 경우가 있는데, 이 경우에는 김치 등 섬유질이 많은 음식을 피하고, 입에서 모두 잘게 씹어 소화가 잘 될 수 있는 음식을 권한다.

· 환자가 평소에 좋아했던 음식이나 먹고 싶어 하는 음식을 제공한다.

· 아침에 식욕이 가장 좋으므로 아침식사는 꼭 먹도록 한다.

· 식사 전후로 입안을 청결하게 잘 헹구어 준다.
· 따뜻하게 먹는 음식과 차게 먹는 음식은 함께 주지 않는다.
· 가능한 평소의 활동량을 늘리고 식사시간에는 서두르지 않도록 한다.
· 통증으로 식욕을 잃었다면 식사 전에 진통제를 먼저 복용하도록 한다.
· 가능하면 환자를 주방과 멀리 떨어진 곳에 있도록 한다.
· 식사 전에 물을 많이 마시지 않도록 한다.
· 작은 식기를 사용하고 규칙적으로 조금씩 자주 먹도록 한다.
· 쉽게 손이 갈 수 있는 곳에 음식을 두고 식욕을 느낄 때마다 먹도록 한다.

⑤ 교육 후 feed back을 제공한다.

(3) 혈액 내 빌리루빈 증가 및 피부의 담즙산염 축적과 관련된 소양감

① 환자의 피부색, 탄력성, 조직 박리 등을 정기적으로 사정하고 기록한다.
② 피부의 모공이 막히지 않도록 매일 목욕한다.
· 저자극성 비누로 목욕하고 라놀리 성분이 없는 로션, 오일 및 크림을 바르는 것이 건조감 예방에 도움이 된다.
③ 헐렁한 옷과 면으로 만들어진 옷을 입도록 권장한다.
· 발한은 소양감을 증가시키고, 면은 땀을 빨리 흡수한다.
④ 손톱을 짧게 깎는다.
· 부드럽고 짧은 손톱은 긁었을 때 피부 손상을 줄일 수 있다.
⑤ 처방된 항히스타민제를 투여한다.

(4) 식욕부진, 상복부 불편감, 오심과 관련된 영양부족

① 환자의 식욕과 오심상태를 사정한다.
② 환자의 기호에 맞는 음식의 형태를 확인하고 제공한다.
③ 고열량식이를 조금씩 자주 제공한다.
④ 필요하다면 영양사에게 의뢰한다.

(5) 배액관 삽입과 관련된 감염 위험성

① 매 duty때마다 활력 증후를 사정한다.
② 감염이 의심되는 임상결과를 사정한다.
③ 튜브 배액 양상, patency를 자주 관찰한다.
④ 튜브 관리법을 제대로 알고, bile bag을 항상 삽입 부위보다 아래에 위치하도록 교육한다.
⑤ 처방된 항생제를 투여한다.

6. 간외 담관암(Cholangiocelluar carcinoma, CCC)

1) 원인

간외 담관암의 원인적 요소로는 담석증, 간흡충증, 담관낭, 궤양성 대장염, 원발성 경화성 담관염, 선천성 간섬유증, 만성 장티푸스 보균자 등이 거론되나 확실한 원인은 알수 없다.

2) 병리학적 분류

담관암은 그 발생 부위에 따라 임상 양상, 치료방법, 예후 등에 다소 차이가 있다. 따라서 그 발생 부위에 따라 상부(근위부), 중부, 하부(원위부) 담관암으로 구분하며, 그중 특히 전반적으로 침윤해 있는 것을 미만성 담관암(diffuse bile duct cancer), 주관부 합류부를 침윤한 것을 Klatskin종이라 하다. 발생 빈도를 보면 Klatskin종을 포함한 상부 담관암이 거의 절반(50%)을 차지하며 중부가 20%, 하부가 20%, 그리고 미만성 담관암이 10% 전후를 차지한다.

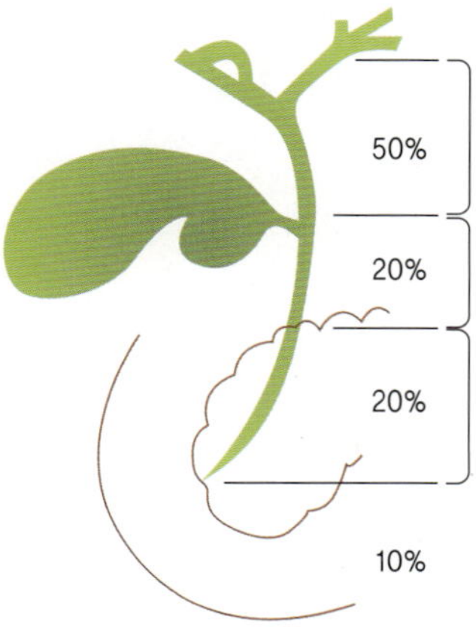

· 간외 담도암의 분류 및 상대적 발생 빈도

담관암은 일반적으로 성장 속도가 느리고 혈행성 전이가 드문 종양이다. 따라서 국소 침윤이 주요 전파양상이고 신경, 신경주위, 림프절 전이 등이 특징적인 전파 경로이다. 성장 속도가 느린 국소 침윤성 종괴가 담관같이 내경이 작은 관상 구조물을 막아 황달이 오면 수술적 치료가 용이할 것 같지만, 담관은 근위부는 간, 원위부는 췌장, 그리고 전장에 걸쳐 문맥, 간동맥 등 주요 혈관과 붙어 있기 때문에 종괴 자체는 다른 장기 암종보다 작아도 완치율은 더 불량하다.

3) 임상 증상

(1) 황달

암이 진행함에 따라 담관내강은 막히게 되고 담즙이 흐르지 않게 된다. 좁아진 부분보다 위쪽에 있는(간 쪽) 담관은 압력이 높아져 확장되고 결국에는 담즙이 담관에서 역류하여 혈관 속으로 들어오게 된다. 이때 담즙 속에 함유된 빌리루빈으로 인하여 피부와 눈의 흰자위가 노래지게 된다. 이것을 폐쇄성 황달이라고 한다.

(2) 백색변

담즙이 장으로 흘러 들어오지 못하게 되면 대변의 색이 연한 크림색이 된다.

(3) 황달뇨

혈액 중의 빌리루빈 농도가 높아지면 소변에서도 배설되게 되는데, 소변의 색이 갈색을 띠며 진해 진다.

(4) 가려움

황달이 생기면 동시에 피부에 가려움이 생기는 경우가 많으며, 이것은 담즙 속의 담즙산이 빌리루빈과 함께 혈관내로 역행하기 때문이다.

4) 치료

(1) 외과요법

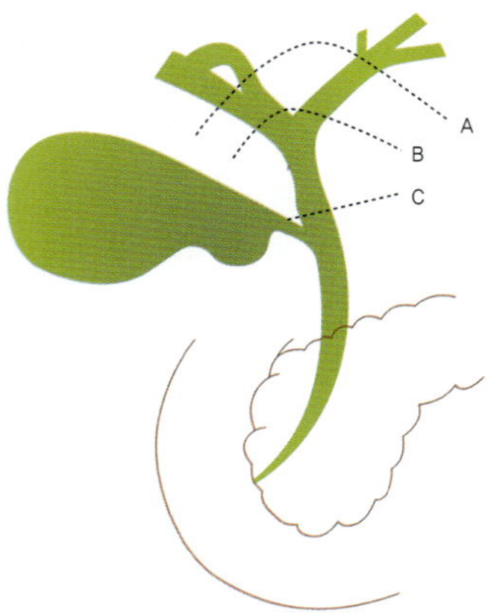

· 안전한 근위부 절제연 확보를 위한 초기 절단 위치

다른 팽대부주위암에 비하여 담관암은 특히 간십이지장 인대의 골격화와 근위담관의 절제연 확보가 매우 중요하다.

① A – 상부 담관암의 경우

간문부 담관만 절제하던지 간내로의 침윤정도와 방향에 따라서 미상엽절제를 포함한 우측 또는 좌측 간엽절제를 해야 한다.

② B – 중부 담관암의 경우

종양의 특성상 담관벽을 따라 침윤을 하기 때문에 하부 담관암과 그 주위 조직으로 침윤이 있는 경우가 대부분이고 역시 췌장, 십이지장 주위의 림프절, 신경주위를 따라 침윤이 일어나기 때문에 췌십이지장절제를 해야하고 대부분 유문보존 절제술을 시행하는 경향이다.

③ C – 하부 담관암의 경우

종양이 내강으로 자라는 만큼 벽침윤이 진행하면서 췌장을 침윤하며 주위 연조직, 림프절로 침습하기 때문에 동일한 수술을 해야 한다.

담관암인 경우에는 다른 팽대부 주위암에서의 수술보다 좀더 근위부에서 담관을 절제해야 하고 완벽한 간십이지장인대의 골격화가 이루어져야 한다. 이는 원위부의 총수담관암이라도 상당히 근위부까지 담관벽을 따라 침윤해 올라가고 또한 횡적으로 간십이지장인대의 림프조직, 혈관, 신경을 포함하고 있는 연조직으로 침윤을 하기 때문이다.

(2) 방사선요법

담관암의 경우 방사선 치료는 외과적으로 절제할 수 없는 경우의 치료나 수술로 주된 병소를 절제한 이후의 치료로써 유효하다. 조사하는 방법에 따라 외부조사법, 술중조사법, 강내조사법의 세 가지가 있다.

① 체외조사법 – 신체 외부에서 방사선을 적은 양으로 나누어 반복적으로 조사하는 방법

② 술중조사법 – 수술시에 병변부위를 노출시킨 다음 눈으로 직접 보면서 많은 양의 방사선을 한번에 조사하는 방법

③ 강내조사법 – 담관 속에 집어넣은 가느다란 튜브를 통해 라듐이나 이리듐의 침을 암소 가까이로 보낸 다음 암과 그 근처에 대해서만 효율적으로 조사하는 방법으로써 PTBD, ERCP, 수술시 튜브를 유치해 두는 방법이 있다.

(3) 화학요법

담관암에 대한 항암제 치료는 단독으로 쓰이기보다는 다른 치료법과 조합해서 실시되는 경우가 많은데, 아직 정리된 보고가 없다. 투여 방법에는 정맥투여, 동맥투여, 경구투여, 국소투여가 있다. 화학요법이 담관암에 대해 어느 정도 효과가 있는지는 앞으로 검토되어야 할 문제이다.

5) 병원에서 시행되는 수술

(1) Peripheral-CCC

① cholecystectomy & Lt. Lobectomy + S1

② cholecystectomy & Rt. lobectomy

③ cholecystectomy & lymph node dissection

(2) CBD cancer

① PPPD

② PPPD or CBD exploration

(3) Distal-CBD Cancer : Whipple's op

6) Klatskin's tumor

(1) 해부학적 위치

Klatskin's tumor는 좌우 양측 간관과 이들이 합류하는 부위 즉 간담관 합류부에 발생한 종양을 말한다.

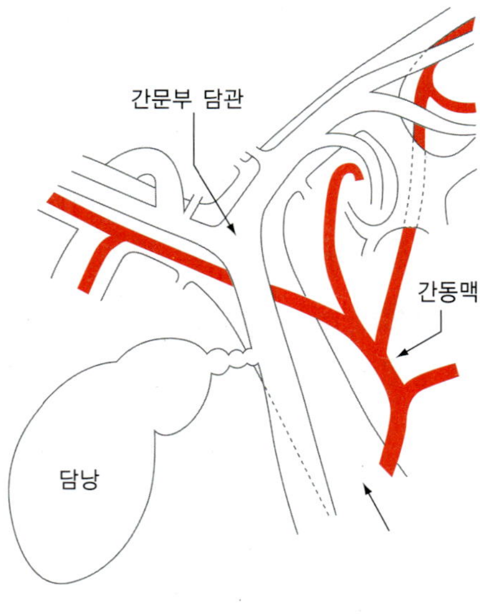

(2) 임상증상

가장 흔한 증상은 담관의 폐쇄에 의한 증상으로 무통성 황달, 전신 소양감, 체중감소, 회색변, 갈색뇨가 나타나게 되며 식욕부진, 오심, 구토, 우상복부 또는 상복부에 뚜렷하게 국한되지 않은 통증이 올 수도 있다.

(3) 진단

① 신체검진 : 황달, 간종대, 종괴, 담낭이 압통없이 만져짐

② 혈액검사

a. 알칼리성 포스파테이즈 : 정상인의 2~10배 이상 증가

b. r-GTP : 중등도 증가

c. CA 19-9 : 55~65%의 환자에서 100U/ml 이상 상승

가장 도움이 되는 검사는 내시경적 역행성 담췌관 조영술, 경피경 간담관조영술로 담관의 협착부위나 폐쇄된 부위를 잘 볼 수 있고 동시에 담관배액술을 시행할 수 있다. 그러나 심한 간문부의 폐쇄로 인하여 ERCP는 간내담도를 충분히 조영하지 못하는 경우가 많으므로 통상 PTCS를 사용한다. PTCS의 경우에도 좌, 우엽 각 분지의 침범부위를 완전히 파악하기 위해서는 각 분지에 대해 PTBD를 시행한 후 배액관을 통하여 담도조영술을 시행한다.

(4) 치료

① 수술적 치료

간문부암의 가장 바람직한 치료는 수술적 절제술이다. 절제술은 종양 침습 범위(Bismuth type)에 따라 절제 범위가 다르다.

a. Bismuth type Ⅰ : 간문부담관을 주위 연조직, 림프절 등과 함께 절제

b. Bismuth type Ⅱ : 간문부담관절제와 영역림프절 제거, 간문부 주위 간실질(미상엽, 방형엽)등을 동반절제 한다.

c. Bismuth type Ⅲ는 여기에 심한 측의 간엽 절제를 포함하게 된다. 이후에 간내담관-공장문합술(Roux-en-Y형태)을 시행한다.

② 고식적 치료

a. 수술적 치료(근치적 절제)가 불가능한 경우

㉠ Bismuth Ⅳ형에 해당하여 양측 간내담관으로 모두 분절담관 합류부 이상 침윤이 있는 경우

㉡ 심한 다발성 림프절 전이가 CT상 확인된 경우

㉢ 주문맥이나 간동맥, 특히 보존되어야 할 간엽측 주요 혈관 침습이 있는 경우

㉣ 원격전이가 있는 경우

㉤ 간절제를 해야하는 환자에서 간경변을 포함한 만성 간질환이 있으면서 잔존간 기능이 불량하다든지, 고령, 심폐질환 등 전신적인 수술 위험도가 높은 경우

b. 경피경간 담도배액술(PTBD)

고식적 처치로써 PTBD를 시행하는 경우 좌간관이 우측에 비해 길이가 길기 때문에 종양이 커짐에 따라 분지들이 분리될 가능성이 적으므로 위축 혹은 좌문맥의 폐쇄 등 특별한 이유가 없으면 좌측에 시행한다. 황달은 간 조직의 1/3 정도를 배액함으로서 임상적으로 호전시킬 수 있으므로 고식적 목적으로는 다수의 PTBD관을 삽입하지 않는다. 그러나 반대편 배액되지 않는 부위에 담관염이 있는 경우에는 폐쇄부위를 통과하여 반대편 간엽을 배액해 주거나 새로운 PTBD관을 삽입한다.

c. 인공삽입물(stent)

배액관은 악취, 피부의 염증 및 동통을 유발할 수 있고 폐쇄 및 이탈을 예방하기 위해 정기적인 관리가 필요하다. 이러한 카테터에 의한 합병증을 방지하기 위해 인공 삽입물이 사용되고 있다.

d. 항암요법 – standard한 chemotherapy는 아직 없다.

㉠ unresectable disease

a) supportive care

b) ablative therapy

c) radiation with or without chemotherapy

d) chemotherapy with 5-FU based regimen

㉡ metastatic disease

a) supportive care

b) clinical trial

c) chemotherapy

7. 췌장암(Pancreatic cancer)

췌장암이란 췌장에 생긴 암세포로 이루어진 종괴를 말하며, 췌장관에서 발생하는 췌관선암이 90% 정도를 차지하고 그 외 낭종성암(낭선암), 내분비종양 등이 일부에서 발생한다.

1) 원인

주 위험요인으로 당뇨, 흡연, 고지방식이를 들 수 있다. 여성의 경우 당뇨병이 있는 여성이 정상보다 2~6배 더 많이 발생한 것으로 나타났으며 과도한 흡연자에서 췌장암의 위

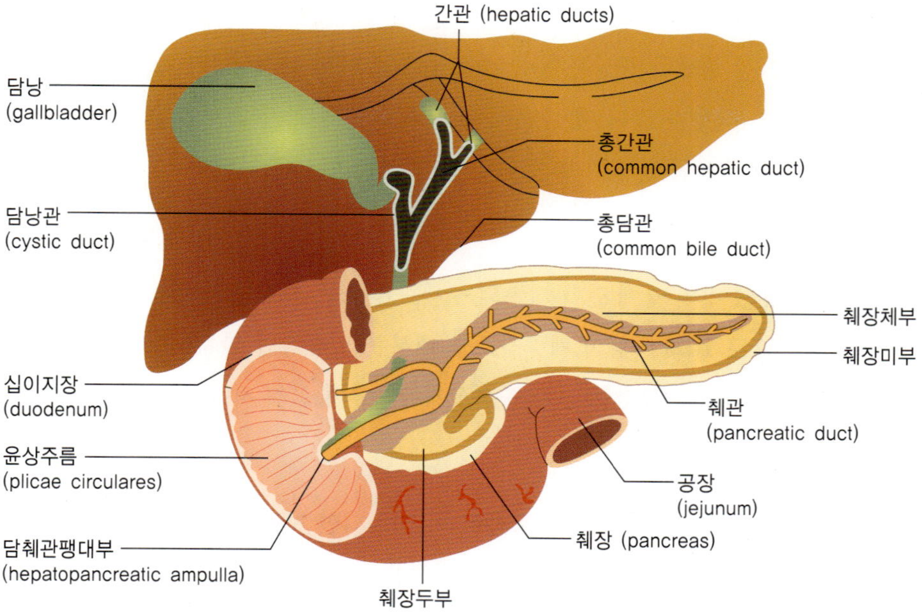

험도는 비흡연자보다 2배 정도 높다. 또한 육류와 지방질 섭취가 많은 사람, benzidine, betanaphthylamine, 알칼화 화합물 중 겨자(nustard)계 항암제 같은 화학약품에 노출이 잦은 사람에게서 췌장암이 많이 발생한다.

2) 증상

췌장암의 증상은 비특이적으로 여러가지 췌장 질환에서 볼 수 있는 증상이 나타날 수 있다. 복통, 체중감소, 황달 등이 가장 흔하다. 또 종양의 위치와 크기, 전이 정도에 따라 다르게 나타나는데 췌장암 환자의 대부분에서 복통과 체중 감소가 나타나고, 췌두부암 환자의 대부분에서 황달을 볼 수 있다. 췌장암의 60～70%는 췌장머리에서 발생하고 주로 인접한 총담관의 폐쇄와 관련된 증상이 나타난다.

(1) 황달

황달은 췌장머리 부분에 위치한 종양이 총담관을 폐쇄하여 담즙의 흐름을 막아 혈액 내 빌리루빈 수치가 높아져서 생기는 것으로 췌장머리 부분에서 발생하는 암의 약 80%에서 나타난다. 몸통이나 꼬리에 종양이 생긴 경우에는 5～6%정도만 황달이 발생하는데, 대개 황달이 나타날 때는 암세포가 췌장 전체에 퍼져 간이나 림프절로 전이될 정도로 병이 진행된 상태가 많다.

(2) **복부통증**

췌장암의 가장 중요한 증상은 통증이다. 약 90%에서 나타나지만 초기의 증상이 애매하여 지나치는 경우가 많다. 통증은 주로 명치끝에서 가장 흔하게 느끼지만 좌우상하 복부의 어느 곳에서든지 느낄 수 있다.

(3) **체중 감소**

뚜렷한 이유없이 몇 달에 걸쳐 계속되는 체중 감소는 췌장암 환자에게 있어서 흔히 나타나는 증상으로 10% 이상의 체중감소를 대부분의 췌장암 환자에서 볼 수 있다. 체중감소는 췌장액의 분비감소로 인한 흡수장애와 음식물섭취 저하로 생긴다.

(4) **소화장애**

암종이 십이지장으로 흘러가는 소화액을 막게 되면 지방의 소화에 문제가 생기게 된다. 지방의 불완전한 소화는 대변양상의 변화를 초래하는데, 평소와 달리 변기에 떠 있으며 옅은 색의 기름지고 많은 양의 변을 보게 된다. 암세포가 위장으로 퍼지게 되면 식후의 불쾌한 통증, 구토, 오심을 경험하게 된다.

(5) **당뇨병**

전에 없던 당뇨병이 나타나거나 기존의 당뇨병이 악화되기도 하며 췌장염의 임상증상을 보이기도 한다.

(6) **다른 증상**

대변과 배변습관의 변화가 흔하며, 췌두부암 환자의 62%에서 회색 변을 보일 수 있으나 일부 환자에서는 변비가 나타나기도 한다. 오심, 구토, 쇠약감, 식욕부진 등 비특이적인 증상이 자주 나타나며, 환자의 5% 이하에서 위장관 출혈, 우울증이나 정서불안 등의 정신장애, 표재성 혈전성 정맥염이 나타나기도 한다. 위의 증상 외에 내분비 기능을 하는 랑게한스섬에 암이 생기면 너무 많은 인슐린과 호르몬들이 분비되어 허약감, 어지러움, 오한, 근육경련, 설사 등의 증상이 나타난다.

3) **치료**

췌장암의 주된 치료로는 외과요법, 방사선요법, 항암화학요법의 세 가지가 있다. 종양의 진행정도와 환자의 전신상태 등을 고려하여 이들 중 한 가지나 이들을 조합한 치료를 실시한다. 치료는 대개 늦게 발견되어 수술 등 국소절제가 불가능한 경우가 많으며, 근치적 적출수술을 한 경우에도 약 10% 정도의 5년 생존율을 보여 아직까지는 만족할 만한 좋은 결과를 보여 주지 못하고 있다.

(1) 절제가 가능한 경우

① 췌절제술

a. 췌십이지장 절제술(PD : pancreatoduodenectomy, Whipple 수술)

Whipple수술은 췌장의 머리, 십이지장, 소장의 일부, 위의 하부, 총담관과 담낭을 절제하며 소장을 남은 췌장, 담관과 위의 상부에 붙여준다.

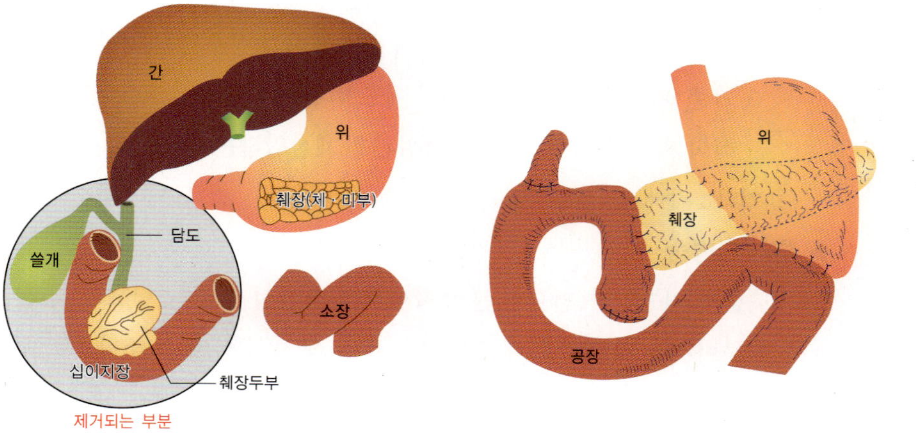

대상

· 총담관 및 십이지장의 폐쇄가 있으며 췌관이 확장되지 않은 경우

· 병변이 췌두부에 국한된 경우

· 췌아전절제술이나 원위췌절제 후 동통이 지속되는 경우

▶ 대상 질환

· 팽대부 주위 종양 : 췌두부암, 원위부 담도암, 팽대부암

· 기타 : 위암, 대장암의 십이지장 침윤, 만성췌장염, 기타 췌두부종양

▶ 조기 합병증

㉠ 췌장액 유출 : 10~15%

- 강력한 소화효소 작용
- 염증, 감염 - 농형성
- 혈증 유발
- 출혈 유발

㉡ 출혈

- 수술 후 사망의 주요 원인

· 조기 출혈(5일 이내)/지연출혈

· 가성 동맥류 출혈 : 수술 후 5일~1, 2개월
  췌장액 누출로 인한 혈관 손상으로 발생
  위십이지장동맥에서 가장 흔하게 발생
  응급혈관조영술 및 동맥색전술로 치료

ⓒ 위배출 지연 : 20~50%

· 위장의 운동능력저하로 위장 내 음식물이 소장으로 내려가지 못하는 현상

· 기준 : 수술 후 7~10일 경과 후에도 비위관 배액량이 300cc/day 이상인 경

· 식이 진행 후 구토로 인해 비위관을 재삽입하는 경우

ⓔ 기타 : 간괴사, 간농양

▶ 후기 합병증

· 내분비 기능저하(인슐린 분비 장애) : 췌장인성 당뇨 → 당뇨약 복용

· 외분비 기능저하(소화액 분비 장애) : 소화, 흡수장애 → 소화효소제 복용

· 체중저하

· 역행성 담관염

b. 유문보존 췌십이지장 절제술
(Pylorus-preserving pancreatoduodenodenectomy, PPPD)
췌십이지장 절제술과 다른 점은 위와 십이지장의 일부를 보존하는 수술로 위 유문부를 절제하지 않기 때문에 위절제 후 증후군을 피할 수 있다.

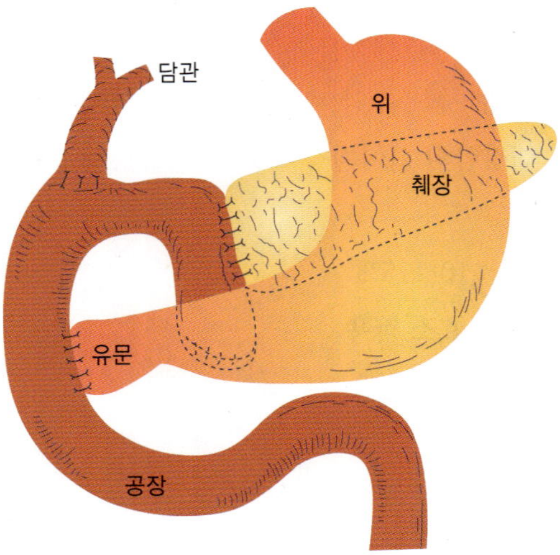

유문보존 췌십이지장절제술후 재건

(2) 절제가 불가능할 경우

① 고식적 치료법

a. 황달의 치료

황달로 인하여 간기능 부전과 소양증 등이 생길 수 있다.

㉠ 비수술적 담도배액술 : 외배액법 및 스텐트를 이용한 내배액법 등이 있다.
외백액법인 경우 탈수와 저칼륨혈증의 합병증의 빈도가 높다.
내배액법인 경우 스텐트가 이동하거나 스텐트 내부가 종양이나 담즙 찌꺼기 등으로 막힐수 있다.

㉡ 수술적 치료 : 담낭, 총수담관, 총간관 등을 십이지장이나 공장에 문합한다.

b. 통증의 치료

담도나 췌관의 폐쇄로 인한 확장이나 후복막신경의 침윤으로 통증이 있다. 85~90%의 환자에서는 진통제의 투여로 통증을 조절할 수 있으며 마취과적인 방법으로 경피 복강 신경총 차단과 거미막하 차단 및 경막외 차단이 있다.

② 방사선요법

국소적 진행암이나 수술 후 보조요법, 선행 보조요법, 고식적 치료로써 사용된다.

③ 화학요법

5-FU 단일 화학용법, FAM (5-FU, doxorubicin, mitomycin-C), SMF (5-FU, streptozotocin, mitomycin-C)등의 복합 화학요법 및 cisplatin 포함 화학요법, 방사선과 5-FU를 병용한 화학방사선요법, 선택적 경동맥 화학요법, 국소 화학요법 등을 이용하고 있다. 생존연장이나 증상 감소의 효과를 기대하고 있지만 아직 연구 중에 있는 실정이다.

④ 치료경과

췌장 이후 복막에 위치하고 있어 조직 검사 접근이 어렵고 대부분이 무증상이므로 많은 사람이 진행된 상태에서 발견되고, 방사선 치료와 항암화학요법에 대한 낮은 반응률로 인해 예후는 매우 불량하다.

(3) 췌장암 수술 후 주의 사항

췌장암 수술 후 3~6개월간은 간기능장애가 남아 있으므로, 간염에 준하는 식이요법을 실천할 필요가 있다.

① 음식물이 역류하여 담관염을 일으키는 경우가 있으므로 소화가 잘 되는 고열량식이를 소량 섭취한다.

② 통변이 원활히 되도록 하는 것도 중요하다.

③ 식물섬유가 많이 함유된 식품은 되도록 삼간다. 식물섬유는 장내에 들어가서 내용물이 불어나거나 가스를 일으키게 되므로 섭취를 제한하는 것이다.

④ 지방이 많은 음식물도 삼가하는 것이 좋다. 수술 후 얼마간은 담즙이 충분히 분비되지 않기 때문에 지방섭취를 삼가하는 것이다.

⑤ 완치수술을 한 경우 특히 소화가 안 되는 음식물은 피한다. 장이 유착되기 쉬우므로 수술 후에 반년간 주의하도록 한다.

⑥ 췌장전체 혹은 일부를 절제한 수술을 받으면 입원 중에 혈당을 관리하면서 식사와 인슐린 치료를 받는다.

⑦ 몇 개월 후에는 인슐린의 필요량도 감소하는 경우가 많으므로 당뇨병 식이요법과 인슐린 치료를 계속 받도록 한다.

⑧ 비타민도 충분히 보급하는 것을 고려해야 한다.

8. 만성 신부전(Chronic Renal Failure, CRF)

1) 정의

만성 신부전이란 신장이 체내 환경을 더이상 적절히 유지하지 못하고, 신기능이 정상으로 회복되는 것이 불가능한 것을 말한다. 즉 급성 신 손상 후에 신기능을 다시 회복할 수 있는 신장의 능력에 비해 보다 지속적인 신 손상은 종종 비가역적이고 점진적인 신원의 감소를 일으킨다. 일반적으로 사구체 여과율(GFR)이 정상의 30% 이하로 저하하고, 고질소 혈증(혈청 크레아티닌 〉1.4mg/dL)이 3개월 이상 지속되면 진단을 확정한다.

2) 원인

만성 신부전은 여러 원인에 의해 발생하는데, 대표적인 원인 질환으로는 만성 신장염, 당뇨병, 고혈압, 요로폐쇄, 신장 결핵, 유전성 신질환 등이 있다. 신장이 어느 정도 이상 손상되면, 원인을 치료한다고 해도 신장 기능은 회복되지 않고 서서히 신부전으로 진행하게 된다. 신장 기능이 악화되는 속도는 원인질환에 따라, 혹은 개인마다 다르며, 신질환 진행을 가속화 시키는 요인들(전신성 고혈압, 요단백이 많이 나오는 경우, 고지질혈증, 고단백식이, 인 과다섭취 등)이 있으면 빠르게 신장 기능이 나빠지는 경향이 있다.

3) 주요 증상

(1) 전해질의 불균형

① 저나트륨혈증 : 수분정체로 인한 희석효과. 구토와 설사를 동반한 기능부전이 된신장의 염분, 노폐물이 원인

② 고칼슘혈증 : 혈압상승과 부종, 칼슘 섭취제한하고 aluminum hydroxide 투여

③ 고칼륨혈증 : 심부정맥과 심정지를 유발하기 때문에 가장 위험한 불균형 상태로 이화작용, 칼륨을 포함한 약물, 외상, 수혈과 산독증으로 초래

④ 저칼슘혈증 : 25-hydroxycholecalciferol에서 1.25-dihydroxycholecalciferol로의 전환이 감소되어 칼슘의 장 흡수 저하

⑤ 고인산혈증 : 인 배설 안됨

4) 치료

치료는 원인 질환에 대한 치료와 함께 증상 및 합병증에 대한 치료를 하게 된다. 만성 신부전은 신장 기능이 오랜 시간에 걸쳐 서서히 나빠져서 원래 상태로 호전되지 않으므로 식이 요법과 보존적 약물 치료로 신장 기능이 나빠지는 속도를 최소화해야 한다. 만약 악화되어 말기 신부전에 이른 경우는 생명 유지를 위해 신 대체 요법을 받아야 한다.

5) 관리

(1) 신독성이 있는 약물은 가급적 피하는 것이 좋으며, 쓰게 되는 경우는 용량을 신장 기능에 맞게 조정하여 쓴다.

(2) 요로 감염은 조기에 치료한다.

(3) 요로 폐색이 있으면 즉시 해소시킨다.

(4) 지나친 염분과 단백 섭취를 피하고 적절한 몸무게를 유지한다.

(5) 고혈압을 조절한다.

(6) 일단 요검사에서 혈뇨나 단백뇨가 있다면 조기에 신장 전문의의 진료를 받아 꾸준히 치료한다.

6) 식이요법

(1) 단백질을 많이 함유한 음식 섭취를 제한 한다. 적당한 단백질 섭취를 하는 것은 노폐산물(요독증)을 적게 생성하기 위한 것이고 채소나 곡류 보다는 달걀, 생선, 닭고기, 돼지고기, 등 필수 아미노산이 많이 함유된 질 좋은 단백질 식품을 섭취하는데 매끼니 마다

조금씩 나누어 섭취하는 것이 좋다.

(2) 열량섭취 중 단백질의 섭취가 심하게 제한되는 경우에도 대부분의 식품 양이 함께 제한되므로 우리 몸에 필요한 열량을 당질과 지방으로부터 섭취해야한다. 필요한 열량은 활동과 체격 조건에 따라 차이가 있으나 정상체중 kg당 35kcal 정도이며 이를 위해 설탕, 젤리, 꿀 등을 간식으로 섭취하도록 하며, 조리할 때 식물성기름을 충분히 사용하여 열량을 보충하도록 한다.

(3) 칼륨 섭취를 제한해야 한다. 칼륨은 과일, 채소, 육류, 견과류, 우유, 팥, 콩, 밤 등 거의 모든 식품에 있으므로 가능한 한 적게 함유된 식품으로 선택하여 정해진 양만큼만 먹도록 하되 특정한 일부식품류(예를 들면 과일이나 채소)를 아예 먹지 않는다든지 하는 극단적인 제한은 영양결핍을 가중시킬 수 있으므로 주의해야 한다.

(4) 투석 시 혈액 내 칼슘이 떨어지고 인이 높아져서, 뼈로부터 칼슘이 빠져나와 뼈가 약해지게 된다. 그러므로 인이 많이 들어있는 잡곡류, 우유 등의 섭취를 제한하도록 한다. 칼슘은 칼슘 보충제 등을 통해 1일 1.5~2g 정도 보충해야 한다. 그리고 비타민, 무기질 등도 혈중으로 빠져나가므로 몸의 기능조절과 유지를 위해 부족되는 영양소는 반드시 기능식품이라도 보충해 줘야 한다.

(5) 염분과 수분의 섭취를 제한한다. 소금 1g에 약 400mg의 나트륨이 함유되어 있음을 고려하면, 음식에는 소금을 전혀 사용하지 않거나 1일 4g 정도만이 사용될 수 있는 양이다. 보통 한국인의 식사에는 15~20g의 소금이 사용된다고 하므로 아주 싱거운 식사를 해야 한다.

(6) 칼슘과 인의 관련해서 만성 신부전 환자는 혈액 내 칼슘이 떨어지고 인이 높아져서, 뼈로부터 칼슘이 빠져나와 뼈가 약해진다. 그러므로 인이 많이 들어 있는 잡곡류, 우유류 등의 섭취를 제한하도록 하고 칼슘은 칼슘 보충제로 철분은 철분 보충제의 복용으로 보충시키도록 교육한다.

7) 혈액투석

(1) 혈액 투석의 장점

① 다른 환자나 의료진과 정기적으로 접촉하게 되어 동료 환자가 위로가 될 수 있으며, 의료진이 직접 치료해 주므로 안전하다.

② 매일 치료하지 않고 주 2~3회의 치료로도 충분하다.

③ 복막 투석처럼 집에 따로 도구가 필요하지 않다.

④ 신체에 카테타를 달고 다닐 필요가 없다.

(2) 혈액 투석의 단점

① 고정된 스케줄에 맞춰 주 3회 투석실에 와야 하는 번거로움이 있다.

② 기계에 의존해야 한다.

③ 치료 때마다 두 번 주사에 찔려야 한다.

④ 주 3회만 투석하므로 좀 더 철저한 식이 요법이 요구되며, 식이 요법을 잘 못한 경우에는 심장과 폐 기관에 합병증이 올 수 있다. 철저하지 못한 식이 요법 시에는 투석과 투석 사이에 노폐물이 더 많이 쌓였다가 단 몇 시간 만에 제거하게 되므로 투석 후 피로하거나 허약감을 느낄 수 있다.

⑤ 혈액 투석의 비용 : 월 10~13회의 투석을 하게 되므로 한달에 30만원 이상의 투석비가 들게 되며, 그 외에 약값 및 검사비, 식사비, 조혈제 등을 포함하면 더 많은 비용이 들 수 있다. 그러므로 조혈제 용량을 3000 단위로 처방 받고 월 13회 투석 중인 인공신실의 환자의 한달 비용을 추정하여 보면 약 50만원 정도로 예측된다.

8) 혈액투석환자의 동정맥루(AVF) 시술 후 가정간호

(1) 지속적인 동정맥루 보호 및 팔운동 교육

① 상처부위 부기가 심한 경우 : 탄력붕대를 느슨하게 감아둠

② 수술 후 1~2일부터 공 운동 시작

a. 팔운동은 HD 시작 전까지 혈관 확장과 탄력강화를 위해 실시

b. 5~10초 정도 공을 쥐었다 펴는 운동을 반복

c. 가능한 손가락 자주 움직이기

d. 퇴원 후에도 지속적으로 시행

e. 효과 높이기 위해 팔 운동 시 수술 부위 제외한 윗부분에 더운 물수건으로 찜질 가능

f. 팔 운동 시에는 통증이 없는 것이 정상이며 만약 통증이 있다면 운동시간을 줄이고 그래도 계속되면 의사에게 알리도록 함

(2) Thrill & Bruit를 느끼고 들을 수 있으며, 만약 없어지면 바로 병원에 오도록 교육한다. 수술 후 3주 동안은 심한 운동을 삼간다.

(3) 수술 1~2개월 이후에 동정맥루 사용가능(인조혈관은 3~6주 후)

(4) 퇴원 후에도 상처소독

① 2~3일마다 소독 후 거즈대기

② 준비품 : 베타딘스틱, Medress 9×10cm

③ 2~3주 후에 stitch out한다.

(5) 동정맥루 주의사항

① 무거운 물건을 들지 않기(7kg 이상)

② 조이는 옷 착용, 팔 베는 습관, 시계착용 등 금지

③ 극도의 열이나 차가움을 피하도록 함

④ 청결 유지

⑤ 동정맥루에 혈압이나 채혈금지

⑥ 통증, 홍반, 부종, 분비물은 즉시 병원에 연락하도록 한다.

9) 복막투석

(1) 복막투석의 장점

혈액투석과 비교하여 주사바늘에 찔리는 불안감이 없고, 집에서 자가 치료하기 때문에 한달에 1~2회만 병원을 방문하면 된다. 또한 일정하게 쉬지 않고 지속적으로 노폐물을 몸에서 제거해 주므로 정상 신장의 작용과 비슷하다. 그래서 일주일에 2~3회 노폐물을 제거해 주는 혈액 투석에 비해 신체적 부담도 적고, 혈압 조절도 잘 되며, 꾸준히 노폐물이 제거되므로 혈액 투석에 비해 식사 제한이 거의 없다. 교환 장소만 허락된다면 일과 여행도 자유롭게 할 수 있다. 환자 자신이 직접 실시하여 일상생활 및 직장 생활의 지속이 가능하며, 24시간 지속적으로 투석이 됨으로 식이 및 수분 섭취가 자유롭고 혈압 및 혈당 조절이 용이하다.

(2) 복막투석의 단점

복막염, 체중 증가, 단백질 소실이 생길 수 있다. 한번에 2리터의 투석액을 1일 4회 교환하는 것이 기본이다. 일상생활은 자유롭지만 매일 4회 청결한 환경에서 투석액을 갈아주어야 하는 번거로움이 있다. 연결구를 통해 균이 들어가는 경우 복막에 염증이 생겨 고생할 수도 있다. 통목욕(욕조에 몸을 푹 담그고 하는 목욕)을 하면 연결구와 살이 닿는 부위에 물이 젖어 들어 염증이 올 수 있으므로 간단한 샤워만 가능하다. 20cm 정도의 연결구는 옷으로 잘 가려지기는 하지만 항상 몸에 달려 있어서 불편하다.

① 복막투석의 비용

수동식의 경우, 본인 부담 투석액 값이 매달 약 20~24만원, 외래 진료시 진료비와 약값(조혈제 포함)이 약 15만원으로 총 35~40만원 정도 든다. 그 외 복막염 치료시나 입원 치료 시 추가 비용이 들 수 있다. 자동 복막투석을 할 때는 기계는 평생 무료대여지만 투석세트가 보험 적용이 되지 않아 매달 15~20만원 정도 더 든다.

② 도관출구 관리

a. 도관 출구는 하루 1회 깨끗한 손으로 도관 출구의 발적, 압통, 누출 등의 이상 유무를 관찰한다.

b. 도관의 이상 유무를 하루 1회 도관의 연결의 상태, 투석액, 주입관의 상태를 관찰함으로써 합병증의 조기 발견 및 예방을 할 수 있다.

c. 도관 출구의 피부를 깨끗이 유지하여 세균번식의 요인을 없애기 위해 매일 샤워한다. 샤워를 못할 경우에는 도관 출구주위만이라도 매일 자극성 없는 비누로 씻는다. 샤워나 씻은 후 깨끗한 타올로 닦은 후 10% 베타딘 용액으로 소독하고 말린다.

d. 출구 부위는 매일 1회 치료한다(10% 베타딘 용액으로 출구 부위를 중심으로 외측 피부를 향해 원을 그리듯이 3~4회 닦아준 후 충분히 건조시키고 말린다).

e. 도관을 고정한다. 도관의 자극은 출구 감염을 일으킬 수 있으므로 아래쪽으로 단단하게 고정하여 출구에 자극을 주지 않도록 유의해야 한다. 또한 도관이 꼬이거나 다치지 않게 주의해야 한다. 도관주변의 이상 유무를 확인하고 염증증상이 보이면 즉시 내원 하도록 한다.

9. 당뇨병(Diabetes mellitus)

1) 정의

당뇨병이란 소변에 당이 나온다는 뜻이며 인슐린 분비 부족이나 인슐린에 대한 세포 반응성 저하로 인해 음식물이 소화되어 흡수되는 포도당이 우리 몸에서 적절하게 사용되지 못하고 혈액 내에 상승하는 질병이다.

2) 원인과 분류

당뇨병은 유전적인 소인, 비만, 심한 스트레스, 운동부족, 바이러스 감염, 큰 외상, 잦은 임신, 약물남용 등의 여러 가지 요인들이 작용하여 발병하는 것으로 알려져 있다.

췌장 베타세포의 인슐린 분비기능이 감소된 제 1형 당뇨병(인슐린 의존형 당뇨병)과 인슐린 분비기능은 정상이지만 세포내에서 인슐린의 작용이 감소하여 발생하는 제 2형 당뇨병(인슐린 비의존형 당뇨병), 임신후 태반에서 분비되는 호르몬들에 의해 인슐린 저항성이 커져서 발생하는 임신성 당뇨병 등으로 크게 세 가지로 나눌 수 있다.

3) 증상

당뇨병의 초기에는 거의 증상이 없기 때문에 건강검진 등을 통해서 발견되는 경우도 많다. 일반적인 자각증상은 갈증, 체중감소, 다뇨, 피로감, 공복감, 치주염, 시력장애, 피부질환, 신경증상, 순환장애 등이 있다.

4) 합병증

종류	합병증	합병증의 예
1. 급성 합병증	케톤산 혈증 고혈당 혼수 저혈당증	고혈당 혼수 저혈당 혼수
2. 만성 합병증	대혈관 합병증	뇌졸중, 협심증, 심근경색증
	눈의 합병증	당뇨병성 망막증, 당뇨병성 백내장
	신경병증	다발성 신경병증, 단발성 신경병증
	소화기계 합병증	위마비, 설사, 배변실금, 변비
	비뇨기계 합병증	성기능 장애, 방광기능 장애
	피부 합병증	소양증, 피부 감염증, 족부 병변
	신증	단백뇨, 신부전증

5) 치료의 원칙

일반적으로 혈당조절은 공복 혈당을 100~120mg/dL 이하, 식후 2시간 혈당이 160mg/dL 이하, 그리고 당화혈색소가 7% 미만으로 유지해야 하고, 저혈당 증상이 없어야 한다. 그러나 당뇨병 환자가 임신했을 경우에는 공복 혈당 60~90mg/dL, 식후 혈당 120mg/dL 이하로 더욱 철저하게 혈당을 조절해야 한다. 한편 혈당이 상기 수치보다 높다면, 혈당 조절이 잘 안 되고 있는 상태이므로 당뇨병 관리의 문제점을 찾아 교정해야 한다.

(1) 당뇨병 환자가 지켜야 할 일반적인 생활습관

① 항상 규칙적인 생활을 한다.

② 표준체중을 유지하기 위해 식사요법과 운동요법을 철저히 해야 한다.

③ 규칙적으로 병원을 방문해야 한다.

④ 의사의 처방을 받지 않은 약물은 함부로 복용하지 않는다.

⑤ 여행시 주의사항

- 처방된 인슐린과 당뇨인 임을 나타내는 표시를 꼭 가지고 다닌다.
- 도보시 편안한 신발을 신고 적어도 하루에 2회 정도 발 검사를 한다.
- 체력 소모가 심할 때는 평소보다 음식물을 더 섭취한다.

⑥ 운전시 주의 사항

- 저혈당 증세를 느낄 때에는 절대 운전을 금한다.
- 본인이 사용하는 인슐린의 최고 효과 시간을 알 필요가 있다.
- 당뇨 환자 카드나 수첩을 가지고 다닌다.

(2) 식사요법

식사요법을 잘 하기 위해서는 먼저 개개인의 당뇨병 환자가 매일 섭취해야 하는 적당한 열량을 알아야 한다. 적당한 열량이란 당뇨병 환자가 정상적인 활동을 하면서 적당한 체중을 유지하는데 필요한 열량으로 각 개인의 신장 및 체격에 따라 결정된다.

① 표준체중을 계산하는 방법 : 자기 키 에서 100을 뺀 후 0.9를 곱하면 된다.

(예) 키가 170cm 인 사람의 경우

170-100=70 → 70×0.9=63 그러므로 표준체중은 63kg이다.

② 1일 총열량 계산 : 표준체중을 기준하여 활동 정도에 따라 1일 총열량을 계산한다.

- 가벼운 활동 : 표준체중(kg) × 25~30Kcal 예) 사무직, 전문직
- 중등도 활동 : 표준체중(kg) × 30~35Kcal 예) 주부, 학생
- 심한 활동 : 표준체중(kg) × 35~40Kcal 예) 운동선수, 노동자

③ 영양소를 균형 있게 섭취한다. 6가지 영양군을 골고루 섭취하여 좋은 영양 상태를 유지하도록 한다. 당질은 55~60%, 단백질은 15~20%, 지방은 20~25%을 권장하고 있다.

④ 식사요법시 주의 점

a. 섬유소가 많이 들어 있는 식품을 선택한다. 식이 섬유소는 식후 혈당 뿐만 아니라 콜레스테롤과 중성지방의 농도를 낮추어 고지혈증을 개선한다. 생과일, 생채소, 도정이 덜 된 곡류, 잡곡류를 먹는다.

b. 콜레스테롤과 포화지방산이 많이 함유된 식품은 가급적 피한다.

c. 염분은 하루에 5~10g으로 줄여서 섭취한다.

d. 설탕, 물엿, 꿀, 사이다와 같은 단순 당은 피한다.

e. 아침식사는 반드시 섭취하고, 가급적 외식의 횟수를 줄인다.

f. 밥은 천천히 20분 이상 꼭꼭 씹어 섭취한다.

(3) **운동 요법**

규칙적인 운동은 제 2형 당뇨병 관리에 있어 매우 중요하다. 운동은 개인의 운동 능력, 체중, 병력 등을 고려하여 적합한 운동계획을 세워야 한다. 운동은 식후 1시간에 등에 약간 땀이 날 정도로 최소한 20분 이상 하는 것이 가장 적절하지만 시간을 지키기 어려울 경우에는 적절한 시간을 찾아서 하며 1일 5천보 이상을 걷도록 한다.

① 운동요법의 이로운 점을 정리하면 다음과 같다.

a. 조직의 인슐린에 대한 감수성을 높이고 당질대사를 호전시킨다.

b. 체중감소와 표준체중을 유지하기 위한 식사요법을 돕는다.

c. 심혈관계를 개선시켜 동맥경화증의 발생을 예방할 수 있다.

d. 인슐린이나 경구용 혈당강하제의 용량을 감소시킨다.

e. 생활을 활력 있게 하고 편안하게 해준다.

② 운동의 구성

운동 형태	유산소 운동 : 속보, 조깅, 자전거 타기, 수중 걷기, 수영
운동 빈도	일주일에 5회 정도 한다.
운동 시간	처음에는 5분내지 10분으로 시작하여 점차적으로 늘려 20~45분 정도 한다.
운동 강도	최대 심박 수의 50~70%정도 : 등에 약간 땀이 나면서 옆 사람과 이야기 할 수 있는 정도의 적정 강도로 한다.

③ 운동 시 주의점

a. 인슐린이나 경구용 혈당강하제는 저혈당의 위험이 있다.

b. 운동 후 4~6시간 지난 후 나타나는 지연된 저혈당에 빠질 수 있다.

c. 자신의 운동 강도에 맞는 운동을 한다.

d. 고혈당 상태에서는 운동을 피한다.

운동전 혈당이 300mg/dL 이상 이거나 250mg/dL 이상이고 소변에서 케톤이 나타나는 경우에는 운동을 연기한다. 이는 혈당조절을 악화시켜 케톤산혈증 등의 위험성을 증가시킨다.

e. 운동 전 혈당이 80~100mg/dL 정도 이하이면 운동 전 약간의 탄수화물을 섭취하고 운동을 하는 것이 저혈당을 예방 할 수 있다.

f. 운동을 갈 때는 반드시 당뇨병 인식표를 지참한다.

④ 약물요법

a. 경구용 혈당 강하제

㉠ 설포닐 요소계 : 췌장의 베타세포를 자극하여 인슐린 분비를 촉진한다.

- 당뇨병 발생 후 10년이 경과되지 않은 분
- 당뇨병의 발생이 35~40세 이후인 분
- 체중이 정상 혹은 그 이상인 분
- 포도당 독성이 나타나지 않은 분(공복 시 혈당이 200mg/dL 이하, 식후 혈당이 250md/dL 이하)에서 사용이 가능하다.
- 종류로는 diabenase, daonil, diamicron, glunenorum, digrin, amaryl

㉡ 비구아나이드계 : 간에서 당 생성을 억제하고 근육 등의 말초조직에서 인슐린의 작용을 강화시켜주는 작용을 한다. 또한 식욕을 억제하면서 체중을 감소시키는 역할을 한다. 제2형 당뇨에서는 효과적이며 식사요법만으로 조절이 안 되는 비만하지 않은 제2형 당뇨병 환자에서 특히 유용하다. 종류로는 diabex가 있다.

㉢ 알파글루코시다제 억제제 : 장에서 당질 섭취를 줄이거나 흡수를 느리게 함으로써 식후 급격한 혈당상승을 막아주는 역할을 한다. 약물로 인한 저혈당을 일으키지 않는 장점이 있다. 종류로는 glucobay, bason 등이 있다.

㉣ 메글리티나이드계 약물 : 설포닐 요소계와는 다르게 췌장의 베타세포에 작용하여 인슐린 분비를 촉진한다. 작용시간이 빨라서 식전 5~15분 전에 복용하도록 하고 식사를 먹지 않을 경우에는 약을 복용하지 않는 것이 원칙이다. 종류로는 fastic, norvonum 이 있다.

㉤ 티아졸리딘디온계 약물 : 세포가 가지고 있는 인슐린 저항성을 개선시켜서 혈당을 조절하고 장기적으로 심혈관계 합병증 발생위험을 감소시키는 역할을 한다. 종류로는 avandia, actos 등이 있다.

b. 인슐린 제제

㉠ 인슐린의 생리적인 작용

- 포도당을 에너지원으로서 이용하기 위하여 포도당의 세포내 유입을 자극하며 근육이나 간에서 포도당의 글리코겐으로 저장을 촉진한다.
- 아미노산의 세포내 유입을 촉진하고 단백질 합성을 증가 시킨다.
- 지방 생성을 촉진하여 지방의 축적이 일어나며 에너지 생산을 위한 지방 분해와 케톤형성을 억제한다.
- 간이나 근육의 글리코겐이 분해되어 포도당을 생산하는 것을 억제한다.

· 아미노산과 같은 비탄수화물로부터 포도당 합성을 억제한다.

㉡ 인슐린의 종류

일반적으로 인슐린의 약효가 얼마나 지속되는지에 따라 구분되는데, 종류에 따라 작용 시작시간, 최대 효과시간, 지속시간이 다르게 나타난다.

인슐린 제제	작용 시작 시간	최대 효과 시간	지속 시간
초속효형(Lispro)	5~15분	30~75분	3~4시간
속효형(RI)	30~45분	2~3시간	3~6시간
중간형(NPH)	2~4시간	6~10시간	10~16시간
지속형(Lantus)	4시간	없음(농도유지)	24시간
혼합형(N70/R30)	30~60분	최대효과가 두 번	10~16시간

㉢ 인슐린 사용 적응증

· 제 1형(인슐린 의존형) 당뇨병
· 식사요법, 운동요법 및 경구용 혈당강하제로 조절되지 않는 제2형(인슐린 비의존형) 당뇨병
· 고 삼투압성 혼수 및 당뇨병성 케톤산증
· 심한 스트레스(예 : 수술, 감염, 심한 외상, 심근경색증, 급성 뇌졸중 등)이 동반된 제2형 당뇨병
· 심한 만성 당뇨병 합병증이 동반된 경우
· 간 및 신기능 부전이 동반된 경우
· 심한 고혈당과 그에 기인되는 증상(다음, 다갈, 다식, 체중감소 등)이 동반된 경
· 경구용 혈당 강하제에 부작용이 발생된 경우
· 식사요법에 반응이 없는 임신성 당뇨병

㉣ 인슐린 요법의 주의사항

· 중간형 인슐린은 주사 후 1~2시간 경과 후 그 작용이 나타나기 때문에 아침식사 후 고혈당이 문제가 될 수 있고 이 경우 속효형 인슐린의 추가로 고려한다.
· 드물게는 1회 중간형 인슐린 요법에 대한 지연반응으로 활동시간대 혈당조절에 필요한 양을 사용하는 경우 다음날 아침 공복 시 저혈당이 발생될 수 있음을 고려한다.
· 일상생활을 크게 제한하지 않고 적절한 혈당 조절을 달성하기 위한 방법으로 하루 2회 주사요법이 가장 많이 권장된다.

Ⅳ. 암 환 자

1. 암환자 증상별 간호중재

1) 식욕부진 및 체중 감소

(1) 암관련 악액질(cancer cachexia)는 복잡한 원인의 대사과정으로 의도하지 않은 체중감소, 근육소실, 식욕 감소, 피로, 활동도 악화, 빈혈 및 부종을 특징으로 한다.

(2) 특히 체중 감소는 불량예후인자로써 암치료에 대한 반응감소와 내성, 수술 합병증의 증가 및 전신 증상의 악화와 삶의 질 저하와 같은 임상적 의의를 가지므로 적절한 평가 및 치료가 필요하다.

(3) 평가는 우선 체중 감소의 정도와 속도를 확인한다.

– 의미 있는 체중 감소란 다음과 같다.

시간	1주	1개월	3개월	6개월
기정체중으로부터의 감소	2%	5%	7.5%	10%

– 동시에 영양 영향 증상(Impact Symptom)이 있는지 살펴보는데 주로 구내염, 만성 오심/구토, 변비, 조기포만감, 심각한 설사, 가스팽만감 및 복수, 식욕감소, 우울증, 치매, 위장관 폐색 증상 등이 있는지 살펴본다.

(4) 치료는 환자가 가능한 편안하게 느낄 수 있도록 신체기능을 향상시키는 것이다.

① 영양 영향 증상을 우선적으로 확인하고 치료하도록 한다.

② 이러한 치료 전략은 환자의 질환의 소모성 자체를 막지는 못하지만 환자의 well-being sense를 향상시킨다.

③ 우선 유발원인을 조절한다.

– 위배출시간이 지연된 경우 조기포만감 등을 호소하므로 metoclopramide 10 mg을 하루 4회 복용하도록 합니다. 증상의 개선에 수주이상의 시간이 걸릴 수 있으므로 이를 이해시키고 격려하는 것이 중요하다.

– 입맛의 변화는 환자가 음식을 회피하게 만듦으로, 가능한 음식을 가볍게 먹도록 하며, 단백질 보다는 탄수화물이 포함된 음식을 먹도록 한다.

– 운동은 매우 중요한 치료 도구이며, 활동도를 감소시킬 경우 악액질이 더욱 악화될 수 있으므로 적절한 운동을 유도하도록 하며, 저 강도의 짧은 지속시간의 운동이 좋다.

④ 정맥영양이나 장관영양요법은 진행암에서 효과가 증명되어 있지 않다. 그러나, 종양

폐색 등으로 음식섭취가 어렵거나, 수술이 필요한 경우 정맥영양을 고려할 수 있으며, 음식섭취가 어려운 식도암, 두경부암 환자의 경우 장관영양요법을 고려할 수 있다.

⑤ 약물요법은 식욕촉진제(appetite stimulant) 또는 당류코르티코스테로이드를 사용할 수 있다. 특히 당류코르티코스테로이드는 여명이 8주 이하로 기대될 때 좋은 효과를 보일 수 있으며, bed-ridden 상태의 환자에서 근육소모는 문제가 되지 않다. 또한, 골전이가 있는 경우 항염약제와 사용할 경우 통증완화의 효과를 기대할 수 있다. 미네랄 활성작용이 적은 dexamethasone이 주로 사용되며 용량은 하루 2mg 에서 8mg 정도이다. Prednisone의 경우 20~40mg 정도를 사용할 수 있다. 반면 식욕촉진제로 가장 많이 사용되는 약제는 magestrol acetate (Megace) 또는 medroxyprogesterone이다. 현재 oral suspension(40mg/cc)가 정제보다 유용하며, 용법은 하루 400mg에서 시작하여 2~4주 간격으로 하루 200mg씩 증량하여 800mg까지 사용할 수 있다. 더 이상의 용량증가는 효과가 없다. 두 약제의 선택기준은 다음과 같다. Megace의 경우, 악액질이 주요 증상이며 장기간의 사용(4주 이상)이 필요한 경우 또는 스테로이드 사용이 제한된 경우이며 혈전증, 하지부종, 부신기능저하가 부작용이다. 반면 스테로이드는 오심이나 통증 등의 증상이 있는 경우, 단기간 사용할 경우, 및 혈전증으로 megace의 사용에 제한이 있는 경우이며 부작용은 부신기능저하, 고혈당, 저칼륨혈증 및 면역억제이다.

2) 만성 오심과 구토

(1) 만성 오심과 구토는 진행성 종양을 가지고 있는 환자에서 흔히 볼 수 있는 증상이다. 표준화된 정의는 없지만 보통 4주 이상 지속되는 오심을 말한다.

(2) 자율신경조절실패가 진행성 종양환자에서 만성 오심의 흔한 원인으로 생각된다. 이러한 자율신경조절실패는 위무력(gastroparesis)를 야기하고 결국 식욕감퇴, 오심 및 조기 포만감을 일으킬 수 있으며, 또한 설사나 변비를 일으킬 수 있다. 이외에도 기립성 저혈압, 어지러움 등을 일으킬 수 있다. 정확한 기전은 알려져 있지 않으나, 영양부족 자체에 그 원인으로 제시되고 있으며, 그 이외에도 직접적인 종양의 침범이나 부종양성 증후군에 의해 발생할 수 있다.

(3) 그 외 흔한 원인으로 약제(특히 아편양 진통제가 대표적이다), 만성 변비, 뇌압상승, 전해질 이상, 정신적 불안 등이 있다. 흔하지 않지만 장폐색도 그 원인이 될 수 있다.

(4) 만성 오심 및 구토의 원인은 다인성인 경우가 많으므로, 우선 근육소모정도 및 피부주름 두께 정도를 파악함으로써 악액질이나 영양결핍 여부를 확인한다. 복부팽만이나 장

음의 증가를 통하여 장폐색의 여부를 확인하며, 만성 변비의 여부를 살펴보고, 뇌압의 상승 소견이나 자율신경기능의 이상을 평가한다.

(5) 치료는 불량한 구강청결상태도 오심의 원인이 될 수 있으므로, 우선 구강위생을 개선한다. 조기포만감과 관련되어 오심이 나타날 경우 소량의 정기적 식사를 하도록 한다. 또한 전해질 이상을 보일 경우, 이를 교정하도록 하며 아편양 진통제가 의심스러울 경우, 동일효과용량의 다른 아편양 진통제로 교체를 고려한다.

(6) 초기치료는 위장관운동촉진제를 사용하도록 한다. 특히 metoclopramide를 이용한 다음과 같은 단계별 접근도 가능하다.

– 1단계 : metoclopramide 10mg q4hr + 구제요법으로 필요시 10mg 추가
  2일 이상의 치료와 2회 이상의 구제치료에도 효과가 없을 경우 : 2단계로
  심각한 구토가 있을 경우 : 3단계로
  부작용이 있거나 장폐색이 있을 경우 : 4 단계로

– 2단계 : metoclopramide + dexamethasone 10mg bid
  2일 이상의 치료에도 효과가 없을 경우 : 3단계로
  부작용이 있거나 장폐색이 있을 경우 : 4 단계로

– 3단계 : metoclopramide 60~120mg 지속주입 + dexmetahsone 10mg bid
  2일 이상의 치료에도 효과가 없을 경우 : 4단계로

– 4단계 : 다른 항구토제를 고려한다.

(7) 다른 항구토제로 고려할 수 있는 약제는 haloperidol(0.5~2mg에서 시작하여 매 4시간마다 투여), 스테로이드, 세로토닌 길항제, NK-1 길항제 등을 사용할 수 있다.

3) 항암제 - 유도 오심과 구토

(1) 항암제 유도 오심과 구토는 약제의 종류와 작용부위에 따라 차이가 나지만 일반적으로 자극은 구토유발중추의 자극에 의한 것이다. 자극은 화학수용체 방아쇠 영역, 위장관에서 시작한 미주신경, 대뇌피질의 고위피질영역, 전정신경에서 시작된 구심성 경로를 통하여 전해지며 관여된 신경전달 수용체는 도파민, 세로토닌, 뉴로키닌, 아편수용체 등이다.

(2) 오심, 구토의 빈도 및 조절에 영향을 주는 요소로 환자와 관련된 요소와 치료와 관련된 요소로 나눌 수 있다. 환자와 관련된 요소는 과거항암제 치료에서의 오심, 구토의 경험, 음주력, 나이, 성별, 불안, 부작용에 대한 두려움, 활동, 항암화학요법전의 음식섭취나 수면정도, 멀미나 임신 중 오심, 구토 경험 등에 따라 달라지며, 치료와 관련된 요소는 약제자체나 용량 또는 투여스케줄이나 속도에 따라 달라진다.

(3) 항구토제 치료는 오심, 구토의 종류 및 정도에 따라 결정된다. 사용 시 중요한 점은 다음과 같다.

- 가장 효과적인 최소용량을 사용한다.
- 코르티코이드를 반드시 세로토닌 길항제에 추가한다.
- 경구제제는 주사제와 동일한 효과를 보인다.
- 세로토닌 길항제 사이의 효과는 같다.
- 뉴로키닌 억제제는 고도의 구토 유발약제의 사용 시 세로토닌 길항제 및 스테로이드 사용에 추가할 것을 고려하며 중등도의 구토 유발약제의 사용 시에도 그 사용을 고려하도록 한다.
- 복합화학요법의 경우 가장 구토유발이 높은 약제에 준하여 항구토제를 사용하도록 한다.

  이때, 가장 저등도의 항암제(1등급)를 포함할 경우 구토 유발가능성이 증가하지 않으나, 2등급 항암제가 추가될 경우 구토유발의 가능성이 증가함으로 가장 구토유발이 높은 약제 보다 구토가능성 보다 더 높은 단계의 구토 유발약제에 준하여 항구토제를 처방한다. 구토유발 정도가 3등급이상의 항암제가 추가될 경우 약제수에 따라 구토 유발가능성의 단계가 증가함으로 이에 맞추어 항구토제를 처방한다.

(4) 대표적 항암제의 등급은 다음과 같다.

제1등급(10%〈) : bleomycin, fludarabine, melphalan, vinblastine, vincristine, vinorelbine

제2등급(10~30%) : cytarabine, docetaxel, etoposide, 5FU. gemcitabine, paclitaxel, topotecan

제3등급(30~60%) : cyclophosphamide(〈750mg/m²), doxorubicin(20~60mg/m²), epirubicin, idarubicin, ifosfamide, methotrexate(250~1000mg/m²)

제4등급(60~90%) : carboplatin, cisplatin(〈50mg/m²), cyclophosphamide(750~1500mg/m²), cytarabine(1g/m²〈), doxorubicin(60mg/m²〈), irinotecan methotrexate(1000mg/m²〈)

제5등급(90%〈) : cisplatin(50mg/m²〈), cyclophosphamide(1500mg/m²〈), streptozocin

(5) 항구토제 처방의 실제는 다음과 같다.

- 제5등급에 해당

  제1일 : 세로토닌 길항제 + 스테로이드 + 뉴로키니 길항제 + lorazepam

제2~4일 : 세로토닌 길항제 또는 스테로이드 + 뉴로키닌 길항제 + lorazepam

· 제3~4 등급

제1일 : 세로토닌 길항제 + 스테로이드 + lorazepam ± 뉴로키닌 길항제

제2~4일 : 세로토닌 길항제 또는 스테로이드 또는 뉴로키닌 길항제 ± lorazepam

4) 설사

(1) 설사의 정의는 보통 환자의 주관적 호소가 가장 중요하다. 즉 대변을 자주 본다, 물똥 또는 묽은 변을 본다, 또는 배탈이 난다로 표현된다. 실제로 성인의 경우 하루 200g 이하로 1일 3회에서 1주 3회 정도의 배변 횟수를 보이므로 물똥 또는 묽은 변이 이 이상을 보이거나 하루 4회 이상을 보면 설사라 할 수 있다.

(2) 치료는 비약물적 치료와 약물적 치료로 나눌 수 있다.

— 비 약물적 치료는

① 설사를 유발 또는 악화시킬 수 있는 음식물 또는 약제(알코올, 카페인, 고지방식, 고섬유식, 오렌지 같은 과일주스, 매운 음식)을 피하고,

② 소량의 식사를 하며,

③ 수액공급을 충분히 해야 한다.

④ 하제, metoclopramide, 대변연화제는 가능한 피한다.

— 약물적 치료는 loperamide와 dephenoxylate를 가장 흔히 사용한다.

(3) 항암제에 의한 설사의 치료

— loperamide 사용법 : 4mg 투여 후 4 시간마다 2mg 투여한 후 12~24시간 후에 재평가한다. 만약 설사가 호전되면 고형식을 추가하고 12시간 후에 loperamide를 중단한다. 경미한 설사가 지속될 경우 loperamide 2mg 을 2시간마다 사용하며 12~24 시간 후에 다시 평가를 한다. 만약 설사가 호전되면 이상과 같이 처치하며 설사가 지속될 경우 수액, 전해질을 보충하며 octreotide(100~150mcg SC tid)의 사용을 고려한다. 설사가 지속될 경우 고열, 탈수, 혈변을 동반한 심한 설사를 보일 경우 입원 및 octreotide의 사용을 고려한다. 처음 12~24시간의 평가에서 심한 설사를 보일 경우 입원 및 octeotide의 사용을 바로 고려한다.

5) 변비

(1) 변비는 단단한 변을 불편하게 보고 배변 횟수가 감소하는 것을 말하며 특히 배변 횟수의 감소(일주일에 2회 이하)가 가장 중요하다.

(2) 변비는 복통, 복부팽창, 식욕부진, 오심/구토, 요축적(urinary retention), 범람설사(overflow diarrhea), 및 분변막힘(fecal impaction) 등과 관련이 있다.

(3) 변비는 특히 기계적 장폐색과 감별 진단하는 것이 매우 중요하다.

(4) 일반적 처치는 수분과 섬유소의 섭취 증가, 가능한 활동량 증가, 편안하고 사생활이 보장되는 환경에서 배변, 그리고 아편양 진통제의 사용 시 미리 설사제나 변연화제를 추가한다.

(5) 설사제의 사용은 크게 변연화제와 장운동촉진제를 사용한다. 변연화제는 대변을 팽창시켜 장운동을 촉진시키는 반면, 장운동촉진제는 장내수분분비를 증가시켜 변을 부드럽게 하므로 동시에 소량 병용하는 것이 단독 사용하는 것 보다 부작용이 적다. 주로 사용하는 약제로써는 팽창성 하제 psylium 4g qd-bid(다량의 수분을 함께 섭취해야 하는 단점), 표면활성제 docusate 100~300mg/d(아편양 진통제로 인한 변비에 사용하며 bisacodyl과 병용), 삼투성 하제 lactulose 15~60mg/d(가스팽만이 나타날 수 있음), 자극성하제 senna 15~30mg/d 또는 bisacodyl 5~20mg/d, 염루성 하제 MgO 2~4g/d 등을 사용할 수 있다.

(6) 관장과 좌약은 심한변비의 급성, 단기간 치료의 사용으로 제한하며, 경구용 설사제 복용이 어려운 경우 장기간 좌약을 사용할 수 있다. 일주일에 2~3회 투여하는 것이 좋다.

(7) 분변막힘의 경우, 무른변 막힘의 경우에는 bisacodyl 좌약과 2시간 후 식염수 관장을 하는 반면 단단한 변의 막힘일 경우에는 밤동안 글리세린 좌약 후 다음날 bisacodyl 좌약 및 식염수 관장을 시행한다. 본인 힘으로 배변하지 못할 경우 lorazepam 또는 midazolam으로 전 처치 후 수지관장을 하도록 한다.

6) 암환자의 운동요법

(1) 암환자에서 운동은 피로 감소, 신체활동도 증가, 삶의 질향상 등 긍정적인 효과가 이미 입증되어 있다. 암환자의 운동지침은 다음과 같다.

(2) 유산소운동은 최대 심박수의 55~90%에 이르는 강도로 주당 3~5회를 시행하며 운동시간은 20~60분 정도를 한다. 저항운동은 1회 최대반복횟수의 50~80%을 6~12회를 시행하며 주당 1~3회를 시행한다. 운동량은 근육군당 1~4set를 하도록 한다.

7) 불면

(1) 암환자의 불면증의 정의는 잠들기가 어렵거나, 지속적인 수면이 어렵고, 일찍 깨며, 자고 난 뒤 개운하지 못하고, 낮에 피곤, 무력, 집중력 저하, 짜증 등을 보임을 말한다.

(2) 평가는 시작시점(급성 : 새로운 스트레스 또는 증상이 나타날 때, 만성 : 우울증 또는 다른 수면장애), 양상(수면시작의 문제, 유지의 문제, 조기기상), 정신장애의 유무(우울증. 불안 …) 기호품 유무(커피, 술, 담배 등등) 및 평소 수면 습관과 수면 후 피로회복정도 등의 결과를 알아본다.

(3) 치료는 우선 원인문제를 해결하여 주도록 노력한다. 가령, 통증에 대한 적절한 진통제 투여, 항우울제나 항불안제의 사용, 각성제나 스테로이드 약제 중단 또는 감소를 이외에 행동요법을 취할 수 있다.

(4) 약물요법은 benzodiazepine, GABA/benzodiazepine, 항우울제, 항히스타민제 등을 사용할 수 있다. Benzodiazepine 또는 GABA/benzodiazepine 의 경우 2주 이내 또는 간헐적 사용 시 좋으나, 내성이 잘 생겨서 오래 사용하면 도리어 불면증이 악화되거나 자주 깰 수 있다. Triazolam(halcion), zolpidem(stilnox)은 작용시간이 짧고 작용발현시간이 빠른 장점이 있다. 항우울제의 경우 우울증이나 신경병적 통증에 의한 불면증에 효과적이다. 삼환계 우울제인 doxepine(Doxecna), imipramine, mirtazapine(Romeron) 등의 진정제가 좋다. 그러나 부작용으로 항콜린작용, 부정맥, 변비, 기립성 저혈압 등이 나타나며 저용량을 사용해도 부작용이 없어지지 않는다. 세로토닌 길항제인 trazodone(Tirticco)는 benzodiazepine에 의한 섬망 등의 부작용이 있을 경우 추천된다. 선택적 세로토닌 재흡수 억제제(SSRI) 인 fluoxetine(prozac) 또는 sertraline(Zoloft) 등을 사용할 수 있으며 부작용이 적다. 그러나, 오심 구토, 혈소판기능장애 등이 나타날 수 있다. 항히스타민제는 단기치료에 좋고 diphenylhydramine, hydroxyzine(ucerax) 등이 잘 쓰인다.

(5) 실제로 속효성인 triazolam, zolpidem은 쉽게 잠들지 못하거나 다음날 일에 집중해야 하는 환자에게 좋으나, 밤에 깰 수 있다는 단점이 있다. Lorazepam 같은 중간약효성제제는 우울증 또는 낮시간 불안증이 심한 경우 효과적이다. 야간 섬망에는 quetiapine(seroquel)이 좋으며 특히 노인에게 좋은 haloperidol, olanzapine (zyprexia) 등이 사용된다.

2. Oncology emergency

1) 뇌전이(Brain metastasis)

(1) 증상

이전 병력 상 cancer가 있었던 환자가 두통 및 오심/구토를 호소할 경우 또는 신경학적 이상소견을 동반할 경우 뇌전이를 의심해야 한다.

(2) **검사 및 치료**

정확한 신경학적 검사 및 응급 brain CT를 촬영한다. 뇌전이 병소 확인 후 뇌부종이 심할 경우 먼저 dexamethasone을 사용한 후 방사선 종양학과 및 신경외과의 자문을 구한다. 병소의 위치 및 갯수, 기저암진단 및 환자의 증상에 따라 향후 치료를 결정한다.

① Steroids

Dexamethasone 10mg IV → 4mg qid onset : 6~12시간 이내

② 방사선 요법(Radiotherapy : RTx.)

방사선 치료는 보통 하루에 한번씩 300cGy를 10회 시행하며 병소가 하나인 경우 10cGy 정도 병소에만 더 치료할 수 있다. 최근 병소의 위치에 따라 정위방사선치료를 고려할 수 있다.

(3) **수술요법**

일반적으로 사용되지는 않으나, 조직학적 소견과 병변의 위치 및 환자의 증상에 따라 고려할 수 있다.

2) 전이성 종양에 의한 척수압박(Spinal Cord Compression)

(1) **증상**

이전 종양병력을 가진 환자에서 배부통과 신경학적 이상을 주소로 응급실을 방문했을 때 가장 먼저 위 병명을 의심해야 한다. 특히 motor weakness가 있을 시는 수분 또는 수시간 내에 신경학적 증상이 나빠질 수 있으며 시기를 놓치면 치료 후에도 ambulation이 불가능하다.

(2) **검사 및 치료**

정확히 신경학적 검사를 시행 후 증상의 악화를 늦추기 위해 가능한 빠른 시간 내에 dexamethasone을 사용하고 simple spine X-ray, spine MRI 등을 시행한 후 방사선 종양학과로 연락한다.

① Steroids

Dexamethasone 10mg IV → 4~10mg q 6hrs

② 수술요법 : laminectomy + removal of some tumor + post op RTx.

- 조직학적으로 확진되지 않은 경우
- 방사선 요법을 받은 과거력이 있거나 방사선 요법에 반응하지 않는 경우
- 신경학적 증상이 빨리 진행하는 경우

③ 방사선 요법 : 3000~4000 rads over 2~4weeks

④ 화학요법 : 원발 종양에 따라 효과가 상이하다.

3) 상대정맥 증후군(Superior Vena Cava Syndrome, SVC)

(1) 증상

과거병력 상 암의 병력이 있는 환자가 호흡곤란과 facial edema, neck vein engorgement 등을 주소로 응급실을 방문했을 때 위 병명을 의심한다.

(2) 검사 및 치료

먼저 정확한 이학적 검사 후 chest PA lateral 및 chest CT를 시행한 후 병소가 확인되면 malignancy여부를 확인하기 위해 PCNA, biopsy 등을 시행한다. 가장 중요한 점은 조직학적 진단이며, 상대정맥 증후군은 상대적 종양응급상황이므로 환자의 상태를 고려하여 향후 치료를 고려하여야 한다. 호흡곤란 및 뇌부종이 심한 경우 dexamethasone을 사용하여 증상을 완화시킬 수 있으며, 또한 방사선치료를 고려할 수 있으며, 초기치료로 조직학적 진단에 따라 항암화학요법 또한 고려할 수 있다.

4) 전해질 불균형

(1) 나트륨 결핍증(Hyponatremia)

① 임상소견

혈청 나트륨 농도가 135mEq/L 이하인 경우를 말한다. 실제 나트륨 농도가 낮더라도 삼투질 농도가 정상이거나 높은 경우가 있어 가성 저 나트륨혈증과 감별이 중요하다.

Serum sodium 〈135mEq/L, Serum osmolarity 〈 275mEq/L

② 치료

치료는 hyperglycemia 혹은 osmolar gap 존재여부, 증상 및 징후, 체액량의 상태, 저 나트륨 혈증 정도, 기저질환(원인), 발생속도 등에 따라 다르다. 각각의 경우에 체액량에 따른 일반적 치료는 체액량 결핍 시는 등장액의 생리수로, 심한 경우는 hypertonic saline을 투여하고 체액과잉이 동반한 저나트륨혈증 시는 수분 및 염분을 제한한다.

저나트륨혈증의 응급상황은 급성 저나트륨혈증으로 〈120mEq/L이며 의식장애 등의 경우이고, 치료는 3% NaCl용액으로 교정하며 정주속도는 Na의 농도가 0.5~1mEq/Kg/hr 정도로 교정되게 하며, 120~125mEq/L이 될 때까지 투여한다.

③ 간호중재

a. 고체액량성 저나트륨 혈증 시는 나트륨과 수분을 제한시키며 가능한 수분섭취를 최소화 한다.

b. 저나트륨혈증 시 나트륨이 많이 함유된 수분 즉, 캔으로 된 토마토 쥬스의 섭취를 격려한다.

c. 신체내의 과다한 수분을 제거하기 위해서 이뇨제를 투여한다. 이때 수분부족의 증상과 활력징후, 혈청 칼륨 수치를 관찰한다.

(2) 나트륨 과다증(Hypernatremia)

① 임상소견

혈청나트륨의 농도가 150mEq/L 이상의 경우를 말한다.

Serum sodium〉150mEq/L, Serum osmolarity〉295mEq/L

② 치료

고나트륨혈증의 치료는 원인질환 및 환자상태에 따라서 다르며 세포외액 정도에 따라서 다르다. 순환장애가 있을 때는 생체 주요 징후가 안정될 때까지 colloid 용액 혹은 등장액 식염수로 우선 치료한 다음 hypertonic solution으로 치료하며 hypervolemic hypernatremia 시는 과다한 나트륨의 제거를 위하여 이뇨제 투여, 5%D/W등을 투여하고 신부전시에는 투석을 실시하기도 한다.

Euvolemic hypernatremia 경우는 경구 또는 비경구적으로 수분의 공급으로 치료한다. 현재까지 고 나트륨혈증 치료 시 수액의 종류, 기간, 교정 속도 등에 공통된 견해는 없으나 유의할 점은 고 나트륨혈증 치료시 급격한 혈중 나트륨 농도의 감소는 발작 등을 일으키므로 주의해야 한다. 그러나 일반적으로 다음과 같다.

– 교정기간 : 48시간에 걸쳐서 교정

– 교정속도 : 〈 12mEq/L/day

③ 간호중재

a. 고체액량성 고나트륨혈증 시는 저장성 수분을 투여하여 점차적으로 혈청 내 나트륨 농도를 감소시킨다. 급속한 감소는 뇌부종을 일으킬 수 있으므로 주의깊게 신경학적 상태를 관찰한다.

b. 고나트륨혈증 시 나트륨이 적게 함유된 수분 즉, 증류수, 커피, 차, 오렌지주스의 섭취를 격려한다.

(3) **칼슘 결핍증(Hypocalcemia)**

① 임상소견

Serum calcium < 9mg/*dl*, Ca++ < 4.5mg/*dl*

② 치료 및 간호중재

a. 칼슘의 흡수를 최대화시키기 위해 Vitamin D나 경구용 칼슘제제를 취침 시나 식사 후 1시간 후에 투여한다.

b. Aluminum hydroxide를 식전에 투여한다. 인 흡수가 감소되면서 역으로 칼슘의 흡수율이 증가된다.

c. 급성 칼슘 부족인 경우 10% calcium gluconate 10~20cc를 10~15분 동안 정맥내로 주입한다. 필요하면 지속적으로 정맥 주입한다.

d. 칼슘은 정맥에 자극을 주고 조직손상을 일으킬 수 있으므로 central line을 통해서 주입한다. 너무 빨리 주입 시 심장마비를 일으킬 수 있다.

e. 저 칼슘 혈증의 원인이 마그네슘 부족으로 인한 것일 때는 경구 또는 정맥으로 마그네슘을 투여한다.

f. Vitamin D부족으로 장에서의 칼슘저하가 원인일 때는 Vitamin D를 투여한다.

g. 저알부민혈증 시는 nutritional support를 한다.

(4) **칼슘 과다증(Hypercalcemia)**

① 임상소견

Serum calcium> 11mg/dl, Ca^{++}> 5.5mg/*dl*

② 치료 및 간호중재

a. renal tubule에서 칼슘과 나트륨이 함께 이동되므로 생리식염수를 정맥주입하면 나트륨에 의해 칼슘의 재흡수가 tubular에서 억제되므로 칼슘의 배설이 촉진된다.

b. Loop이뇨제(lasix)를 사용한다. 생리식염수 주입으로 인한 체액과다를 예방하고 Henle's Loop에서 칼슘의 재흡수가 억제되어 칼슘 배설을 촉진시킨다. 이때 신장에서 다른 전해질도 손실되므로 함께 관찰한다.

c. Corticosteroid를 투여한다. 이는 위장계에서 칼슘 흡수를 감소시키고 세뇨관에서 칼슘의 재흡수를 감소시킨다.

d. 뼈와 연조직에 칼슘의 침착을 증가시키고 장에서 칼슘의 흡수를 감소시키기 위하여 인결합제를 정맥 내로 투여한다.

e. 악성종양이 원인인 경우에는 mithramycin을 투여하면 파골세포(osteoclast)의

RNA합성을 방해하여 뼈의 재흡수를 억제시킨다.

f. 부갑상선 활동의 과다로 온 경우에는 calcitonin을 투여한다. 이는 파골에 대한 PTH의 효과를 억제하여 혈청 내 칼슘량을 감소시키며 신장에서 칼슘배설을 증가시킨다.

g. 고칼슘식이의 섭취를 제한한다.

h. 부동 시 뼈에서 칼슘이 유리되므로 가능한 활동을 권장한다.

(5) 칼륨 결핍증(Hypokalemia)

① 임상소견

혈청칼륨의 농도가 3.5mEq/L 이하인 경우이다.

② 치료

칼륨의 결핍정도 및 임상상황에 따라 치료계획 시 칼륨의 선택, 부족량 및 보충량의 계산, 투여경로, 투여속도를 결정하여 실시하는데 칼륨염 종류의 선택은 동반된 질환 등에 따라 결정되며 KCl, $KHCO_3$, K-gluconate 등이 사용된다. 칼륨의 주입속도는 저 칼륨혈증 정도에 따라 다르나 보통 속도 20mEq/hr, 주입액의 농도 40mEq/L, 80mEq/1일 정도이나 심한 경우 0.75mEq/Kg/hr까지 정주할 수 있으며 K의 다량 투여 시는 반드시 심전도로 감시하며 혈청 K치를 2~4시간마다, 혹은 50~100mEq 투여 시 마다 검사하며 요의 양을 감시하고 혈청칼륨 농도가 3.5mEq/L 정도가 되면 보충량을 감소하고 재평가하여야 한다. 특히 심한 저칼륨혈증 시 칼륨을 포도당 용액에 혼합 주입하는 것은 금기이다. 만성치료시나 심하지 않는 경우 경구투여로 치료하며 칼륨정제(K-contin)등을 사용하고 용액의 경우 10%용액이 덜 자극적이다.

③ 간호중재

a. 칼륨을 주입하기 전에 소변배설량이 정상적으로 이뤄지는지 확인한다.

b. 구강으로 칼륨을 투여할 때는 설사나 소화기 장애를 최소화하기 위해 음식과 함께 또는 식사 직후에 투여한다.

c. 칼륨의 투입 전, 중으로 잠재적인 조직의 손상이나 자극을 막기 위해 IV line의 patency를 유지한다. 정맥의 자극을 최소화하기 위해 칼륨을 희석해서 주입한다. 정맥으로 주입 시는 20mEq/100cc/hr를 초과해서는 안되며 지속적으로 EKG monitoring을 한다. 또한 칼륨을 빨리 주입 시는 심장마비를 일으킬 수 있으므로 bolus로는 주지 않는다.

④ 고 칼륨 음식의 섭취를 격려한다(바나나, 감자, 오렌지주스, 포도주스, 복숭아).

(6) 칼륨 과다증(Hyperkalemia)

① 임상소견

혈청칼륨의 농도가 5.5mEq/L 이상인 경우이다.

② 치료 및 간호중재

a. kayexalate를 5%D/W에 혼합해서 구강 또는 직장으로 투여한다. 직장으로 투여시는 30~60분 정체를 해야 최대한의 효과를 볼 수 있다. kayexalate는 GI tract에 있는 칼륨의 배설을 증가시키며 kayexalate 1g당 1mEq/L의 칼륨을 제거할 수 있다.

b. 신체 내에 과다한 칼륨을 제거하기 위해 이뇨제(lasix)나 생리식염수를 사용한다.

c. hypertonic glucose(50% dextrose)나 insulin을 투여하여 세포내로 칼륨의 이동을 촉진시킨다.

d. sodium bicarbonate를 주입하여 세포내로 칼륨의 이동을 촉진시킨다.

e. calcium gluconate를 투여한다.

f. 고칼륨 음식의 섭취를 제한한다.

3. 암성 통증 관리

1) 통증이란

실제적 또는 잠재적 손상과 관련된 불유쾌한 감각적, 정서적 경험이며 암환자의 경우 임종에 이르는 마지막 2~3개월은 대부분 심각한 고통을 겪게 된다.

2) 통증의 평가

(1) 시각통증등급(Visual Analog Scale, VAS)

각각의 끝에 "통증이 없음"과 "가장 심한 통증"이라고 되어 있는 100mm의 직선상에 환자 자신의 통증 정도를 표시하도록 하고, 0mm로부터의 거리를 측정

(2) 숫자통증등급(Numeric Rating Scale, NRS)

직선을 0에서부터 10까지 11단계로 나누어 환자가 자신의 통증 정도를 숫자로 표현하도록 한다. 이는 신뢰성과 타당성이 검증되어 있으며 외래에서나 전화로도 통증을 평가할 수 있다는 장점이 있다.

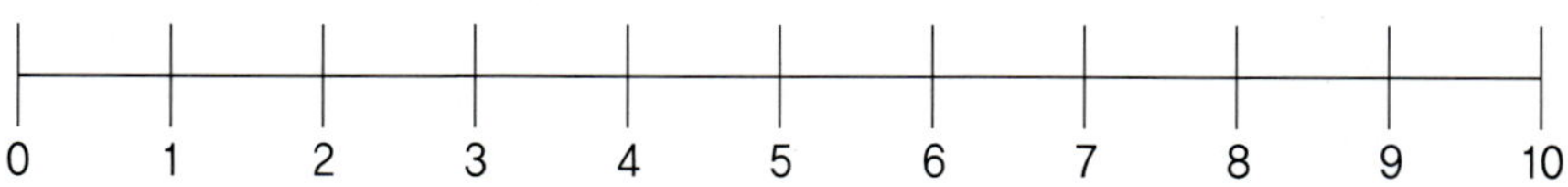

(3) **언어통증등급(Verbal Rating Scale, VRS)**

통증의 정도를 3단계 혹은 5단계의 낱말을 순서상으로 나열하여 가장 아픈 통증을 나타내도록 하고 있음(전혀 없음, 약간, 보통, 심한, 참기 어려운)

(4) **얼굴통증등급(Face Pain Scale)**

사람의 얼굴의 표정을 통해 통증의 정도를 나타내는 방법으로 5단계에서부터 10단계까지 사용하기도 함. 주로 어린이나 숫자로 표현할 수 없는 경우에 사용

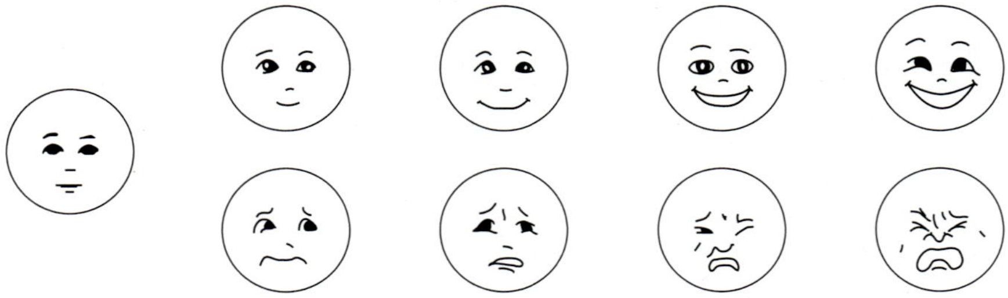

3) 통증의 성격

(1) **체성통(體性痛, somatic pain)**

피부, 근육, 뼈의 통증으로 찌른 듯한, 박동성, 혹은 압박감으로 표현

(2) **내장통(內臟痛, visceral pain)**

내부 장기의 통증으로 위치가 애매하며 갈아 먹는 듯한, 경련성(cramping) 혹은 체통과 유사한 양상

(3) **신경병증성 통증(Neuropathic Pain)**

신경의 손상에 의한 통증으로 화끈거리거나(burning), 저린듯한(tingling), 쑤시는 듯한, 혹은 욱씬거리는 양상

4) 암성통증의 약물요법

통증의 강도가 5 이하이면 현재의 통증완화법을 파악하여 조절이 필요한지 확인한다. 통증의 강도가 5 이상이면 진통제 투여 하고 수면 돕기, 휴식 돕기, 온 냉찜질, 정서적 지지(이완요법, 심상요법, 음악요법, 치료적 touch)를 한다.

(1) **약물적 중재**

① 비마약성 진통제

말초 신경 수준에서 일차적으로 효과가 있으며 경증에서 중등도의 통증에 사용하는데 특히 골전이, 연조직 침윤, 관절염과 같은 경우에 사용한다. 아스피린, 타이레놀, 비스테로이드성 소염제(NSAIDs) 등이 있고 이러한 비마약성 진통제는 마약성 진통제와 병용하면 소량의 마약성 진통제만으로도 효과를 볼 수 있다.

② 마약성 진통제

마약성 진통제를 장기간 사용하게 되면 내성(tolerance)과 신체적의존성(physical dependence)이 올 수 있다. 그러나 내성이나 신체적 의존성을 마약중독(addiction)과 혼돈해서는 안되며, 통증이 있는 환자에서 마약중독은 아주 드물다. 마약성 진통제는 천정효과(ceiling effect)가 없기 때문에 통증 조절을 위해서 용량의 제한없이 증량할 수 있으며, 용량의 증량이 마약 중독을 의미하지 않는다.

a. 코데인 : 30~60mg qid, 보통 NSAID와 혼합해서 사용하며 호흡기능 장애, 기관지 천식, 뇌압상승 환자에게는 주의하여 사용한다.

b. Morphine : 8~12시간 동안 서서히 약물이 주출되는 제제로 이용가능

c. Fentanyl : 경피용 fentanyl patch(Durogesic) 25~50mcg/hr은 24시간당 서서히 유출되는 90mg의 몰핀과 거의 용량이 같다. 작용 발현이 12시간 이후에 나타나고 patch를 제거한 후에도 12시간까지 효과가 있다. 열이 있는 경우 약물 흡수량이 증가한다.

d. Meperidine : 몰핀보다 작용시간이 짧아(2.5~3.5시간) 반복적으로 투여하면 독성 대사산물인 normeperidine 축적되어서 중추 신경계의 흥분을 일으켜 경련을 유발할 수도 있다. MAO 억제제를 복용하는 환자에게 meperidine을 투여하면 악성 과체온증과 비슷한 기전이 발생되어 사망을 포함한 여러 가지 부작용이 나타날 수 있다.

e. Pentazocin : 정신 이상 작용을 유발할 수 있다. 진통제 의존성 환자인 경우 금단 증상을 유발 할 수 있다.

f. 마약성 진통제의 지속 시간

㉠ 속효성 마약성 진통제 : fentanyl 30분(정맥 투여시)

㉡ 중간형 마약성 진통제 : meperidine(demerol) : 2~3시간
morphine : 3~4시간
hydromorphone : 3~4시간
codein : 3~4시간
oxycodone : 3~4시간

㉢ 지속형 마약성 진통제 : methodone(dolophine) : 6~8시간
levorphanol : 6~8시간

(2) 비약물적 중재

① 비 침습적 물리적 중재

a. 피부자극 : 통증을 완화하기 위해 피부를 자극하는 어떠한 행위도 이에 포함된다. 관통제 이론에 의하면 이러한 자극은 통증을 유발하는 가는 신경섬유로 전달되는 문을 닫게 하는 굵은 섬유를 자극하게 된다.

b. 열 · 냉 요법 : 환자의 연령, 피부상태, 불편감 등을 고려하여 적용한다.

c. 경피적 전기 신경자극법(transcutaneous electric nerve stimulation, TENS) : 전도자를 통해 지속적이고 경미한 전기를 흐르게 하는 작은 기계 장치이다. 보통 통증이 있는 부위와 근처 부분에 부착한다. 기계에서 나오는 작은 전기자극은 피부에 있는 굵은 신경섬유를 자극해 통증의 관문을 닫게 한다.

d. 행동요법

㉠ 이완요법 : 사고의 전환, 율동적인 호흡, 평화로운 심상

㉡ 전환요법 : 음악(청각적 전환), 두드리기(촉각적 전환), TV나 꽃(시각적 전환)

㉢ 상상요법 : 개인의 상상력을 이용하여 과거의 일, 즐거운 장소, 기쁨을 가져다주는 어떤 것, 가까운 사람 등이 있다.

㉣ 음악요법 : 개인의 선호에 따라 대중음악에서 고전음악까지 다양하다.

㉤ 유머 : 웃음은 즉각적인 전환효과를 제공할 수 있고 최대 2시간 동안 통증 완화를 제공할 수 있다.

㉥ 기도 : 전지전능한 신과의 대화를 이용하는 것이며 종교를 알아야 한다.

㉦ 놀이요법 : 사람의 육체와 정신을 어떤 행위에 몰입시켜 전환효과를 제공한다.

② 침습적 방법

a. 신경차단(nerve block) : 통증경로를 무감각하게 만들기 위해 신경섬유 근처에 진통제를 주사하는 것이다.

b. 신경외과적 시술 : 수술적 혹은 화학적 방법으로 통증의 경로를 차단하는 시술로 어떤 통증치료로도 효과적이지 못한 경우 아주 소수의 환자에게 사용하는 방법이다. 환자의 여명을 반드시 고려하여 시술을 실시해야 한다.

5) 마약성 진통제

마약성 진통제를 장기간 사용하게 되면 내성(tolerance)과 신체적의존성(physicaldependence)이 올 수 있다. 그러나 내성이나 신체적 의존성을 마약중독(addiction)과 혼돈해서는 안되며, 통증이 있는 환자에서 마약중독은 아주 드물다. 마약성 진통제는 천정효과(ceiling effect)가 없기 때문에 통증 조절을 위해서 용량의 제한 없이 증량할 수 있으며, 용량의 증량이 마약 중독을 의미하지 않는다.

(1) 종류 및 분류

① 수용체 작용에 따른 분류

구분	약품명
완전 작동제(full agonists)	morphine, codeine, dihydrocodeine, hydromorphone, meperidine, hydrocodone, oxycodone, oxymorphone, pethidine, levophanol, methadone, fentanyl, tramadol
부분 작동제(partial agonist)	buprenorpine
혼합형 작동-길항 (mixed agonist-antagonist)	pentazocine, butorphanol, nalbuphine
길항제(antagonist)	naloxone

② 역가에 따른 분류

구분	약품명
약한 제제(weak opioid)	중등도 통증에 사용할 수 있는 약제 codeine, dihydrocodeine, tramadol
강한 제제(strong opioid)	심한 통증에 사용할 수 있는 약제 morphine, methadone, pethidine(meperidine), hydromorphone, oxycodone, oxymorphone, fentanyl, phenazocine, nalbuphine,

③ 용량 적정(dosage titration)

a. 심한 통증의 모르핀 용량적정 방법

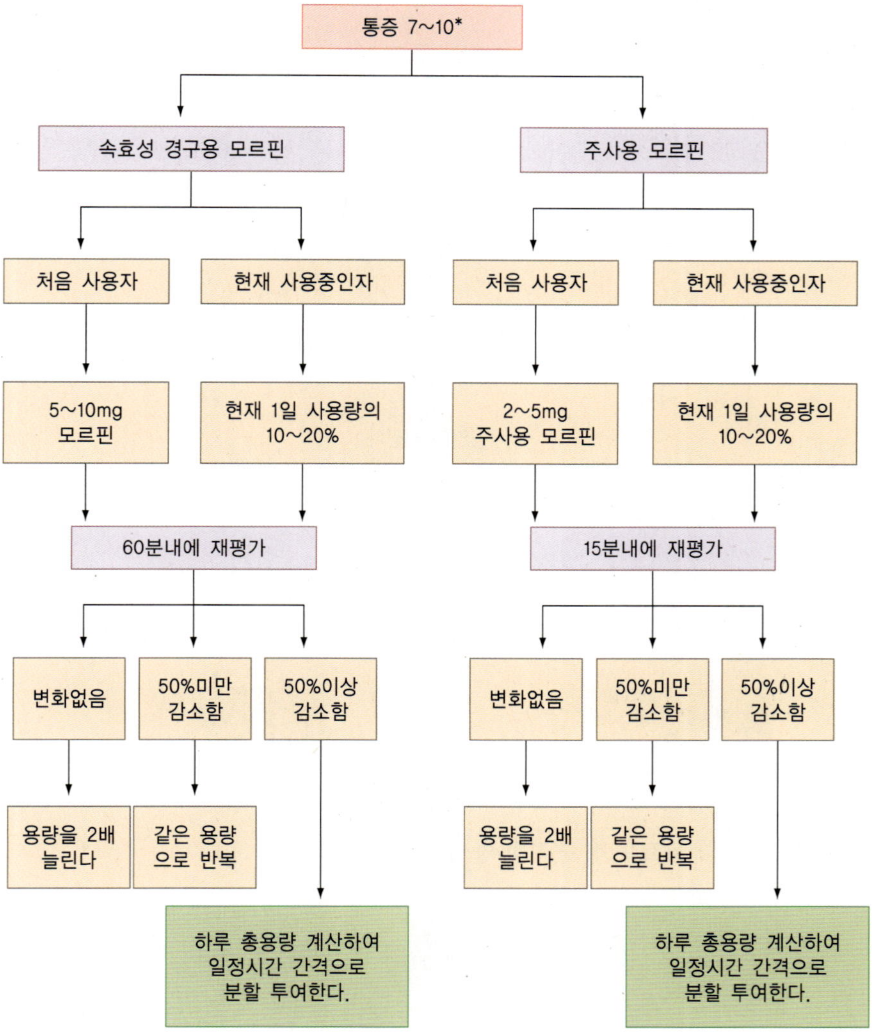

b. 중증도 통증의 모르핀 용량적정 방법

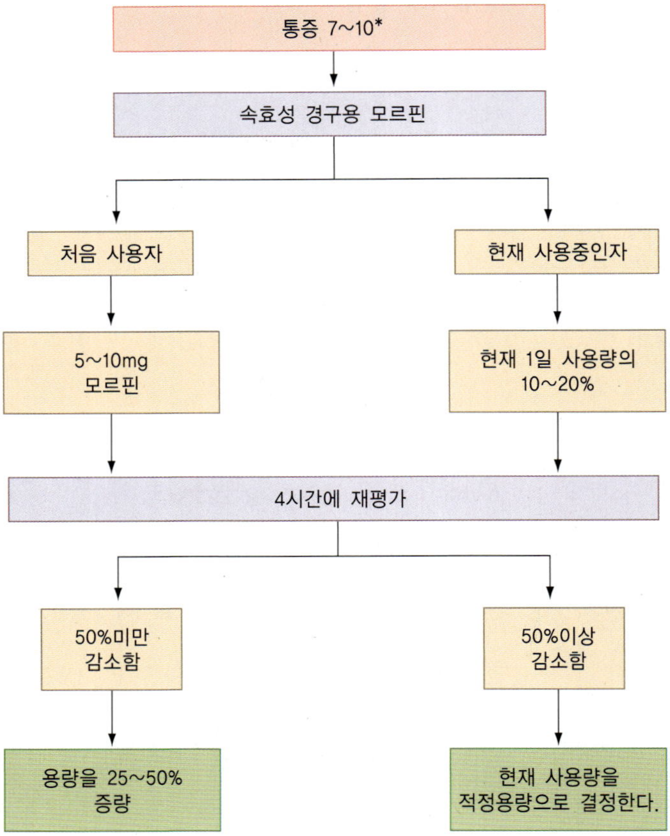

c. 외래 환자의 모르핀 용량적정 방법

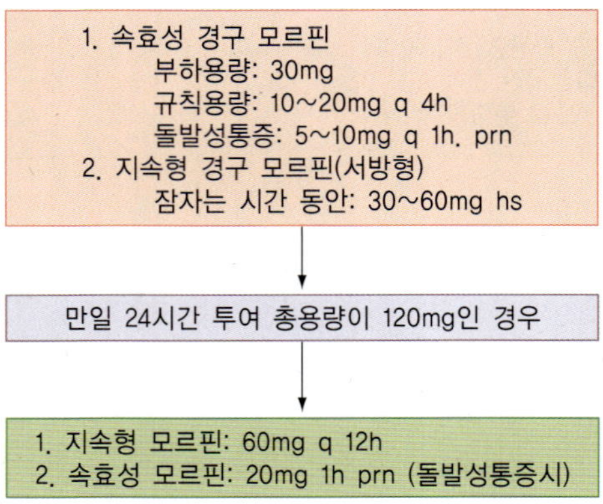

④ 투여경로

피부 접착형	1. 피부에 부착하여 경피적으로 약물이 흡수되도록 하는 방법이다. 2. 펜타닐 패취(Fentany patch)가 유일하게 만성 암성통증에 사용할 수 있다. 3. 지속적인 정맥내 투여와 같은 효과를 나타낸다. 4. 소화장기내에서의 흡수를 우회하기 때문에 변비증세가 적다. 5. 돌발성통증과 같은 급성통증의 조절에는 부적절하다.
구강점막흡수형 (oral transmucosal)	1. 구강 점막에서 흡수되어 효과를 나타낸다. 2. 사용할 수 있는 제형 : oral transmucosal fentanyl citrate(OTFC) 3. 투여 후 5~10분 후에 최고 혈중농도에 도달하기 때문에, 돌발성통증과 같은급성 통증 조절에 효과적이다.
직장내 투여	1. 약제의 내복이 불가능한 환자에게 사용할 수 있다. 2. 경구투여에서 직장내 투여로 전환할 때는 경구투여와 같은 용량을 초회 용량으로 투여한다.
척수강내투여 (경막외 및 지주막하 투여)	1. 경구 혹은 정맥투여 등 다른 방법으로 통증조절이 되지 않을 때 사용한다. 2. 사용약제 : 모르핀, 펜타닐(방부제가 첨가되지 않은 약제 사용할 것) 3. 경막외 투여 경우에 지속 피하 주입량의 약 1/4의 모르핀으로 같은 진통 효과 를 발휘한다. 지주막하 투여는 경막외 투여보다 적은 용량을 사용한다.
자가통증조절법	1. PCA : Patient-Controlled Analgesia 환자가 진통이 더 필요하다고 느낄 때 환자 자신이 switch를 눌러서 진통제를 추가 주입하도록 하는 방법 2. 정맥내, 피하 및 척수강내 지속 주입시 사용할 수 있다.
경구투여	1. 간편하고 환자에게 주는 고통이 거의 없다. 2. 주사제 보다 혈중 농도를 비교적 일정하게 유지한다. 3. 만성 통증이 있는 환자에게 효과적이다. 4. 간에서 초회 통과 효과(first pass effect)를 받아 50% 이상이 불활성화 된다.
피하 지속 주입 혹은 정맥내 투여	1. 적응증 가. 구역, 구토가 지속될 경우 나. 심한 연하곤란 다. 흡인성폐렴의 위험성 때문에 경구투여가 불가능할 경우 2. 피하지속주입은 정맥내 점적 투여와 동등한 진통 효과이기 때문에 환자가 정맥 유치도관(venous indwelling catherter)이 설치되어 있는 경우를 제외하고는 피하지속주입법을 사용하는 것이 좋다. 앞가슴이나 복부와 같은 피하조직이두텁고 고정하기 쉬운 부위에 27G 나비 바늘을 사용한다. 나비 바늘은 7일 이내에 바꾼다. 주입속도를 일정하게 유지하기 위해서 syringe pump를 사용할 수 있다. 3. 근육주사는 통증을 유발하고 근육내 에서 흡수율이 일정하지 않기 때문에 사용하지 않는 것이 좋다.

⑤ 부작용

변비	1. 모르핀이 장관의 연동운동을 억제하고 항문 괄약근의 긴장을 증가시켜 변비를 초래한다. 2. 예방적으로 완하제를 사용한다. 3. 사용 완하제 – 자극성 완하제 : castor oil, sennoids, bisacodyl, dulcolax – 삼투압성 완하제 : lactulose, magnesium sulfate	
진정/졸림 (sedation/somnolence)	1. 치료시작 초기나 증량시에 나타난다. 2. 내성이 빠른 시일 내에 생긴다. 3. 증세가 심한 경우에는 진통제를 바꾸거나, 각성 효과를 기대해서 methylphenidate(5~10mg, 경구), dextroamphetamine(2.5~7.5mg, 하루 2회, 경구), caffeine 등을 투여할 수 있다.	
구역/구토 (nausea/vomiting)	1. 모르핀 투여 시작 초기 또는 증량 시에 나타난다. 2. 내성이 생기기 쉽고, 통상 1~2주 정도 지나면 없어질 수 있다. 3. 심한 경우에는 약제를 바꾸거나, 항구토제를 사용한다. 4. 항구토제 : metoclopramide, prochlorperazine, chlorpromazine, haloperidol, scopolamine	
호흡억제	1. 경구용 투여로 호흡이 억제되는 경우는 드물고, 정맥 주사를 급속하게 하는경우에 올 수 있다. 2. 통증자체가 호흡억제를 길항하고 있기 때문에 통증이 있을 경우는 오는 경우가 드물고, 통증이 소실되면서 호흡억제가 오면 의심할 수 있다. 3. 대책 ① 모르핀을 중지한다. ② 기도를 확보한다. ③ 저Naloxone 투여 : 0.02mg을 정맥주사하고 효과가 불충분하면 2~3분 간격으로 반복 투여 할 수 있다(경우에 따라서는 0.8mg을 250ml 5%DW에 혼합하여 지속 주입할 수 있다). 의식이 회복된 후에 금단 현상이 올 수 있다. 저산소혈증이 의심되면 산소를 흡입시킨다.	
배뇨장애	1. 모르핀을 경막외 투여할 때 잘 온다. 2. 전립성 비대증 환자에서 빈도가 높다. 3. 다른 마약성 진통제로 바꾼다.	
기타 올 수 있는 부작용	1. 입안건조, 입마름 2. 발한 3. 가려움증 4. 어지러움, 현기증 5. 간대성 근경련(myoclonus)	6. 불쾌감(dysphoria) 7. 도취감(euphoria) 8. 수면장애(sleep disturbances) 9. 성기능 장애(sexual dysfunction)

⑥ 통증조절의 실제

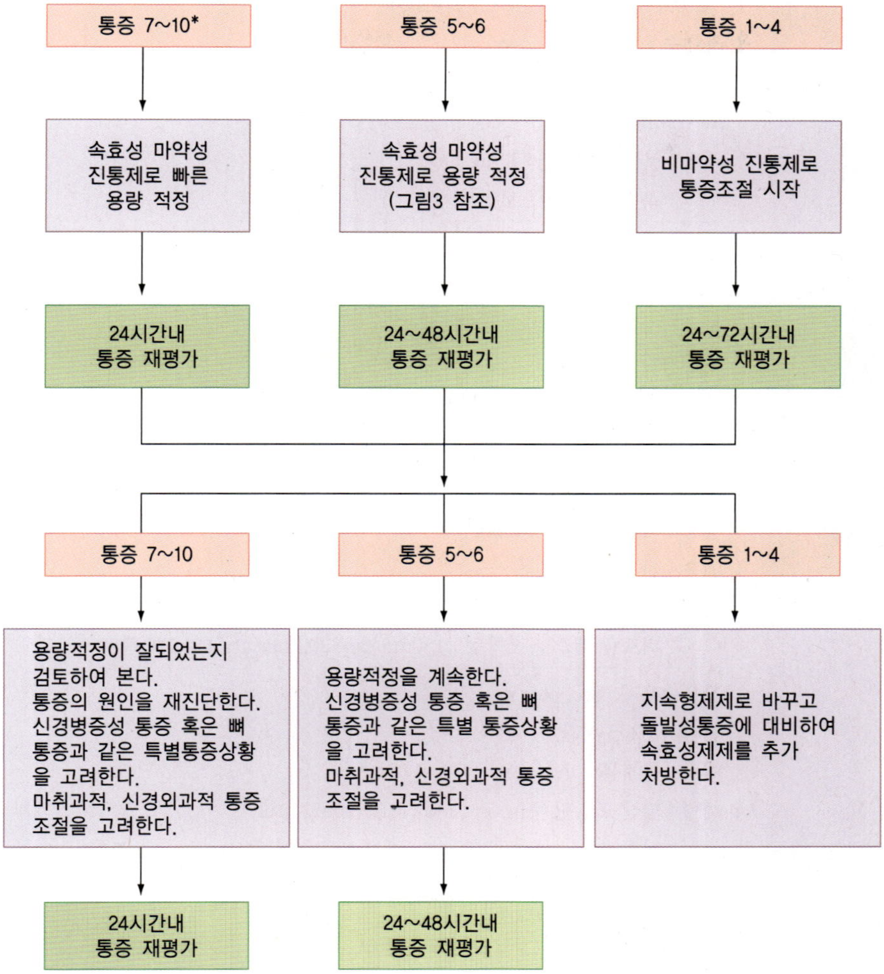

통증 7~10*
통증 5~6
통증 1~4
속효성 마약성 진통제로 빠른 용량 적정
속효성 마약성 진통제로 용량 적정 (그림3 참조)
비마약성 진통제로 통증조절 시작
24시간내 통증 재평가
24~48시간내 통증 재평가
24~72시간내 통증 재평가
통증 7~10
통증 5~6
통증 1~4
용량적정이 잘되었는지 검토하여 본다. 통증의 원인을 재진단한다. 신경병증성 통증 혹은 뼈 통증과 같은 특별통증상황을 고려한다. 마취과적, 신경외과적 통증 조절을 고려한다.
용량적정을 계속한다. 신경병증성 통증 혹은 뼈 통증과 같은 특별 통증상황을 고려한다. 마취과적, 신경외과적 통증 조절을 고려한다.
지속형제제로 바꾸고 돌발성통증에 대비하여 속효성제제를 추가 처방한다.
24시간내 통증 재평가
24~48시간내 통증 재평가

⑦ 마약성 진통제 약물 소개

약물	내용
Codeine	1. natural opium(codeine phosphate) 2. 작용수용체 : receptor m 3. 지속시간 : 4~6시간 4. morphine 60mg/day = codeine 240~360mg/day 5. 제형 : 인산코데인정 : 20mg/tab 복합형 : 마이프로돌 캅셀
Dihydrocodeine	1. semisynthetic analogue of codeine 2. 모르핀 10mg = 30~70mg 3. 상용시작용량 : 30mg 4. 지속시간 : 4~6시간 5. 제형 : DHC 콘티너스 서방정, 12시간 지속형, 60mg/tab
Tramadol	1. 작용수용체 : receptor m 2. 모르핀 10mg=100mg 3. 상용시작용량 : 50～100mg 4. 지속시간 : 4～6시간 5. 제형 : 트리돌 캅셀 : 50mg/cap, 트리돌 주 : 50mg/1ml, 100mg/2ml 지트람 엑스엘 서방정 : 150mg/tab, 200mg/tab, 1일 1회 복용
Morphine	1. 작용수용체 : receptor m 2. 반감기 : 2~3 시간 3. 대사 : 신배설 4. 제형 : 염산 모르핀 주(morphine HCl) : 10mg/1ml 서방정(morphine sulfate) : 엠에스콘틴 서방(10mg/t, 30mg/t), 엠피에스 서방정(10mg/tab)
Methadone	1. 합성 아편양제제 2. 반감기 : 24시간 3. 투여간격 : 4~8시간(혈청 반감기와 약효 지속시간에 차이가 있기 때문) 4. 제형 : 경구용, 주사용(국내에 없음)
Pethidine (meperidine)	1. 합성 아편양제제 2. 모르핀 10mg = 75mg 3. 작용시간 : 2~3시간 4. 부작용 : 중추신경계부작용(경련) – Naloxone으로 호전되지 않음 5. 암성통증 같은 만성통증에는 사용하지 않음 6. 제형 : 염산페치딘 주(50mg/1ml)
Hydromorphone	1. 모르핀의 5배 효과 2. 반감기 : 1.5~3시간 3. 지속피하주입에 적당

Oxycodone	1. 합성 아편양제제 2. 반감기 : 2~4시간 3. 제형 : 옥시콘틴 서방정 : 10mg/tab, 20mg/tab, 40mg/tab
Pentazocine	1. 혼합형 작동 : 길항제 2. m 길항제, k 작동제 3. 작동제를 사용하다가 병용할 경우 금단현상이 나타날 수 있다. 4. 모르핀의 1/6~1/3 효과 5. 제형 : 펜타조신 정(50mg/tab), 펜타조신 주(30mg/amp)
Fentanyl	1. 작용수용체 : receptor m 2. 주사용 모르핀의 80배 효과 3. 반감기 : 3~12시간 4. 마취 전처치용으로 주로 사용 5. 지속주입에 적당 6. 제형 — a. 피부접착형 듀로제식 : 25mg/h, 50mg/h 정맥주사 모르핀 2～4mg/h= 100mg/h 패취 경구용 모르핀 45～90mg/day = 25mg/h 패취 피부 부착 12～24시간 후에 혈중농도 유지됨 72시간 마다 교체 제거 할 경우에는 17시간 후에 혈중 농도가 완전히 떨어짐 패취 부착부위 : 앞가슴, 요추부 양쪽 b. 구강점막 투과형 구강점막에서 흡수됨 투여 5~10분 후에 최고 혈중농도 유지 돌발성통증에 효과적이다. 국내에 없음
Butorphanol	1. 혼합형 작동 : 길항제 2. 모르핀의 3.5～7배 효과 3. 제형 : 부놀주사, 부스펜주사, 부토판 주(1mg/amp, 2mg/amp)
Nalbuphine	1. 혼합형 작동 : 길항제 2. 모르핀과 동등효과 3. 제형 : 누바인 주(10mg/amp, 100mg/amp, 200mg/amp)
Buprenorphine	1. 부분 작동제 2. 작용수용체 : receptor m 3. 모르핀의 30배 효과 4. 지속시간 : 6~9시간 5. Naloxone은 효과가 없다. 6. 제형 : 레놀판 주사(0.2mg/amp, 0.3mg/amp)

6) 암성통증의 진통보조제

(1) 진통보조제의 적용

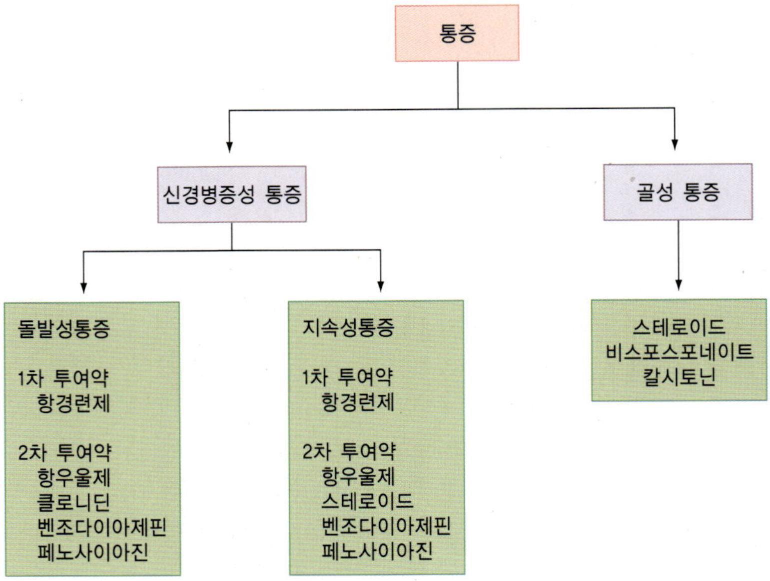

(2) 신경병증성 통증의 진통보조제

구분	적응증 및 효과	제형
항우울제 (antidepressants)	A. 통증의 보조제, 진통제로서 작용, 취침 전에 투여 B. 효과 i. 기분을 좋게 함(mood elevation) ii. 마약성 진통제의 효과를 상승시킴 iii. 화끈거리는 지속적 신경병증성 통증에 효과적임 iv. 통증, 우울증이 있는 수면장애 유용	에나폰 정(10mg/tab, 25mg/tab 염산이미프라민 정(25mg/tab) 센시발 정 세로자트 정(10mg/tab, 20mg/tab)
항경련제 (anticonvulsants)	A. 통증의 보조제, 진통제로서 작용 B. 말초신경 장애에 따른 급성 통증 C. 효과 : 암에 의한 신경 손상에서 이용	뉴론틴 캅셀(100mg/tab, 300mg/tab, 400mg/tab) 페니토인 카마제핀(200mg, 300mg 서방정) 테그레톨(200mg 서방정, 2% 시럽) 바렙톨 정(200mg/tab, 300mg 서방정) 리보트릴 정(0.5mg/tab)

구분	적응증 및 효과	제형
스테로이드 (corticosteroids)	A. 급성 및 만성 암성통증에 사용, 일부 악성 종양의 치료제 B. 효과 i. 종양 및 신경주위의 부종을 감소시켜 뇌압 상승, 척수신경 압박, 전이성 골 통증, 신경침범에 의한 증상에 효과 ii. 식욕증진효과, 행복감, 편안함 등을 제공	덱사메타존 정(0.75mg/tab), 오라덱손 정(0.5mg/tab) 소론도 정(5mg/tab), 신티손 정(3.5mg/tab)
벤조다이아제핀계 (benzodiazepines)	A. 급성 불안증과 통증과 관련된 근육 경련에 사용 B. 진통효과는 없음	바리움 정(2mg/tab, 5mg/tab) 아티반 정(0.5mg/tab, 1mg/tab, 2mg/tab) 도미컴 /주(7.5mg/tab, 5mg/amp, 15mg/amp)
페노사이아진계 (phenothiazines)	A. 진정제로서 진통효과는 없음. B. 효과; 마약성 진통제의 보조제로서 사용	네오마찐 정(100mg/tab) 세레네이즈 정/주(0.5mg, 1.5mg, 5mg/tab, 5mg/ml amp) 페리돌 정/주(1.5mg, 3mg, 5mg, 10mg, 20mg/tab, 5mg/ml amp)
클로니딘 (clonidine)	A. α2수용체 차단제로 경막(epidural) 주입 B. 효과; 신경장애적 통증조절	카타푸레스 정/주(0.15mg/tab, 0.15mg/ml amp)

(3) 골성 통증의 진통보조제

A. 비스포스포네이트계(bisphosphonates)

– 적응증 및 효과 : Pyrophosphate의 유사체로 골흡수를 방해, 골전이에 의한 통증조절 및 골절예방, 골전이에 따른 고칼슘혈증 조절

구분	상용용량	최대용량	제형	부작용	주의사항
Pamidronate	1회 90mg씩 4주마다 정주, 1일 300~600mg 경구 투여	경구 1200mg/day	아레디아 주(15mg/vial) 파노린 주/정(15mg/vial, 100mg/cap)	권태감, 저마그네슘혈증, 구역, 설사, 골성동통	신기능 이상이 있는 환자에서 주의 백혈구수 확인 필요
Etidronate	10~20mg/Kg/day 상용시작용량; 5~10mg/Kg/day 으로 시작	경구 1200mg/day	다이놀 정(200mg/tab)	발열, 경련, 골성동통	칼슘이나 비타민 D 섭취가 제한된 환자에서 주의

B. 칼시토닌(calcitonin)

— 적응증 및 효과 : 비스포스네이트와 유사한 작용, 고칼슘혈증 조절 및 골전이에 의한 통증조절 및 골절예방, 만성 신경병증성 통증에도 효과가 있다.

— 상용용량 : 5~10IU/Kg

— 제형 : 50IU/ml amp

— 부작용 : 안면홍조, 구역, 구토, 설사

— 주의사항 : skin test 필요

(4) 기타(other adjuvants)

구분	Hydroxyzine	Hyoscine N-Butyl Bromide(Buscopan)
적응증	항히스타민제제의 효과가 필요한 경우 사용	장운동 항진에 의한 복통 담도계, 요로, 여성 생식기계의 경련성 통증 기타 평활근 경련에 의한 통증
효과	진통, 항구토, 경한 진정 및 항불안효과, 통증이 있으면서 불안해하는 환자에게 유용	장폐색시 위액 분비를 줄여 구토를 감소시킴
상용용량	75~150mg	10~20mg po tid qid — 장폐색시의 용량 및 투여 방법 A. 60~200mg/일의 용량을 피하 또는 정맥 주사 B. 모르핀과 섞어 사용해도 무방 C. 4시간마다 피하 주사 또는 syringe driver 등을 이용한 지속 주입을 시행
제형	유시락스 정/시럽(10mg/tab, 25mg/tab, 50mg/tab, 2mg/ml)	10mg/tab, 20mg/ampule
부작용	졸음, 두통, 피로, 구강건조증	
주의사항	경련성질환을 앓는 환자에서는 주의를 요함	세균성 설사, 울혈성 심부전, 부정맥, 궤양성 대장염, 갑상선 기능 항진증, 전립선비대증 등은 질환에 의한 증상을 악화시킬 수 있으므로 주의가 필요

V. 외과(GS)

1. 위암

1) 정의

위암은 발암물질에 지속적으로 노출되는 경우에 억제되어 있던 암유전자가 활성화되거나 암억제 유전자가 불활성화되어 정상 위점막세포가 암세포로 변하게 된다.

2) 원인

(1) **식생활**

짠 음식의 섭취, 신선한 야채류와 과일류의 섭취 부족, 음식물에 첨가된 감미료, 방부제, 향료, 색소 등의 질산염이 많이 포함되어 있는 식품 섭취와 고기와 생선의 탄 부분, 음식물 발효 시에 쓰이는 곰팡이에서 나오는 아플라톡신 등이 있다.

(2) **위점막 내의 미리 있어왔던 병변**

만성 위축성 위염, 악성빈혈, 장형화생 점막 및 선종성 용종

(3) **위점막 내 헬리코박터 파이로리 세균의 감염**

(4) **유전적 원인**

위암의 가족력이 있는 경우가 없는 경우보다 3~4배 위암의 발생률이 높다.

(5) **흡연**

3) 병기

(1) **1기**

점막이나 점막하층에 암이 국한되고 주위 림프절에 전이가 없는 경우로 수술로 거의 완치될 수 있는 단계

(2) **2기나 3기**

근육층이나 장막층에 침습이 있거나 주위 림프절에 암세포가 퍼졌지만, 먼 곳까지 암이 퍼지지 않은 단계

(3) **4기**

암이 수술로 모두 제거되기 힘들 정도로 퍼진 상태로 수술을 하는 것이 의미가 없는 경우가 많고 항암화학요법을 하게 되는 단계

조기위암 증상		진행성 위암 증상	
· 무증상	80%	· 체중감소	60%
· 속쓰림	10%	· 복통	50%
		· 오심, 구토	30%
		· 식욕감퇴	30%
		· 연하 곤란	25%
		· 위장관 출혈	20%

4) 증상과 빈도

초기에는 특별한 증상이 없기 때문에 뒤늦게 진단이 되며, 다른 일반적인 위장 질환과 구분이 어렵다.

5) 진단

상부 위장관 촬영술이나 위내시경 검사로 위암을 진단할 수 있다. 위내시경 검사를 할 때 조직검사를 하여 암세포를 발견하면 확진할 수 있다. CT 촬영이나 초음파 검사를 시행하여 암이 주변 장기를 침범하였는지, 림프절 혹은 다른 장기로 전이되었는지 확인한다.

6) 치료

(1) 내시경 치료

① 내시경적 점막절제술

a. 조기위암 중에서 위주변 림프절 전이가 없는 점막층에 국한된 암에서 사용

b. 장점 : 약 30분 정도 수면내시경을 하면서 치료하는데, 위암 바로 아래에 생리식염수를 주사하여 위점막을 부풀리고, 전기 올가미를 이용하여 잘라낸다. 암을 도려내어서 생긴 위궤양은 한달 정도 위궤양 약을 복용하면 아물게 되고, 치료 후에는 2~3일 만에 퇴원할 수 있다. 이 치료법은 계속 정상적인 위를 갖고 생활을 할 수 있어서 삶의 질이 향상되는 장점이 있다.

c. 단점 : 시술 후 주기적으로 내시경 검사를 하여 재발을 감시해야 하며 초기 1년은 3개월 간격으로 시행해야 한다.

(2) 수술적 치료

① 수술의 적응증

암이 다른 곳으로 퍼지지 않고 위장과 위장 주위의 국소 림프절 전이에 국한되어 있

어 수술로서 모두 제거될 수 있는 범위 내에 있는 경우

② 수술의 목표

위암 수술은 병의 완전한 절제와, 절제 후 적절한 재건 즉 장문합 수술로 식생활 및 영양 섭취에 가능한 문제가 없도록 하는 것이다.

(3) 수술의 종류

① 개복 위절제수술

a. 적응증 : 조기 위암, 진행성 위암 중 복막, 간, 폐 등의 원격전이나 대동맥 주위 림프절전이가 없는 경우

b. 수술 방법

암이 포함된 원위부절제(50~80%), 또는 위전절제(100%)를 시행한다. 위에 암이 발생하게 되면 림프절을 따라 암세포가 퍼져 나가기 때문에, 반드시 위절제시에 포함하여 절제를 해야만 정확한 병기 결정과 함께 치료효과를 높일 수 있다. 림프절을 절제하더라도 신체의 기능에 문제되는 것은 전혀 없다.

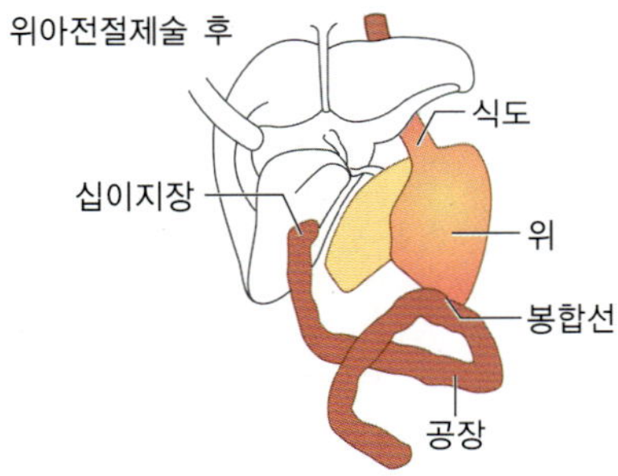

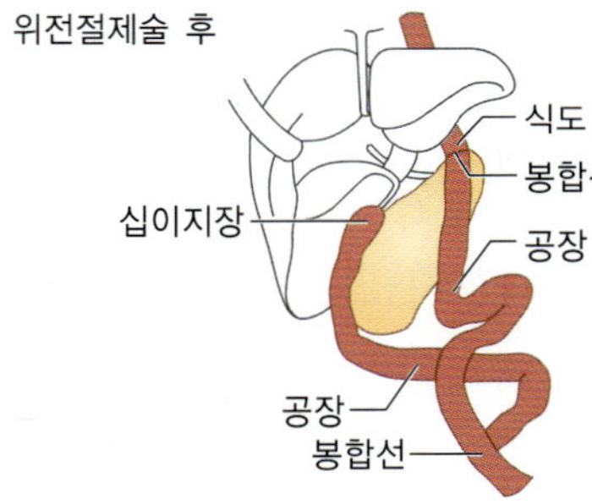

c. 종류

㉠ 위원위부절제술(Distal gastrectomy)

위의 중간 이하 아래 부분에 암이 발생한 경우에 실시한다. 위 상부의 일부를 남기고 남은 부분의 단면을 십이지장이나 작은 창자 윗부분인 공장부위에 문합하는 것으로 위 소화기능이 다소 보존되는 장점이 있다.

㉡ 위전절제술

위의 상부에 암이 있는 경우에는 위를 보존하지 못하고, 식도와의 연결 부위에서 위 전체를 절제하여 식도와 공장을 연결하는 수술이다. 이는 암의 진행 정도보다는 암의 위치 때문에 위를 모두 절제하는 것이다.

ㄷ 근위부 위아전절제술

흔히 아전절제술은 위의 하부에 있는 암에 대한 원위부(위의 아래부분) 위아전절제술을 의미하나, 위의 윗부분에 암이 있는 경우 위의 윗부분을 절제하고, 아래쪽을 살리는 수술을 할 수도 있다. 그러나 이 수술은 림프절절제 범위가 제한되고, 식도와 위장을 이어주는 부위가 좁아질 위험이 커서 위의 윗부분에 생긴 암 가운데 비교적 초기의 병에만 제한적으로 생각해 볼 수 있는 수술이다.

② 복강경 위절제수술

기존의 개복 수술에 비해 통증이 적고, 흉터가 작고, 회복이 빠른 장점이 있고, 수술시간이 다소 길고, 기구에 드는 비용으로 인해 수술비용이 많이 드는 단점이 있다.

(4) 위절제수술 후의 부작용

위 수술은 비교적 난이도가 높은 수술이다. 수술 부위 주위에는 매우 중요한 장기와 큰 혈관들이 있어 세심한 수술 기법이 필요하며, 위장으로 들어가는 많은 혈관들을 묶어야 하므로 수술 중이나 수술 후 출혈의 위험성이 있다.

① 무기폐와 폐렴

수술 후 열이 나는 가장 많은 원인이며, 그대로 방치하면 호흡 곤란과 폐부전증이 올 수도 있고 폐렴이 생기기 쉽다. 수술 후의 폐렴은 치료가 쉽지 않고, 폐부전증으로 사망할 수 있다. 이를 예방하려면 수술 후 심호흡을 하고, 수술 다음날부터 일어나서 걷고, 기침을 하여 가래를 뱉어내야한다. 수술 전 풍선 불기나, 특수한 흡기 연습기구를 가지고 숨을 크게 내쉬는 연습을 하고, 수술 후에도 이를 활용해 숨을 크게 쉼으로써 폐가 짜부러지지 않도록 해야 한다.

② 문합부 누출

수술 후 복통이 심해지고, 열이 나거나, 황달이 오는 경우 문합부 누출을 의심할 수 있으며, CT 촬영과 장 촬영 등을 통해 진단할 수 있다. 치료 방법은 수술을 다시 하기보다는 보존적 요법을 하게 된다. 금식을 오래하여야 하고, 정맥 주사로 영양제를 투여하고, 농양 등의 감염증을 배농과 항생제투여 등으로 치료한다. 대개 새는 부위가 미세한 경우 새는 양도 적고, 아무는데 시간이 적게 걸리지만 대개 6주 정도의 시간이 필요하고, 다른 여러 가지 요인에 의해 치유 시간은 달라질 수 있다. 치료가 진행되면서 통증이 없어지고, 열이 나지 않고, 혈액 검사에서 염증 소견이 없으면 CT 촬영과 장 투시 촬영으로 잘 아문 것을 확인하고, 식사를 시작할 수 있게 된다.

③ 복강 내 농양

배안에 고름 주머니가 생기는 것으로, 위 절제와 함께 비장절제술이나, 대장절제술, 간절제술 등 다른 장기를 병합 절제한 후에 오기 쉽다. 수술 범위가 크고, 수술 시간이 오래 걸렸거나, 환자의 면역 능력이 떨어진 경우, 고령, 당뇨 등이 위험 요인이다. 배가 아프고, 수술 후 5~10일 사이에 열이 날 수 있다. 배안에 관을 삽입하여 고름을 바깥으로 빼주고 항생제 치료를 하게 된다.

④ 장 유착 및 장 폐색

배가 아프고, 배가 불러오고, 토하거나, 방귀가 전혀 안나오게 된다. 심하지 않을 때에는 보통 코에 비위관을 꼽아 장내 압력을 떨어뜨리며 금식을 하고, 항생제를 사용하면서 기다리면 장폐색이 풀릴 수 있다. 심한 경우에는 수술을 하여 장 유착 부위를 풀어주고, 필요하면 장 절제를 해야 할 수도 있다. 장폐색은 생명을 위협할 수 있는 위험한 합병증이다. 수술 후 가능한 많이 걷는 것이 중요한 예방법이다.

⑤ 췌장염 혹은 췌장 누공

위암 수술 시에 췌장의 막을 모두 벗겨 내고 림프절제수술을 하기 때문에 췌장에 염증이 오는 경우가 있다. 아주 드물지만 심한 염증이 오는 경우에는 췌장에 괴사가 올 수도 있다. 또한 암이 췌장까지 먹어 들어가 췌장을 일부 절제하는 경우에 췌장누공이 생기는 경우가 있을 수 있다. 췌장액이 복강 내로 새면, 복강 내에 농양이 생기게 된다. 이 경우 배바깥으로 배액을 해주고, 영양 요법과 항생제치료를 하며, 막힐 때까지 보존적 치료를 한다.

⑥ 상처 감염 혹은 장액종

상처에 염증이 생기면 상처를 벌려 배농을 하고, 항생제 치료를 하면서 상처 치료를 한다. 며칠 후 상처가 깨끗해지면 다시 봉합을 한다. 장액종이란 맑은 조직액이 상처 틈에 고여 상처 치유를 방해하는 것으로, 피하지방이 두꺼운 환자에게 잘 생기며 배액을 해주면 저절로 아물게 된다.

⑦ 출혈

(5) 항암화학요법

위암은 항암화학요법에 비교적 반응을 하는 종양으로 알려지고 있으며, 근치적절제술 후 재발의 위험을 줄이고자 보조적 항암화학요법이 시도되고 있다.

① 적응증

a. 보조적인 치료

일반적으로 2기 이상부터 시행하며, 약제의 선택, 주기 그리고 횟수 등은 환자의 전신상태와 위암의 병기에 따라 다양하게 결정될 수 있다.

b. 수술을 전제로 하여 종양 크기를 줄이기 위하여 시행하는 경우

원격전이없이 국소적으로 진행된 위암의 경우 항암화학요법을 함으로써 크기를 줄이고 절제가 가능하게 할 수도 있다.

c. 고식적인 치료 : 수술로 절제가 불가능할 경우

② 이용 약물

항암약물로 과거에는 5-플루러유러실(5-FU), 독소루비신(Doxorubicin)=아드리아마이신(Adriamycin), 미토마이신(Mitomycin), 시스플라틴(Cisplatin) 등이 많이 사용되었고, 최근에 새로이 개발된 파클리탁셀(Paclitaxel), 도세탁셀(Docetaxel), 이리노테칸(Irinotecan), 젤로다(Xeloda), 옥살로플라틴(Oxaloplatin) 등도 위암에 효과적인 것으로 보고 되고 있다.

③ 기간

항암화학요법은 환자의 전신 상태나 병의 진행상태, 치료를 진행하면서 약물에 대한 반응 등을 지속적으로 관찰하면서 진행하므로 항암화학요법의 주기와 기간은 환자마다 매우 다양하다.

(6) 방사선치료

국소재발을 방지하기 위하여 방사선 치료가 시행되지 않으며, 위암 치료에 있어서 방사선 치료는 구체적인 역할이 없다. 그 외 진행된 종양으로 인해 출혈이나 골절 또는 통증이 나타날 때 이의 증상 완화를 위하여 시행되어질 수 있다.

7) 위절제술 clinical pathway

(1) 개복수술

	수술전일	수술당일		POD#1~3	POD#4	POD #5	POD#7 퇴원 및 가정간호의뢰
		수술 전	수술 후				
관찰 및 측정	활력증후	활력증후 수술 전 처치	활력증후 I/O 기록 수술부위 배액관 복대착용 통증정도	활력증후 체중 I/O 기록 통증정도 혈관주사 배액관 자연배뇨 가스배출	활력증후 통증정도 혈관주사 배액관	활력증후 통증정도 식사량 식후 불편감	
활동 정도	침상안정 일상활동	침상안정	침상안정 45도 좌위 체위변경 (q 2hr) 다리운동	침상안정 운동(걷기)	침상안정 운동(걷기)	운동(걷기)	
식사	아침 식사 이후부터 금식 (물 포함)	금식			물과 미음 (의사 지시)	연식 (위절제식 6회/일)	
처치 및 치료	수술 부위 피부 준비	Foley	심호흡	심호흡 Foley 제거 상처소독	배액관 제거 상처소독 식이교육 (영양과)	상처소독	Half s/o
교육	수술 전 후 관리동의서 심호흡, 기침 공올리기	속옷, 장신구제거 Foley	심호흡 (4~5회/ 시간) 각종 배액관 진통제 투여	공올리기 (5~6회/시간) 심호흡과 기침 진통제 투여 걷기운동 가글링(찬물)	가스배출 (복통동반) 배변상태 (검은 변) 걷기운동 식이계획	식사방법 (소량, 자주, 30분 이상) 식후 불편감 (속쓰림, 복통 동반가능) 걷기운동 (식후 30분간 좌위로 휴식 후)	
가정 간호	POD#8				POD#10~12		
	1. 첫 번째 방문 – Whole S/O 과 상처관리 – 수술 후 관리 교육 – 2주간 연식 섭취, 충분한 수분 섭취 교육				2. 두 번째 방문 – 상처 관리 – 수술 후 관리 수행 평가 – 식사량과 식후 불편감 정도 재평가		

(2) 복강경수술

	수술전일	수술당일		POD#1~2	POD#3~4	POD#6 퇴원 및 가정간호의뢰
		수술 전	수술 후			
관찰 및 측정	활력증후	활력증후 수술 전 처치	활력증후 I/O 기록 수술부위 배액관 복대착용 통증정도	활력증후 체중 I/O 기록 통증정도 혈관주사 배액관 자연배뇨 가스배출	활력증후 통증정도 혈관주사 배액관	활력증후 통증정도 식사량 식후 불편감
활동 정도	침상안정 일상활동	침상안정	침상안정 45도 좌위 체위변경 (q 2hr) 다리운동	침상안정 운동(걷기)		운동(걷기)
식사	식사아침 식사 이후부터 금식 (물 포함)	금식 POD#2일 점심부터 물 섭취			연식 (위절제식 6회/일)	
처치 및 치료	수술 부위 피부준비	Foley	심호흡	Foley 제거 상처소독	배액관 제거 상처소독 식이교육 (영양과)	
교육	수술 전후 관리 동의서 심호흡, 기침 공올리기	속옷, 장신구제거 Foley	심호흡 (4~5회/시간) 각종 배액관 진통제 투여	공올리기 (5~6회/시간) 심호흡과 기침 진통제 투여 걷기운동 가글링(찬물)	가스배출 (복통동반) 배변상태 (검은 변) 걷기운동 식이계획	식사방법 (소량, 자주, 30분 이상) 식후 불편감 (속쓰림, 복통 동반가능) 걷기운동 (식후 30분간 좌위로 휴식 후)
가정 간호	POD#7					
	1. 첫 방문 — S/O, 상처 관리 — 수술 후 관리 교육 — 2주간 연식 섭취, 충분한 수분 섭취 교육					

8) 수술 후 관리

(1) 휴식

적어도 2주일 정도는 집에서 쉬는 것이 좋다. 완전한 회복은 3~6개월 정도 이상의 시간이 필요하므로 수술 후 3주부터 서서히 활동을 시작하여 집 밖으로 나가서 30분 정도의 산책을 시작해보는 것이 좋다.

(2) 마음가짐과 생활 태도

암환자라고 해서 일상생활에 큰 구애를 받을 필요는 없다. 어떤 경우에 있어서는 심한 불안감과 우울증, 분노를 느끼기도 한다. 그러나 수술 후 완쾌되었음을 기쁘게 생각하고, 가능한 한 정상적인 생활을 유지하면서 희망을 가지는 것이 매우 중요하다.

① 긍정적이고 적극적인 태도
② 의료진에 대한 신뢰감
③ 환자라는 생각 보다는 병을 이긴 사람으로 당당하게, 가능하면 평소 처리하던 일들을 스스로 해결하게 한다.
④ 환자 자신의 기분이나 심정을 주변의 친구나 가족들과 함께 나누려는 태도를 가지게 한다. 이미 치료 과정을 경험한 다른 암환자와 대화를 나누는 것도 좋은 방법이다.
⑤ 술은 전혀 마시지 않거나 마시는 경우 와인 한잔, 맥주 한잔 정도로 제한하고 1주일에 2~3회 이내만 허용한다. 담배는 절대로 피우지 않게 한다.
⑥ 건전한 여가활동

(3) 업무 복귀

서서히 활동 시간을 늘려 나가고 1개월 정도 되면 직장이나 평소 일하던 장소에서 일을 시작한다. 업무량을 조절하여 처음부터 무리하지 않도록 한다. 심한 육체적 활동을 요하는 일은 3개월 이후에 시작한다. 위 수술 후에는 식사를 조금씩 자주 해야 하고 식사 시간도 길어지므로 다른 동료들과 식사 시간을 맞추기 보다는 혼자 나름대로의 식사 시간을 가지는 것이 좋다.

(4) 운동

처음 한 달 정도는 아침 저녁 일정하게 30분~1시간씩 가볍게 걷는 것이 좋다. 수영이나 자전거, 등산, 골프 등의 가벼운 운동을 그 다음 단계에서 할 수 있고, 3개월 이후에는 본인이 즐기던 어떤 운동도 할 수 있다. 단, 수술 후 항암화학요법이나 방사선 치료 중인 경우에는 가벼운 산책 이외의 운동은 삼가는 것이 좋다.

(5) 성생활

수술 후 체력이 회복되면 부부간의 성생활은 정상적으로 갖는 것이 좋다. 가족간의 애정표현을 많이 하면 정신적으로 안정되고, 암을 이겨낼 수 있는 정신력과 면역능력이 더욱 강해진다.

(6) 임신과 출산

임신을 하게 되면 임신에 관련된 호르몬의 분비가 암의 성장에 영향을 미칠 수 있으므로, 암이 완치되었다고 판단되는 경우에 임신할 것을 권유한다. 따라서 수술 후에는 적어도 3년간은 임신을 고려하지 않는 것이 좋다. 여자는 태어날 때 평생 배란할 난자를 모두 가지고 태어나지만 남성의 경우 정자는 새로 생성이 되므로 정자의 수와 기능이 정상적이면 임신하는데 큰 문제가 없다. 따라서 몸이 거의 회복된 이후인 수술 후 6개월 정도 이후에 임신을 고려하게 한다.

암의 정도가 심하여 수술 후 항암화학요법이나 방사선 치료를 계속 받아야 하거나, 몸의 상태가 계속 허약할 가능성이 높은 경우에는 수술 전 수정란 동결이나, 정자 동결 보관 등을 고려할 수 있다. 임신을 심각하게 고려하는 경우 수술 전 이러한 문제에 관하여 미리 전문가와 상의하여 방법을 강구한다.

(7) 식생활

수술 후의 빠른 회복과 영양상태 개선을 위해서는 위에 부담을 주지 않는 범위 내에서 영양 섭취를 충분히 할 수 있도록 단계적인 식사 적응 노력이 필요하다.

회복 속도는 개인 차이가 있고 수술 방법에 의해서 식사를 시작하는 시점이나 한 번에 먹는 양은 사람마다 제각기 다르다. 서두르지 말고 규칙적인 생활과 식사요법을 하도록 하게 한다.

① 입원 중 식사

a. 위 수술을 받으면 위를 자르고 소장과 연결해 놓았기 때문에 먹은 음식물이 빠른 속도로 내려가서 복통이 나타난다. 물은 먹자마자 위를 거쳐 소장으로 흘러내려가므로 소장이 '꾸루룩' 하면서 심하게 경련을 일으키는 경우가 흔히 있으나 정상적인 반응이므로 걱정할 필요는 없다.

b. 수술 직후 나오는 식사는 그동안 쉬고 있던 소화관(위, 장)의 시운전을 하기 위한 식사이다. 처음에는 유동식(스프, 우유, 주스)으로 시작한 후 점차 고형식으로 바꿔준다. 한 숟가락씩 천천히 잘 씹어서 침(타액)과 잘 섞어서 먹도록 한다. 미음은 물을 먹을 때와 느낌은 비슷해서 위 속을 잘 흘러가기 때문에 나오는 양을 다 먹어

도 부담이 없다. 단 소장운동에 의한 짧은 복통은 자주 느끼게 된다. 그 이후에 나오는 죽(다소 물기가 많은 밥과 부드러운 반찬)은 미음처럼 흘러내려가지 않고 일단 위에 고였다가 차례로 소장으로 흘러들어 간다. 성미가 급해서 씹지 않고 그대로 삼키면 소장에 부담을 주어서 배가 아프거나 설사가 유발된다.

c. 식사 방법은 앞에서 설명한 것과 비슷하지만 음식을 저장하는 장소가 없기 때문에 음식이 바로 소장에 쌓이게 되어서 과식하면 소장이 팽창되면서 복통을 느끼며, 이때는 음식을 삼키는 속도를 천천히 해야 한다.

d. 식사의 진행과정에서 배가 아프거나 가스가 차는 증상, 구토, 설사, 식은땀, 심장박동수 증가 등의 증상이 나타날 수 있다. 이는 덤핑증후군으로 인한 증상으로, 예방을 위해서는 다음과 같은 사항들을 꼭 지켜야 한다.

㉠ 하루에 필요한 열량 및 영양소를 6~9회로 나누어 소량씩 자주 섭취

㉡ 음식물은 30회 이상 씹어서 침과 잘 섞이도록 하고, 20~30분 동안 천천히 식사

㉢ 식사하는 동안에는 국물이나 물 섭취를 가급적 피하고, 식후 30분~1시간이 지난 후 1/3~1/2컵 정도를 천천히 마신다.

㉣ 식사를 한 후 바로 움직이지 말고, 15~30분 정도 비스듬히 기대어 편안한 자세로 쉰 다음 가벼운 운동을 하도록 한다. 이는 음식물이 급속하게 장으로 유입되는 것을 방지하기 위함이다.

㉤ 사탕, 꿀, 초콜릿, 케이크, 음료 등 단 음식은 한꺼번에 많은 양을 섭취하지 않는다.

② 퇴원 후 식사

a. 수술로 인해 소모된 체력을 회복하고, 체중을 유지하기 위해서는 양질의 단백질 식품 뿐만 아니라, 여러 가지 음식을 골고루 섭취하여 체내에 필요한 영양을 충분히 공급하는 것이 중요하다. 개인의 위절제 범위와 소화능력에 따라 다소 차이가 있을 수 있으나, 식사로 인한 불편감을 줄이고, 영양섭취를 충분히 하기 위해서는 퇴원 후에도 지속적인 식사 적응 노력이 필요하다.

b. 입원 중에는 하루 5~6회 식사가 나오는데, 위가 작아져서 한 번에 먹을 수 있는 양이 적으므로 하루 3회만의 식사로는 영양이 절대적으로 부족하다. 죽을 먹으면서부터는 느끼는 명치 근처가 꽉 차는 팽만감은 남은 위의 크기가 작고 기능도 없기 때문에 나타나며 수술 후 한 달 동안 지속되지만 점차 회복하여 대부분 6개월이 경과하면 수술 전과 같은 식사를 할 수 있게 된다. 그러므로 수술 후 처음 한 달 동안은 한 번에 먹는 총량을 밥공기 1/3 미만으로 하는 것이 편하다. 식사 후 30분 정도 지나서 속이 비워지면 바로 1/3을 또 먹도록 한다. 수술 후 한 달 정도는 이렇게 거

의 하루 종일 죽(주식)과 유동식(간식)을 먹도록 한다. 한 달이 지나면 다소 물기가 적은 흰밥을 서서히 먹도록 권하고 있다. 특히 위를 모두 다 잘라낸 환자는 식도와 공장(소장)을 특수한 기계를 이용해서 연결한 부위에 음식이 걸리는 현상이 자주 나타나서 많은 환자들이 목구멍부터 음식이 걸리는 증상을 호소한다. '음식이 가슴에 가득 얹혀서 내려가지 않는다', 또는 '밥을 먹으면 배가 아프다'라는 증상은 수술 후 두 달이 지나야 줄어든다.

c. 덤핑증후군을 예방하는 방법으로 식사한다.

d. 죽을 먹다가 밥으로 진행하면서 고기나 야채, 과일 등을 섭취하게 되는데, 음식은 되도록 부드럽게 조리하고 골고루 섭취하는 것이 좋다. 음식의 종류별 조리와 섭취 방법은 다음과 같다.

e. 삼가해야 할 음식물

구분	내용
밥 (곡류군)	· 주요 에너지원으로 사용되므로 소량씩 자주 먹는 것이 좋다. · 잡곡류는 소화가 잘 안될 수 있으므로 당분간은 흰밥 위주로 먹도록 한다. · 떡, 빵, 과자 등은 달지 않은 것으로 꼭꼭 씹어서 간식으로 먹는 것이 좋다. · 해당음식 : 밥, 국수, 빵, 감자, 비스킷
고기반찬 (어육류군)	· 수술 후 회복 단계에는 단백질이 평소 보다 많이 필요하므로 충분히 섭취해야 한다. · 고기는 질기거나 기름이 많은 부위는 제거하고 살코기만 먹으며, 생선은 조림이나 구이, 지짐 등으로 부드럽게 조리하여 먹는 것이 좋다. · 해당음식 : 쇠고기, 돼지고기, 닭고기, 생선, 계란, 두부
야채반찬 (채소군)	· 가능한 부드럽게 익혀서 먹고, 밥으로 진행하면서 생야채도 부드러운 것으로 조금씩 시도해 보게 한다. · 해당음식 : 잎채소, 버섯, 오이, 무, 피망, 양상추, 상추
기름 (지방군)	· 기름은 조리 시 양념으로 사용하되, 튀김보다는 조림, 구이, 볶음 등 기름이 적게 들어가는 조리법을 선택하는 것이 좋다.
우유군	· 수술 직후에는 소화가 잘 되지 않을 수 있으므로 밥으로 진행하면서부터 소량씩 시도해 보게 한다. · 해당음식 : 우유, 치즈
과일군	· 껍질은 벗겨내고 잘 씹어서 먹고, 처음에는 얇게 저며서 먹는 것이 씹는데 도움이 될 수 있다. · 해당음식 : 사과, 포도, 토마토, 딸기, 참외, 수박

㉠ 섬유소가 많아 질긴 식품

ⓐ 채소류 : 더덕, 도라지, 미나리, 고구마순, 토란대 등

ⓑ 과일류 : 감, 대추, 파인애플, 과일껍질 등

ⓒ 잡곡류 : 현미, 보리, 콩 껍질, 팥 등

㉡ 말린 식품

ⓐ 말린 채소류 : 무말랭이, 건고사리 등

ⓑ 말린 과일류 : 곶감, 대추, 무화과 등

ⓒ 말린 어육류 : 육포, 건오징어, 멸치, 북어 등

㉢ 기타 피해야 할 식품

ⓐ 맵고 짠 음식 : 젓갈, 장아찌, 진한 찌개, 매운탕 등

ⓑ 술, 담배, 카페인 음료(커피, 홍차 등)

f. 주의사항

㉠ 찹쌀떡, 인절미, 김밥(끈끈한 덩어리) : 소장이 막힐 수 있다.

㉡ 생선회, 육회, 등은 조금만 오래되면 세균이 증식할 수 있다. 이들을 먹으면 위산이 없는(위 100% 절제)환자의 경우 심한 설사를 동반하는 배탈이 날 수 있다.

㉢ 입맛이 없을 때는 억지로 먹으려고 고생하는 것 보다는 입맛을 살리기 위해서 간장, 식초, 마늘, 향신료 등으로 맛을 돋구게 한다. 원칙적으로 짜고 향신료가 진한 음식은 금기로 되어 있으나 입맛을 돋우고 소화를 촉진시키는데 큰 도움이 된다.

㉣ 식사량이 충분하지 않아 체중 감소가 지속되는 경우에는 간식으로 영양보충을 하는 것이 필요하다. 두유, 우유, 영양보충 음료, 치즈, 계란, 두부, 스프류, 달지 않고 부드러운 빵, 떡, 과자 등의 간식을 환자의 기호 및 적응도에 따라 다양하게 이용하시는 것도 도움이 될 수 있다.

㉤ 건강보조식품, 민간요법, 한약재, 보약 등을 함부로 사용하는 것은 오히려 건강에 해가 될 수 있으므로 삼가 해야 하고, 개고기 등은 정상적인 식사가 가능해진 다음에 본인 책임 하에 먹도록 하나, 일반적으로 의사는 이들을 권하지 않는다.

(8) 상처 관리

발사 후에는 특별한 상처관리가 필요 없으나 분비물이 있을 때는 드레싱을 시행하며, 복대는 가능한 발사 시행 4주까지 유지한다. 흉터 제거를 위해 발사 후 5~7일 후부터는 F-sheet(XDM0634, XDM0635)나 Cica care, Scargel이나 Kelocote 등을 사용 할 수 있다.

(9) 위생 관리

발사 후 3일 후에는 샤워가 가능하고 4주 후에는 통 목욕이 가능하다.

2. 대장암

1) 정의

결장과 직장에 생기는 악성 종양으로 선암의 대부분은 선종이라는 양성 종양(폴립, 용종)이 진행되어 발생하며, 선암 이외에도 림프종, 육종, 편평상피암, 유암종 등이 발견된다.

2) 원인

(1) **50세 이상의 연령(대장암 발생의 약 80%를 차지하고 있음)**

(2) **고지방 · 고칼로리 · 저섬유소 식이, 가공 정제된 저잔여 식이, 알코올**

(3) **10년 이상 경과된 궤양성 대장염**

(4) **유전성 소인 - 가족성 용종증**(familial adenomatous polyposis)

(5) **선종성 용종**(adenomatous polyp)

(6) **난소암, 자궁 내막암 또는 유방암병력**

(7) **대장암의 가족력**

대장암 환자의 5~15%가 가족력이 있는데, 부모, 형제, 자녀 중에 대장암 환자가 있는 경우에는 대장암의 발병률이 2~3배 증가한다.

3) 예방

대장암을 예방하기 위해서는 적당한 운동과 함께, 동물성 지방 및 당분은 삼가고 식이섬유가 풍부한 신선한 야채 · 과일 및 비타민 A, 비타민 C, 비타민 E, 칼슘 등을 섭취한다.

4) 증상

대장암 초기에는 대부분 아무런 증상이 없으며 증상이 나타난 경우에는 이미 상당히 진행된 경우가 많다.

(1) **대장암의 주된 증상**

① 갑자기 변을 보기 힘들어지거나 변을 보는 횟수가 변하는 등의 배변 습관의 변화

② 설사, 변비 또는 배변 후 후중기(변이 남은 느낌)

③ 혈변(선홍색 또는 검붉은색) 또는 점액변

④ 예전보다 가늘어진 변

⑤ 복부 불편감(복통, 복부팽만)

⑥ 체중이나 근력의 감소

⑦ 피로감

⑧ 식욕부진, 소화불량, 오심과 구토

⑨ 복부 종물

(2) **종양의 위치에 따른 증상**

우측 대장암	좌측 대장암	직장암
· 설사 · 소화불량 · 복부팽만 · 복통 · 빈혈에 의한 제반 증상 · 체중감소 · 근력감소 · 덩어리가 만져짐	· 배변습관 변화 · 변비 · 혈변/점액변 · 장폐색	· 변비 혹은 설사 · 혈변 · 배변 후 변이 남은 느낌 · 배변 시 통증

5) 진단

(1) **직장수지검사**

대장암의 약 35%(직장암의 약 75%)가 직장수지검사만으로도 진단이 가능하다. 40세 이후에는 매년 1회의 직장수지검사가 권장되고 있다. 이 검사는 의사가 윤활제를 바른 장갑 낀 손을 직장에 삽입하여 직장에 비정상적인 덩어리가 만져지는지를 보는 검사이다.

(2) **암태아성항원(CEA) 검사**

대장암의 수술 전 단계나 암 치료의 효과를 검사하기 위해서 또는 대장암과 다른 암의 재발 확인을 위한 검사에서 보조적으로 쓰인다.

(3) **분변 잠혈검사**

위장관 출혈을 알아내기 위해서 또는 대장암의 조기 진단을 위해서 사용된다. 비교적 저렴한 비용으로 큰 불편 없이 검사가 가능하지만 위음성도, 위양성도가 높아검사의 정확도가 떨어진다.

(4) **이중조영바륨관장검사**

① 장점 : 전체 대장을 검사할 수 있으며 대장암의 위치 및 대장벽의 변화를 알 수 있다.

② 단점 : 작은 용종 발견의 민감도가 대장내시경에 비해 상대적으로 낮다.

(5) 대장내시경

① 장점 : 대장용종의 발견에 매우 민감하며 발견한 용종을 즉시 제거할 수 있다.

② 단점 : 검사하는 동안 환자가 느끼는 불편감이 있고, 암 등으로 대장내강이 막혀 있으면 더 이상 검사를 진행할 수 없다.

(6) 전산화단층촬영

CT는 주로 대장암 자체의 진단, 인접 장기 및 간, 림프절로의 전이 여부 등을 규명하는데 사용된다. 대장암은 가까이 있는 다른 기관, 예를 들어 방광이나 자궁, 다른 대장이나 소장에 직접 침범하거나 림프와 혈액을 통하여 간 또는 폐로 전이되거나 복강 내로 퍼지게 된다.

6) 치료

(1) 내시경적 절제술

점막에 국한된 조기 대장암의 경우에는 내시경적 절제술만으로도 치료가 가능하다.

(2) 개복수술

① 결장루 조성술

a. 결장과 복벽사이에 개구부(opening)를 만들어서 이곳으로 대변을 배출시키는 것

b. 상행결장, 횡행결장, 에스결장 그 어느 부위에서도 시행될 수 있다.

c. 일시적인 결장루 조성술 : 하부 장관을 쉬게 하기 위하여 일정기간 동안만 하부 결장에 대변이 도달하지 못하게 함으로써 질병의 치료를 시도하는 방법인데, 수주, 수개월 혹은 수년 후에 장루는 제거되고 정상적인 장관으로 다시 문합된다. 암 근위 부위에 개구부를 형성하여 수술을 할 수 없는 대장암을 치료하기 위하여 시행할 수도 있다.

d. 영구적인 결장루 조성술 : S-결장에서 많이 시행된다. 이는 대장의 주요 기능이 수분 흡수이기 때문에 S-결장에 시행함으로써 좀 더 굳은 대변을 배출하여 관리하기가 쉽기 때문이다.

② 직장암의 수술방법

a. 저위전방절제술(Low Anterior Resection)

가장 대표적이며 직장을 절제하고 결장과 하부 직장을 연결하는 방법으로 직장암이 anal verge로부터 5~12cm 위에 있는 경우 시행한다.

b. 국소절제술(경항문 국소절제술, Trans-anal excision)

종양이 항문연으로부터 8cm 이내에 있고 근육층 침범과 림프절 전이가 없으며 종양의 크기가 4cm 이하인 조기 직장암의 경우에 항문 접근을 통해 국소 절제한다.

c. 복회음 절제술(Abdomino Perineal Resection)

항문관과 하부 직장 1/3 부위의 종양을 제거, 영구적인 결장루 조성술을 함께 시행하며, 병변이 침범한 결장과 직장, 항문 전체가 다 절제되고 항문이 폐쇄된다. 이 술식은 종양이 항문연으로 부터 4cm 이내에 위치하며 완전한 종양 제거를 위해서는 항문기능을 보존할 수 없다고 판단될 때 시행한다.

(3) 항암화학요법

① 암을 완전히 절제한 후에 재발 방지를 목적으로 시행

a. 수술 후 병기가 3기 및 고위험 2기의 경우에 시행, 완치 목적의 수술을 시행한 경우라도 20~60%에서 재발이 발생하게 된다. 잔존 암세포군에 대한 치료를 시행하여 암세포를 제거하면 완치율은 더욱 향상될 수 있을 것이라는 이론적 배경 하에서 수술 후 항암화학요법을 시행하게 되었다.

b. 5-FU와 루코보린의 복합요법(주사제) 혹은 제로다(경구용)가 대표적인 치료법으로 일반적으로 6개월간 시행하게 된다. 수술 후 항암화학요법을 시행하여 재발률은 40%, 사망률은 30% 줄이는 효과를 보게 된다.

② 수술을 시행 할 수 없는 전이성 대장암의 치료에 적용

(4) 방사선 치료

① 진행성 직장암에서 수술 후 보조적 치료로 이용된다.

② 방사선 치료는 1일 1회씩 주 5회(월~금) 치료를 하며 약 5주 내지 6주간에 걸쳐 시행한다. 이러한 방사선 치료는 주로 항암화학요법과 병행하여 시도되고 있으며 수술만 단독으로 하는 것에 비해 국소 재발률을 유의하게 감소시켜 준다.

③ 직장암의 위치나 크기가 항문기능을 보존하기 어려운 경우 수술 전 방사선 치료를 통해 종양의 범위를 줄여줌으로써 보존이 가능하게 될 때도 있다.

7) 대장암수술 clinical pathway

	수술전 2일	수술전일	수술당일		POD#4~5	POD#5~6	POD#7
			수술 전	수술 후			
관찰 및 측정	활력증후 키, 몸무게	활력증후	활력증후 수술전 처치	활력증후 의식상태 수술부위 통증사정 배액관관리 정맥주사 몸무게 I/O 기록	활력증후 의식상태 수술부위 통증사정 배액관관리 정맥주사 몸무게 I/O 기록	활력증후 수술부위 통증사정 정맥주사 몸무게	활력증후 수술부위 통증사정 몸무게
활동 정도	침상안정 걷기	침상안정	침상안정	ABR 침상안정	ABR 침상안정	걷기	
식사	조식 후 금식-물 포함 (저잔사미음)	금식 (김진천교수) 조식 후 금식 (저잔사연식)	금식 LAR / AR (POD#4까지) APR (POD#5~6까지)		금식 저잔사식 (미음)	저잔사식 (미음)	퇴원 후 1주간 저잔사식 (죽)
치료	장 준비 (콜론라이트 2L씩 1병) 공올리기	수술동의서 피부준비 AST 공올리기 장 준비 (콜론라이트 2L씩 2병) 관장 장루표시 탄력스타킹	Foley L-tube 공올리기	심호흡, 기침 산소공급 L-tube배액 공올리기	심호흡, 기침 양치, 가글링 회음간호	좌욕 (pod #3일 gas out 후) 배뇨훈련 Foley제거 L-tube제거 공올리기 영양상담 및 교육 (영양과) 상처소독 배액관제거	상처소독 Half S/O
교육 및 설명		수술전후 교육 장신구, 속옷제거		Foley L-tube 배액관관리	식이교육	식이교육	
가정 간호	POD#8~9			POD#10~11			
	1. 첫 방문 – Whole S/O과 상처관리 – 수술 후 관리법 교육 – 식이지도 – 장루관리 및 교육			2. 2nd 방문 – 상처관리 – 수술 후 관리법 시행 평가 – 식이지도 – 장루관리 및 교육			

8) 장루수술 후 관리

(1) 불편감

수술 직후 환자의 항문주위 불편감은 좌욕을 실시함으로써 상처치유 촉진과 불편감이 경감된다. 불편감이 수년간 있을 수 있는데 이런 경우 스폰지로 만든 방석을 이용하거나 장시간 앉은 자세를 피하고 좌욕이나 콜드크림 등을 발라주면 도움이 된다. 복압을 상승시키는 일은 피한다. 복대는 2~3개월 꼭 착용을 한다(탈장예방목적).

(2) 위생 관리

샤워는 발사 후 3~4일 이후에 하고, 통목욕은 한 달 후 시행한다. 좌욕은 따뜻한 물로 하루 2~3회 하고 한번에 3~5분 정도 한다.

(3) 외출과 여행

외출 시에는 만약의 경우에 대비해 여분의 부착물을 하나씩 준비하는 것이 좋다. 장기 여행 시에는 부착물을 넉넉히 준비하는 것이 좋으며, 물이나 음식물에 주의해야 한다. 마시는 물을 바꾸면 설사의 위험이 있으므로 익숙한 물을 미리 준비하거나 시판되는 생수를 마시도록 한다. 차로 여행 시 안전벨트는 장루가 눌리지 않도록 하고 어깨에 걸치는 벨트가 더 좋다. 비행기를 탈 때에는 피부 보호판과 배변 주머니를 휴대하고 탑승한다.

(4) 운동

신체적 접촉이 심하거나 복부에 힘이 들어가는 운동(레슬링, 씨름, 역도 등)을 제외하고는 평소에 즐기던 운동을 서서히 시작하는 것이 체력 회복이나 스트레스 해소에 좋다.

골프의 경우는 회음부 수술 부위가 완전히 치유된 후에 하는 것이 좋다. 운동은 3개월 정도까지는 탈장 예방을 위해 평지를 걷는 정도의 운동을 권장 한다.

(5) 직업

기력이 회복되는 대로, 직업이 신체적인 무리(무거운 물건을 들거나 아랫배에 힘이 주어지는 것을 포함)를 주는 일이 아니라면 큰 어려움이 없이 종전의 직장으로 돌아갈 수 있다.

(6) 성생활

① 여성의 경우에는 성 능력의 상실을 초래하지 않지만 남성은 가끔 일시적으로 성 능력에 영향을 받을 수 있으므로 의사와 상의하게 한다.

② 성기능은 연령, 신체상태, 수술 내용과 추가되는 치료(방사선치료 등)에 따라 개인차가 있게 된다. 파트너와 함께 서로 이해하고 부드러운 분위기를 만들기에 주의하면서

체위변경, 작은 주머니나 스토마 캡 또는 주머니 커버 등 보조기구를 사용하는 노력을 하면 도움이 될 수 있다.

(7) 식이

① 수분 섭취

장루로 배출되는 배액양은 하루에 약 1,200~1,500ml 이다. 수분 섭취가 너무 적게 되면 탈수가 되기 쉽고, 소변 양이 적어지므로 비뇨기계 결석이 생기는 경향이 있다. 너무 많은 수분 섭취는 또한 배액 량의 증가를 초래하여 장루관리의 불편함을 야기하므로 하루에 1,500~2,000ml의 수분 섭취가 적당하다고 할 수 있다.

② 장루 자체가 병이 아니기 때문에 수술 직후를 제외하고는 특별히 제한해야 할 음식은 없다. 채소나 과일 등을 포함한 균형 있는 식사를 적당한 양으로 일정하게 먹도록 한다. 섭취한 음식물은 4~6시간 안에 장루로 배설된다. 따라서 잠자리에 들 시간에 많은 양의 식사를 하는 것은 좋지 않다.

③ 장루 조성술 후에는 고단백 · 고탄수화물 · 고칼로리의 저잔여 식이를 한다. 그리고 비타민 A, 비타민 D, 비타민 E, 비타민 K, 비타민 B_{12}의 보충제가 필요하다.

④ 설사나 불편감을 일으킬 수 있는 음식물은 되도록이면 피하도록 한다. 고섬유질 음식은 수분을 지나치게 흡수시켜서 부종과 변비를 초래할 수 있으며 심지어 장폐색을 초래하기도 한다. 특히 수술 후 6주간은 장폐색을 유발하는 음식은 삼가는 것이 좋다.

a. 설사 유발 식품 : 콩류, 생과일, 생야채, 양념이 강한 음식

b. 변비 유발 식품 : 바나나, 감, 땅콩, 버터

c. 가스 유발 식품 : 양배추, 양파, 콩류, 튀긴 음식, 맥주, 유제품, 탄산음료

d. 냄새 유발 식품 : 달걀, 생선, 치즈, 파, 마늘, 양파, 양배추, 콩류, 맥주, 비타민류

e. 장폐색 유발 식품 : 팝콘, 옥수수, 파인애플, 과일이나 야채의 껍질이나 씨, 샐러리와 같은 섬유질이 많이 함유된 야채, 코코넛, 너트

⑤ 식사원칙

a. 10분 이상 천천히 소량 자주 먹는다.

b. 영양섭취를 위해 골고루 섭취 한다(육 고기는 기름을 제거 후 연한 부위).

c. 너무 질기고 딱딱한 음식은 가급적 피하고 잘게 잘라서 먹는다.

d. 물은 수시로 자주 먹는다(하루 2L 정도-음료수 포함).

e. 평상시 소화가 잘 안되었던 음식은 피한다.

(예 : 김밥, 냉면, 잡채, 옥수수, 떡, 감, 바나나 등은 소화가 안 될 수 있어 2개월 이후 먹는다.)

⑥ 퇴원 후 식이방법

a. 퇴원 후 3일~2주간은 국의 국물, 주스, 복숭아 통조림 등을 먹는다.

b. 진밥, 김치, 생야채, 생과일로 변경하여 1주간 섭취한다.

c. 이후 정상식사로 바꿔 먹는다. 잡곡밥은 2개월 이후 가능하다.

d. 죽을 먹으면서부터 단백질 음식(두부, 계란찜, 생선)을 권장한다(주 1~2회).

㉠ 돼지고기 – 삶거나 찐다.

㉡ 쇠고기 – 샤브샤브, 연한 불고기, 갈은 고기

㉢ 닭고기 – 삶거나 찐다.

㉣ 사골국 – 기름기 제거 후 먹는다.

(8) 장루물품 구입

① 기구는 본인의 장루나 복부의 형태에 적합한 것을 사용하며 1~3개월 정도 사용할 수 있는 여분을 준비하는 것이 좋다.

② 1주에 피부보호판 2장, 주머니 2장, 원피스의 경우 3장이 보험이 적용되므로 외과외래 진료 시에 처방을 받는다. 장루용품만 필요한 경우에는 매주 수요일 외과 일반의사로 접수해서 처방받을 수 있으며 전화예약(국번 없이 1688-7575)이나 인터넷예약이 가능하며 장루전문간호사와 상담 후 택배로 받을 수 있다.

회사명	취급회사	전화번호
Hollister	한국홀리스터	03-929-1534
Convatec	한국비엠에스제약	02-3453-6333
Coloplast	맥진메디칼	02-312-1364
Alcare	리즈상사	02-508-5538

③ 장루를 가진 사람들의 전국적인 모임인 한국장루협회(http://www.ostomy.or.kr)를 통하여 재활에 도움을 받을 수도 있다.

(9) 장애자 등록사진(명암판)3매, 도장을 지참하여 동사무소에서 장애자신청양식을 준비한다. 외과 외래를 방문하여 주치의로부터 장애 진단서를 발급받을 수 있다.

(10) 장루관리

① 장루(인공항문, 스토마)

회장루는 통상적으로 복부의 오른쪽 아래에 위치하며 소장의 끝부분인 회장으로 만든 장루이다. 소화 효소가 함유된 묽은 변이 배출되므로 피부에 자극을 잘 일으킨다. 하행/S-결장루는 통상적으로 복부의 왼쪽 아래에 위치하며 대장의 대부분이 기능을 하므로 변은 평상시와 같은 상태로 배출된다. 필요에 따라서 관장이나 장세척을 할 수 있다. 횡행결장루는 통상적으로 복부의 위 중앙에 위치하며 횡행결장을 이용하여 루프로 장을 들어올려 피부에 고정시킨다. 변은 약간 되직하게 나온다. 처음에는 복벽 바깥으로 1~2cm 돌출되어 있으며 매우 붉은색을 띠고 부풀어 있다. 장루는 신경이 없어 만져도 아프지 않으며 자극을 주면 약간의 출혈이 있을 수 있으나 꼭 누르고 있으면 곧 멈춘다. 장루의 크기와 모양은 개인마다 다르지만 수술 후 차차 작아지기 시작하여 5~6주 후에는 거의 자기 모양과 크기를 갖게 된다.

② 장루주머니의 교환방법

a. 준비물품

피부보호판(Skin barrier), 장루주머니(Colostomy pouch), 클립(Clip), 피부보호필름(Protective film), 피부보호 연고(Protective barrier paste), 곡가위, 매직펜(혹은 볼펜), 자(Stoma guide), 휴지, 방수포, 반창고, 비닐주머니, 거즈나 작은 수건(젖은 것과 마른 것)

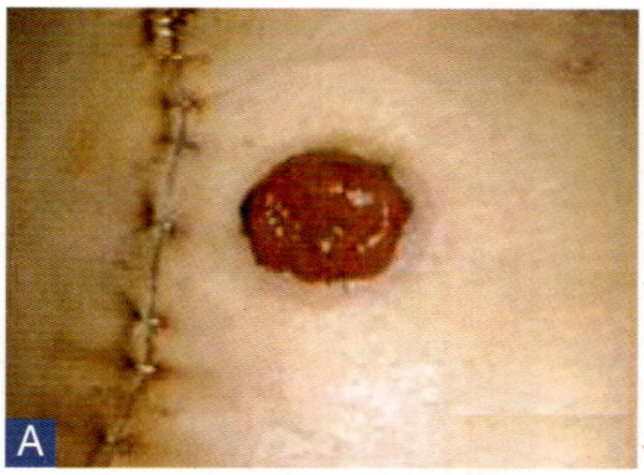

A 장루주위 피부를 물과 로션이 함유되지 않은 비누로 세척한 후 물기를 제거한다.

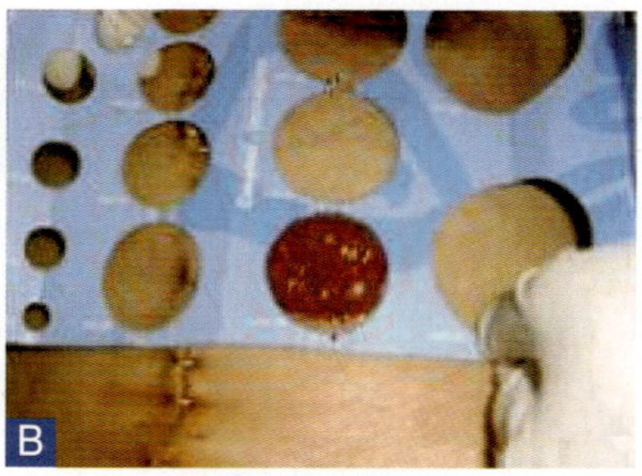

B 장루의 크기를 자로 잰다.

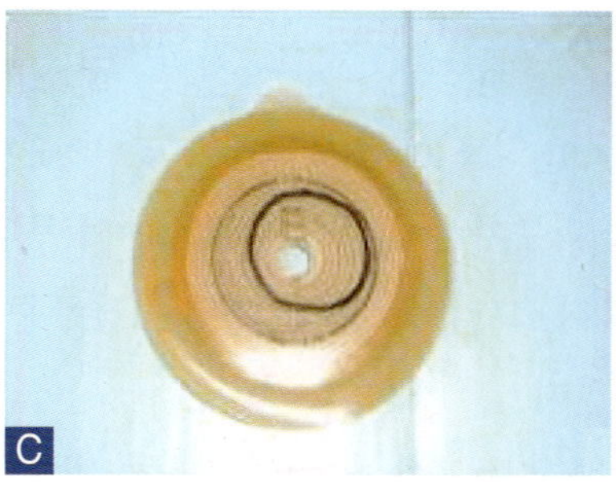

C 피부보호판 뒷면에 측정한 장루의 크기를 그린다.

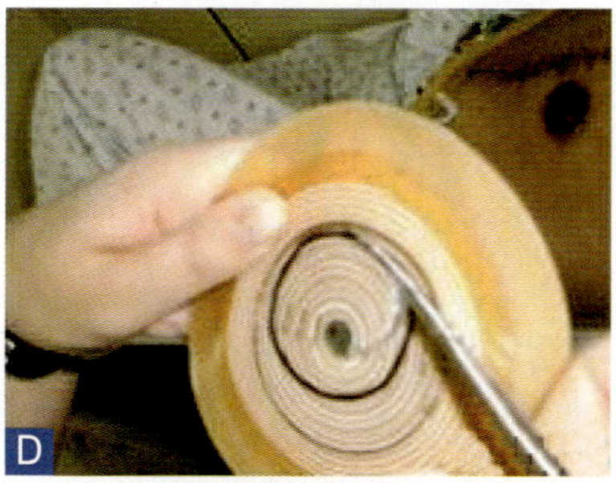

D 가위로 그려진 모양대로 자른다.

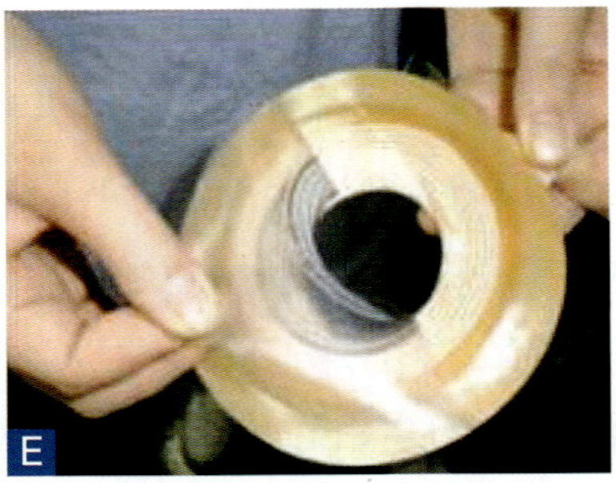

피부보호판에 붙어 있는 종이를 떼어낸다.

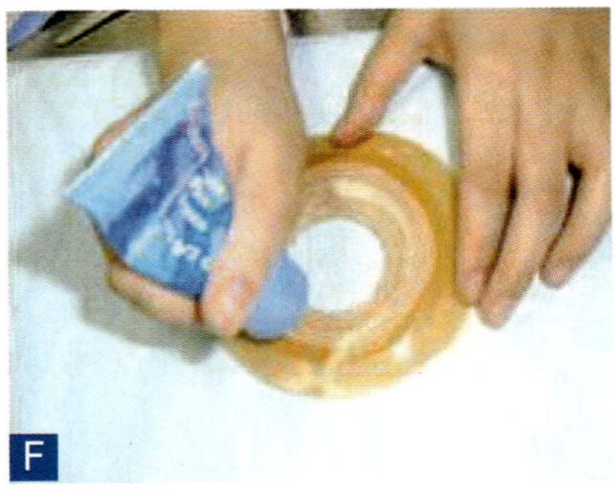

필요한 경우 연고를 판에 얇게 바르고 말린다.

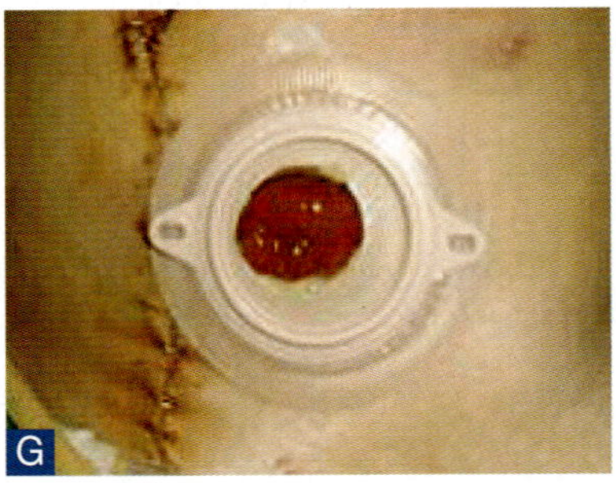

피부보호판을 장루에 인접된 부위부터 누르면서 부착시킨다.

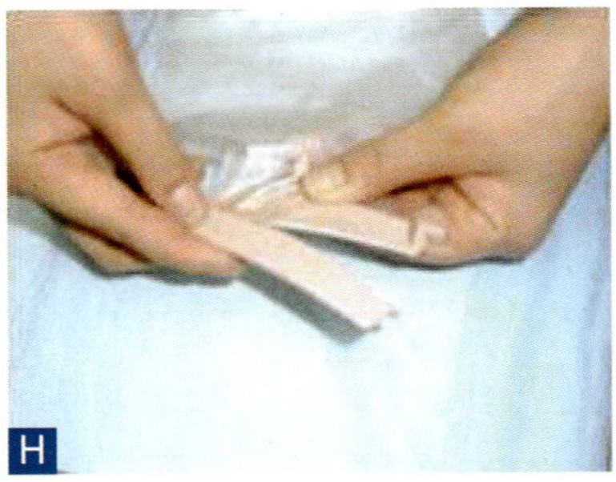

클립으로 주머니 끝을 끼운다.

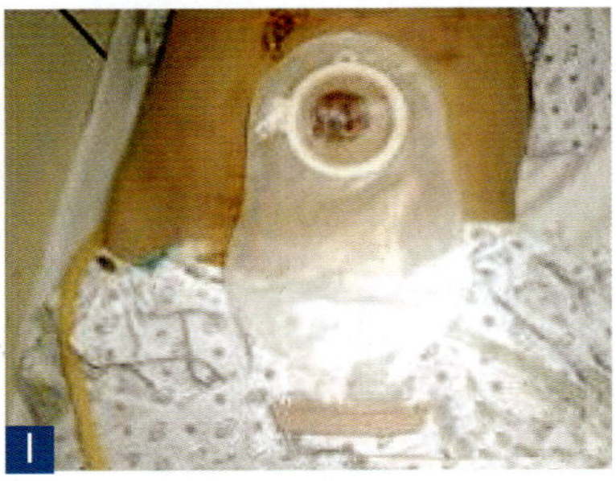

부착된 피부보호판에 주머니를 끼운다.

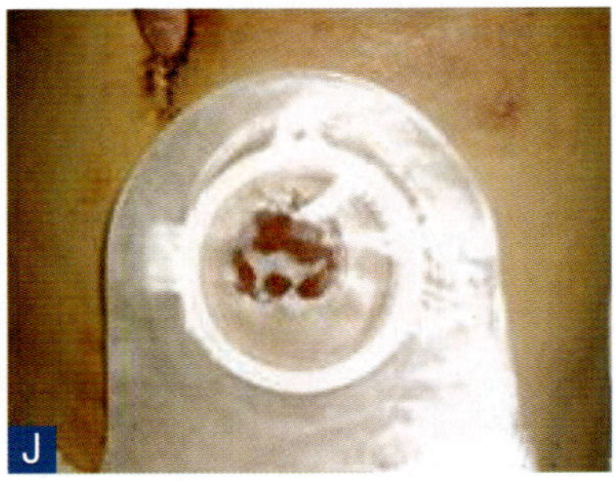

주머니가 부착이 잘 되었는지 확인한다.

b. 순서

c. 교환 후 20~30분 정도 누워 있는다.

d. 장루주머니는 장루 보다 약 0.2~0.3cm 정도 크게 오려낸다. 만약 주머니가 잘 맞지 않으면 심한 피부자극이 생긴다. 피부자극의 종류는 발적에서 부터 수포성 피부염이나 궤양에 이르기까지 다양하다. 그러므로 장루 부위는 장루주머니를 교환할 때마다 철저하게 닦고 청결하게 한다.

e. 장루주머니(pouch)를 교환할 때는 항상 누공의 크기와 색깔, 그리고 배액 내용물의 냄새 등을 주의 깊게 관찰해야 한다. 또 누공에 자극이나 청색증의 증상이 있는

지 관찰해야 한다.

f. 장루주머니를 비우는 횟수는 각 대상자마다 다르며, 주머니가 1/3~1/2가까이 차면 비워주는 것이 좋다. 이용할 수 있는 주머니의 형태에도 여러 가지가 있으며, 본인이 자신에게 맞는 최적의 주머니를 찾아서 이용하면 된다.

g. 계란, 생선, 양파, 양배추, 채소류 등은 대변에서 냄새가 나게 하므로 방취용액이나 방취정제를 장루주머니에 미리 넣어서 사용할 수도 있다.

④ 장루주위 피부 관리

대변이 되게 나오면 피부에 별로 문제가 되지 않으나, 회장, 횡행결장루 같이 대변이 묽게 배설될 경우에는 피부에 자극이 많다. 피부 보호판을 너무 크게 오려 배설물에 노출되어 피부 손상이 있을 경우 장루주위 피부를 깨끗하게 세척한 후 장루용 파우더를 뿌리고 여분의 분말은 털어내고 피부보호용 필름을 바르고 피부보호판을 다시 재단 후에 부착한다. 피부보호판을 부착하기 전 장루주위의 털을 면도하면 모낭염을 예방할 수 있으며 장루기구 제거 시 리무버를 사용하면 물리적인 자극을 예방할 수 있다. 한번 붙인 피부보호판은 3~5일 지나면 녹아서 새어 나와 피부에 자극을 주므로 교환하여야 한다.

a. 결장루 : 피부 보호판을 7일마다 교환

b. 회장루 : 피부 보호판을 5~7일마다 교환

⑤ 병원에 와야 할 때

a. 2~3시간 이상 지속되는 복통이 있을 때

b. 장루에서의 과다한 출혈이 있을 때

c. 심한 피부자극, 가려움, 혹은 심한 궤양이 있을 때

d. 장루크기의 이상적인 모양 변화, 색깔 변화가 있을 때

e. 5~6 시간 이상 지속되는 심한 액체 배설물이 있을 때

3. 유방암

1) 정의

일반적으로 유방암이라 하면 유관과 소엽의 상피세포에서 기원한 암을 말한다. 암세포가 유관 내에만 있는 0기암을 상피내암이라 부르고, 유관의 기저막을 뚫고 주위 조직을 침범하고 있는 것을 침윤성 유방암이라고 하는데, 침윤성 관상피암이 전체 유방암의 80% 정도를 차지한다.

2) 원인

(1) 유전 요인

전체 유방암의 5~10% 정도가 유전성 유방암에 해당되며, 주로 BRIA 유전자 돌연변이와 관련이 있다.

(2) 호르몬 요인

① 초경이 일찍 시작되거나 폐경이 늦어져서 생리력이 길어지면 유방암의 위험도가 증가하는 경향이 있다.

② 폐경 후의 대체 여성호르몬치료는 유방암이나 자궁내막암의 발생 위험을 높일 수 있으나 다른 여러 가지 장점으로 최근 들어 그 사용이 급격하게 증가하고 있다. 따라서 유방암 예방 차원에서 무분별한 여성 호르몬의 사용은 피해야 하며, 호르몬 치료를 받는 경우에는 꼭 1년에 한번 이상은 자궁내막암과 유방암에 대한 검사를 전문가로부터 받는 것이 안전하다.

③ 유방암의 고위험군

고위험군의 대상
· 50세 이상의 여성 (한국의 경우 호반 연령이 46세 전후로 서구 환자들보다 15년 정도 빠름) · 어머니나 형제 중에 유방암가족력이 있는 사람 · 한쪽 유방에 유방암이 있었던 사람 · 출산 경험이 없었던 사람 · 30세 이후에 첫 출산을 한 사람 · 비만, 동물성 지방을 과잉 섭취하는 사람 · 장기간 호르몬의 자극을 받은 사람 (이른 초경, 늦은 폐경, 폐경 후 장기적인 여성호르몬의 투여) · X-선 치료를 받거나 핵폭탄에 노출된 경험이 있는 사람 · 지속적인 유방 문제(덩어리 병소가 있는 유방)와 자궁내막, 난소, 대장에 악성종양이 있었던 사람

3) 예방

(1) 금연, 적당한 운동, 적정 영양상태의 유지(신선한 야채, 과일 섭취), 가능하면 30세 이전에 첫 출산을 가질 것, 수유기간의 연장 등을 통하여 어느 정도 예방이 가능하다.

(2) 유전적 요인으로 유방암이 발생할 확률이 높을 때는 전문가와 상의하여 암 예방 효과가 있는 것으로 밝혀진 타목시펜, 랄록시펜 등 항호르몬 제제 및 합성 레티노이드를 복용하여 유방암 발생을 억제하는 방법을 고려할 수도 있다.

(3) 유전성 혹은 가족성 유방암 환자의 가족 등 유방암 발생 위험이 높은 경우에 선택적으로 예방적 유방절제술이나 난소절제술을 받기도 하지만 우리나라와 같은 가족성 유방암의 빈도가 낮은 곳에서는 아직은 뚜렷한 연구 결과가 없다.

4) 검진

(1) 미국 암학회에서는 40세 이상의 여성들에게 1년에 한 번씩의 유방촬영술을 권고하고 있다.

(2) 유방암 검진 권고안(국립암센터, 한국유방암학회)

① 30세 이상의 여성 : 매월 유방 자가 검진

② 35세 이상의 여성 : 2년 간격으로 의사에 의한 임상진찰

③ 40세 이상의 여성 : 1~2년 간격으로 의사에 의한 임상진찰 및 유방촬영술

④ 고위험군에 대해서는 전문가와 상의하도록 함

5) 증상

① 초기에는 대부분의 경우 무증상이다.

② 통증이 없는 멍울의 촉진

③ 피가 섞인 유두분비물, 젖꼭지에 잘 낫지 않는 습진

④ 심하게 진행된 경우에는 유방 피부가 움푹 패이거나 유두가 함몰, 오렌지 껍질같이 피부가 두꺼워짐

⑤ 염증과 같이 피부가 빨갛게 붓고 통증이 있거나 열감을 수반

6) 진단

(1) 자가검진

(2) 전문의사의 임상진찰

(3) 유방촬영술

5mm 정도 크기의 종괴도 발견이 가능하며 70~90%의 정확성

(4) 유방초음파

젊은 여성에서 유방조직의 밀도가 높아 유방촬영술에서 종괴를 관찰하기 어려울 때 유용한 진단방법이다. 유방낭종의 경우 90~99%의 확진을 내릴 수 있다.

(5) 자기공명영상(MRI)

(6) 양전자방출단층촬영(PET)

종양세포의 대사변화를 단층촬영 및 3차원의 이미지로 나타내는 진단 방법이다.

(7) 생검(Biopsy) : FNA, CNB, Surgical biopsy

7) 수술적 치료

(1) 종괴절제술

종양의 크기가 4~5cm 이하이고 단일 종양이면서 심한 상피내암 성분이 없는 경우 종괴절제술과 액와부림프절곽청술을 시행할 수 있다. 암종괴가 있는 부위의 유방조직 일부를 포함하여 종괴를 제거하고 액와부림프절곽청술을 시행하는 방법으로, 유방보존술을 받은 후에는 반드시 방사선 치료를 받아야만 국소 재발을 줄일 수 있다.

(2) 부분절제술

종괴절제술의 적용 경우와 동일하며 유방보존술의 도입기에 많이 이용되었으나 점차 종괴절제술로 치환되고 있다. 역시 부분절제술 후 반드시 방사선 치료를 받아야 국소 재발을 줄일 수 있다.

(3) 변형근치절제술

우리나라에서 아직은 가장 많이 사용되고 있는 방법으로 유두와 피부를 포함하여 유방조직 전부와 액와림프절을 일괄 절제하는 방법이다. 최근에는 정기 검진에 의한 조기암 발견이 늘어나면서 유방절제술은 점점 감소하고 유방보존수술이 점점 늘어나고 있다. 침습성이 아닌 상피내암에서도 변형근치절제술을 실시하는 경우도 있다.

(4) 유방절제술 후 재건술

유방절제술 후 자가 조직이나 인공 보형물을 삽입하여 유방을 재건하는 방법이다. 시행하는 시기에 따라서 유방암 수술 시 바로 시행하는 즉시 재건술과 3~6개월 이후에 시행하는 지연재건술로 나눌 수 있으며, 최근에는 즉시 재건술이 많이 시행되는 추세인데 유방 피부를 최대한 보존하는 피부보존 유방절제술을 하여 복원 후 미용적으로 더 자연스러운 효과를 얻을 수 있다. 때로는 유방의 일부를 보존하는 유방보존술을 시행한 후에도 결손이 큰 경우 근육을 이용하여 결손을 메울 수 있다. 이러한 재건술은 선택된 환자에서 시행할 때 비교적 안전하게 재발의 염려없이 시행할 수 있다. 그러므로 유방의 재건술은 암의 재발 가능성이 작을 경우에 주로 시행하지만, 유방의 상실로 인해 정신적 충격이 크게 예상되는 환자들에서는 그 적응증을 넓힐 수 있다.

8) 항암요법

(1) 항호르몬요법

유방암 조직의 에스트로겐 혹은 프로게스테론수용체가 양성인 환자에게 수술 후, 혹은 유방암의 재발 시에 투여할 수 있다. 대표적인 호르몬제제 중 타목시펜은 에스트로겐수용체에 작용하여 항암효과를 나타내고, 폐경 전후의 모든 유방암 환자에게 사용되나 비교적 최근에 개발된 아나스트로졸, 레트로졸, 엑세메스틴은 아로마타제에 작용하여 조직의 에스트로겐을 줄임으로써 기존의 타목시펜 보다 항암효과가 더 크나 폐경 후 여성에게만 사용할 수가 있다. 아나스트로졸, 레트로졸, 엑세메스틴은 폐경 후 환자에서 수술 후의 보조 호르몬요법으로도 점차 타목시펜을 대치하고 있다.

호르몬요법과 항암화학요법을 동시에 투여하였을 때에 약물에 의한 부작용이 더욱 많은 반면에 효과는 증가되지 않기 때문에, 최근에는 약물을 차례차례 투여하도록 권장하고 있다. 예를 들면 수술 후에 항암화학요법을 정맥으로 4차례 또는 8차례 투여를 마친 후에 항호르몬제를 5년간 복용하도록 한다.

(2) 항암화학요법

(3) 표적 치료요법

최근 5년 이내에 급격히 발전하고 있는 요법이다. 허셉틴은 허투(HER2)수용체가 과발현된 유방암에서만 효과가 있기 때문에 반드시 허투수용체를 검사한 후에 투여하고 있다. 유방암 환자의 20~30%에서 적용될 수가 있어서 항암호르몬제, 항암화학요법과 더불어 유방암치료의 중요한 치료제로 등장하고 있다. 해당 적응증이 되는 환자에게 임상시험 결과 재발 초기에 사용 시에 특히 항암화학요법과 병행 시에 생명의 연장이 관찰되고 있다. 허셉틴은 글리백, 이레사와 다르게 정맥투여제이다.

9) 방사선 치료

유방보존술을 시행한 경우 남은 유방에 암이 다시 발생하는 것을 예방하기 위해 모든 환자가 방사선 치료의 적응증이 되는데, 전체 유방 및 액와부림프절을 포함하는 치료범위로 방사선 치료가 행해진다.

유방완전절제술을 시행한 경우에도 종양의 크기가 5cm 이상이거나 액와부 림프절 전이 개수가 4개 이상인 경우에는 유방절제부위 및 액와부, 쇄골상부 림프절의 재발위험이 높아 방사선 치료를 시행하게 된다. 방사선 치료는 통상적으로 1일 1회씩, 1주일에 5회 시행하여 약 6주 내지 7주간 하게 된다.

10) 치료의 부작용

(1) 수술로 인한 부작용

① 수술 직후 : 겨드랑이 부위에 물이 고이는 경우(장액종), 감각신경 손상으로 인한 수술 한 쪽 팔 안쪽의 이상감각

② 장기적 부작용 : 림프부종

(2) 방사선 치료 부작용

① 급성 부작용 : 겨드랑이가 붓는 느낌, 치료받은 유방의 가벼운 통증, 유방 부위의 열감, 치료 받은 유방 및 유두의 색이 점차 햇볕에 탄 듯하게 변하는 것

② 만성 부작용 : 치료받은 유방 쪽 팔이 붓는 림프부종

③ 방사선폐렴 : 미열 및 가벼운 기침, 가래를 동반하며 대개의 경우 한 달 내지 두 달 동안 증상이 지속된 후 별다른 합병증 없이 자연적으로 치유된다.
대개 방사선 치료 직후부터 약 6개월 이내에 발생한다.

(3) 항암화학요법의 부작용

탈모, 구역, 구토, 전신 쇠약, 백혈구 감소증(쉽게 염증이 생길 수 있다), 혈소판감소증(피가 쉽게 나며 잘 멈추지 않는다), 조기 폐경

(4) 호르몬치료의 부작용

타목시펜으로 인한 부작용은 안면 홍조(얼굴이 화끈거림), 불규칙한 생리, 질내 분비물 등이 있으며 드물게 체액 저류, 우울증 그리고 피부홍반 등의 증상이 나타날 수 있고 드물게 자궁내막암의 발생이 증가할 수 있다.

11) 예후와 재발

(1) 유방암의 병기별 생존율

병기	0기	1기	2기	3기	4기
5년 생존율	100%	95%	80%	50%	10~20%
내용	상피내암(암세 포가 유선 내에 국한되어 있는 경우)	암 크기가 2cm 미만이고 림프 절전이가 없는 경우	0, 1, 3, 4기에 해당되지 않는 나머지(가장 많음)	종괴 크기가 5cm 이상이고 림프절 전이가 4개 이상 있는 경우나 림프절 전이가 심한 경우	뼈, 폐, 간 등의 전신 전이가 동반된 경우

(2) **재발과 전이**

일반적으로 수술 후 첫 2년은 3~4개월마다, 3~5년은 6개월마다 그리고 수술 후 5년이 지나면 매년 외래 방문을 통하여 의사 진찰, 유방촬영술, 그리고 혈액검사 등을 하게 된다. 그 외 검사는 의사에 따라 차이는 있지만, 흉부 X-선검사, 전산화단층촬영, 그리고 골 스캔검사 등을 할 수 있다.

12) 유방수술 critical pathway

	수술전일	수술당일		POD#1~2	POD#3~4	POD#5~7 퇴원 및 가정간호의뢰
		수술 전	수술 후			
관찰 및 측정	활력증후	활력증후 수술 전 처치	활력증후 I/O 기록 수술부위 배액관	활력증후 체중 I/O 기록 통증정도 혈관주사 배액관 자연배뇨 가스배출	활력증후 통증정도 배액관 환측 부종	활력증후 통증정도 배액관 환측 부종
활동 정도	침상안정 일상활동	침상안정	침상안정 환측 팔을 상승 다리운동	침상안정 운동(걷기)	운동(걷기) 관절운동(상지), 체조	
식사	MN 이후부터 금식(물 포함)	수술 후 6시간 금식 이후 물 섭취 이후 미음 / 연식			일반식	
처치 및 치료	수술 부위 피부준비		심호흡 기침 유방절제술, 유방보존수술 (외과용 브라착용)	필요시 상처소독	상처소독	배액관(J-P) 제거 (〈20cc)
교육	수술전후관리 동의서 심호흡, 기침 공 올리기	속옷, 장신구제거	심호흡 (4~5회/시간) 배액관 관리	공 올리기 (5~6회/시간) 심호흡과 기침 걷기운동	관절운동 걷기운동 식이요법	림프부종 예방법 수술 후 보존 치료
가정 간호	POD#7					
	1. 첫 방문 – 상처관리(J-P 배액량이 20cc 이하로 제거할 때가지 1~2회 추가 방문) – 수술 후 관리 교육 – 운동교육 및 재활					

13) 수술 후 관리

(1) 림프부종 관리

누구에게 림프 부종이 생길 것인가를 예측하기는 어렵지만, 수술 받은 쪽 팔을 외부손상으로부터 잘 보호하면 림프 부종이 생기는 것을 줄일 수 있다.

① 예방법

a. 태양열, 조리 시의 열, 화학물질에 의해 화상이 입지 않도록 한다.

b. 주사나 채혈, 혈압 측정은 건강한 팔 쪽으로 한다.

c. 부종이 있을 때는 무거운 물건이나 핸드백을 들지 않는다.

d. 어깨에 거는 가방이나 핸드백은 안 하는 것이 좋다.

e. 상처가 생기지 않도록 하며, 상처가 생기면 즉시 치료를 받는다.

f. 시계나 팔찌는 느슨하게 착용한다.

g. 정원일, 주방일 할 때는 장갑을 낀다.

h. 누워 있을 때는 팔을 심장 보다 높게 한다.

i. 테니스, 골프, 검도와 같이 팔과 어깨에 무리가 가는 운동은 심하게 하지 않는 것이 좋다.

j. 과격하고 반복적인 운동인 문지르기, 밀기, 당기기를 피한다.

k. 손톱에 매니큐어를 칠할 때 손톱을 깍지 말아야 한다.

l. 운동은 중요하지만 팔이 위험할 정도로 무리하게 하지 말고 아프면 누워서 팔을 올려 준다. 추천하는 운동은 도보, 수영, 가벼운 에어로빅, 자전거 타기, 특별히 고안된 발레나 요가이다.

m. 발진이나 수포, 홍조나 체온 상승과 열을 느끼면 주치의를 찾아야 한다. 아픈팔의 염증이나 감염은 림프 부종이 시작되거나 악화된다.

n. 균형있는 저염식, 고섬유성인 음식으로 이상적인 체중을 유지한다.

③ 치료 방법

a. 팔을 심장 보다 높게 위치하도록 한다.

팔을 오랫동안 들고 있는 것이 힘들기 때문에 스폰지를 이용하여 받치거나, 탄력붕대를 이용하여 기둥에 걸어두기도 한다.

b. 운동

팔을 위로 올린 후 주먹을 불끈 쥐면서 팔의 모든 근육에 힘이 들어가게 한 후 3~4초 후에 힘을 뺀다. 이런 동작을 하루에 3~4번 반복한다.

c. 팔이 화끈거리면 찬물에 담그도록 한다.

20도 정도의 물에 2분 정도 담근다. 얼음주머니를 싼 수건을 감거나 냉장고에 넣어 차게 한 수건을 감아도 좋다. 한 번에 10분 이상 감아두면 동상을 입기 쉬우므로 주의한다.

d. 팔을 붕대로 압박하거나 탄력 압박 소매를 이용하기도 한다.

팔을 높게 하거나 운동을 통해서도 림프부종이 좋아지지 않고 심해지면 전문의와 상담 후 의료기 업체에서 탄력 소매를 구입하여 착용하기도 한다.

e. 마사지를 받으면 도움이 되기도 한다.

f. 심한 경우 benzopyrene과 같은 약물을 투여하기도 한다(전문의와 상의).

(2) 일상생활

① 통증

a. 병원에서 처방과 복용에 대한 지도를 받은 진통제가 있다면 통증시작 시 바로 약을 복용하도록 한다.

b. 통증이 없어야 더 적극적이고 충만한 삶을 영위할 수 있다.

② 휴식과 수면

a. 휴식을 충분히 취하도록 한다.

b. 충분하게 잠을 잘 수 없을 때에는 가능한 운동을 한다.

③ 가사일

a. 가끔씩 필요할 땐 쉬기도 하지만, 일상생활과 활동은 할 수 있는 만큼 계속 유지하는 것이 좋다.

④ 외모관리

a. 외견상 정상 유방과 차이가 나지 않도록 하는 것은 타인을 대하는데 있어서 자신감을 잃지 않도록 도움을 줄 수 있다.

b. 화장, 복장, 액세서리를 이용하고 자신에 대해 좋게 생각하도록 하게 한다.

c. 외모에 도움이 되는 물건들을 적극 찾아보도록 한다.

d. 수술 후 유방의 모양 변화로 인한 고민은 유방재건수술이나 인조유방을 이용해 해결을 시도해 볼 수도 있다. 인조유방은 수술을 하지 않고도 외관상으로 유방의 모양을 유지할 수 있다. 인조유방의 시도는 수술 후 6~8주가 되어 상처가 아물면 상담을 통해 개인에게 적당한 방법으로 하는 것이 좋다.

⑤ 운전

봉합사 또는 Steri-strip 제거 후에는 가능하지만 개인적인 치유 과정이나 적응도에 따라 차이가 있을 수 있다.

⑥ 스포츠

a. 강도 : 운동 중에도 대화가 가능하고, 등에 땀이 나는 정도가 적당하다. 운동 후에는 충분한 휴식이 필요하며, 자기의 기본체력에 맞게 점차 운동량을 늘리는 것이 좋다.

b. 종류 : 수영은 수술 후 전신 운동으로 좋고, 걷기는 수술이나 치료 직후 체력이 약화되었을 때 시작하도록 한다. 달리기나 에어로빅, 자전거 타기는 건강이 어느 정도 회복되었을 때 가능하다. 권장되는 운동은 주로 유산소 운동이며 하루 30분, 일주일에 3~4일 정도 운동을 한다. 아침에 상쾌한 공기를 마시면서 맨손 체조를 하는 것도 좋고, 걷기, 달리기, 자전거 타기, 수영, 춤, 요가, 에어로빅 등 어느 것이나 좋다.

c. 규칙적인 운동은 기분도 좋아지게 하고, 몸의 회복도 도와주므로 암을 진단 받기 전에 하던 운동이 있으면 이것을 계속하고, 가만히 있기를 좋아하던 사람은 생활습관을 바꾸어야 한다. 자신의 관심과 생활 방식에 맞는 운동을 찾는 것이 중요하다. 운동은 자신의 기분을 좋게 만들고 즐기기 위한 것이므로 함께 운동할 동료를 찾는 것도 좋은 방법이다.

d. 금기 : 테니스, 스키, 검도와 같이 팔을 많이 사용하는 운동이나, 팔굽혀 펴기, 역기들기와 같은 팔에 많은 압력을 주는 운동은 팔의 림프 부종을 야기시키므로 피하는 것이 좋다. 팔에 무리를 주지 않도록 유의해야 한다.

⑦ 유방암 환자의 바람직한 식생활

a. 영양소는 내 몸의 집을 짓는 벽돌과 같은 것이다. 편식하지 않고 골고루 영양소를 섭취하는 것이 좋다.

b. 음식은 잘 씹어서 먹고, 과식은 하지 않는 것이 좋다.

c. 담배는 금하도록 한다.

d. 음주를 조절하도록 한다.

e. 매 식사에 신선한 채소와 과일을 먹는다.

f. 고 섬유질 식사 즉 곡류, 채소, 과일, 미역 등을 섭취하여 변비를 예방한다.

g. 육류는 기름이 없고 연한 것으로, 생선은 신선하고 뼈 채로 먹을 수 있는 것을 먹는다.

h. 튀기는 요리 보다 찌는 조리가 좋으며, 굽는 경우 태운 것은 먹지 않도록 한다.

i. 튀길 경우 오메가 3가 많은 올리브유를 주 식용류로 사용한다.

j. 칼슘의 섭취를 많이 하도록 한다.

(유제품, 우유, 요플레, 치즈, 멸치, 마른 새우, 뼈 채로 먹는 생선, 김, 미역, 다시마, 시금치 등 녹색 야채류, 참깨, 콩 제품으로 된장, 두유, 두부)

k. 비타민과 무기질의 섭취를 강화하는데, 비타민과 무기질이 있는 영양제를 먹어도 좋으며 특히 비타민 A, C, E, 엽산, 칼슘 섭취를 권장한다.

l. 항산화제가 풍부한 음식을 먹도록 한다(녹색 야채, 콩 종류).

m. 많은 양의 설탕, 밀가루가 들어있는 음식을 조심하고 가공육류나 훈제식품, 염장 식품은 먹지 않는 것이 좋다.

o. 커피, 탄산음료, 인공조미료, 인스턴트식품, 산화 식용유나 변질된 음식은 먹지않는 것이 좋다.

p. 소박한 소량의 음식 즉 음식의 양을 줄이고 특히 저녁식사를 적게 하고, 배가 고프면 소량씩 자주 먹도록 한다. 녹차, 대두콩, 야채, 과일을 많이 섭취한다.

(3) 정신적 적응 — 원칙

① 자신의 경험을 일기나 글로 써서 남겨라.

② 자신보다 더 어려운 사람을 돕는 등의 성취감을 느끼게 하는 일을 하라

③ 다른 유방암 환자를 만나보고 전화 상담자들과 상담하라

④ 가족과 함께 같은 종교를 갖고 신앙생활을 하라

⑤ 말과 생각은 긍정적으로 하라

⑥ 지금까지 꼭 하고는 싶었는데 못했던 것을 하라

⑦ 새로운 취미 생활을 시작하라

⑧ 기분을 전환할 기회를 만들어라

⑨ 친구들과 자주 만나고 이야기하라

⑩ 자신과 가족에 대한 죄책감은 절대 느끼지 마라

⑪ 가족과 친구들의 도움을 받는 것을 부담스러워 하지 마라

(4) 육체적 적응

정상으로 돌아오는 데에 6개월~1년의 회복기간이 필요하다.

(5) 유방암 자가검진법

① 유방암 자가진단 시기

가장 좋은 시기는 생리가 끝난 직후부터 일주일 때가 좋으며 대개 생리 끝난 후 목욕

을 하는 경우가 대부분이므로 목욕탕에서 자가진단 하는 것을 추천한다. 또한 폐경기나 임신 등에 의해 생리가 없는 경우는 매달 초순 혹은 중순 혹은 말일로 규칙적인 날짜에 자가진단을 한다. 한 달에 한 번씩만 자가진단하는 이유는 종괴가 만져진다고 밤낮으로 만지면 다른 조직과 달리 유방조직은 자꾸 커지므로 매달 정기 자가진단 시만 유방을 촉지하는 것이 슬기롭다.

② 유방암 자가검진 순서

a. 우선 목욕탕의 거울 앞에서

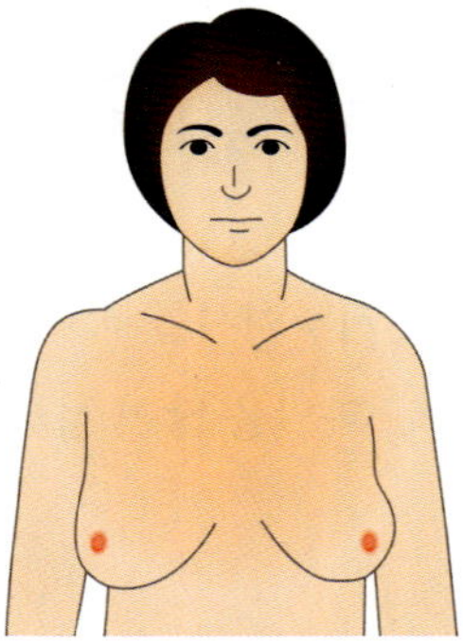

유방의 전반적인 색깔의 변화, 외형의 변화, 유두에서 분비물이 있는지를 관찰한다.

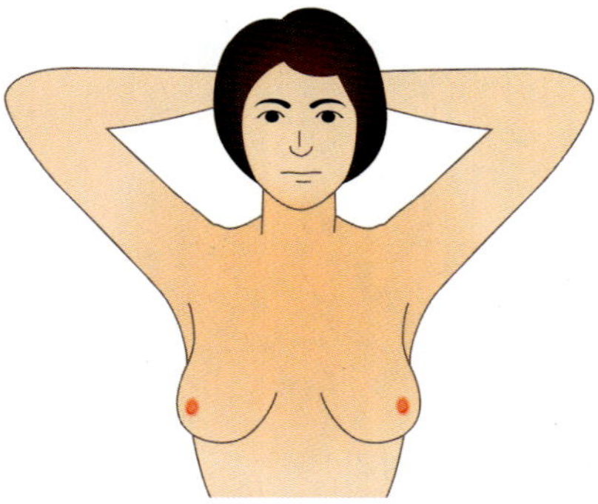

다시 양손을 머리 뒤로 깍지를 낀 후 몸통을 자연스럽게 흔들며 외형의 변화를 관찰한다.

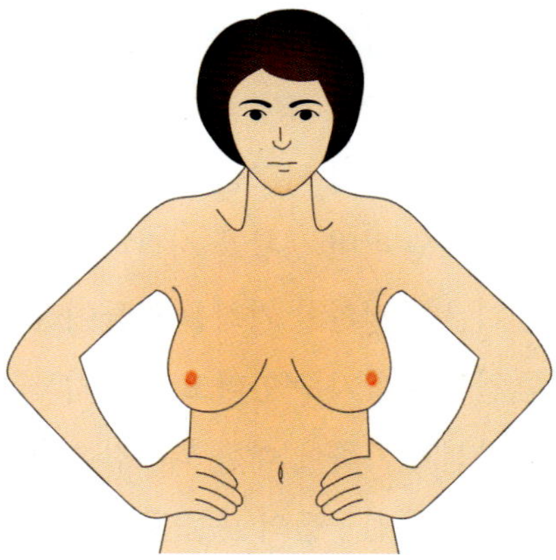

다시 양손을 허리에 올린 후 팔과 몸통을 약간 앞으로 구부려서 유방이 함몰 되는지를 관찰한다. 함몰되는 경우는 진행성 유방암의 징후이기 때문에 전문의 진찰이 요한다.

b. 샤워 중에 비누칠을 하거나 로션을 바르고 목욕탕에서 앉아서 시행한다.

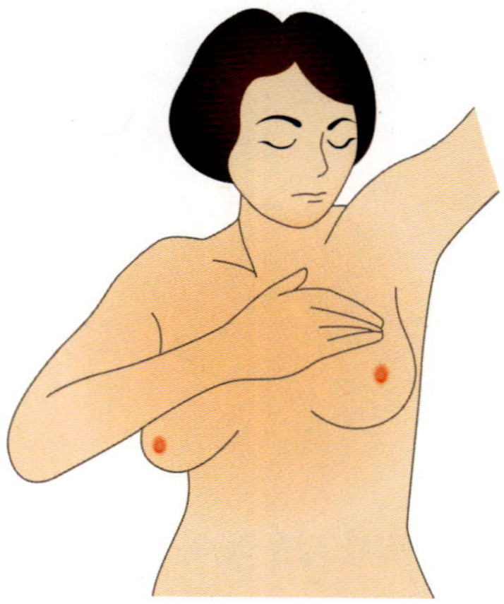

왼쪽 유방을 진단 시는 왼쪽 팔을 머리 뒤로 하며 오른쪽 귀를 잡듯이 하며 오른손으로 겨드랑이 가까운 유방 쪽부터 만지기 시작하여 원을 그리는 기분으로 유방전체를 검진한다.

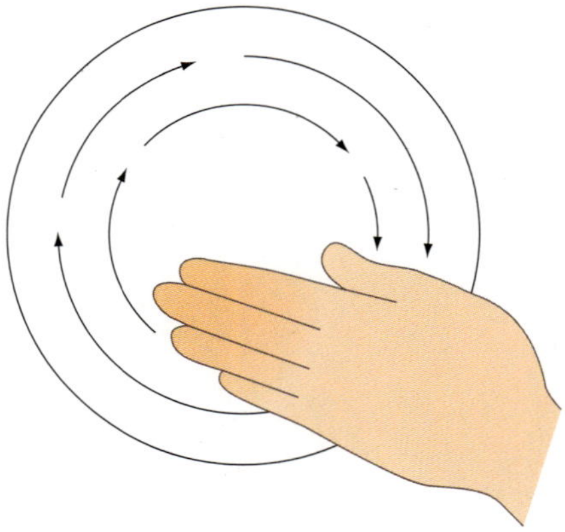

왼쪽 유두를 오른손 검지나 중지로 깊게 눌러서 돌려본다. 유방암이 두 번째로 잘 발생하는 곳이므로 딱딱한 종괴가 촉지되는지 관찰한다. 왼쪽 유방을 오른손으로 부드럽게 감싸서 유두 쪽으로 짜보아 분비물의 유무를 확인한다. 맑은 유즙은 정상이지만 고름이나 핏빛의 분비물이 있을 때는 정밀검사가 필요하다.

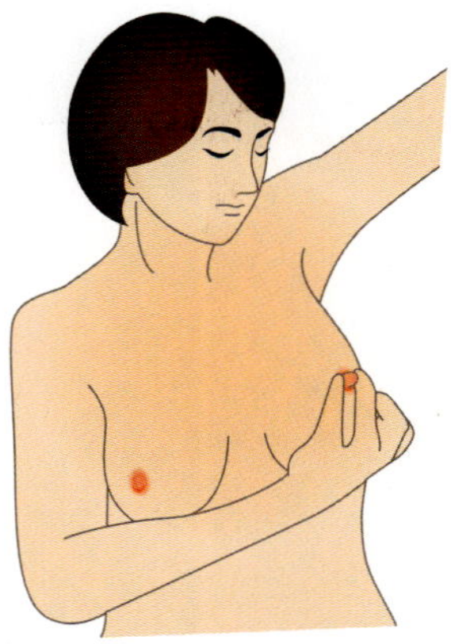

액와부에서 임파선이 촉지되는 지 관찰한다. 왼쪽 팔을 세면대나 앞사람의 어깨를 잡고 오른손을 겨드랑이 깊숙히 넣어서 임파선이 촉진된다면 결핵성 임파선염, 염증성 임파선염, 유암이 전이된 경우 중 하나이므로 정밀검사가 필요하다. 오른쪽 유방은 왼쪽 유방 검진과 같이 시행한다.

c. 집에서 침대나 방바닥에 누워서 한쪽 어깨에 베개나 타올을 접어서 받친 후 목욕탕에서 실시한 A, B, C, D 순서로 반복 시행하여 앉아서 하였을 때와 누워서 하였을 때를 비교한다.

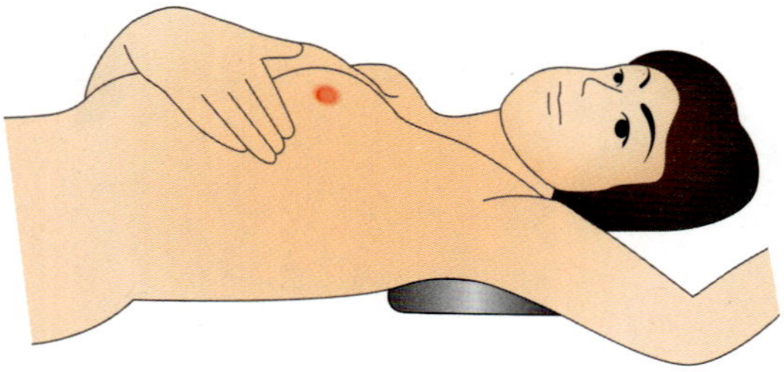

(6) 섬유낭성 질환(멍우리)와 유방암의 감별 점

섬유낭성 질환(멍우리)	유방암
1. 통증을 동반하는 경우가 많다. 2. 말랑말랑하며 경계가 불분명하고 종괴가 있는 듯 하나 확실히 손으로 잡히지 않는다. 3. 양쪽 유방에 대칭적으로 있는 경우가 종종 있다. 4. 생리주기에 따라 크기나 양상이 변한다.	1. 무통증 종괴가 대부분이다. 2. 혹이 딱딱하고 경계가 불규칙하게 만져진다. 3. 혹이 주위 조직에 고정되어 잘 움직이지 않으며, 상체를 앞으로 굽히면 피부가 함몰되기도 한다.

VI. 신 경 계

1. 신경계의 구조와 기능

【신경계의 분류】

- 중추신경계(CNS) : 뇌(대뇌, 뇌간, 소뇌), 척수
- 말초신경계(PNS) : 뇌신경, 척수신경
- 자율신경계(ANS) : 교감신경, 부교감신경

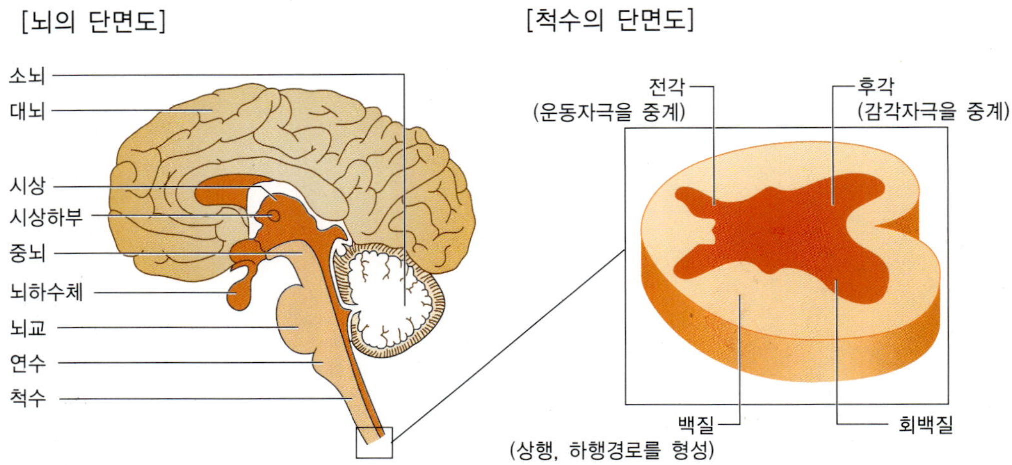

[중추신경계]

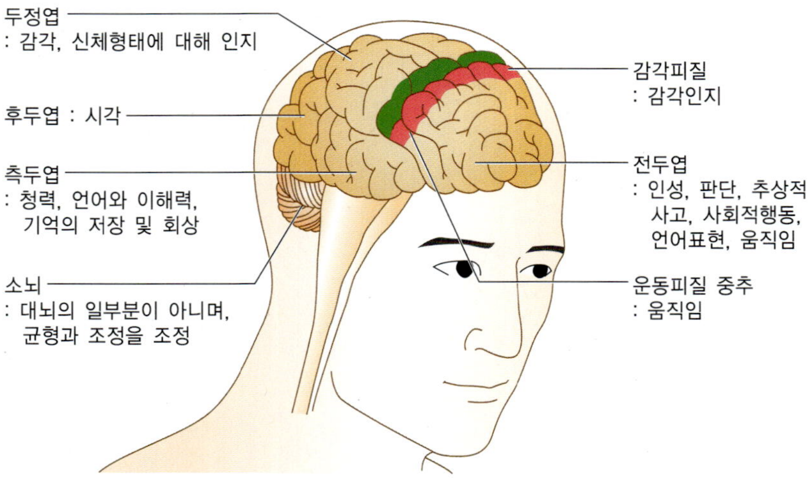

[대뇌 · 소뇌]

1) 중추신경계(Central Nerve System: CNS)

(1) 뇌

① 대뇌(Cerebrum)

a. 전두엽 : 운동의 계획, 도덕, 가치관, 정서, 판단 등의 기능, 운동성 언어중추(Broca's area)가 있어 구음작용을 하게 한다.

b. 두정엽 : 신체의 반대쪽에서 들어오는 감각(통각, 촉각, 온도감각, 압각 등)의 해석, 판별기능을 담당한다.

c. 측두엽 : 청각, 후각, 미각 중추, 청각언어중추(Wernicke's area)가 있어 구어의 뜻을 이해하게 한다.

d. 후두엽 : 시각중추, 시간언어중추(Visual speech center)가 있어 문어의 이해를 담당한다.

② 간뇌(Diencephalon)

a. 시상 : 대뇌피질의 감각영역으로 전달되는 후각을 제외한 감각의 중계 및 통합, 기본적인 정서 반응을 조절하거나 수정한다.

b. 시상하부 : 자율신경계의 활동, 심박동, 혈압, 체온조절에 영향, 감각적 자극 해석, 대뇌의 하부에 있고 여기에 뇌하수체가 붙어 있다.

③ 뇌간(Brain Stem)

a. 중뇌(Midbrain) : 운동신경의 조정장소, 동안, 활차 신경핵이 위치

b. 뇌교(Pons) : 중뇌와 연수 사이에서 소뇌의 앞에 위치하여 여러 섬유의 연락장소, 불수의적 호흡반사에 관여. 삼차, 외전, 안면, 청신경의 신경핵이 위치

c. 연수(Medulla oblongata) : 호흡중추, 심장중추, 혈관운동중추, 연하중추, 구토중추, 발한중추, 타액과 위액의 분비중추, 추체로가 교차되는 부위, 설인, 미주, 설하, 부신경 의 뇌신경핵이 위치

④ 소뇌(Cerebellum) : 골격근 활동 조절, 자세와 근육의 긴장을 유지, 흥분, 억제와 관련된 운동조절, 정교한 운동 조절, 시각과 청각과 촉각의 조정에 영향

⑤ 변연계 : 기억, 욕구, 충동, 내장기능, 환경과의 상호작용에 영향

(2) 척수(Spinal cord)

척추관으로 둘러싸여 있는 긴 원주모양을 한 중추신경으로 40~45cm, 뇌의 연수와 연결되어 제 1~2요추 높이까지에 위치하고 있다.

2) 말초신경계(Peripheral Nerve System, PNS)

(1) 12쌍의 뇌신경

① 후신경(감각신경) : 후각담당

② 시신경(감각신경) : 빛의 자극을 시각중추로 전달

③ 동안신경(운동신경) : 상직근, 내측직근, 하직근, 하사근 담당, 모양체와 홍채의 근육 운동

④ 활차신경(운동신경) : 안국의 상사근담당

⑤ 삼차신경(혼합신경) : 얼굴, 이, 점막의 감각, 저작근 운동

⑥ 외전신경(운동신경) : 외측직근 담당

⑦ 안면신경(혼합신경) : 안면의 표정근육, 혀의 전 2/3 미각 담당

⑧ 청신경(감각신경) : 평형감각과 청각담당

⑨ 설인신경(혼합신경) : 혀의 후 1/3의 감각 담당, 경돌인두근의 운동

⑩ 미주신경(혼합신경) : 후두근, 연구개, 인두의 운동, 내장운동의 조정

⑪ 부신경(혼합신경) : 승모근과 흉쇄유돌근의 운동, 인두와 후두의 감각

⑫ 설하신경(혼합신경) : 혀의 운동과 감각

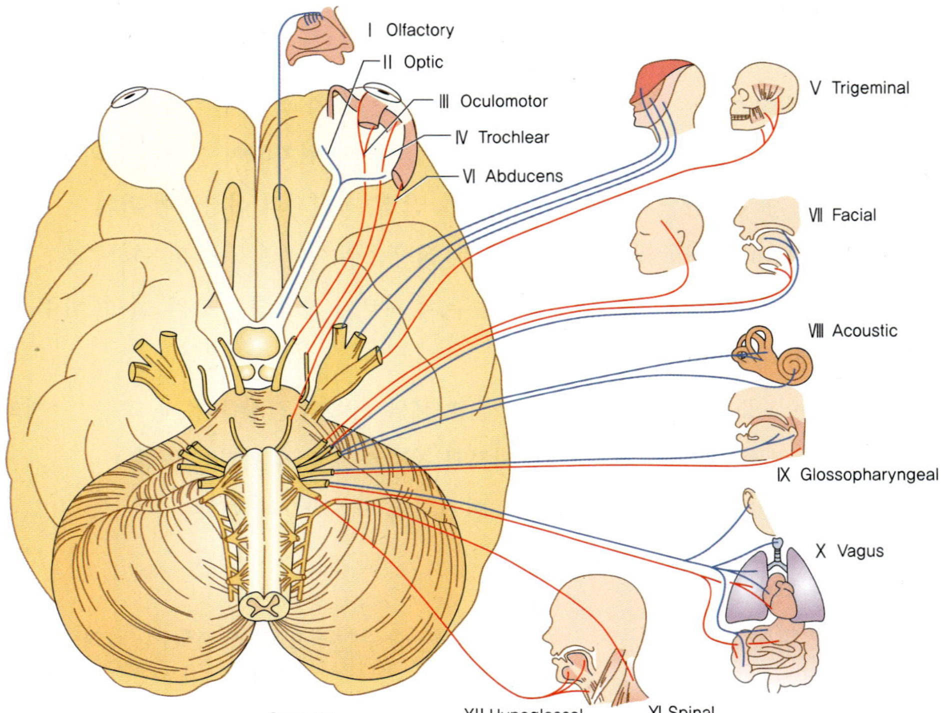

[CRANIAL NERVERS]

(2) **척수신경** : 경부 8쌍, 흉부 12쌍, 요부 5쌍, 천부 5쌍, 미부 1쌍, 총 31쌍

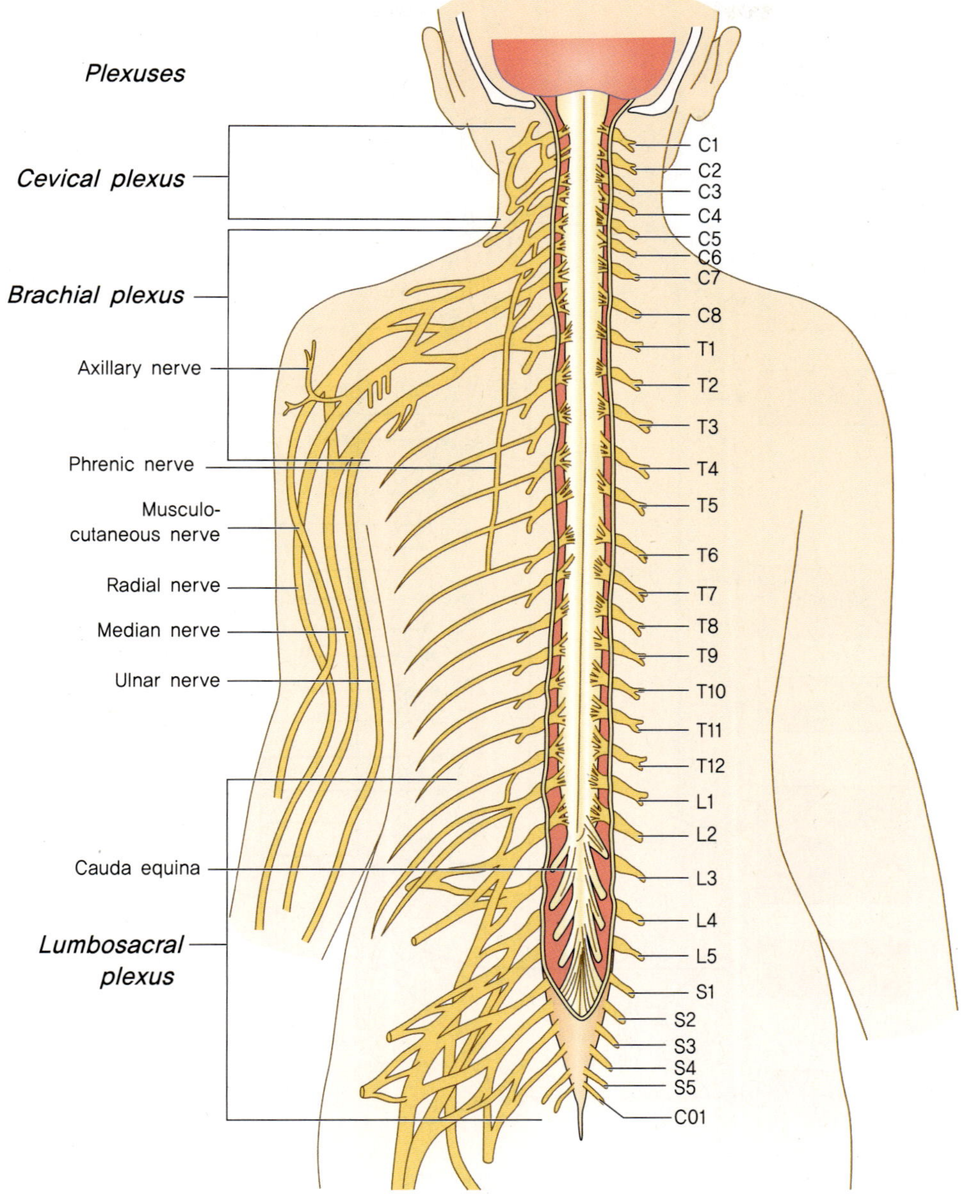

[척추와 척수신경]

3) 자율신경계(Autonomic Nerve System, ANS)

교감신경계와 부교감신경계가 길항작용을 한다.

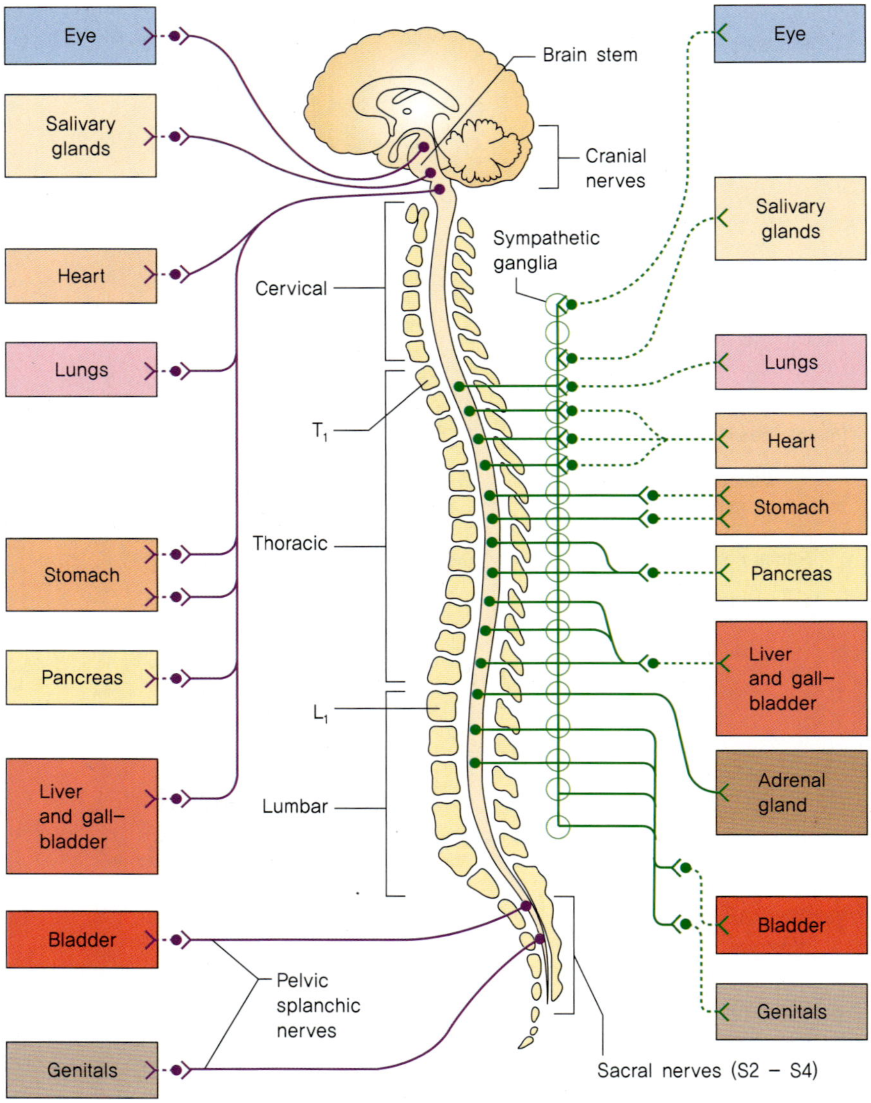

[자율신경계]

【신경계 검사】

(1) **대뇌기능 검사**

① 일반기능 검사

a. 의식상태

· 정상(alert) : 정상적인 자극에 충분히 반응하고, 이해하는 상태(시간, 장소, 사람에 대한 구별이 정확한 상태)

· 졸림(drowsy) : 잠자는 것과 같은 것, 자극을 주면 깨어서 정상적인 언어 및 운동 반응을 보이나, 약간의 혼동을 일으키는 상태

· 혼돈(confusion) : 사고의 흐름이 흐트러져 있으나 정상적인 운동 반응을 보이는 상태

· 혼미(stupor) : 자연적인 움직임은 보이나 한 두번의 자극으로는 반응이 나타나지 않으며, 간단한 질문에는 대답하나 대화는 지속하지 못하는 상태

· 반혼수(semicoma) : 통증을 주었을 때만 근력 반응이 나타나는 상태

· 혼수(coma) : 어떤 종류의 자극을 주어도 전혀 반응이 없는 상태

b. 기억력

질문 내용은 주소, 생년월일, 학력, 어제 만났던 사람, 어제 했던 일, 1, 2, 3, 4의 숫자 세기와 다시 반복해서 세어보기, 거꾸로 세기 등이다.

c. 계산력

간단한 수를 더하거나, 빼거나, 곱하거나, 나눌 수 있는지 검사한다.

예) '100－7'을 계속해서 계산하는지 즉, '100에서 7를 빼고, 다시 7를 빼고, 계속 7씩 빼나가 보세요'를 검사한다.

d. 지남력

시간, 장소, 사람에 대한 지남력의 순서로 물어본다, 시간에 대한 사정 시에는 오늘이 무슨 요일인지, 장소는 지금 있는 곳이 어딘지, 사람은 이름이 무엇인지, 상대방이 누구 인지를 물어본다.

e. 판단력

주로 속담을 이용하여 풀이해 보도록 한다. 예를 들어 '돌다리도 두드리고 건너라' 등이 무엇을 의미하는지 물어본다.

② 특수기능검사

a. 실어증(aphasia)

· 운동성 실어증(motor aphasia) : 언어를 형성하는 능력이 결여된 상태로 대부분

우성대뇌반 구의 전두엽에 위치한 Broca 부위에 병변이 있을 때 나타난다.

【Glasgow Coma Scale】

	검사	점수	환자의 반응
개인 반응	저절로 눈 뜸	4	자발적으로 눈 뜸
	말하면 눈 뜸	3	말할 때 눈 뜸
	통증에 눈 뜸	2	통증자극을 가할 때만 눈 뜸
	반응 없음	1	자극에도 눈을 뜨지 않음
운동 반응	지시에 따름	6	손을 들어보도록 하면 잘 따라한다.
	국소화 된 반응	5	통증자극 부위가지 접근하여 손으로 자극을 제거하려고 한다.
	위축반응	4	통증자극을 피하려고 움직인다.
	비정상적인 굴곡	3	제피질강직 자세를 취한다. 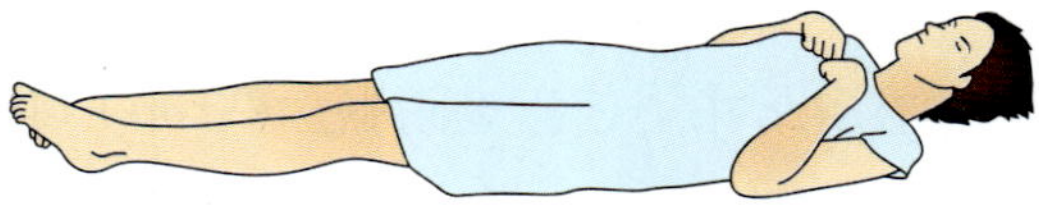
	비정상적인 신전	2	제뇌강직 자세를 취한다. 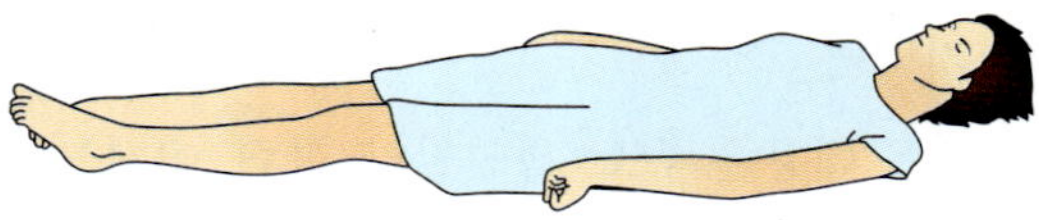
	반응없음	1	이완마비상태로 반응이 없다(Ominous sign)
언어 반응	지남력 있음	5	오늘 날짜를 말한다.
	혼돈상태	4	년도를 잘못 말한다.
	부적절한 단어구사	3	잘못된 단어를 무작위로 대답한다.
	이해할 수 없는 소리	2	신음하거나 소리를 지른다.
	반응 없음	1	반응이 없음, 축 늘어진 상태-가장 나쁜 신호임
	총 점수		

· 감각성 실어증(sensory aphasia) : 전달 받은 말을 이해하는 능력이 결여된 상태로 대부분 우성대뇌반구의 후두엽에 위치한 Wernicke 부위에 병변이 있을 때 나타난다.

· 전체성 실어증(global aphasia) : 운동성과 감각성 실어증이 복합된 상태

b. 실인증(agnosia) : 대뇌피질 기능의 이상으로 감지 못하는 상태로 말초감각인 청각, 시각, 미각, 후각, 촉각 능력이 결여되어 있다.

c. 실행증(apraxia) : 마비가 없는데도 손을 마음대로 움직이지 못하는 상태

· 기도성 실행증 : 물체가 무엇인지는 인식하나 해석을 못하는 상태

예) 담배와 성냥을 같이 주어도 담배를 피울 줄 모른다.

· 유의운동성 실행증 : 명령에 따르지 못하는 상태

예) 머리빗을 주고 빗으라고 해도 못 빗는다.

· 운동성 실행증 : 전두엽의 병변으로 전혀 움직이지 못하는 상태

(2) 고유감수기능과 소뇌기능검사

고유감수기능에 관여하는 기관은 고유 감수체, 척수 후각, 소뇌, 그리고 내이의 전정기관이다. 소뇌 기능부전이면 보행실조, 위치감각장애, 근육긴장도 저하, 무력증, 안구진탕증이 나타난다. 척수의 후주 기능부전이면 보행실조와 사지의 체위를 인지하는 능력이 불가능하고, 두 지점의 구별능력, 전동감각이 상실된다. 전정기능 부전이면 보행실조, 안구진탕증, 오심, 구토가 나타난다.

전반적 운동 능력과 균형검사로 걸음걸이, Romberg 검사, 눈감고 한 발로 서기, 한쪽 발가락 앞에 다른 쪽 발뒤꿈치 대고 걷기, 발가락 또는 발뒤꿈치 걷기, 제자리 뛰기, 무릎 굽히기 등이 있고 섬세한 운동으로 finger to nose 검사, rapid alternating arm movement, finger to nose and to examiner's finger, finger to finger, finger to thumb, heel down opposite shin, toe or ball or foot examiner's finger, 8자 그리기 등이 있다.

(3) 뇌신경기능검사

① 뇌신경의 명칭과 기능

CN	명칭	기능	형태
I	후각신경(Olfactory N.)	후각	감각신경
II	시각신경(Optic N.)	시각	감각신경
III	동안신경(Oculomotor N.)	안구운동, 안검을 올림 동공축소	운동신경 부교감신경
IV	활차신경(Trochlear N.)	안구운동	운동신경
V	삼차신경(Trigeminal N.) · 안분지(Ophthalmic division) · 상악분지(Maxillary division) · 하악분지(Mandibular division)	각막, 비점막, 얼굴의 체감각 (somatic sensation) 안면, 구강, 혀의 전방 2/3, 치아의 체감각, 안면하부의 체감각 저작	감각신경 감각신경 감각신경 운동신경
VI	외전신경(Abducens N.)	안구측면운동	운동신경
VII	안면신경(Facial N.)	얼굴표정 미각, 혀의 전방 2/3 타액분비	운동신경 감각신경 부교감신경
VIII	청신경(Auditory N.) · 전정신경(Vestibular N.) · 달팽이신경(Cochlear N.)	 평형 청각	 감각신경 감각신경
IX	설인신경(Glossopharyngeal N.)	미각, 혀의 후방 1/3, 인후감각 연하	감각신경 운동신경
X	미주신경(Vagus N.)	인두, 후두, 외이의 감각 연하 흉곽, 복강내장기관의 부교감신경계 활동	감각신경 운동신경 부교감신경
XI	부신경(Accessory N.)	목과 어깨의 운동	운동신경
XII	설하신경(Hypoglossal N.)	혀의 운동	운동신경

② 뇌신경 검사

a. 후신경 : 냄새식별 검사

b. 시신경 : 시력, 시야(대면법), 검안경검사

c. 동안신경, 활차신경, 외전신경 : 외안근검사

d. 삼차신경 : 얼굴의 촉각, 통각검사, 측두근 저작근 움직임 검사

e. 안면신경 : 미각검사, 안면근육의 움직임 검사

f. 청신경 : 청력, 평형기능 검사

g. 설인신경, 미주신경 : 구토반사, 연구개, 구개수의 움직임 검사

h. 부신경 : 흉쇄유돌근, 승모근의 근육강도 검사

i. 설하신경 : 연하와 언어를 포함한 혀의 움직임

(4) 운동발달 평가

운동발달의 평가는 중추신경계나 근육장애가 있는 환자의 진단, 치료 및 예후에 대한 파악에 중요한 지표가 된다. 운동 발달 상태가 어느 정도인가를 사정해 보면 현재의 운동발달 상태를 파악할 수 있고, 다음의 발달 단계를 예측할 수 있으므로 체계적인 운동발달 훈련계획을 작성하여, 과학적이고 합리적인 치료를 적용할 수 있다.

① 반사검사

반사는 자극에 의해 감각 신경로, 운동신경로를 통해 수축 요소인 운동 효과기에 도달함으로써 나타난다. 상위 운동 뉴론 장애인 경우는 억제섬유가 장애를 받기 때문에 과다반사가 나타나고, 하위 운동 뉴론 장애인 경우는 반사활동의 저하가 일어난다.

a. 심부건 반사(deep tendon reflex)

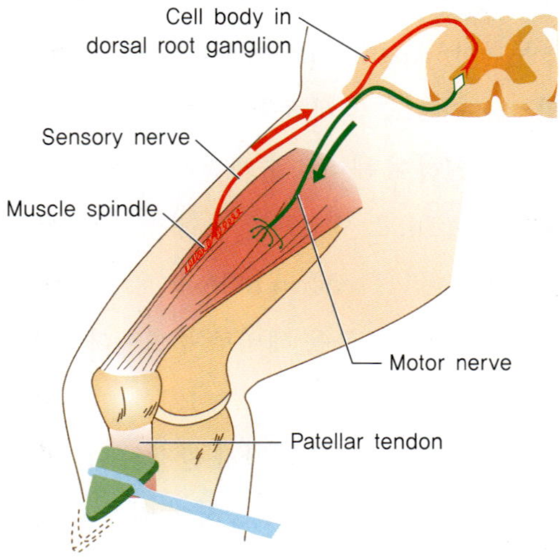

[슬개건 반사]

b. 심부건 반사의 기록

등급	설명
4+	과다항진, 근육병변 상태 암시
3+	정상보다 항진, 비정상 상태
2+	정상
1+	정상 이하로 반응감소
0	무반응, 비정상

c. 심부건반사의 종류

근육수축을 검사, 검사방법은 손 또는 해머로 검사자가 유연하게 건을 쳐서 검사하는 방법

- 이두박근건 반사(biceps reflex) : 검사자가 한 손으로 환자의 팔꿈치를 지지하면서 상완이두근건 위에 검사자의 엄지손가락을 놓고, 해머로 검사자의 엄지손톱 위를 두드린다. 전완이 굴곡하며 수축상태를 파악한다(주로 C5, 6).
- 삼두박근건 반사(triceps reflex) : 환자의 팔꿈치를 지지하면서 삼두근건 부위를 해머로 두드린다. 전완이 빨리 신전된다(주로 C7, 8).
- 회외근 또는 요골근건 반사(supinator or brachioradialis reflex) : 요골하단, 손목 관절에서 3~5cm 윗부분을 해머로 두드린다. 전완이 굴곡된다(주로 C5, 6).
- 슬개건 또는 무릎반사(patella or knee reflex) : 침대 가장자리에 검사하고자 하는 다리를 위로 올려 꼬고 앉게 하거나, 누웠을 경우에는 무릎을 약간 굽히고 무릎 밑을 손으로 지지하여 해머로 슬개건을 두드린다. 대퇴사두근의 수축으로 다리를 신전한다(주로 L4, 2, 3).
- 아킬레스건 반사(achilles tendon reflex) : 앉거나 눕힌 후에 환자의 발을 약간 배굴시키고 발뒤꿈치 윗부분을 해머로 두드린다. 발바닥이 저측굴곡된다(주로 S1, 2).
- 하악(턱) : 입을 약간 벌린 후, 검사자가 환자의 턱 중앙에 엄지손가락을 놓고, 그 위를 해머로 두드린다. 하악골이 상승하여 입이 닫혀진다(C5).
- 호프만 : 환자의 가운데 손가락 말절골부위를 검사자의 엄지손가락과 두번째 손가락으로 갑자기 아래로 튕긴다. 정상인은 반응이 없으나 추체로계 질환, 연수병변이 있으면 엄지손가락은 굴곡, 내전되고 다른 손가락 끝부분은 굴곡된다.
- 와르덴버그 : 손가락들은 약간 굴곡된 상태로 회외상태로 하고, 검사자는 환자

의 손가락들과 같이 검사자의 손가락들을 굴곡된 상태로 서로 연결하여 회내상태로 하여, 각기 자기 쪽으로 서로 잡아당긴다. 정상인 경우는 엄지손가락이 신전되고, 다른 손가락은 약간 굴곡되나, 추체로계 질환은 엄지손가락이 강하게 굴곡, 내전된다.

② 표재성 반사

a. 복부 : 누워서 복부를 노출시키고, 검사자가 해머 손잡이로 복벽의 4분원을 각각 자극한다. 자극을 받는 쪽으로 배꼽이 당겨지며 복부근이 수축된다.
(횡격막부위 : T7-9, 상복부 : T9-11, 하복부 : T11, 12)

b. 거고근 : 환자를 눕히고, 대퇴내측상부의 피부를 가볍게 자극한다. 자극한 쪽의 고환이 반사적으로 따라 올라온다(L1, 2).

c. 둔근 : 옆으로 눕히고, 둔부를 벌린 후 회음부쪽을 면봉으로 자극한다. 항문 괄약근이 수축된다(L4, 5).

d. 항문 : 항문주위 피부를 자극한다. 외항문괄약근이 수축된다(S4,5).

e. 족저 : 발바닥의 외측을 따라 발뒤꿈치로부터 발가락부위로 발바닥을 쭉 긁어 검사한다. 엄지발가락이 굴곡된다(L4-S2).

f. 각막 : 각막표면을 면봉으로 살짝 건드린다. 눈을 깜박거린다(CN5).

g. 구개 : 검사자에게 "아" 소리를 내라고 한다. 연구개와 구개수의 움직임과 대칭성을 관찰한다(CN9).

h. 구토 : 설압자로 설근부를 아래로 누른다. 구역질을 한다(CN9, 10).

③ 병리적 반사

a. 족관절 간대경련 : 엎드린 상태에서 슬관절굴곡, 족관절 배굴 상태에서 갑자기 발뒤 꿈치를 아래로 누른다. 비정상인 경우 하퇴삼두근이 수축하여 저측굴곡이 되면서 진전이 나타난다.

b. 슬관절 간대경련 : 앉은 상태에서 슬개골을 아래로 누른 후에 그 윗부분을 타진한다. 비정상적인 경우 진전현상이 나타난다.

c. 바빈스키반사 : 족저반사의 검사방법과 같음. 비정상적인 경우에는 엄지발가락이 신전배굴 되고 다른 발가락은 부채살 모양이 된다.

(5) 도수근력검사

저항 혹은 중력에 대항하여 수축하는 근육들을 찾아내어 양적으로 측정하는 것이다. 근육의 수축정도, 근육의 신경지배 상태, 관절 구조면에 따른 운동 기능을 파악할 수 있게 되며 사정 및 치료계획을 세우는 데 중요한 자료가 된다. 그러나 주관적 평가라는 약점이 있다.

	단계	특성
5	Normal(N) 100%	충분한 저항을 이겨내고, 완전운동범위를 수행할 경우
4	Good(G) 75%	약간의 저항을 이겨내고, 완전운동범위를 수행할 경우
3	Fair(F) 50%	중력을 이겨내고, 완전 운동범위를 수행할 경우
2	Poor(P) 25%	중력을 제거한 상태에서 완전, 부분적 운동 범위를 수행할 경우
1	Trace(T) 10%	관절운동이 없으나, 약간의 근수축이 있는 경우
0	Zero(Z) 0%	관절운동이 없으며, 근수축도 전혀 없는 경우

(6) 감각능력검사

감각은 자신의 체내 및 체외에 생긴 변화를 감지하는 작용을 말한다. 생리학적으로는 감각기로부터 정보가 대뇌피질의 제1차 지각중추에 투사되기까지의 과정을 말한다. 감각능력검사를 하는데 주의해야 할 사항은 환자에게 사전교육을 시키고, 반드시 눈을 감은 후에 실시해야 한다.

감각기능명	기구	검사방법
가벼운 촉각	솜, 면봉	피부표면을 따라 가볍게 그어 감각을 어떻게 느끼는지 확인한다.
통각	안전핀	안전핀의 날카로운 곳과 무딘 곳을 교대로 가볍게 자극하면서 날카로운지, 무딘지를 확인한다. 발뒤꿈치, 발바닥 같은 두꺼운 피부는 통각이 거의 없을 수 있다.
온각	찬물, 더운물이 담긴 2개의 시험관	시험관을 피부에 대어서 찬지 더운지를 확인함. 통각이 정상이면 이 검사는 생략할 수 있다.
운동각		사지의 관절을 수동적으로 움직이고 움직임의 크기, 속도를 아는지 확인한다.
위치각		검사자가 수동적으로 사지관절을 움직여 놓고 그 위치를 말하든지 반대 측의 상, 하지를 그대로 흉내 내라고 한다.
진동각	음차	진동하는 음차를 흉골, 주두, 복사뼈 등과 같은 돌출부에 대고 진동을 느끼는지, 언제 멈추는지를 확인한다.
식별각	2개의 안전핀	피부표면을 유사한 2개의 안전핀으로 동시에 가볍게 찌르고 2개인지, 1개인지 묻는다.
입체인지	동전, 열쇠 등	환자 자신이 동전, 열쇠 등을 만지거나 조작하는 물건을 인지하여 확인함. 대뇌피질의 측두엽의 기능을 확인한다.
숫자의 확인	연필	손바닥에 연필의 무딘 쪽으로 글씨를 써서 알아맞히는지 확인
소실감	연필	신체의 좌, 우 양쪽의 같은 부위를 자극할 때 한쪽의 자극만을 인지하는 상태를 의미하고, 피질의 감각영역에 병변을 의심한다.

[관절가동범위 ROM]

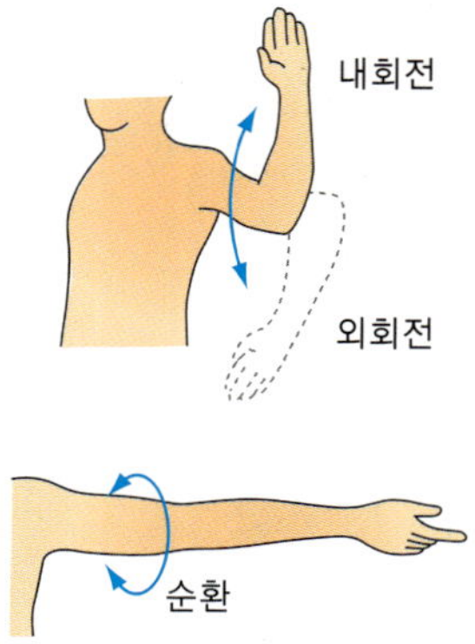
내회전
외회전
순환

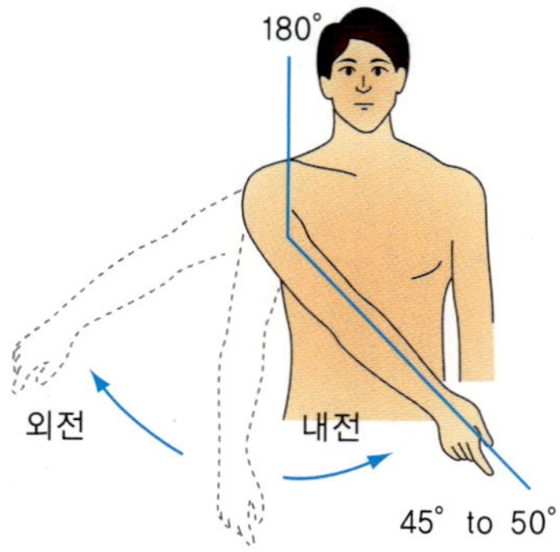
180°
외전
내전
45° to 50°

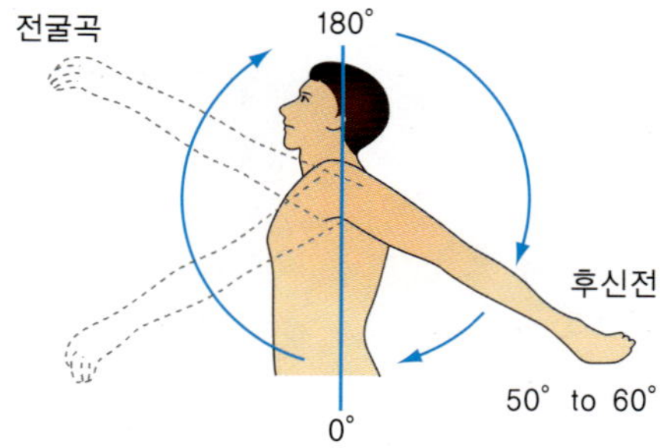
전굴곡
180°
후신전
50° to 60°
0°

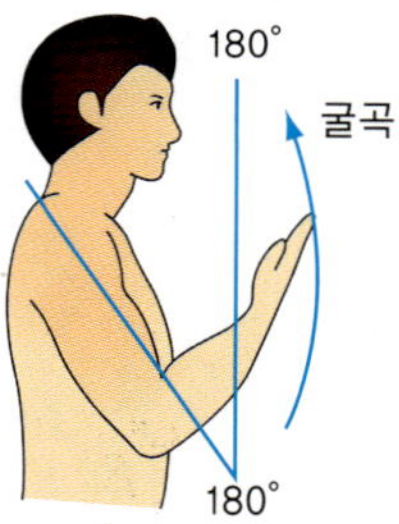
180°
굴곡
180°

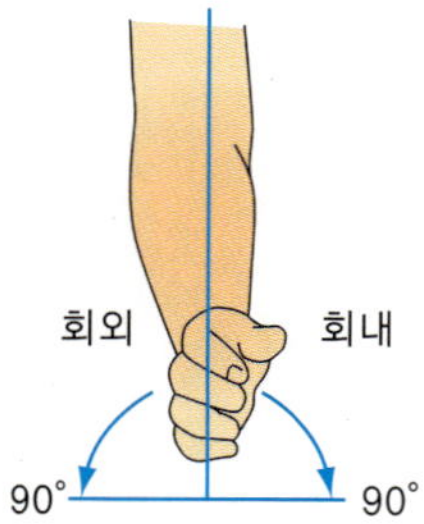
회외
회내
90°
90°

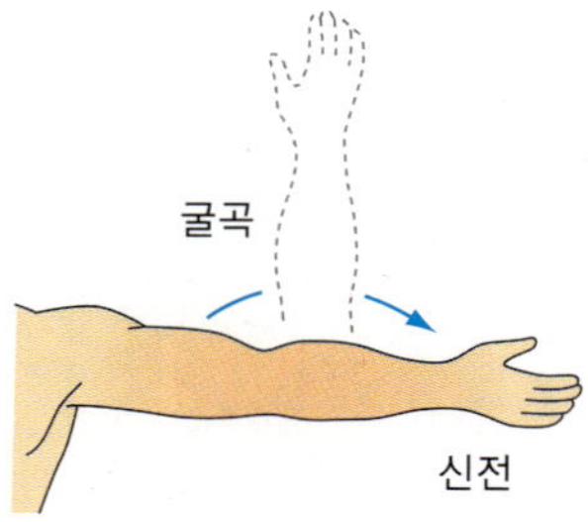
굴곡
신전

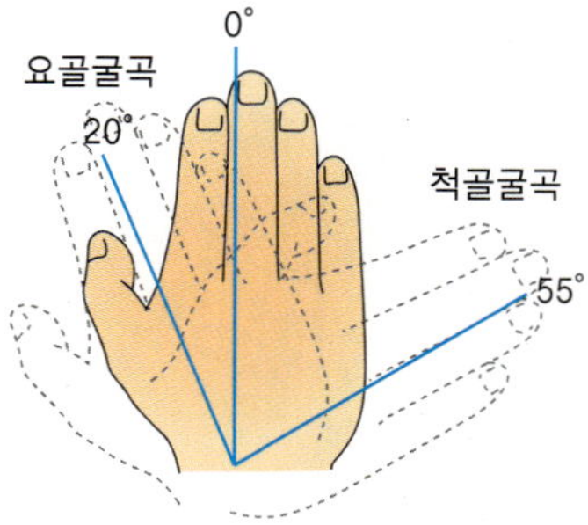
0°
요골굴곡
20°
척골굴곡
55°

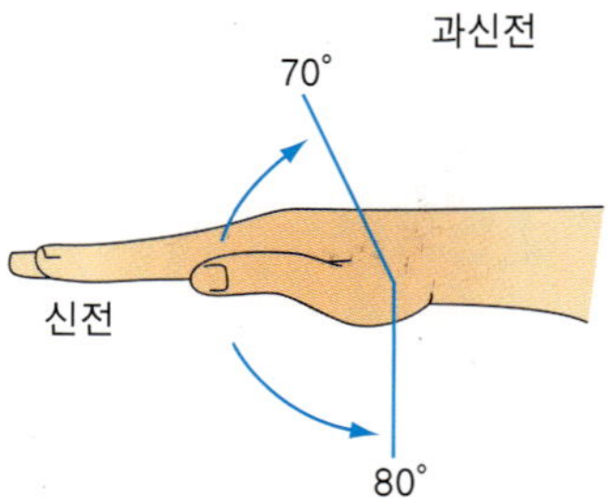
과신전
70°
신전
80°

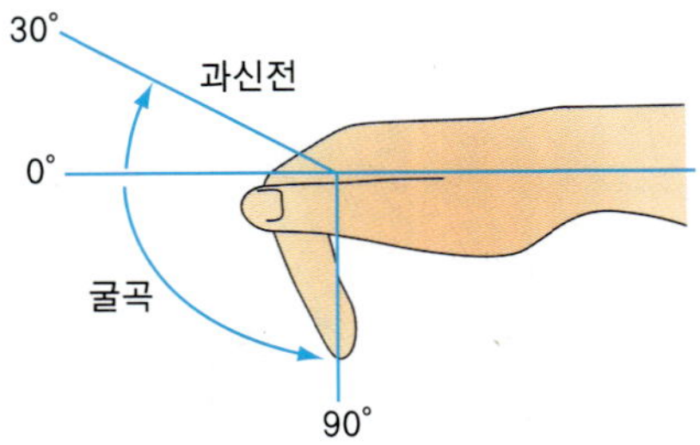
30°
과신전
0°
굴곡
90°

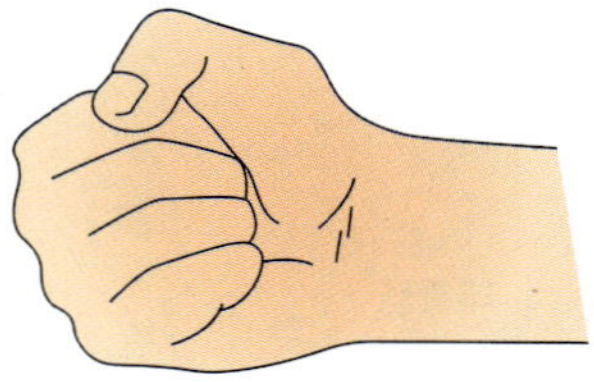

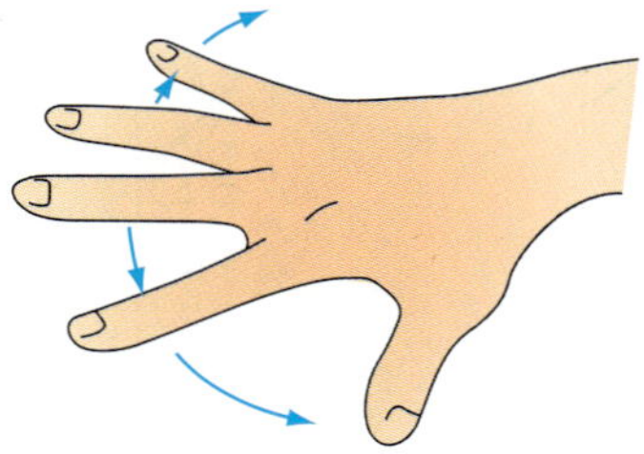

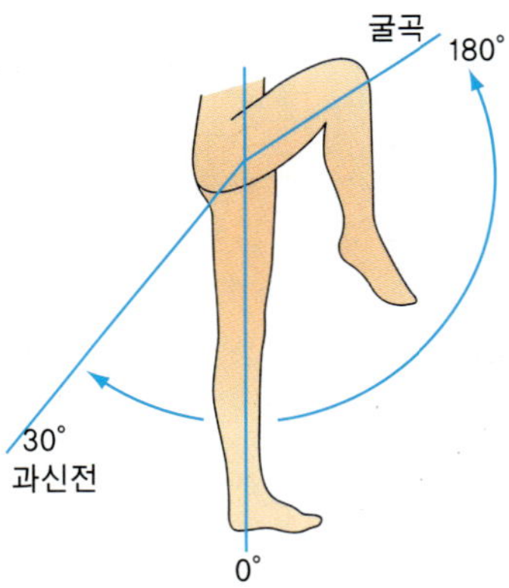
굴곡
180°
30°
과신전
0°

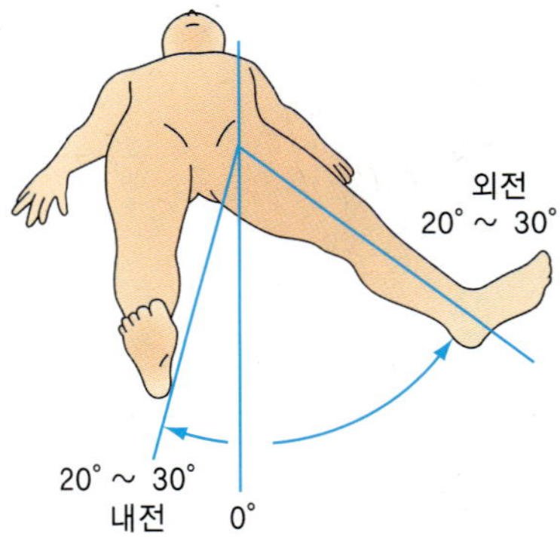
외전
20° ~ 30°
20° ~ 30°
내전
0°

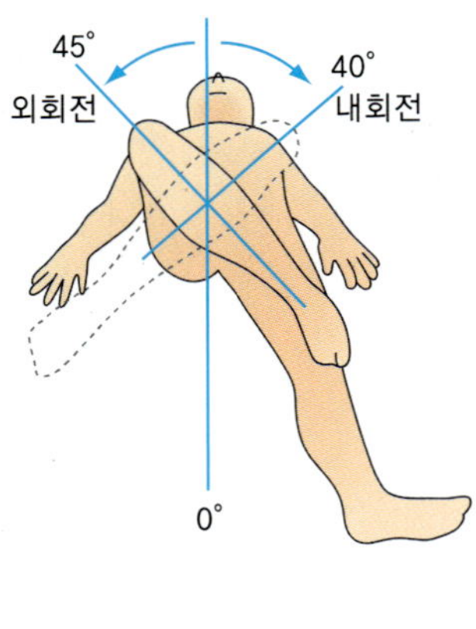
45°
외회전
40°
내회전
0°

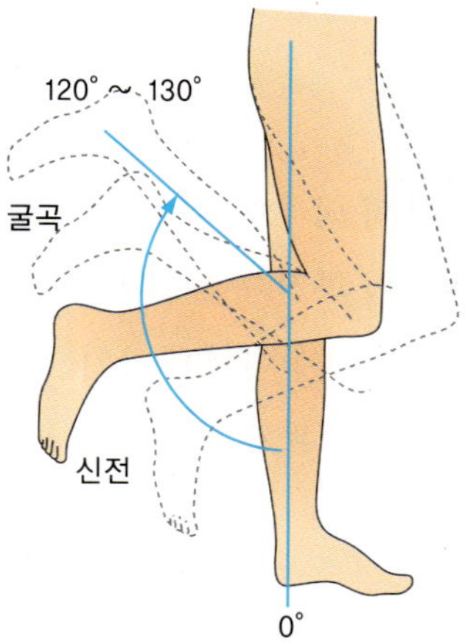
120° ~ 130°
굴곡
신전
0°

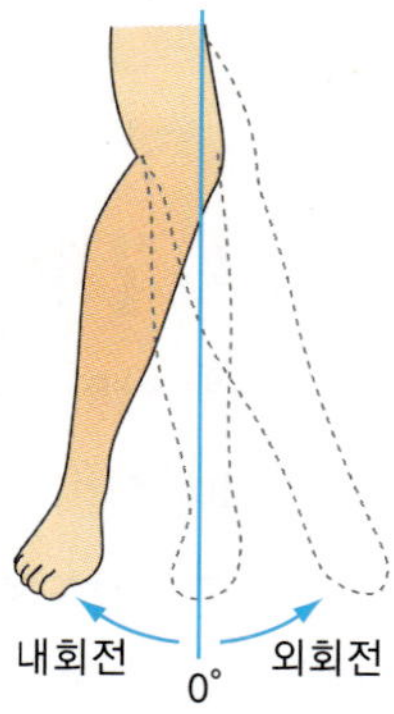
내회전
0°
외회전

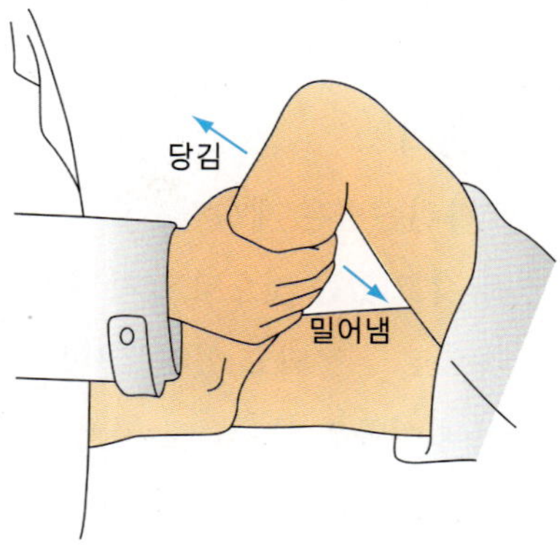
당김
밀어냄

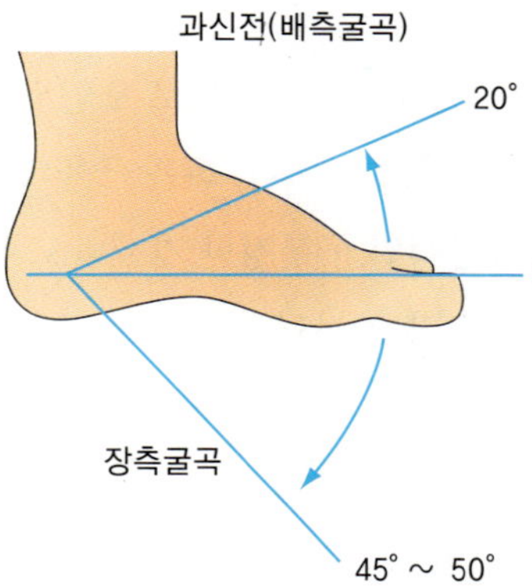
과신전(배측굴곡)
20°
0°
장측굴곡
45° ~ 50°

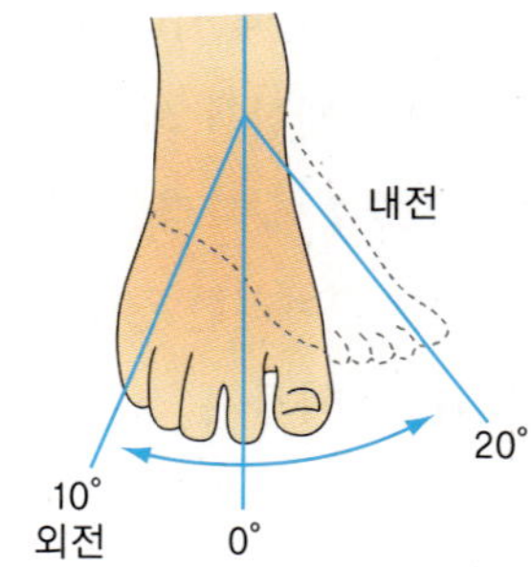
내전
20°
10°
외전
0°

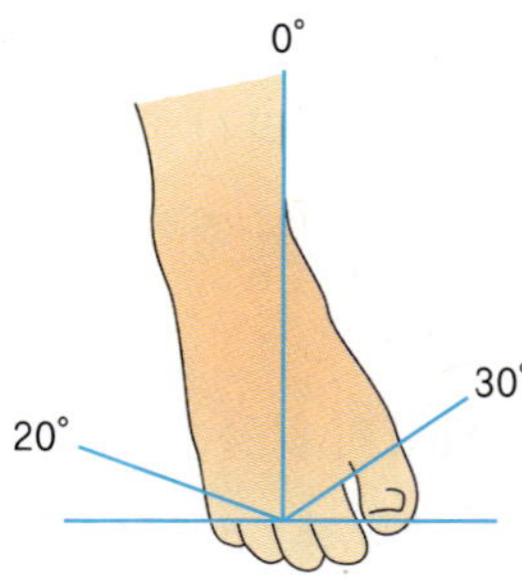
0°
30°
20°

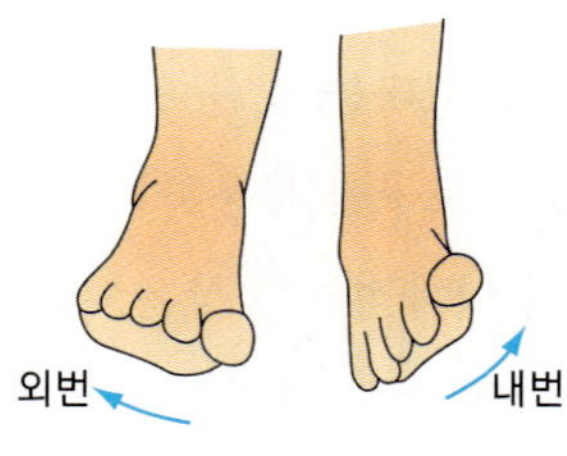
외번
내번

2. 파킨슨병

1) 정의

파킨슨병은 계속적으로 진행하는 뇌질환으로 50세 이상인 인구 100명 당 1명이 파킨슨병을 갖고 있는 것으로 생각되며, 우리나라에는 약 10만명 정도의 사람들이 파킨슨병에 이환된 것으로 추정되고 있다. 전형적으로 50대에서 70대 사이가 가장 많으며 40세 이전에 파킨슨병에 이환된 사람들도 전체 파킨슨병 환자의 약 7% 정도로 여겨지고 있다. 파킨슨병은 처음 발생 증상이 모호할 수 있기 때문에 오진(예 : 중풍)되기 쉽다.

2) 진단과 증상

(1) 떨림(진전)은 가장 눈에 잘 띄는 증상으로 주로 가만히 앉아 쉴 때 나타나고 손이나 다리를 쓰거나 움직일 때 사라진다.

(2) 경직은 근육의 뻣뻣함을 의미하며, 초기 단계에서 경직은 관절염으로 오인되기도 하나 파킨슨병이 진행함에 따라 경직은 근육이 조이거나 땅기는 느낌, 혹은 근육의 통증으로 느껴지기도 한다. 이러한 경직은 파킨슨병에서 특징적인 구부정한 자세와도 관련있다. 경직은 파킨슨병 약물과 스트레칭 운동을 병행하면 잘 조절될 수 있다.

(3) 서동증이란 행동이 느려지는 증상이다. 단추를 채우거나 글씨를 쓰는 등의 미세한 움직임들이 점점 더 어둔해진다. 예를 들면 눈을 깜박인다거나 얼굴의 표정, 삼키는 것, 걸을 때 팔의 움직임, 자세변경 등의 동작들에서 횟수와 크기가 감소하며 환자 본인은 잘 알지 못하는 경우가 많다. 파킨슨 약물은 서동증의 증상을 효과적으로 호전시킬 수 있다.

(4) 균형 장애는 자세반사의 소실로 일어난다. 자세반사란 걷거나 서는 등의 자세가 빠르게 변화할 때 넘어지지 않도록 중심을 잡는 것을 의미한다. 균형 장애는 경직이나 서동증에 비해 파킨슨 약물에 의해 잘 조절되지 않는 증상이다. 따라서 균형 장애가 있는 환자는 넘어질 수 있다는 것을 항상 기억하고 조심해야하며 균형 장애가 심한 환자는 지팡이 등의 보조 도구를 사용하는 것이 좋다.

(5) 파킨슨병의 이차적인 증상은 나타날 수도 있고 나타나지 않을 수도 있다. 이차적인 증상으로는 배변장애, 소변장애, 연하장애, 언어장애, 피로감, 정서의 변화(우울증), 기억력 장애, 성기능 장애, 수면장애가 있다.

3) 원인

파킨슨병은 흑색질이라고 불리는 중뇌에서 도파민을 생성하는 신경세포의 소실로 발생한다.

이러한 신경세포는 기저핵이라 불리는 뇌의 심부 부위와 연결되어 있다. 도파민이라고 불리는 신경화학물질의 기능은 신경세포가 신경자극을 신체의 근육으로 전달하여 우리가 알고 있는 정상적인 움직임 즉 우리의 행동이 자연스럽도록 조절해주는 물질이다. 도파민의 공급이 약 80% 감소하게 되면 파킨슨병의 증상이 나타나게 된다. 시간이 지남에 따라 도파민을 생산하는 세포는 계속적으로 감소하며 증상은 보다 심해진다. 이 분야에 관한 많은 연구가 이루어지고 있지만 흑색질 세포의 소실 원인은 아직 알려지지 않고 있다. 현재의 쟁점은 유전적인 소인에 의해 신경세포의 소실이 서서히 진행되는가 아니면 독소 물질에 노출되면서 발생하는가 하는 것이다.

4) 예후

(1) 파킨슨병은 서서히 진행한다.

(2) 현재의 파킨슨 약물치료는 증상을 조절하기 위한 것이므로 질병의 진행을 막을 수는 없고 증상은 적절히 조절될 수 있다.

(3) 일상생활의 장애는 시간이 지남에 따라 발생하며 증가할 수 있다.

(4) 레보도파는 가장 강력한 증상 조절 효능을 가지는 약물이다. 그러나 장기 투여 시 부작용이 발생할 수 있으며 부작용 또한 적절히 조절될 수 있다.

(5) 직업을 가지고 있는 환자라면 가능한 한 일을 지속 할 수 있도록 업무의 종류를 변경한다던가 업무환경 변경이 필요할 수 있다.

(6) 현재 이루어지고 있는 연구들은 파킨슨병의 경과를 변화시킬 수 있는 무한한 가능성을 가지고 있고, 유전자 치료나 수술적 치료요법, 약물치료는 질병의 진행을 느리게 만들 수 있으며 파킨슨병으로 인한 장애를 최소한으로 줄일 수 있는 커다란 희망을 가지고 있다.

5) 파킨슨병의 약물치료

(1) 레보도파(Levodopa) 제제

파킨슨병 증상들을 호전시키는 가장 효과적인 약물이다. 레보도파는 뇌 안에서 감소되어 있는 신경전달 물질인 도파민으로 전환된다. 최초 사용시기와 용량은 환자의 나이, 환자의 운동증상, 일상생활에서의 장애정도, 직업의 유무 등에 따라 정해진다. 증상이 몇 년 동안 큰 변화 없이 잘 조절되면 약용량과 횟수를 현재대로 유지하고 계속적으로 변화하는 환자는 적절한 용량과 횟수로 조절한다.

① 종류

a. Sinemet(카비도파/레보도파), Madopar(벤저라지드/레보도파)

카비도파와 벤저라지드는 레보도파 단독 사용 시 보다 부작용을 줄여주며 레보도파가 뇌 안에 더 많이 들어갈 수 있도록 도와준다.

· 용량 : 용량은 보통 분수로 표시되고 분자는 카비도파(혹은 벤저라지드)의 양, 분모는 레보도파의 양을 나타내며, 씨네메트는 25/100mg, 마도파는 25/100mg, 50/200mg이 있다. 최근에는 sinemet와 같은 성분의 복제약도 유통되고 있으며 이시콤, 퍼킨 등이 이에 해당된다.

b. Sinemet CR, Madopar HBS

서서히 흡수되어 장시간 작용하는 제제이다.

· 용량 : sinemet CR은 50/200mg, Madopar HBS는 25/100mg

c. 마도파 확산정 - 마디스

빠르게 흡수되어 효과를 나타내는 속효형 제제이며 물에 타면 쉽게 녹기 때문에 튜브를 통한 약물 투여 시에도 유용하다.

· 용량 : 마도파 확산정 25/100mg

② 1일 사용범위

개인마다 다르며 부작용 없이 증상이 하루 동안 얼마나 효과적으로 좋아지느냐에 따라 용량을 결정

③ 부작용

a. 울렁거림(메슥거림, 토할 것 같은 느낌, 구토)

식전 약을 식후에 복용하거나 과자나 가벼운 간식을 약 복용 전에 먹는 것은 울렁거림을 완화할 수 있다. 위 증상은 대부분 약을 시작한지 1~2주 이내에 사라진다. 증상이 지속되면 의사에게 약물 처방을 받는다(돔페리돈).

b. 기립성 저혈압

누웠다가 일어설 때 혈압이 떨어지며 어지러움을 느끼는 것이나, 소량의 레보도파에서 흔히 나타나는 부작용은 아니다.

c. 이상운동증

얼굴이나 손발, 목, 몸통 등에서 일어나는 불수의적인 움직임을 의미하며, 레보도파 제제를 장기적으로 투여하고 병이 진행함에 따라 나타날 수 있는 부작용이다. 약 기운이 너무 세게 작용하여 나타날 수도 있으며 반대로 약 기운이 약해서 나타나기도 한다. 하루 중 언제 나타나고 사라지는지를 의사와 상의 후 용량을 조절하거나 복용시간을 재조정 한다.

d. 혼돈과 환각

나이가 많은 파킨슨병 환자에게서 나타나며, 레보도파 용량을 줄이거나 혼돈이나 환각을 조절하는 별도의 약물을 복용한다.

④ 주의 사항

a. 공복 시에 흡수가 잘 되므로 식전, 식후 30분에 복용한다.

b. Sinemet CR은 반으로 자를 수 있으나 갈면 서방의 효과가 없다. Madopar HBS는 캡슐째 먹어야 서방의 효과가 있다.

c. 갑자기 레보도파를 중단하면 안된다. 씹고 삼키는 장애로 인하여 폐렴이나 여러 가지 문제들이 발생할 수 있다.

(2) 도파민 효능제

① 종류

a. Parlodel(브로모크립틴 메셀레이트)

· 용량 : 2.5mg

b. Celence(퍼골라이드 메셀레이트)

· 용량 : 0.05mg, 0.25mg

c. Mirapex(프라미펙솔 디하이드로클로라이드)

· 용량 : 0.125mg, 0.25mg, 0.5mg 1mg(0.25mg, 0.25mg, 0.5mg, 1mg 제제는 쉽게 반으로 나눠지도록 가운데 선이 그어져 있음)

d. Requip(로니피롤)

· 용량 : 0.25mg, 1mg, 2mg

② 부작용

a. 울렁거림

식전 약을 식후에 복용하거나, 크래커나 가벼운 간식을 약 복용 전 먹어서 완화시킨다. 약을 시작한지 1~2주 이내 사라지나 서서히 약을 증량하고 증상이 지속되면 의사에게 약물을 처방받는다.

b. 기립성 저혈압

c. 이상 운동증

레보도파 제제에 비하여 이상운동증의 발생 확률이 적으나, 이미 이상운동증이 있는 경우 도파민제제를 투여하거나 증량할 때 심해질 수 있다.

d. 졸음

새로운 도파민 효능제를 시작하거나 용량을 증가할 때 생길 수 있다.

e. 두통

약의 시작이나 용량 증량 후에 발생하며 대부분은 수일 내에 가라앉는다.

(3) 콤트(COMT) 억제제

① 종류 : Comtan(entacapone)

② 용량 : 200mg

③ 부작용

a. 설사 : 약 용량을 줄여야 하며, 일반적으로 약을 중단하면 호전된다.

b. 이상운동증 : 콤트 억제제는 레보도파의 효과를 증가시키므로 이상 운동증이 발생하거나 악화시킬 수 있다.

c. 소변변색 : 갈색이나 오렌지색으로 짙으나 신장과 비뇨기계에 문제는 없다.

d. 환각

e. 울렁거림

f. 기립성 저혈압

(4) 항콜린성 약물

① 종류 및 용량

a. 벤즈트로핀(Benztropine mesylate) : 1mg, 2mg

b. 알탄(trihexyphenidyl HCL) : 2mg

② 부작용

a. 입마름(구강건조)

b. 희미한 시야사물에 초점을 맞추기 힘들다.

c. 소변이 시원치 않은 느낌(뇨정체)

d. 혼돈 : 고령 환자에게 잘 발생하며 약물을 줄이거나 중단하면 사라진다.

e. 환각 : 저녁 무렵이나 밤 그리고 나이가 많은 환자에게 잘 발생하나 약물을 줄이거나 중단하면 사라진다.

f. 변비

g. 식욕부진

(5) 마오비 억제제와 아만타딘

① 종류

마오비 MAO-B / 유멕스 Jumex(Selegiline)

② 용량 : 5mg

③ 부작용

a. 불면증 : 오후 약을 점심 약과 함께 복용한다.

b. 기립성 저혈압

c. 위궤양 : 과거에 위궤양을 앓은 적이 있는 환자에게서 다시 발생할 수 있다.

(6) 아만타딘

① 용량 : 100mg

② 부작용

a. 관절과 다리의 부종

b. 망상피반 : 그물망 모양의 푸르스름하고 자주 빛이 나는 피부색을 보이나 통증이 동반되지 않는다.

c. 환각과 혼동

(7) 파킨슨병의 증상을 나쁘게 만들 수 있는 약물

① 소화제 : Met ocloppramide(Macperan, Reglan), Levosulpiride(레보프라이드, 설피라이드, 레보프랜 등)

② 신경 이완제 : Haloperidol(할돌), Perphenazine(트리민)

③ 심장약물 및 혈압약물 : Cordarone(아미오다론), Reserpine

6) 파킨슨병의 수술요법

(1) 담창구 파괴술(Pallidotomy)

담창구의 일부 뇌 세포를 파괴시키는 방법으로 경직, 서동증, 진전이 호전되며 특히 이상운동증을 줄일 수 있다.

(2) 시상파괴술(Thalamotomy)

시상이라고 불리는 뇌 부위의 일부 세포를 파괴시키는 방법으로 수술부위는 영구적이며, 떨림이 매우 심하여 일상생활에 지장이 있거나 이러한 떨림이 약물치료로 호전되지 않는 환자는 시상파괴술을 고려해 볼 수 있다.

(3) 뇌 심부 자극술(deep brain stimulation)

뇌안에 전극을 이식하고 전기적인 자극을 발생시키는 자극발생기를 앞쪽 가슴 피부 아래쪽에 이식하는 수술이다.

7) 파킨슨병 환자의 일상생활과 운동

(1) 일상생활

① 자리에서 돌아눕기

a. 자리에서 돌아 누울 때에는 돌려고 하는 방향 쪽으로 머리를 먼저 돌린 다음 팔과 다리를 같은 방향을 돌린다. 몸통이 함께 돌아가게 되어(통나무처럼) 돌기가 쉽다.

b. 자리에서 돌아눕는 것이 어렵다면 미끄러운 천으로 된 옷을 입고(실크 파자마) 난간에 있다면 난간을 잡고 돈다.

② 의자에서 일어나기

a. 조금만 의식적인 노력을 하면 더 잘할 수 있다.

b. 너무 낮은 의자는 피하고, 단단한 팔걸이가 있는 의자를 이용하면 일어나기 쉽다.

c. 발을 엉덩이 넓이만큼 벌리고 몸을 앞으로 숙이고, 코를 무릎 보다 앞쪽으로 이동시키고 몸을 밀어 올린다.

d. 숫자를 하나, 둘, 셋 세면서 몸을 앞뒤로 반동을 주다가 셋에 일어난다.

③ 걷기

a. 굽이 높은 신발은 걸음을 어렵게 할 수 있으므로 굽이 낮은 신을 신고 슬리퍼는 피한다.

b. 허리를 펴고 걷는다.

c. 보폭을 넓게 하고 팔을 앞뒤로 저으며 발이 끌리지 않도록 발을 들고 걷는다.

d. 지팡이나 보행기는 걸음걸이를 안전하게 만든다. 또한 사람들이 많은 곳에서는 사람들이 피해갈 수 있으므로 지팡이나 보행기의 사용을 꺼리지 않는다.

e. 걷는 도중 보행동결이 발생하면 발 앞의 공을 상상하며 공을 차고 걷는다고 생각하고, 바닥에 금이 보이면 금을 밟고 걷는다거나 지팡이가 있다면 지팡이를 발로 차고 걷는다. 외부적인 자극을 이용하고 멈추어 섰다가 숫자를 세면서 걷는 것도 좋다.

④ 낙상(넘어짐)

a. 집안에서 많이 지나다니는 곳의 발에 걸릴 만한 물건들은 치워 놓는 것이 좋고, 실내 조명을 환하게 하여 물건들이 보다 잘 보이도록 한다.

b. 전화를 받기 위해 뛰어가거나 두 가지 일을 동시에 하는 위험한 행동을 피한다.

c. 파킨슨 약을 먹고 나면 졸린 느낌이 들 수 있으므로 이런 시간에 넘어지는 것은 아닌지 확인한다.

d. 기립성 저혈압이 있는지 확인한다.

⑤ 자세변화

a. 의자에 앉거나 서 있을 때는 의식적으로 등을 편다.

b. 앉을 때 의자 뒤에 수건을 말아서 작은 롤을 만들어 등 뒤에 넣는다.

c. 스트레칭 운동을 한다.

(2) 파킨슨병과 운동

① 스트레칭 운동

유연성을 호전시키고 파킨슨병의 증상 중 뻣뻣함(경직)을 완화시킨다. 일상생활에서의 모든 동작(걷기, 팔 뻗기, 옷 입기, 균형 잡기)에서 유연성이 필요하고 유연성이 감소하면 관절이나 근육의 움직임이 제한되기 쉽다. 스트레칭 운동은 신체의 모든 관절에서 이루어져야 한다.

a. 근육을 따뜻하게 풀어 준 뒤 운동을 시작한다(찜질).

b. 관절운동은 할 수 있는 범위 내에서 부드럽게 움직이기 시작하여 굳어진 부위로 조금씩 넓혀간다.

c. 한 동작을 10초 동안 유지한다.

d. 심호흡도 스트레칭에 좋다.

e. 매일 20~30분간 스트레칭 운동을 한다.

② 근력 운동

근력 운동은 파킨슨병에서 별로 중요시 되지는 않으나, 펴주는 근육의 근력 운동이 파킨슨 병에서 나타나는 구부정한 자세교정에 좋다. 몸을 바르게 펴는 자세는 구부리려고 하는 근육과 펴주는 근육의 균형을 통해 나타난다. 파킨슨병이 있는 환자들은 이러한 균형이 깨어지기 쉬우며 등을 웅크린 자세, 구부정한 팔과 다리를 보이기 쉽다. 근력 운동은 가벼운 도구를 이용하여 저항이 적은 운동을 반복적으로 시행하는 좋고, 무거운 도구가 경직이 심한 파킨슨병 환자에게는 오히려 해가 될 수 있다.

③ 유산소 운동

유산소 운동은 심박동수를 증가시키고 심폐기능및 지구력을 상승시킨다(걷기, 달리기, 수영, 자전거 타기). 유산소 운동은 스트레스를 줄여주고 기분을 상쾌하게 하며 피로감을 감소시키고 신체적인 기능을 향상시켜 준다.

a. 자신이 좋아하는 유산소 운동을 선택한다.

b. 운동을 시작하기 전에 피해야 될 운동이 있는지 의료진과 상의한다.

c. 점진적으로 운동량을 늘리고 5분으로 시작하여 주 단위로 20분까지 늘린다. 적절한 운동량은 자신이 운동량을 어떻게 느끼는 가에 따라 다르고, 운동 후 너무 피곤하지 않을 정도로 너무 지치지 않을 정도로 하는 것이 적당하다.

d. 주 3~5회 운동이 적절하다.

④ 동기유발

a. 달력에 운동 시간을 기록한다. 다른 사람과의 약속 만큼이나 운동시간은 중요하다.

b. 같은 시간대에 운동을 하는 습관을 만든다.

c. 저녁 시간에 갈아입을 수 있는 운동복을 준비한다.

d. 운동 시간을 사회적 약속으로 만들고 운동은 여럿이 함께 하는 것이 좋다.

⑤ 앉아서 하는 운동

a. 심호흡

근육을 이완시키고 횡격막을 이용하여 호흡하기 위해, 두 손을 배위에 얹고 코를 이용하여 천천히 배와 가슴이 팽창하도록 숨을 들이쉰다. 촛불을 끌 때 하는 것처럼 천천히 입으로 숨을 내쉬며 어깨는 편하게 내린다.

b. 고개 돌리기 운동

목의 유연성을 증진시키기 위해 턱을 몸 쪽으로 당긴 후 고개를 천천히 최대한 돌려 양쪽 어깨를 번갈아 바라본다. 목의 근육이 부드러워지는 느낌을 느끼도록 한다.

c. 고개 기울기 운동

목의 유연성을 증진시키기 위해 정면을 똑바로 본 후 고개를 양옆으로 기울인다. 목 근육이 부드러워지는 느낌이 오면 양쪽으로 천천히 반복한다.

d. 턱 밀어 넣기 운동

자세를 좋게 하고 고개가 앞으로 쏠리는 것을 감소시키기 위해 턱을 앞으로 내민다. (마치 거북이가 목을 빼듯이)최대한 턱을 뒤로 당긴다.

e. 어깨 으쓱하기 운동

목과 어개의 운동성을 증진시키기 위해 어깨를 위쪽으로 으쓱 올리고 어깨가 양쪽의 귀에 이르도록 노력한다. 다섯을 셀 때까지 유지한 후 어깨 힘을 뺀다.

f. 어깨 압착하기 운동

목, 어깨, 등의 운동성을 증진시키기 위해 양어깨를 뒤쪽으로 당겨서 팔꿈치가 등 뒤에 위치하게 한다. 다섯을 셀 때까지 그 자세를 유지한 다음 등에서 힘을 뺀다.

g. 몸통 비틀기 운동

목, 어깨, 몸통 근육의 이완을 증진시키기 위해 의자에 앉아 양손을 어깨위에 얹고

고개, 목, 몸통을 최대한 한쪽에 향하도록 비튼다. 양쪽 반복(최고 3~4회)

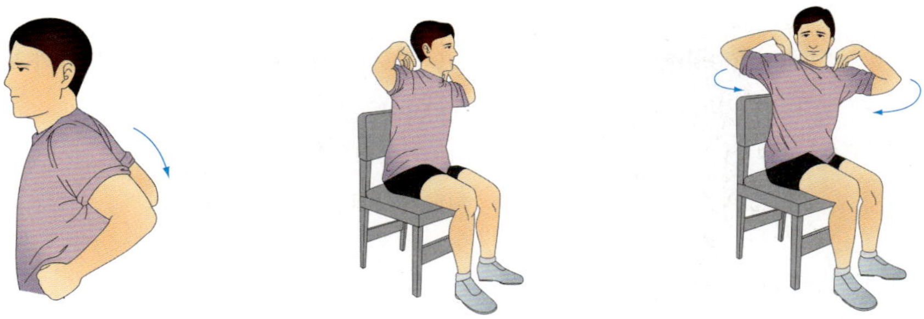

h. 앞으로 숙이기

바르게 앉아 있는 자세를 유지하고 몸통의 유연성을 위해 약간 굽힌 자세에서 팔을 늘어뜨린 채 몸을 앞으로 수그리고, 허리를 약간 앞으로 내밀면서 등을 쭉 편다.

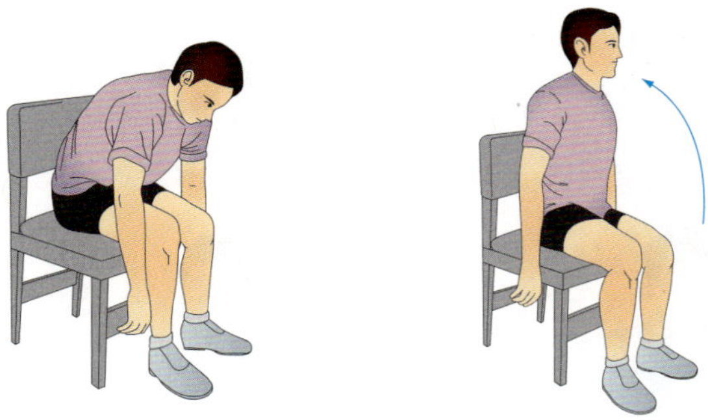

i. 지팡이를 이용한 운동

어깨의 유연성을 증진시키기 위해 지팡이를 양손으로 잡고, 어깨 넓이 간격으로 벌린 후 어깨 높이로 들어 올린 다음 다시머리 위로 들어 올리고, 그 다음에 천천히 무릎위로 내려 놓고 팔을 굽히지 않는다.

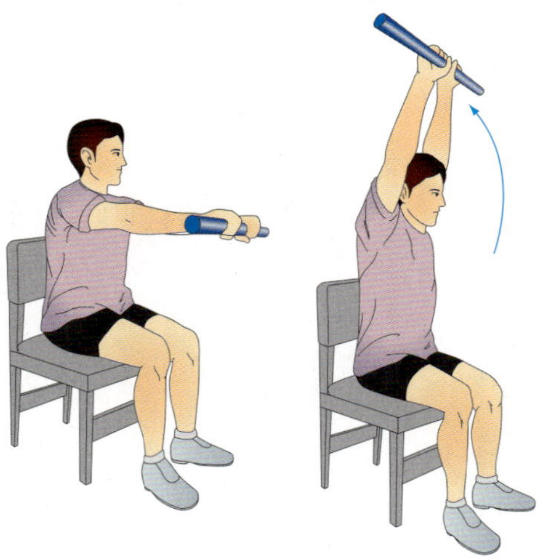

j. 팔 쭉 펴기 운동

어깨의 유연성을 증진시키기 위해 팔을 내리고 손바닥이 몸을 향하게 한다. 손이 턱 높이까지 오도록 팔을 올리고 5초간 유지한 후 손이 머리 위까지 오도록 팔을 올린다. 천천히 팔을 원위치로 내린다.

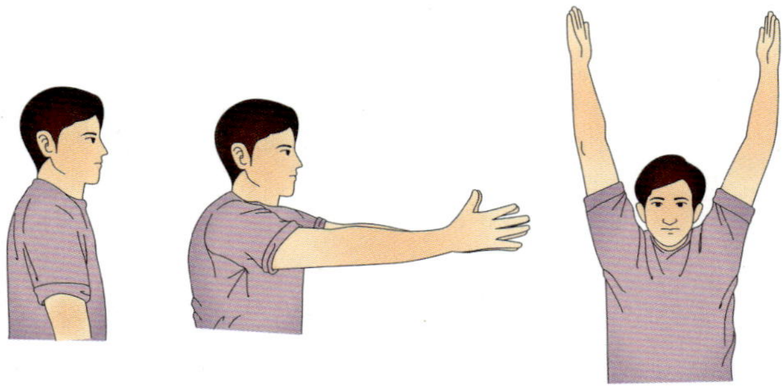

k. 팔목 돌리기 운동

팔목의 유연성을 증진시키기 위해 손목을 천천히 돌린다. 양쪽 손목을 번갈아 다섯 번씩 돌리며 손목의 운동을 더 좋게 하려면 팔꿈치를 붙잡고 한다.

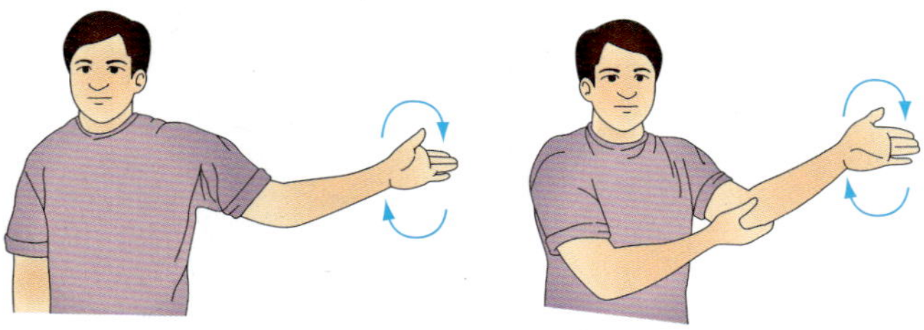

l. 손가락 운동

손가락 움직임의 유연성을 위해 엄지 손가락과 각각의 손가락을 마주 대고 각각의 손가락과 엄지 손가락이 원을 만들 수 있게 한다. 처음에는 천천히 하다가 빨리한다.

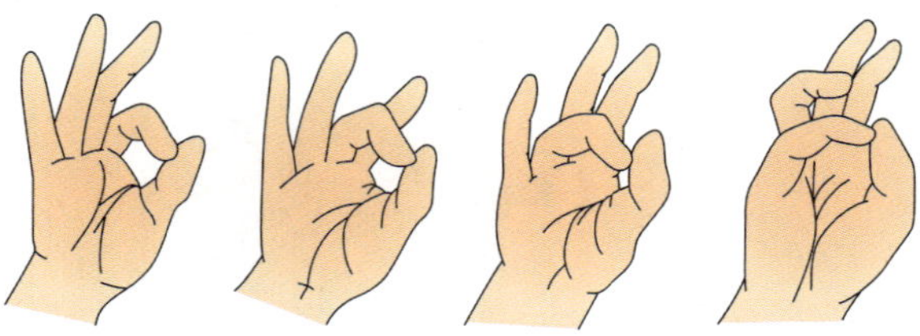

m. 발차기 운동

무릎의 유연성과 다리의 힘을 증진시키기 위해 다리를 무릎이 쭉 펴지게 똑바로 올린다. 5초간 유지하고 발을 바닥으로 원위치 한다. 양쪽 다리에서 각각 시행한다.

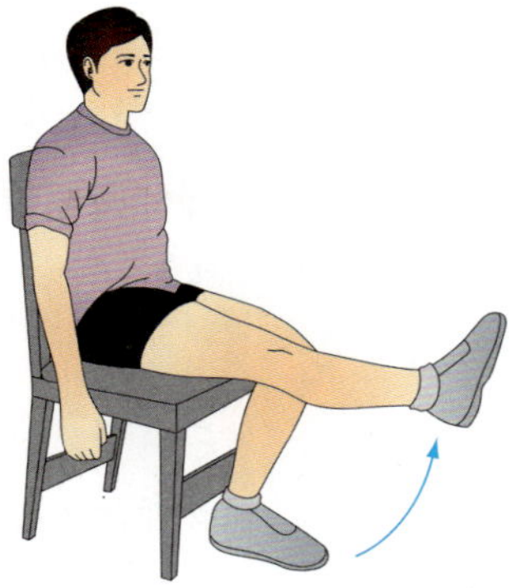

n. 고관절(허벅지) 운동

무릎과 다리의 유연성을 높이고 바른 기립 자세를 갖기 위해 발을 바닥에 평평하게 하고 앉아 무릎을 들어 바닥에서 떨어지게 하여 5초간 유지한 후 발을 내려놓는다. 양쪽다리에서 각각 시행한다.

o. 엉덩이 운동

엉덩이 근육을 펴기 위해 양쪽 엉덩이를 동시에 수축하면서 다섯을 센 후 힘을 뺀다.

p. 발목 돌리기 운동

발목의 유연성을 증진시키기 위해 바닥에서 한쪽다리를 들어 올린 후 발목으로 천천히 원을 그리고 같은 방향으로 열 번 올리고 나서 다른 방향으로 다시 반복한다.

⑥ 누워서 하는 운동

a. 무릎과 가슴운동

등과 엉덩이의 유연성을 증진시키기 위해 누운 자세에서 한 쪽 무릎은 굽히고 한 쪽 다리는 쭉 펴지게 누운 후 쭉 펴진 다리를 최대한으로 바닥에서 들어 올린다(단, 무릎을 굽히지 말고 들어 올린다). 다시 제자리로 천천히 내려놓고, 다리를 바꾸면서 반복한다. 이때 지지가 필요한 경우 발바닥을 벽에 대고 하는 것이 좋다.

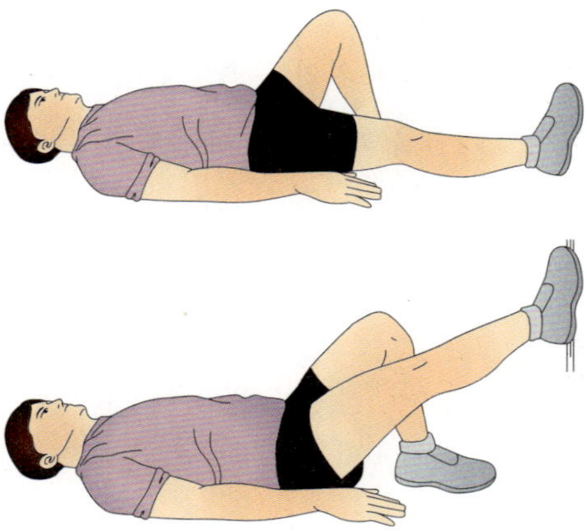

b. 다리 만들기

엉덩이 근육의 근력 강화를 위해 하늘을 향하여 편안하게 누워서 양쪽 무릎을 90도로 굽히고 가능한 한 엉덩이를 바닥에서 높이 들어 올린다. 다섯을 셀 때까지 엉덩이를 들고 있다가 천천히 내려놓는다.

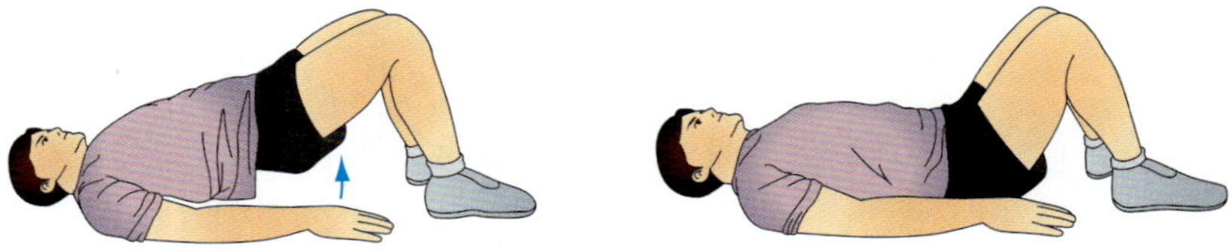

c. 엉덩이 구르기 운동

엉덩이와 몸통의 유연성을 증진시키기 위해 바닥에 똑바로 편안하게 누운 후 양팔을 벌린 다음, 무릎을 굽혀 두 발바닥을 바닥에 놓는다. 두 무릎을 함께 가능한 한 멀리 좌측, 우측으로 돌리는 것을 반복한다.

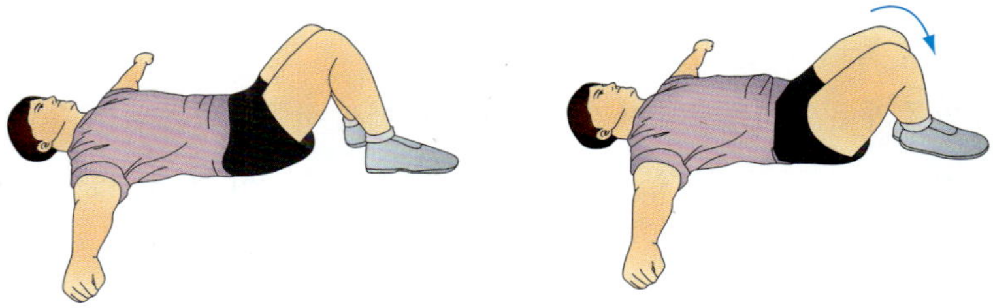

d. 다리를 쭉 펴서 들어올리기 운동

엉덩이와 무릎 근육의 근력 강화를 위해 편안한 자세로 누운 다음 한 쪽 무릎을 굽혔다가 폈다가 하는 운동을 양쪽 다리를 번갈아가며 반복한다.

⑦ 엎드려서 하는 운동

a. 팔꿈치를 대고 엎드리기 운동

엉덩이 근육을 쭉 펴고 허리 부위의 유연성을 위해 배를 바닥에 닿게 엎드린 다음 양팔꿈치로 버티면서 가슴을 최대한 들어 올린다. 들어 올린 자세를 10초 동안 유지시킨 다음 다시 엎드린 자세로 돌아간다.

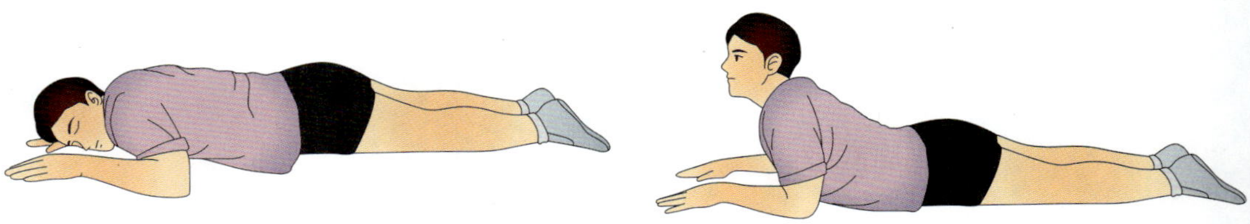

⑧ 서서 하는 운동

a. 발꿈치 들기 운동

장딴지 근육의 근력 강화를 위해 지탱할 의자의 등받이를 잡고 발꿈치를 들어올린 원위치로 돌아간다.

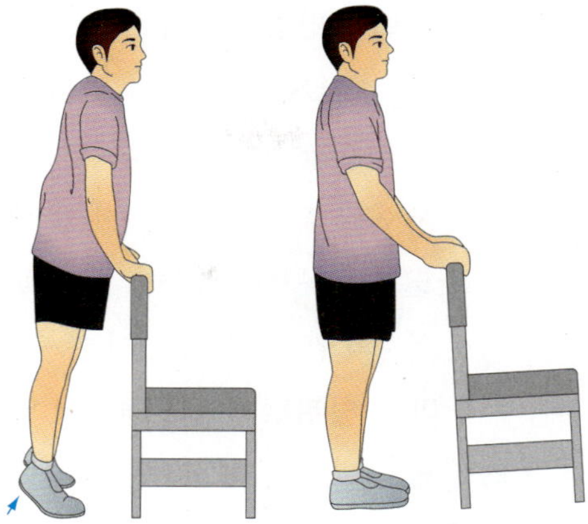

b. 발꿈치 들기 운동

장딴지 근육의 근력 강화를 위해 지탱할 의자의 등받이를 잡은 후 한 발을 앞으로 내민다. 내민 발쪽의 무릎을 굽히고 뒤에 있는 다리는 바닥에 발꿈치가 계속 닿도록 한다. 장딴지 근육이 쭉 펴지는 것을 느끼도록 한다. 20번을 셀 동안 자세를 유지하고 다리를 바꾸어 가면서 반복한다.

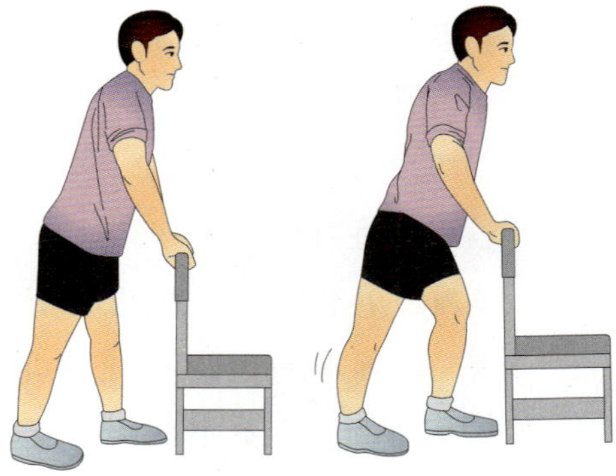

c. 벽 밀기 운동

어깨 근력의 강화와 바른 자세를 만들기 위해 벽의 구석을 향해서 선다음 양손을 벽에 대고 벽을 향해 몸을 숙이면서 가슴이 쭉 펴지는 것을 느끼도록 한다. 두 발을 바닥에 댄 채로 몸을 벽으로부터 일으켜 세운다.

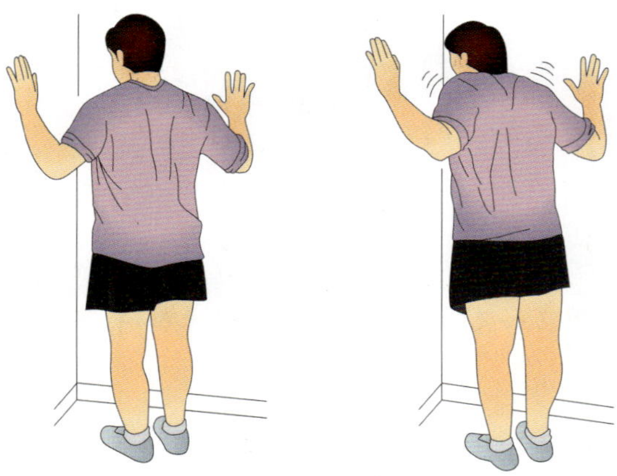

⑨ 자세 변경 방법

a. 의자에 앉는다.

b. 발을 어깨 넓이로 벌리고 바닥에 닿게 한다.

c. 두 손을 의자의 팔걸이에 올려놓는다.

d. 코가 무릎보다 앞쪽에 있도록 몸을 최대한 앞으로 숙인다.

e. 의자의 팔걸이를 밀면서 설 수 있을 때까지 몸을 앞으로 구부린 채 몸을 들어올린다.

f. 몇 번 앞뒤로 몸을 흔들면서 일어서면 더 쉽게 일어설 수 있다.

⑩ 자세

파킨슨병은 활동력을 떨어뜨리고 자세의 변형을 유발한다. 대부분 고개가 앞으로 쏠리고, 등이 앞쪽으로 굽고, 엉덩이나 무릎은 구부린 상태로 굳게 된다. 이런 변화는 목이나 등에 통증이 생기게 하고 균형을 잃게 만드는 경향이 있다. 거울을 보면서 자신의 자세를 잘 관찰하고 바른 자세가 되도록 노력해야 한다.

⑪ 앉아 있는 자세

의자는 안정적이고 지탱력이 좋은 것으로 고르며 허리 곡선을 유지하도록 작은 수건 뭉치나 베개를 등에 대고 앉는다. 똑바로 허리를 쭉 펴고 앉아서 시선은 정면을 보도록 하고 의자나 소파에서 잠드는 것은 자세를 삐뚤어지게 하므로 피한다.

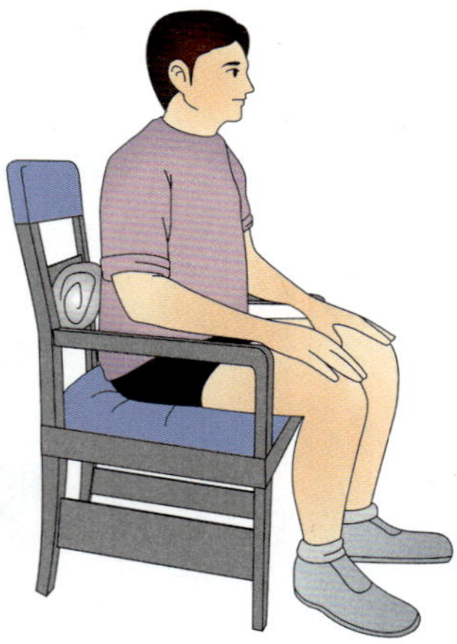

⑫ 서 있는 자세

어깨를 뒤로 쭉 펴고 몸통이 앞으로 쏠리지 않게 하며, 무릎을 쭉 펴고 똑바로 선다.

⑬ 잠잘 때 자세

너무 높은 베개는 사용하지 않도록 하고, 잘 때 베개를 이용하고 옆으로 누워서 잘 때는 무릎 사이에 베개를 끼고 잔다.

⑭ 걷기

a. 양발 사이를 일정한 간격으로 유지하여 균형을 잘 잡을 수 있게 한다.

b. 양손은 자연스럽게 흔들고 주머니에 손을 넣거나 손을 등 뒤에 대고 걷는 것은 피한다.

c. 넓은 타원형을 그리면서 도는 연습을 하며 두 발이 꼬이지 않게 한다.

d. 첫 발을 뗄 때 넓게 딛으려고 노력하고, 보폭이 점점 좁아지고 다리를 끌면서 걷게 되면 걸음을 멈추고 보폭을 넓게 해서 다시 걷기를 시작한다.

e. 발이 굳어지는 느낌이 오면 몸을 이완시키려고 노력하면서 앞에 넘어야 할 물건이 있다고 생각하거나 행진하듯이 숫자를 세면서 걸어본다.

f. 신발은 발가락이 나오거나 굽이 높은 것은 피하는 것이 좋다.

g. 시선은 앞을 본다.

8) 파킨슨병 환자에게서의 보행동결

걷기 시작할 때 혹은 걷다가 방향을 바꿀 때 갑자기 발을 뗄 수 없는 현상을 말하며, 파킨슨병 환자에게 보행동결은 파킨슨 약물이 모자라거나(off freezing) 지나치게 많을 때(on freezing)나타나고 파킨슨 약물과 관련없이 나타나기도 한다. 보행동결은 좁은 복도를 걷는다거나 붐비는 길을 지나갈 때 방향을 바꾸어서 처음 발을 뗄 때와 같은 특정한 상황에서 잘 발생한다. 이때는 선을 밟는다거나 발을 번쩍 든다던가 물건을 넘어가는 등의 다른 동작을 통해 극복될 수 있다.

(1) 시각을 이용한 방법

① 옆 사람의 발걸음을 보면서 걷는다.

② 바로 아래 보다는 멀리 앞을 보며 걷는다.

③ 눈 앞에 보이는 선이나 물건 등을 보면서 걷는다.

(2) 동작을 이용한 방법

① 방향을 바꿀 때 원을 그리며 돈다.

② 지팡이를 발로 차며 걷는다.

③ 옆 사람의 발을 넘으며 걷는다.

(3) 균형 장애가 없다면

① 무릎을 들면서 걷는다.

② 뒤로 한 두 걸음 걷다가 앞으로 걷는다.

(4) 심리적인 방법

① 조급한 마음이 든다면 마을을 가라앉히고 제자리에 일단 선다.

② 발 앞의 가상의 공을 발로 차듯이 걷는다.

③ 계단을 오르듯이 걷는다.

④ 숫자를 세며 걷는다.

(5) 청각 혹은 촉각을 이용한 방법

① 음악을 들으면서 걷는다.

② 노래를 부르면서 걷는다.

③ 옆 사람의 손을 잡고 걷는다.

9) 파킨슨병에서의 연하장애

(1) 연하장애를 호전시키기 위한 방법

① 식사 전 10분, 식사 동안, 식사 후 30분 동안은 90도로 똑바로 앉아 있도록 한다.

② 음식을 더욱 쉽게 삼키게 하기 위해 머리를 약간 기울이고 머리를 이동시킬 때에는 머리 위쪽에 부드럽게 손을 대고 움직이도록 하며, 목 뒤쪽으로는 손을 대지 않는다.

③ 틀니나 보청기, 안경을 사용하는 환자라면 식사 전 틀니의 상태를 확인하고 보청기와 안경을 착용하고 식사를 시작한다.

④ 주위를 조용하게 하고 음식물이 입 안에 있을 때는 환자에게 말을 시키지 않도록 한다.

⑤ 침 분비를 과도하게 상승시키는 음식은 피하도록 한다.

⑥ 파킨슨병의 증상 중 서동증에 의해 식사 시작의 동작이 느려질 수 있다. 언어적 지시(안내)가 도움이 될 수 있으며 다음의 동작을 말로 유도해 본다. 할 수 있는 한 입을 크게 벌리고 숟가락을 입에 물고 입을 다문다.

a. 입을 다문 후 음식물을 씹는다.

b. 음식을 씹은 후 혀를 치아와 식도 사이에 놓이도록 한다.

c. 다음 음식을 받아들일 준비가 되면 예/아니요(고개를 끄덕이는 동작)로 의사를 표현한다.

⑦ 첫 숟가락 보다 큰 숟가락은 사용하지 말고 음식물은 작은 조각으로 씹을 수 있어야 하며 조금씩 마시도록 해야 한다. 씹고 삼키는 동작은 천천히 하고 삼킬 때 삼킬 수 있는 충분한 시간을 주도록 한다.

⑧ 침 분비가 줄어든 상황에서 건조하고 끈적거리는 음식은 입 안에서 삼키기 힘들다. 액

체 종류의 음식은 한 번에 먹지 말고 여러 번에 나누어서 마신다.

⑨ 음식을 천천히 먹도록 하고 먹는 동안 환자에게 피곤함이 없는지 보고, 부드러운 스프와 같은 종류의 음식은 씹는 동작을 적게 필요로 해서 더 자주 조금씩 먹기에 좋다.

⑩ 매번 3~4번 씹고 음식물이 완전히 삼켜졌는지 확인하고 음식물이 입안이나 볼 안쪽에 쌓여지지 않았는지 확인한다.

⑪ 사래들리는 현상은 액체 종류의 음식물에서 가장 잘 발생하므로 조금씩 마시도록 하되, 빨대는 가능한 사용하지 않는다.

⑫ 입을 벌리기 곤란하다면 턱이 아래로 향하도록 밀어 준다.

⑬ 음식을 먹은 후 입안을 깨끗이 한다(양치질을 하거나 양치질을 할 수 없다면 레몬즙이나 글리세린으로 닦는다). 틀니를 사용하는 환자는 틀니를 세척하고 구강 안쪽의 음식물 찌꺼기가 남아 있는지 확인한다.

10) 파킨슨병에서의 구강위생

(1) 구강 건조증을 경감시킬 수 있는 방법

① 인공타액 : 살리바 서브스티튜트(상품명)

② 물을 한 모금씩 자주 마시기

③ 얼음 조각을 입안에 물고 있기

④ 카페인 섭취 제한

⑤ 수면동안 가습기 사용

⑥ 타액은 무설탕 레몬즙 섭취나 무설탕 껌을 씹는 것에 의해 일시적으로 자극될 수 있다(소르비톨 함유제). 설탕이 함유된 소프트 드링크, 사탕, 과자를 피한다.

⑦ 상업적인 구강세정제는 일시적으로 구강 건조증을 완화시키지만 알코올 함량이 높으므로 오히려 더 악화시킬 수도 있다. 알코올과 담배는 입안을 건조화시키는 경향이 있으므로 제한하는 것이 좋다. 전동칫솔이 파킨슨병 환자에게 매우 유용하므로 미세한 손동작(칫솔질, 치간칫솔, 치실 사용)이 어려운 환자에게 사용해 본다.

※ 참고 : 침 흘림이 있는 파킨슨병 환자들은 침이 이전 보다 많아졌다고 말을 하나 파킨슨병 환자에게 실제적으로 타액의 분비가 증가하는 것은 아니며, 원인은 행동이 느려지는 것처럼 삼키는 동작이 느려져 분당 삼키는 횟수가 감소하는 것이다. 따라서 많은 양의 타액이 분비되는 것처럼 느껴지는 것이다.

11) 파킨슨병에서의 배뇨장애

빈뇨와 긴급뇨가 발생하고 밤 동안의 빈번한 배뇨는 수면을 방해하게 되며, 이러한 증상을 완화시켜 줄 수 있는 약물이 디트로판, 하이트린과 같은 약물이며 방광을 이완시킴으로써 도움을 주게 된다.

12) 파킨슨병에서의 변비

(1) 좋은 배변 습관을 위한 5단계

① 1단계 : 규칙적인 식사와함께 과일, 야채, 곡물, 충분한 물을 섭취(6~8잔/일)한다. 식전에 물이나 국물을 먼저 먹고 정해진 시간에 배변 습관을 갖는다(식후 30분이 장운동 활발).

② 2단계 : 매일 섬유질(다시마 환)을 충분한 물과 함께 먹는다.

③ 3단계 : 매일 배변완화제 복용한다(엠지오, 마그오, 마그밀).

④ 4단계 : 하제(아락실, 둘코락스)와 좌약은 의료진과 상의 한 뒤 주의 깊게 사용한다.

⑤ 5단계 : 관장은 습관성이 되기 쉬우므로 변비가 너무 심하여 다른 방법이 도움이 되지 않는 경우에만 관장을 권한다.

13) 파킨슨병에서의 우울증

일상생활에서의 의욕상실, 피로감, 가치 없는 느낌, 죄책감같은 기분이 적어도 2주 이상 지속되는 상태를 의미하고, 파킨슨병에 들어 있는 도파민은 정서에 직접적으로 영향을 미치며 도파민의 감소는 우울을 일으킬 수 있다. 초기 단계의 경미한 파킨슨병에서 우울증이 생기는 현상은 화학적 불균형에 의해 파킨슨병에서 우울증이 발생한다는 사실을 뒷받침하고 있다. 환자의 증상 치료에 쓰이는 약물, 혈압약, 이외의 몇몇 약물에 의해 드물게는 우울증을 일으킬 수 있고, 이때는 우울증을 초래한 약물을 중단하는 것만으로도 우울증이 조절될 수 있다. 현저한 기분의 변화는 레보도파에 의해 일어날 수 있고, 어떤 환자는 약기운이 있을 때는 매우 열광적인 모습을 보였다가 약기운이 떨어지면 갑자기 매우 불안해하며 회의적이고 부정적인 모습으로 변할 수 있다. 이러한 기분의 변화는 하루에 몇 차례 발생할 수 있고 운동기능의 변화보다 환자를 더 힘들게 하는 증상일 수 있다.

(1) 기분을 향상시키는 방법

① 슬프고 희망이 전혀 없는 것처럼 느껴지고 죄책감이 들고 가족이나 주변 사람에 대한 관심이 전혀 없다. 재미있는 것이 하나도 없고 잠이 늘거나 밤에 깨어 있는 시간이 길

어지며 걱정 때문에 다시 잠들기 어렵다. 어떤 일을 해도 피곤하고 힘들다.

② 단기간의 우울은 누구에게나 생길 수 있으나 우울증이 일주일 이상 지속되면 치료가 필요하다.

③ 경미한 우울은 규칙적인 운동과 사회적인 활동으로 극복될 수 있다.

④ 의료진과 상의 후 약물을 처방받는다.

14) 파킨슨병과 수면장애

(1) 수면과 파킨슨병

① 수면 시의 배뇨 : 빈뇨 조절 약을 취침 전에 복용함으로써 밤 동안의 배뇨욕구를 감소시킨다.

② 경직으로 인한 수면장애 : 취침 전 시네메트 씨알, 마도파 에이치비에스, 도파민 효능제의 사용이 도움이 된다. 약물의 효과는 환자마다 다르게 나타날 수 있으나, 레보도파 제제의 복용으로 악몽을 꾸고 수면에 방해를 받을 수도 있다.

③ 악몽과 수면시 소리 지르기 : 아만타딘이나 도파민 효능제, 레보도파제제에 의 해 발생할 수 있다. 저녁이나 취침 전에 이런 약들을 복용하는 환자들은 의료진과 상의 후 약의 용량을 줄이거나 중단한다. 약물을 줄이는 경우 밤 동안의 파킨슨병의 증상이 심해질 수 있으므로 의료진과 반드시 상의한다.

④ 끊임없이 움직여야 다리가 편한 증상(restless leg syndrome)과 다리 경련 : 리보트릴이나 도파민 효능제 사용한다.

⑤ 우울 : 항우울제는 항우울 효과와 졸린 부작용을 가지고 있어 취침 전에 투여하면 항우울제는 수면의 질을 좋게 한다.

(2) 수면을 증진시키는 방법

① 수면 시간이 너무 많지 않은지 확인한다(수면 시간이 길면 수면 도중 자주 깬다).

② 규칙적인 시간에 자고 깨어나는 습관을 갖게 한다.

③ 수면 방해 약물을 복용하고 있는지 의료진과 상의한다. 오후 늦게 마오비(유멕스)를 복용하면 불면증을 유도하므로 약 복용시간을 변경하거나 용량을 감소시킨다.

④ 취침 3~4시간 전에 수분섭취를 제한하고 저녁에는 알코올이나 카페인 섭취를 피한다.

⑤ 수면 환경을 최대한 편안하게 만들고 규칙적인 운동을 한다.

⑥ 30분 이상 깬 채로 누워 있게 되면 자리에서 일어나 몸을 이완시킬 수 있는 무언가를 하는 것이 오히려 잠을 유도할 수 있다.

15) 파킨슨병에서의 기립성 저혈압

⊙ 저혈압을 관리하는 방법

① 복용 중인 약을 의료진과 다시 한 번 상의한다.

② 되도록 물을 많이 마시고(하루 8잔 정도의 물, 음식은 조금 짜게) 알코올은 피한다. 혈압이 떨어지는 환자는 조금씩 자주 섭취해야한다.

③ 욕조에 오래 몸을 담그거나 과도한 운동은 혈관을 이완하므로 피한다.

④ 누웠다가 일어설 때에는 침상가에 몇 분간 앉아 있다가 일어서거나 다리를 주무른 후 일어서고 일어선 뒤에도 2~3걸음 정도 제자리걸음 후 걷기 시작한다.

⑤ 기립성 저혈압 조절을 위하여 프로리네프나 미도드린이 처방될 수 있고 프로리네프는 전해질의 불균형을 일으킬 수 있으므로 토마토, 바나나 등의 과일과 오렌지 주스와 같은 과일주스를 먹는 것이 좋다. 미도드린은 누워 있을 때의 혈압을 과도하게 상승시킬 수 있으므로 2~3일에 한 번 정도 누워 있을 때의 혈압을 재는 것이 좋다.

16) 파킨슨병에서의 식이와 영양

(1) 균형 잡힌 식사

파킨슨병을 가지게 되면 음식을 섭취하는 속도가 느려지고 연하장애, 식욕의 감소, 변비가 생기며 파킨슨병 약물로 인한 메슥거림이 음식의 섭취를 방해한다. 이러한 문제들로 인하여 음식의 섭취가 감소하게 되고 칼로리의 고갈로 체중 감소를 초래한다. 또한 이상 운동증을 가지고 있는 환자는 불수의적인 운동에 의하여 더 많은 체중 감소를 경험하게 된다.

(2) 주의사항

① 약물

레보도파와 시네메트와 같은 레보도파 제제는 공복에 복용하는 것이 약의 흡수율을 최대로 만들 수 있기 때문에 식사 30분 이전에 복용하는 것이 권해지지만, 의료진과 상의 후 식후 30분 혹은 식사하자마자 바로 약을 복용할 수도 있다.

② 식이

파킨슨 환자의 단백질의 섭취는 약물 복용과 30분~1시간 정도의 시간만 피하도록 하고 제한하지는 않는다.

③ 특별히 피해야 하는 음식은 없다.

3. 뇌혈관 장애 환자의 진단 및 치료

1) 뇌졸중의 종류

뇌졸중은 우리나라 사망원인의 제1위를 차지하는 중요한 질환으로 우리나라에서는 중풍이라고도 흔히 불린다.

(1) 허혈성 뇌졸중(Ischemic stroke)

① 혈전성 뇌졸중(Thrombotic stroke)

갑작스럽게 생기지는 않고 일시적인 언어 손상, 편마비, 편측 감각이상과 같은 전구증상이 몇 시간 또는 며칠 동안 나타날 수 있다. 두통보다는 현기증, 혼돈, 발작 등이 있을 수 있다. 열공뇌졸중(lacunar stroke)은 혈전성 뇌졸중의 한 유형으로 뇌의 백질이나 심부 회백질 내에서 발생한다. 이러한 종류의 뇌졸중이 뇌의 주요 부위를 침범하면 심각한 신경계 기능장애를 유발한다.

② 색전성 뇌졸중(Embolic stroke)

폐 감염, 세균성 심내막염, 류머티즘성 심질환, 심근경색등 좌측 심방의 병변으로 색전이 시작된다.

인공 판막 대치술 후 혈전으로 인한 색전증 가능성 높아지며 인공심박동기(artificial pacemaker)의 고장, 심방세동(정상인 보다 뇌색전등의 위험이 5배), 심장리듬 전환술(cardioversion), 공기, 지방, 종양, 이물질 등이 원인이 된다. 지방색전 등은 다발성 장골 골절시 초래된다. 경구 피임약 복용, 겸상세포빈혈, 원발성 다혈구혈증과 같은 요인은 응고를 증가시켜 혈전을 형성하므로 위험하다.

뇌색전증의 특징은 심폐질환 대상자가 갑작스런 편마비(hemiplegia)나 편측 부전(hemiparesis) 증상을 보이면서 실어증이나 의식상실이 나타난다.

③ 일과성 허혈 발작(Transient ischemic attack, TIA)과 가역성 허혈성 신경 결손(Reversible ischemic neurologic deficit, RIND)

시각 결핍(흐린 시야, 복시, 한쪽 실명, 좁은 시야), 운동결핍(손, 팔, 다리에 일시적 마비, 보행 장애), 감각 결핍(얼굴, 팔, 손에 일시적 무감각증, 현훈), 언어결핍(실어증, 구음장애), 일명 무증후성 뇌졸중, 가역성 허혈성 신경결손이라 불린다. 작은 뇌혈류의 방해가 뇌혈관 경련이나 일과성 전신 고혈압을 초래하는 일시적이고 국소적인 신경학적 기능장애이다.

(2) 출혈성 뇌졸중(hemorrhagic stroke)

뇌 조직 안이나 뇌를 싸고 있는 공간(뇌실, 경막하, 지주막하)에서 출혈이 발생한 것이다.

① Intracerebral hemorrhage : 고혈압(수축기 이완기 혈압의 상승으로 인해 동맥벽이 쉽게 파열되는 것으로 추정), 낭상 동맥류 파열이나 동정맥 기형에 의해서 발생한다.

② subarachnoid hemorrhage : 동맥류 파열로 나타나며 뇌실출혈과 두 개 내 혈종을 야기한다. 동맥류는 주요 뇌동맥의 분지에서 발견된다.

2) 주요 뇌혈관 질환의 원인

⊙ 뇌졸중의 위험 요인

① 심방세동, 심장잡음, 류머티즘성 심질환, 부정맥, 울혈성 심부전, 좌심실 비대, 심근경색증

② 뇌졸중 기왕력이나 일과성 뇌졸중 병력

③ 헤마토그리트 증가

④ 고혈압 약물 복용의 갑작스러운 중단

⑤ 당뇨병(죽상경화증을 가속화시킴), 코카인 같은 약물중독, 비만, 좌식 생활

⑥ 경구 피임약, 고혈압, 35세 이상, 흡연, 혈중 estrogen 상승

⑦ 혈청 콜레스테롤, triglyceride, 저밀도 지단백 증가, 고밀도 지단백 감소

⑧ 심한 알코올 중독, 항응고 상태, 노화

3) 증상 및 징후

(1) 허혈 및 동맥의 침범부위와 범위에 따른 징후

① 중대뇌동맥 뇌졸중

반대측 반신부전이나 마비(팔 〉 다리), 반대측 감각 결핍, 동측 반맹증, 편측 무시 혹은 무관심, 실어증, 명칭 실어증, 실독증, 실서증, 실산증, 평형감각 장애, 공간 감각 결핍, 인지 결핍(마비된 사지), 시각 영역 결핍, 의식 수준 변화(혼돈에서 혼수까지 급격 악화)

② 전대뇌동맥 뇌졸중

반대측 반신부전이나 마비(다리〉 팔), 요실금, 인격 및 행동 변화, 치매, 실어증, 보행 기능부전, 건망증, 잡는 반사와 빠는 반사 양성, 보속증(자극이 정지되어도 반응이 지속되는 것), 하지 감각 결핍, 족하수, 기억 장애, 실행증 보행(apraxic gait)

③ 내경동맥 뇌졸중

반대측 반신부전, 감각 결핍, 반맹증, 흐린 시야, 실명, 실어증(우성대뇌), 두통, 잡음(bruit)

④ 후대뇌동맥 뇌졸중

보속증(preservation), 시각손상(동측성 반맹증, 실명, 환시), 실어증, 건망증, 실서증, 실독증, 시각적 실인증, 실행증, 심부감각 결손, 촉감 감퇴, 무도성 움직임 가능성 있음, 기억력 손상, 혼미, 혼수

⑤ 기저동맥 뇌졸중

두통, 현훈, 이명, 청력 상실, 안구진탕증, 혼수, 기억 상실과 혼동, 이완성 마비, 반사 상실, 실행증, 현훈, 뇌신경 기능장애, 복시, 감각 상실(저림), 운동실조성 보행, 운동조정 곤란, 혀의 무감각, 안면운동 부전

(2) 좌 · 우 대뇌반구 뇌졸중의 주요 특성

① 언어 : 좌(실어증, 실서증, 실독증), 우(유머 감각 상실)

② 기억 : 좌(결핍 가능성 있음)
우(시간, 장소, 사람에 대한 지남력 상실, 대면 인식불능)

③ 시각 : 좌(단어와 문장 구분 능력 상실, 독서 문제, 오른쪽 시야 결핍)
우(시각적 공간인지 결손, 왼쪽 시야 무시, 깊이 인지 상실)

④ 행동 : 좌(느림, 조심성 증가, 새로운 일을 시도할 때 불안, 질병에 대한 우울이나 격변, 죄책감, 무가치함, 미래에 대한 걱정, 쉽게 좌절하거나 분노함, 지적 능력 손상)
우(충동적, 신경계 결손에 대한 인지 결핍, 작화증, 다행감, 계속 웃음, 질병에 대한 부정, 판단력 감소, 자기 능력의 과대평가)

⑤ 듣기 : 좌(결손 없음), 우(다양한 음조에 대한 듣는 능력 상실)

(3) 두개내압 상승 증상

① 의식 수준 저하(기면에서 혼수), 행동변화(불안정, 혼동), 두통, 오심, 구토

② 언어 양상의 변화(실어증, 어눌한 말), 감각 운동 상태 변화

③ 대광반사나 동공 크기 변화(동공 확대와 무반응 혹은 동공 수축과 무반응)

④ 뇌신경 기능장애, 실행증, 경련, 쿠싱 3대 징후(고혈압, 서맥, 맥압 상승)

⑤ 비정상 자세(제뇌 자세, 피질 박리자세)

⑥ 두개내압이 15mmHg 이상으로 15~30초 이상 지속, 뇌확산압이 70mmHg 이하

⑦ GCS 2점 이상 감소, 평균 동백 압이 80mmHg 이하 또는 150mmHg 이상

⑧ 호흡 양상의 변화 : 중추신경성 과호흡, 지속성 흡기, 운동 실조성 호흡

⑨ 통증에 대한 자극반응 상실, 체온 상승

4) 진단

(1) 병력

뇌졸중은(stroke) 갑작스런 onset이 특징이므로 tumor, infection, degenerative disease 등 타 질환과의 감별이 가능하다. 자고 일어나서 hemiplegia가 있다던가 심장병, 고혈압이 있는 환자에게서 나타난다.

(2) 신경학적 검사

(3) 검사

① Brain CT : 허혈성 질환, 출혈성 질환의 감별에 매우 긴요한 검사이다.
② MRI : CT 보다 허혈성 뇌졸중의 병소를 더 일찍 찾을 수 있고 작은 lacuna 등을 찾는데 더 유리하다. 찍는 시간이 오래 걸리므로 의식이 나쁘거나 위중할 때는 권하지 않는다.
③ MRA : 허혈성 뇌졸중 시에 폐색된 혈관을 찾아내며 SAH, AVM 시에는 꼭 필요하다.
④ PET : 뇌조직의 대사 상태를 파악할 수 있는 첨단장비이다.
⑤ SPET : 뇌조직의 perfusion상태를 파악할 수 있다.
⑥ 초음파 검사
⑦ 뇌척수액 검사

5) 치료

(1) 두개내압 모니터

① 침상 머리를 30도 정도 올리고 머리의 정맥 배액을 촉진하기 위해 머리를 가운데 놓고 중립으로 유지하며, 목과 둔부가 과도하게 굴곡 되지 않도록 한다.
② 흡인 전에 100% 산소를 투여한다.
③ 두통을 호소하면 환경을 조용히 하고 방을 약간 어둡게 유지시킨다.
④ 활력징후는 4시간 간격으로 모니터하고 대변 완화제를 써서 두개내압을 감소시킨다.
⑤ 두개 내 조직관류를 적절하게 유지시키기 위해 혈압은 150/100mmHg 정도를 유지하게 한다. 그 이상 상승하면 출혈성 뇌졸중이나 뇌동맥류의 재 출혈 위험이 있다.
⑥ 의식저하, 운동과 감각 기능의 변화, 동공의 변화, 호흡곤란, 시각과 인지 결손의 진행, 실어증 등을 살핀다.
⑦ 환자가 혼수상태이거나 활력징후가 안정되지 못할 때는 airway, cardiac care, fluid electrolyte 조절에 일반 응급 치료의 원칙을 우선 적용한다. 뇌압이 높은 것으로 생각

되거나, herniation sign이 있으면 hyperventilation시켜 PCO_2를 28~34mmHg 정도로 낮추고 mannitol, glycerol 등 hyperosmolar agents를 투여하거나 steroid를 투여하여 뇌압을 하강시킨다, 혈압이 너무 높을 때는 이를 낮춰야 하지만 허혈성 뇌졸중 시는 혈압은 너무 낮추지 않는 편이 좋다.

(2) **약물요법**

① 혈전용해제 : 급성 허혈성 뇌졸중에 사용(T-PA, urokinase)

② 항응고제 : 혈전 용해제 치료 후 다음 단계로 사용한다. 급성기에는 heparin을 쓰고, 장기간 사용할 때는 warfarin sodium(coumadin)을 사용한다. TIA나 뇌졸중의 진행을 예방하기 위해 sodium heparin(hepalean)을 피하주사 하거나 지속적으로 정맥 주입한다. PT(와파린과 같은 경구용 항응고제의 용량조절을 위해 모니터), PTT (헤파린의 용량 조절 위해 모니터)를 치료 목표에 도달하기 위해서 기준치의 1.5~2배로 유지한다. 세계 보건기구는 와파린 치료를 모니터하기 위해 INR(international normalized ratio)사용을 권장한다(뇌졸중 대상자는 2.0~3.0, 심장에 기인하는 뇌졸중은 3.0~4.5).

③ 항혈소판제 : 혈소판의 응집을 억제하여 혈괴 형성을 막아주는 약물을 말하며(아스피린, ticlopidine hydrochloride, clopidogrel, dipyridamole) 이 약들은 멍, 출혈, 간질환을 유발할 수 있다(혈뇨, 혈변, 점막출혈).

④ 두개 내압 하강제 : mannitol, dexamethasone

⑤ 항고혈압제

⑥ 뇌혈관 확장제 ; 이산화탄소 5%와 산소 95%를 혼합하여 첫 48시간 동안 시간당 15분씩 마스크를 통해 흡입 시키다.

(3) **수술 치료**

(4) **재활 치료**

6) 환자 간호

(1) **Aspiration pneumonia**

전체 급성기 뇌졸중 환자의 약 50% 연하장애가 있고 환자의 거의 40~70%에서 흡인이 발생하며 이런 환자의 20% 정도에서 흡인성 폐렴이 발생한다.

① 흡인성 폐렴에 영향을 미치는 인자

a. 의식저하 : 삼키는 작용과 호흡간의 조정능력이 부족하고, 구강의 분비물을 통제할 수 있는 능력이 결여되어 흡인성 폐렴의 발생률이 70%나 증가한다고 한다.

b. 구강 간호 : 구강 내에 세균의 번식으로 구강내 분비물이 폐로 넘어가면서 흡인되는 분비물의 양과 원인균에 따라 흡인성 폐렴 발생이 증가할 수 있다.

c. 영양 주입 방법 : continuous 〈 bolus feeding

d. 위 팽만 : 하부식도 괄약근은 이완되고, 위 내용물이 더 자주 역류하게 된다.

e. 위산 : 위 분비물의 세균 번식과 위 내용물을 역류시킨다.

f. 비위관 튜브의 크기 : 튜브 크기가 작을수록 폐렴발생이 작다.

g. 환자의 자세 : 위장관 영양 시 환자의 침상 머리는 45도 이상 유지 한다.

h. 기관내 삽관, 비위관 삽입

i. 인공호흡기 사용

(2) Urinary tract infection

괄약근조절의 장애, 자세의 부동, 의사소통의 장애, 변비, 기존의 전립선 또는 산부인과적인 문제, 감염 및 의식장애 때문에 나타난다.

⊙ 치료

a. diaper voiding or nelation catheterization

b. foley catheterization : 대부분 첫 1~2주 내에 호전 되며 가능한 빨리 카테터를 제거한다.

c. 이후에도 요실금이 있으면 방광기능검사 시행 및 투약, CIC를 시행한다.

(3) Deep vein thrombosis(DVT)

편마비가 환자의 50% 이상에서 심부정맥혈전의 소견이 관찰되지만 임상적으로 나타나는 것은 5% 정도이고, 조기운동, 탄력 스타킹 착용(국소적인 압박을 주는 것은 오히려 말초순환에 장애를 초래)으로 예방한다. Heparin 5,000unit q 12hrs SC(뇌실질 내 출혈 위험률이 낮은 환자에서 사용)로 주사한다.

7) 뇌졸중의 위험 인자 관리

(1) 고혈압 환자의 생활수칙

① 규칙적인 약물복용

② 정기적인 혈압체크(안정시에) - 고혈압수첩에 기록

③ 적절한 가벼운 유산소 운동(걷기, 조깅, 자전거, 줄넘기, 수영 등 30분~1시간 정도)

④ 정신적 안정

⑤ 급격한 환경변화 주의

⑥ 염분의 섭취 감량(소금, 된장, 고추장, 젓갈, 염장식품, 김치)

⑦ 식생활에서 동물성 지방질, 당분의 섭취를 최소화(고지혈증 환자에서)

⑧ 변비 예방

⑨ 과도한 성행위나 음주, 흡연 및 커피 등 자극성 음식 회피

(2) Cardiac disease

심장질환이 있으면 심장에 혈전이 생기기 쉽고 심방세동이 단독으로 있는 경우 뇌졸중에 걸릴 위험은 정상인 보다 5배 높으며, 류마티스성 판막 질환도 함께 있다면 그 위험도는 18배나 된다.

(3) 당뇨병

당뇨병 환자는 정상인 보다 뇌졸중, 동맥경화의 위험도가 2~3배 정도로 높다. 당뇨병이 없는 뇌졸중 환자에 비해 사망률이 높고 증상의 회복이 느리며 재발도 더 잘된다. 식이요법, 운동, 혈당강하제, 인슐린 주사 등으로 치료한다.

⊙ 당뇨환자의 생활 수칙

a. 규칙적인 약물 복용

b. 규칙적인 식사

c. 적절한 가벼운 유산소 운동

d. 과식이나 간식, 외식 등은 피하는 것이 좋다

e. 단 음식, 특히 직접 설탕에 조린 것은 좋지 않다.

(4) Hyperlipidemia

① Total cholesterol, TG, LDL↑ or HDL ↓(정상 150~240mg/dL)

고지혈증이란 혈중 콜레스테롤 수치가 240mg/dL 이상인 경우

콜레스테롤이 너무 낮은 경우(160mg/dL이하)– 뇌출혈 발생 위험 증가

② 콜레스테롤 함유량 : 버터(210), 꽁치(108), 오징어날것(312), 대하(183), 닭고기(131), 베이컨(110), 달걀노른자(1130), 크림치즈(124), 달걀전체(428)

(5) Smoking

동맥경화를 촉진하고 혈액을 쉽게 응고시킨다. 심장을 자극하여 불규칙한 심장박동을 일으키며 비흡연자에 비해 발생 위험이 1.5배 높다.

(6) Alcohol

매일 소주 2/3 이상을 마시면 비음주인에 비해 발생 위험이 10배 정도 높다.

8) 뇌졸중환자의 재활

(1) 신체기동성 유지

① 매일 2회씩 2~3시간 동안 통증이나 지속적 경련이 나타나지 않는 범위 내에서 관절을 잘 지지하여 수동적 관절운동을 수행한다.

② 대상자가 건강한 쪽을 이용하여 침범된 쪽의 수동적 관절운동을 하게 한다.

③ 신체 선열에 맞게 체위를 유지한다.

④ 관절구축, 건 경축, 근 위축을 예방한다.

(2) 자가 간호 증진

① 손상되지 않은 쪽만 사용하는 것을 피하고 가능한 손상된 팔도 사용하도록 돕는다.

② 구강간호는 하루에 3~4회 시행하며, 손상된 쪽의 혀와 입을 주의 깊게 사정한다.

(3) 감각인지 기능 회복

① 언어적, 촉각적 단서를 제공하고 모든 일을 단계별로 구분하여 수행하도록 한다.

② 대상자의 건강한 쪽이 방문 쪽을 향하도록 하고 대상자의 건강한 쪽으로 접근한다.

③ 복시를 가진 대상자는 침범된 눈에 안대를 해주고, 깜박이는 반사가 없는 대상자는 안대를 대주어 눈을 보호하고 인공눈물을 사용하도록 한다.

④ 입고 벗기 쉬운 단순한 디자인의 옷을 선택하도록 하고 지시는 간단하게 한다.

⑤ 실행증(apraxia)이 있거나 혹은 이전에 수행했던 일을 할 수 없을 때 수행기술을교육한다.

⑥ 옷을 입힐 때 먼저 침범된 사지부터 옷을 입혀준다.

⑦ 거동할 때나 식사할 때 대상자의 머리를 좌우로 돌리도록 하여 시야를 넓혀준다.

(4) 언어적 의사소통 증진

① 표현성 실어증(Expressive aphasia)

a. Broca 또는 운동성 실어증과 관련 있다.

b. 말하기와 쓰기가 어렵다.

c. 그림판이나 의사소통 판을 제공해 준다.

② 감수성 실어증(Receptive aphasia)

a. Wernicke 또는 감각성 실어증과 관련 있다.

b. 말과 글의 이해에 어려움이 있다.

c. 의미 없는 말을 하거나 신어조작증(neologism)이 있다.

③ 전반적 실어증(Global, mixed aphasia)

단어와 대화를 이해하는 데 어려움이 있고, 읽기와 쓰기에 어려움이 있다.

④ 실어증이나 구음장애 대상자가 어떤 일을 이해하고 수행하려면 반복적인 지시나 반복적인 말이 필요하다.

⑤ 일을 단계별로 나눠서 대상자를 바라보면서 천천히 또박또박 명료하게 한 번에 한가지만 하도록 지시한다.

⑥ 대상자가 이해하고, 정보를 조합하고, 반응하려면 시간이 많이 걸리므로 충분한 시간을 제공한다.

⑦ 대상자가 말을 하도록 격려하고 긍정적인 행동을 강화한다.

(5) 연하 증진, 영양 유지

① 얼굴 비뚤림, 침 흘림, 허약감과 쉰 목소리 등을 사정한다. 연하 반사를 사정하기 위해 엄지와 검지를 대상자의 Adam's apple이나 후두 돌출부위에 놓고 삼키도록 하여 후두가 거상되는 느낌이 있는지 사정한다.

② 구토 반사와 기침 반사를 사정한다.

③ 연하과정의 촉진을 위해 체위는 의자에 앉거나 침대에 똑바로 앉게 하고 머리와 목은 약간 앞으로 구부리도록 한다.

④ 물과 같은 액체 보다 연식이나 반연식 혹은 걸쭉한 음식이 좋다.

⑤ 음식은 침 분비를 자극하여 연하를 유도하므로 구강 안쪽 깊숙이 음식을 넣어주고 마비되지 않는 쪽으로 저작하도록 한다.

(6) 배변 및 배뇨기능 증진

① 대상자를 변기나 이동 변기에 2시간 마다 앉게 한다.

② 하루 수분 섭취량이 적어도 2000cc 이상 되도록 한다.

③ 배뇨 후 인공도뇨로 잔뇨량을 측정한다.

④ 배변 시간을 정기적으로 정하는 것이 필요하다.

⑤ 평소 배변 습관에 맞춰 변기를 제공하고 고섬유 식이를 제공하며 사과나 자두 주스를 권장한다.

⑥ 처방에 따라 변 완화제를 제공하며 좌약이나 수지 자극도 정기적인 배변 습관 형성에 도움이 된다.

(7) **신체 손상 위험 감소**

① 편마비 대상자는 침대 난간을 올려주어 낙상을 예방한다.
② 회복이 진행되면 대상자 스스로 침대 난간을 잡고 돌아눕고 일어나 앉게 한다.
③ 대상자가 도움 없이 침대 밖으로 나갈 수 있을 때 침대 난간을 내려준다.
④ 감각 손상이 있는 대상자는 손상을 입기 쉬우므로 자주 피부를 시진한다.
⑤ 천천히 걷고, 걷는 중간에 적절한 휴식을 취하도록 하며, 효과적인 조명을 설치해 주고 걸을 때 앞을 잘 바라보고 걷도록 알려준다.
⑥ 목욕을 할 때는 욕실의 보조기구를 확인하고 대상자를 혼자 두지 않도록 한다.

4. 간질(Epilepsy)

1) 정의

(1) **경련(Convulsion)**

몸에 심한 경련 증상이 일어나도 대뇌의 전기 방전에 의한 것이 아니라면 발작이라고 하지 않고 단지 경련이라고 표현한다.

(2) **발작(Seizure)**

대뇌 신경세포의 일시적인 과동조 전기방전(Hypersynchronous electrical discharge)으로 인해 발생되는 모든 임상증상을 의미한다.

(3) **간질(Epilepsy)**

발작은 간질의 주 증상이지만 모든 발작이 간질을 의미하는 것은 아니다. 예를 들면, 급성 내과적 질환의 경과 중 드물지 않게 발작이 발생하나 그 질환이 호전된 이후에는 지속되지 않으며 이러한 경우에는 간질이라고 하지 않는다. 중추신경계의 신경기능 이상으로 비유발성(unprovoked seizure)이 2회 이상 반복될 때 간질이라고 한다.

2) 원인

원인미상, 중추신경계 감염, 종양, 외상, 전해질 불균형 장애, 저산소증, 약물 및 알코올, 저혈당 및 뇌의 전기적 활동의 발작성 장애가 증상 발현의 원인이 된다.

3) 분류

(1) **전신성 간질(generalized E.)**

발작이 전신적인 간질. 발작이 국소적으로 시작되는 경우와 처음부터 전신적인 경우가 있다.

① 대발작(grand mal E.)

가장 심한 간질로 돌연히 의식을 상실한 후에 즉시 강직성(tonic, 지속적 긴장을 특징으로 함), 간대성(clonic, 근육의 급격한 경축과 이완이 서로 바뀌면서 계속되는 것) 발작을 말한다.

사지의 강직성 수축 후에 15~30초 동안의 진전(tremor)이 보이는데 이는 근강직 중간에 이완이 반복하기 때문인 것으로 해석된다. 이 이완기가 길어짐에 따라 발작은 간대기로 들어간다. 간대 발작은 60~120초 동안에 걸쳐 서서히 느려지고 환자는 혼미상태에 놓이게 된다. 혀나 뺨을 깨물 수 있으며 흔히 요실금이 발생한다.

일차성 전신성 강직-간대성 발작은 국소 초점 없이 일어나는 반면 이차성 전신성 강직-간대성 발작은 다른 형태의 경련, 특히 부분 발작 후에 나타난다. 일차성과 이차성 전신성 강직-간대성 발작의 약물치료는 동일하고 부분발작에 사용되는 것과 똑같이 사용된다. 전신성 강직-간대성 발작 지속상태는 가장 흔한 형으로 생명을 위협하는 응급상황이고 약물치료와 함께 심혈관, 호흡기, 대사 장애를 치료해야 한다.

약물치료는 항경련제의 정맥 투여를 필요로 한다. Diazepam은 대부분에서 발작을 중단시킬 수 있는 가장 효과적인 약물로 성인에서 최대 20~30mg를 정주 한다. Diazepam은 호흡을 억제하므로 심폐소생 장비를 두고 정주해야 한다. 약물효과는 오래 지속되지 않으며 30~40분 정도의 경련이 없는 기간 동안에 좀 더 확실한 치료를 시작해야 한다. 발작이 격렬하지 않은 환자는 diazepam을 빼고 작용시간이 긴 phenytoin을 한 번 투여할 수 있다. 이 발작 시기가 지나면 과민성 반응을 나타내게 한다.

② 소발작(petit mal E. absence seizure)

소아에게 흔히 발생하며 근의 간대성 연축은 가볍지만 의식의 순간적 상실, 하루에 10회 이상 반복적으로 나타나며 1회 발작 시 10~30초간 유지 된다. 발작 후 아동은 정신적 상태가 명료해지며 발작의 기억이 없다. 비정형 소발작은 전형적인 소발작에 비해 더 급작스런 자세 변화를 보이고 환자는 종종 지능 장애를 보인다.

③ 무동성 발작(akinetic E.)

근 긴장력이 갑자기 소실되는 형태를 말한다. 서 있는 자세에서 발생된 경우 갑자기 쓰러져 다치기도 한다. 앉아 있을 때는 머리와 몸이 앞으로 갑자기 쓰러진다. 수초가 의식의 손실을 동반하며 발작 후 ADL이 가능하다. 많은 소발작 환자들은 헬멧을 써서 머리를 보호 한다.

④ 영아 경련(infantile E.)

갑작스런 반사와 유사하며 사지의 간대성 발작 형태로 나타난다. 주로 영아에게 나타나며 다발적으로 이어질 확률이 높다. 대부분 지능 저하가 있다. 원인은 밝혀진 바 없으나 감염, 핵 황달, 결절성 경화증, 저혈당증이 연관되어 있는 것으로 알려져 있다. 일부에서 특징적인 뇌파가 보인다. 약물은 일부에서만 효과적이며 경련이 사라지더라도 치료에 의해 지능 저하가 개선된다는 증거는 없다.

(2) 부분성 간질(Partial E.)

부분성 간질은 임상 증상 또는 뇌파에 의해 확인되는 국소적인 발작으로서 뇌의 특정 부위에서 시작한다. 부분발작은 세 가지의 형으로 나누어지고 침범된 뇌의 범위에 따라 이상 뇌파가 어느 정도 결정된다.

① 잭슨 간질(Jacksonian E.)

운동중추 손상 간질이라고도 불리며 사지말단의 비틀림을 시작으로 하여 전신적 반응이 나타난다. 이 시기 동안은 의식의 소실이 없으며 대분의 경우 아이들에게 나타난다.

② 정신운동 간질(Psychomotor E.)

측두엽의 질환에 관계되는 간질발작으로 외관상으로는 의식이 명료해 보이나 다양한 의식결손이 있으며 수초 동안 지속된다. 경우에 따라 어울리지 않고 괴상 하며 목적은 없으나, 질서가 있는 일련의 행동을 하면서도 자신은 이것을 알지 못한다.

③ 열성 경련(Febrile seizure)

주로 6개월에서 3세의 아동에게 나타나고 중이염 등의 감염에 의한 일시적으로 장애를 나타나며 대발작과 같은 형태이다.

④ Breathing

소아에게서 볼 수 있는 것으로 좌절하거나 화가 났을 때 울기 시작하면서 숨을 참는다. 청색증과 의식의 손실이 나타날 수 있다.

4) 진단

경련의 시작과 시기 및 기간, 유발인자와 과거력에 대한 조사를 하고 진단을 위해 EEG가 필요하다.

5) 치료

(1) 약물치료

① 항경련제 치료의 목표

a. 일반적으로 약물치료는 특별한 유발요인이 없이 두 번 이상의 발작이 있을 때 시작

b. 항상 단독요법으로 시작하고 한 가지 약물을 최대한으로 사용하며, 경련조절이 잘 되지 않는 경우에 여러 약물을 함께 사용

c. 약물치료의 궁극적인 목적은 발작을 완전히 없애거나 최대한 억제하고 약물의 부작용을 피하여 환자의 사회생활을 정상적으로 회복시키고 유지하기 위함이다.

② 약물의 농도

a. 약물의 효과를 판정하기 위해서 trough level 측정
: 하루의 첫 복용 시점 전 최저농도 측정

b. 독성을 판정하기 위해서 peak level 측정

c. 채혈 시기 : 적어도 마지막 용량 변화 이후 반감기의 다섯 배가 지난 시점

d. 혈중농도를 측정하는 가치가 가장 높은 약물

㉠ Phenytoin : Phenytoin 대사에 관여하는 효소는 쉽게 포화되기 때문에 적은 용량을 변화시켰을 경우에도 혈중 농도에 있어 임상적으로 중요한 변화가 일어나게 된다(Phenytoin TDM : 10~20ug/ml).

㉡ Valporic acid : 농도와 효과의 관계가 빈약하고 반감기가 짧아 농도의 변화가 심해 혈중 농도를 측정하는 의미가 빈약하다(Valporic acid TDM : 50~100ug/ml).

③ 약물치료 기간

일반적으로 2~5년 동안 경련이 없는 상태가 유지된 후 치료의 중단을 고려하는 것을 권하며 대개 장기간에 걸쳐 천천히 용량을 감량하며 중단하는 것이 좋다.

④ 항경련제

a. Hydantoins(Phenytoin, Dilantin)

㉠ 효과 : 대뇌의 운동피질에서 연접부 전위를 감소시켜 활동전압의 발생을 억제한다. Na+의 이동을 차단하고 세포막의 감수성을 안정시킨다. 긴장성−간대성

발작, 단순 부분발작, 복합 부분발작을 중재하기 위하여 단독, 또는 다른 약물과 혼용하여 사용하고 치료적 범위는 10~20mg/L이다. 최소한 7~14일 후 효과가 나타난다.

ⓛ 간호중재 : 일반적인 부작용인 안구진탕증, 운동실조증, 피로, 기면상태, 인지력 장애 등을 관찰한다. 위장관 증상(오심, 구토, 식욕부진)이 나타나므로 약물은 식사와 함께 복용시킨다. 치은 비대증은 흔히 나타나는 부작용이므로 세심한 구강관리를 실시한다. 관찰을 위해 정기적인 방문을 하도록 한다.

b. Barbiturates(Phenobarbital, Luminal)

㉠ 효과 : 시냅스 후막의 흥분성을 저하시켜 중추신경을 억제한다. 긴장성-간대성 발작, 단순 부분발작, 복합 부분발작과 간질 중첩상태를 중재하기 위하여 사용한다.

ⓛ 간호중재 : 진정, 기면상태, 우울 등의 부작용을 관찰한다.

c. Succinimides(Ethosuximide, Zerontin)

㉠ 효과 : 대뇌의 운동피질을 억압하여 자극의 역치를 증가시키며, 전신발작(소발작)을 중재하기 위해 사용한다.

ⓛ 간호중재 : 부작용(식욕부진, 오심, 구토, 기면상태)을 관찰한다. 간질중첩상태를 유발시킬 수 있으므로 갑자기 약물복용을 중단하지 않도록 주의한다.

d. Carbamazepine(Tegretol)

㉠ 효과 : 다연접 반응을 감소시키고 연접부 전위를 차단시킨다. 긴장성-간대성 발작, 단순 부분발작, 복합 부분발작을 중재하기 위해 사용한다.

ⓛ 간호중재 : 부작용(기면상태, 졸음, 두통, 식욕부진, 오심)을 관찰한다. 부작용의 증상들은 심각한 상태를 넘기면 감소하는 경향을 보인다. 드물지만 골수독성이 있으므로 정기적으로 추후방문을 하도록 한다.

e. Valporic acid(Depakine)

㉠ 효과 : 뇌속의 GABA(gamma-aminobutyric acid) 농도를 상승시켜 중추억제작용을 나타낸다. 긴장성-간대성 발작, 복합 부분발작을 치료하기 위해 투여된 다른 약물과 전신발작을 중재하기 위해 사용한다.

ⓛ 간호중재 : 부작용(식욕부진, 오심, 구토)을 관찰한다. 식사와 함께 약물을 복용하도록 한다. 기면상태, 진전, 운동실조증 등은 중추신경계의 부작용이다. 간기능 장애나 혈소판 감소증이 발생할 수 있으므로 정기적인 추후방문을 하도록 한다.

(2) 수술 치료

6) 경련환자의 간호

(1) 경련 시 앙와위 자세로 누울 수 있게 한다.

(2) 기도 개방을 위해 목을 과신전 시킨 상태에서 타액이 기도로 넘어가지 않도록 고개를 옆으로 돌린다.

(3) 환자의 옆에 항상 산소와 흡인기를 설치하여 경련 시 산소를 제공하고 흡인한다.

(4) 경련 동안 환자는 혀를 깨물 수 있으므로 환자의 입에 다른 물질을 넣지 않으면서, Airway를 넣어 기도를 확보한다.

(5) 환자에게 억제대를 사용하지 않으며 환자를 보호하기 위해 옆에 있는 물건을 옆으로 치운다. 만약 침상일 경우 보조난간을 해줌으로써 환자를 보호할 수 있다.

(6) 환의를 느슨하게 풀어주고 담당의와 상의하여 약물을 투여한다.

(7) 경련시간이 길어질수록 대사성산증 및 저산소증이 유발될 수 있으므로 혈액검사를 할 수 있다.

5. 치매

노인의 인지기능 장애로는 섬망(delirium), 치매(dementia), 우울증으로 인한 이차적 치매 혹은 가성치매(pseudodementia), 편집상태(paranoid status), 건망증후군(amnestic syndromes), 양성 노쇠성 건망증(benign senescent forgetness)등이 있다. 이 중에서도 인지기능 전반에 걸쳐 심각한 장애를 보이는 문제는 치매이다. 치매, 즉 dementia는 라틴어에서 유래되었고 원래의 뜻은 out of mind, 즉 제 정신이 아님을 의미한다. 그러나 현대에 이르러 치매라고 함은 하나의 질병이 아니라 여러 원인에 의해 일어날 수 있는 증후군을 일컬어 말한다.

1) 치매의 원인과 종류

세계보건기구의 국제질병 분류에서는 치매를 '뇌의 만성, 또는 진행성 질병에 의해 발생하는 증후군으로 이로 인한 기억력, 사고력, 이해력, 계산력, 학습능력, 언어 및 판단력을 포함한 고도의 대뇌피질 기능의 다발성 장애'로 정의하고 있다.

(1) 가역적 원인

치매의 원인 질환 중 약 35~50%는 조기에 발견하여 발견하면 증상이 개선되거나 일상생활기능을 어느 정도 유지할 수 있는 것으로 알려져 있다.

① 약물 중독

인지장애를 가져오는 대표적인 약들은 항정신병 약물, 항콜린계약물, 일부의 항고혈압약 및 중금속 등 신경활동 장애를 유발하여 각종 지적 기능장애를 유발하는데, 이러한 약물들을 중단하면 치매 증상도 개선된다.

② 정서장애 : 우울성 가성 치매

우울성 가성치매는 우울에 의해 인지기능이 가역적으로 손상된 사람에게 적용한다. 치매노인의 약 1/3이 우울을 동반한다. 노인성 우울은 의욕감퇴, 집중력 저하, 정신운동 속도의 저하 등이 심하여 치매로 오인하기 쉽다.

③ 대사 장애 혹은 내분비장애

당뇨병, 만성 간질환, 신장질환, 갑상선 기능저하증 등에 의한 치매는 원인 질환을 치료하거나 합병증을 관리하면 치매 증상도 개선된다.

④ 영양결핍

비타민 B_{12} 및 엽산결핍은 조혈작용에 관여하는 효소와 뇌의 신경전달물질을 합성하고 활성화하는 효소로써 인간에게 꼭 필요한 영양소이다. 이러한 물질이 결핍되면 손발이 저리고, 다리에 힘이 없고 걸을 때 술 취한 사람처럼 휘청거리며 걷게 되며, 기억력이 되는 등의 뇌의 기능 장애를 초래함으로써 치매증상을 보일 수 있다.

⑤ 종양과 외상

치매를 유발하는 대표적인 뇌의 외상성 질환으로는 경막하 혈종, 정상압뇌수종이 있다. 두개외상으로 두개골과 뇌 조직 사이에 혈종이 형성되면 뇌를 압박하여 두통, 마비, 보행장애, 지적기능 장애 및 행동장애 등의 증상이 나타난다. 뇌척수압은 증가하지 않으면서 뇌실이 커져 주변 뇌조직을 압박하여 보행장애, 요실금, 지적기능 저하 등의 증상을 보이는 것을 정상압뇌수종이라 한다. 측로술로 뇌척수액의 흐름을 개선하면 치매 증상이 개선된다. 혈종 혹은 수종을 수술로 제거하면 치매 증상이 개선된다.

⑥ 감염 질환

매독이나 에이즈 등의 전신감염을 관리하지 않으면 병원체가 뇌로 침범하여 감염을 일으켜 치매로 진전된다. 병원체가 뇌로 침범하기 전이나 뇌 손상이 진행되기 전에 치유하면 치매를 예방할 수 있다.

⑦ 알코올 중독과 죽상경화성 심장 질환과 뇌혈관 질환

알코올은 뇌의 신경전달물질을 합성하는 비타민을 파괴한다. 알코올 중독의 경우 대뇌피질이 위축되어 전반적으로 지적 기능이 저하된다.

혈관의 변화에 의한 심장 질환과 뇌혈관 질환 역시 치매 증상을 보인다. 심근경색이나 심부전등은 심장의 펌프 기능을 저하시켜 심장에서 폐로 가는 혈류량이 줄어들고, 이로써 뇌로 보내지는 산소의 양이 부족하여 기억력이 감퇴하고 외부 자극에 대한 반응력이 떨어진다.

(2) 불가역적 원인

① 알츠하이머 병

알츠하이머 병에 의한 치매는 원발성 퇴행성 치매라고도 하고, 치매를 일으키는 뇌질환 중 가장 흔한 질환이다. 알츠하이머 병의 원인으로는 아세틸콜린 결핍, 유전, 글루탄산염결핍, 미세소간의 기능결함, 이상단백질, 두부손상, 혈류 감소 등이 제시되고 있다. 알츠하이머 병은 대뇌피질 특정영역의 신경원의 수, 구조, 기능상의 변화를 초래한다. 초기에는 뚜렷하지 않으나 병의 진행되면서 뇌가 전반적으로 위축된다. 위험 요인으로는 노령, 가족력, 부모의 연령, 정신과적 병력, 두부외상, 흡연과 음주 등이 있는데 이 중 가장 확실한 위험 요인은 연령이다.

② 혈관성 치매

뇌혈관 장애에 의한 치매는 다발성 경색 치매를 들 수 있다. 다발성 뇌졸중은 뇌졸중이 여러 번 반복되면서 대뇌피질과 피질하의 여러 부위에 경색이 생겨 인지기능 장애를 초래한다. 다발성 경색에 의한 치매는 특징적으로 치매 증상이 나타나기 전에 한 번 이상 뇌졸중을 경험하고 증상이 갑자기 악화된 후 일정 기간 안정세를 유지하다가 다시 갑자기 악화되는 계단식의 경과를 보인다. 이 치매의 경우 피질위축이나 뇌실의 변화는 보이지 않는다.

알츠하이머형 치매와 다발성 경색 치매를 구별하기는 쉽지 않고, 때로는 두 가지 유형을 모두 보이는 노인도 있다.

③ 파킨슨 병

파킨슨 병은 기저핵의 흑질(substantia nigra)에서 신경 전달 물질인 도파민 생산이 결핍되어 발생한다. 파킨슨 병은 연령에 따라 발생률이 증가하고, 이 질환자의 25~40%가 치매 증상을 보인다. 그러나 알츠하이머 병과는 달리 초기에는 기억장애나 언어장애가 두드러지지 않고 주의 집중력이나 실행능력의 저하를 보이는 등 피질하 치매의 양상을 보인다.

④ Pick 병

Pick 병은 대뇌피질 전엽의 국소적 변성을 초래하는 질환으로 매우 드물게 발생한다. 인지기능 장애가 있기 전에 무감동과 억제력이 상실되는 것이 특징이다. 경과가 많이 진행되기까지는 운동기능이 유지된다. 초기에는 기억력 손상이 심하지 않고 먼저 말이 줄어들고 후에 실어증이 온다.

2) 치매의 증상

(1) 신경인지기능 장애

① 기억장애

기억장애는 치매의 대표적인 증상으로 특히, 대뇌피질의 이상에 의한 치매의 경우 초기부터 나타난다. 새로운 정보를 학습하는 능력이 감소되기 때문에 대부분 최근 기억부터 감퇴된다. 점차 먼 과거의 기억도 감퇴되어 기억력이 감퇴되었다는 사실조차도 자각하지 못하게 된다.

② 지남력 상실

지남력은 기억력과 주의력에 의존하기 때문에 치매 노인은 점차 시간, 장소, 사람에 대한 지남력을 상실한다. 대부분 처음에는 시간에 대한 지남력을 상실하고 점차 장소와 사람에 대한 지남력을 상실한다. 그러나 아무리 지남력이 심하게 손상되어도 의식장애는 보이지 않는다.

③ 주의력 장애

치매 노인은 일정한 정신활동 혹은 외부자극에 초점을 맞추고 유지하면서 새로운 정신활동이나 자극으로 적절히 옮길 수 있는 능력이 떨어진다. 그래서 산만하게 보이고 대화의 흐름이 일정하지 않고 지리멸렬하다.

④ 언어 장애

대부분의 치매에서 언어기능이 손상되는데, 알츠하이머형 치매는 정확한 단어를 찾지 못하는 명칭 언어장애가 초기부터 나타나 사물의 이름대신 '이것', '저것'으로 칭하거나 단어의 의미나 물건의 용도를 말한다. 착어증도 동반하여 뜻이 유사한 단어나 발음이 비슷한 단어를 대기도 한다. 예를 들어 '말이 안 된다'를 '입이 안 된다'라고 하거나 '사닥다리'를 '피닥다리'라고 말한다. 병이 점차 진행되면서 착어증이 심해져 전혀 의미가 없는 신조어를 만들어 내고 상대방의 말을 이해하는 능력도 떨어져 엉뚱한 대답을 하거나 혼자서 말을 중얼거린다. 혈관성 치매나 중추신경 외상에 의한 치매의 경우는 뇌 손상 부위에 따라 실어증의 양상이 달리 나타난다.

⑤ 실행증

운동기능과 감각기능에 손상이 없고 상대방의 명령이나 대화를 잘 이해하며 이에 응할 수 있는 상태임에도 어떤 행동이나 과업을 제대로 수행할 수 없는 상태를 실행증이라 한다.

치매 노인은 관념 실행증과 관념운동성 실행증을 모두 보이는데, 관념 실행증은 수저를 사용하여 음식을 먹거나 장에서 옷을 꺼내어 입는 등의 여러 가지 동작이 연속적으로 이루어지는 과업을 수행하지 못함을 말한다. 관념운동성 실행증은 스스로는 할 수 있는 동작을 지시에는 제대로 따라하지 못하는 것이다.

⑥ 실인증

실인증은 알츠하이머형 치매와 같이 피질성 치매에서 흔히 나타나는 증상으로 지적기능, 언어기능, 감각기능에 이상이 없음에도 사물을 인지하지 못하고 그 의미를 파악하지 못하는 상태이다.

⑦ 시공간 기능장애

치매 노인은 시공간 기능 손상으로 길을 잃어버리고 어떤 일을 할 때 필요한 물건들을 적절히 배치하지 못한다. 도형이나 그림을 주고 그대로 그려 보게 하면 제대로 그리지 못하고 집이나 사람, 시계 등 일상적으로 흔히 사용하고 보아왔던 모양을 그리지 못한다.

⑧ 전두엽의 실행 기능장애

인간이 의도적으로 어떤 행동을 하기 위해서는 먼저 감각자극을 받아들여 인지하고, 행동을 수행하는 데 필요한 일련의 전략을 짜서 프로그램에 따라 필요한 인체의 근육을 움직여 행동을 실천하며 이 전략이 제대로 시행되고 있는지 평가하여 잘못되면 수정하는 일련의 과정이 필요하다. 대뇌피질 전두엽과 시상, 기저핵, 백질의 상호전두엽이 손상되면 이 일련의 전략이 제대로 이루어지지 않는다. 전두엽 실행 기능장애는 피크병이나 피질하 치매의 초기에 나타나고, 주로 측두엽이나 두정엽에 병변이 있는 알츠하이머형 치매에서는 흔하지 않다.

(2) 정신증상

① 정동장애

치매 노인은 불안, 조증, 우울증, 심한 감정의 굴곡, 감정실조, 무감동, 불안정 등 정동장애 증상을 보인다. 피질하 치매 노인은 언어장애나 기억장애 등의 신경인지 기능장애 보다 정동장애가 먼저 나타나고 일반적으로 조용하고 무감동하며 우울 증상을 동반한다. 혈관성 치매의 경우 약 60%가 우울증을 동반한다. 반면 알츠하이머형 치매는 우울증상을 보이기는 하나 심각하지는 않다.

② 망상

알츠하이머 병 치매 노인의 약 30~40%, 혈관성 치매 노인의 40%가 질병 진행과정 초기나 중기에 망상을 경험한다. 가장 흔히 발생하는 피해망상증은 도둑망상 또는 부정망상이다. 때로 텔레비전 화면에 나오는 사람을 실제 인물로 착각하여 화면을 보고 대화를 하거나 거울 속의 자기 모습을 타인으로 착각하기도 한다.

③ 환각

환각은 치매 노인에게는 비교적 흔하지 않으나 간혹 혈관성 치매나 대사성 질환이나 독성 상태에서 나타난다.

④ 행동이상

공격적 행동과 반복적 행동이 가장 흔히 나타나는데, 치매 노인의 20~60%가 공격적 행동을 보인다. 반복적 행동으로는 잠시도 가만히 있지 못하고 왔다 갔다 하는 행동이 흔하다.

(3) 일상생활 기능장애

인지기능이 손상되면 처음에는 도구를 이용해야 하는 고차원적인 생활기능 장애가 발생하다가 나중에는 식사, 목욕, 세면, 소·대변가리기, 옷입기 등의 기본적인 일상생활 활동을 스스로 할 수 없게 된다.

3) 의학적 관리

치매, 특히 비가역적 치매는 완전히 치료되지 않으나, 적절한 관리를 통해 노인의 일상생활 기능을 개선하고 가족을 비롯한 주변 사람들의 삶의 질도 개선할 수 있다. 한편, 가역성 치매의 경우 그 원인을 조기에 발견하여 근본 원인을 관리하면 완치도 기대할 수 있다.

(1) 치매의 진단

치매의 진단은 유전학적 지표나 뇌영상의 급속한 발전이 조기 발견의 가능성을 제시하고 있지만 일반적으로 노인의 경과 및 임상양상에 의존하며 병력, 신경학적 검사, 정신의학적 검사, 신경 심리학적 검사, 뇌영상 검사, 임상병리검사를 통해 진단한다.

(2) 치매의 약물치료

치매의 약물치료는 현재까지 많은 약물들이 시도되었으나 아직까지 근본적으로 원인치료가 완벽한 약물은 없다.

① 인지기능 개선

a. 콜린성 제제 : Aricept, Exelon, Reminyl

뇌에서 기억과 학습의 중추적 역할을 담당하는 아세틸콜린의 분해를 억제함으로써 인지기능을 개선시키는 약물이다. 알츠하이머형 치매는 뇌에서 아세틸콜린과 신경세포가 감소하기 때문에 인지감퇴가 유발되는데, 아세틸콜린분해효소 억제제는 부족해진 아세틸콜린의 분해를 줄여줌으로써 기억과 학습 능력을 향상시킨다. 가장 먼저 개발된 Tacrine은 반감기가 짧아 하루에 네 번 복용해야 하고 간독성을 일으키는 것이 보고 되어 현재는 거의 쓰지 않으며 Aricept, Exelon, Reminyl 등은 간독성, 심한 천식 등 심각한 부작용이 드물어 비교적 안심하고 쓸 수 있다. 최근에 이들 콜린성 제제는 초기 혹은 중기 알츠하이머 병뿐만 아니라 중증 알츠하이머 병 및 혈관성 치매에도 효과가 있다는 보고들이 늘고 있다.

b. 항산화제 : 비타민 E, 은행잎 추출물

강력한 항산화작용을 하는 비타민 E는 알츠하이머형 치매 환자의 인지기능을 호전시킬 수는 없지만 악화되는 속도를 8개월 가량 지연시킨다고 알려져 있다. 값이 싸고 부작용이 적기 때문에 아세틸콜린 분해효소 억제제나 글루타메이트 수용체 길항제와 함께 투여하는 것이 좋다. 항산화 효과와 혈소판 억제효과가 있는 은행잎 추출물도 알츠하이머형 치매의 치료에 이용되고 있지만 효과는 아직 미지수이다.

c. NMDA 수용체 길항제 : Memantine

글루타메이트(glutamate)가 작용하는 NMDA 수용체가 알츠하이머 병에서 비정상적으로 활성화되는 것을 막아 뇌의 학습 및 기억능력을 증진하고 병의 진행을 막을 수 있을 것으로 알려져 있다.

d. 기타 인지기능에 관여하는 약물들

이 밖에도 소염제, 에스트로겐 등이 호르몬제제, 신경 펩타이드 등 여러 가지 약제들이 일부 연구에서 치료 효과가 있는 것으로 나타나기도 했으나 부작용이 심하거나 일관된 치료 효과가 입증되지 못해 현재 임상에서는 별로 사용되고 있지 않다.

② 정신증상과 행동장애 관리

중증 치매노인에서는 거의 90% 이상의 노인에서 우울, 의심과 망상, 환각, 파괴적 행동 등의 정신증상과 정서증상이 나타난다. 이들 증상의 많은 부분이 항정신병 약물, 항불안제, 항우울제 등으로 조절된다.

a. 항정신병 약물

항정신병 약물은 망상, 환각 등 정신이상 증세 및 착란증세, 초조행동, 공격적 행동 등에 효과를 보인다. 과거에 널리 사용되던 Haloperidol과 같은 전형 항정신병약물에 비해 최근 개발된 비전형 항정신병약물들은 부작용이 적으면서도 효과는 전형 항정신병약물과 별 차이가 없어 사용이 증가되고 있는 추세이다. 이러한 비전형 항정신병약물로는 Risperidon, Olanzapine, Quetiapine (Seroquel) 등이 있다.

b. 항우울제

항우울제는 치매환자에게 나타나는 우울증에 탁월한 효과를 나타내고 그 외에도 불안, 초조행동, 수면장애 등에도 효과적이다. 과거에 사용하던 TCA계통의 약물은 구갈, 어지럼증, 과도한 졸림 등 부작용이 많았으나, 최근 사용하고 있는 선택적 세로토닌 길항제 계통의 약물은 이러한 부작용이 적어 널리 사용되고 있다.

c. 벤조다이아제핀계 약물

신경안정제로 알려져 있는 약물로, 불안, 비공격성 초조행동, 수면장애 등을 동반하는 치매환자에게 사용된다.

d. 항경련제

초조행동, 충동적 또는 공격적 행동, 기분의 기복이 심한 경우에 carbamazepine, valproate 등의 항경련제가 사용되는데, 드물지만 백혈구 감소증이 나타날 수 있으므로 정기적인 혈액 검사가 필요하다.

4) 치매의 예방

치매 노인은 물론 가족과 사회에 미치는 부정적인 영향을 감안할 때 치매의 예방은 가장 효율적인 관리 전략이다. 특히 혈관성 치매는 뇌혈관 질환 예방조치와 위험징후를 교육하면 절반 이상이 치매로까지 진행되지 않는다. 두부외상 예방, 흡연과 음주관리, 독성물질에의 노출 예방 등도 도움이 된다. 젊었을 때부터 두뇌활동을 지속하고, 긍정적 생활태도를 지니고 스트레스를 적절히 관리하며, 면역기능을 유지하는 등 일상생활을 관리하면 뇌의 위축과 기능감퇴를 지연시켜 치매를 예방할 수 있다.

5) 간호 관리

(1) 간호사정

치매사정의 핵심은 기억력을 포함한 정신기능이다. 정신기능은 mini-mental state examination 도구를 이용하여 감별할 수 있다. 이 도구는 지남력, 주의집중과 계산능력, 언어기능, 판단력 평가로 구성되며 총 30점이다. 19점 이하이면 치매, 20~23점 사이는 의심, 24점 이상은 정상으로 판별한다.

(2) 간호계획

치매 노인 간호의 일반적인 목표는 노인의 안전도모, 잔존 기능의 유지와 상실된 기능 대체가족의 기능 유지와 삶의 질 개선에 둔다.

(3) 간호중재

① 안전관리

안전을 도모하기 위해서는 우선 노인의 일상생활 습관을 파악하고 관리해야 하며 안전한 환경을 조성해야 한다. 환경관리는 노인이 감시당하고 있다는 느낌을 받지 않도록 유의하면서 지속적으로 감시해야 한다.

〈mini-mental state examination 도구〉

항목(점수)		측정 방법과 기준 지남력
지남력(10)	시간(5)	오늘은 년 월 일 요일 계절입니까? (각1점)
	장소(5)	당신의 주소는 도 시 동입니까? (각1점) 여기는 무슨 일을 하는 곳입니까? 이곳의 이름은 무엇입니까?
기억 등록(3)		주의를 집중시킨 후 연관성이 없는 물건 이름을 1초 간격으로 또박또박 불러주고 따라 말한 개수로 점수를 계산한다. (예: 필통, 젓가락, 침대) 몇 분 후 다시 확인할 것이므로 기억하고 있으라고 주지시킨다. 이 과정이 안 되면 0점으로 하고 6회까지 반복한다.
기억 회상(3)		3~5분 후에 기억 등록에서 주지시켰던 단어 세 가지를 이야기하도록 한다.
주의 집중 및 계산(5)		100에서 일정한 숫자를 계속해서 5회 빼도록 한다.(각1점) (예: 100에서 3을 빼면?, 97에서 3을 빼면?, 94에서 3을 빼면?, 91에서 3을 빼면?, 88에서 3을 빼면?) 숫자 개념이 없어서 이 방법을 따라하지 못하거나 환자가 하지 않으려 하면 다섯 자의 낱말을 거꾸로 말하게 한다. 글자 배열이 맞는 수만큼 점수를 산정한다. (예: 삼천리 강산 → 산강 천삼리(2점))
언어 및 판단력(9)	물건이름 맞히기(5)	실물이나 그림을 2개 지적하면서 이름을 맞히도록 한다
	언어 이해력(3)	'오른손으로 탁자 위에 있는 컵을 집어서 저에게 주세요'라고 지시하고 한가지 행동마다 1점씩 가산한다
	언어 반복능력(2)	'반갑습니다', '간장공장 공장장'등의 문장이나 단어를 따라 해보도록 한다.(1점) 5각형 2개를 겹쳐 그리게 한다.(1점)
	판단력(2)	간단한 판단을 요하는 질문은 제시 한다 (예 : 옷은 왜 빨아서 입습니까? 어린아이가 길에서 울고 있으면 부모를 찾아주기 위해서 어디로 가야합니까?)

② 기본 일상생활 관리

치매 노인의 식사, 세면과 목욕, 옷 갈아입기, 배설 등 기본적인 생활기능을 관리할 때 유의할 점은 가능한 노인이 지니고 있는 능력을 활용해야 한다는 것이다. 노인 스스로 할 수 있도록 동기를 부여하고 동작을 가능한 간단하게 구성하여 한 동작씩 차례로 나누어 지시하며, 규칙적인 동작을 반복하고 용기를 주고 격려해야 한다. 너무 많은 것을 요구하여 좌절하지 않도록 유의하고 반드시 도움이 필요한 동작은 적절히 보조해야 한다.

③ 문제행동 관리

치매 노인은 우울과 위축증상행동을 비롯하여 망상, 의심, 배회, 물건 훔치기 등 다양한 행동 반응을 보인다. 갑자기 정서와 행동이 변화하거나 저녁 해질 무렵에 특정 증상이 더 악화되기도 한다. 이러한 행동이상은 안전하고 안정된 환경을 조성하고 활동 프로그램을 활용하며 각 상황에 맞게 적절한 조치를 취하여 관리한다.

④ 치매 노인 가족의 관리

가족 중에 치매노인이 발생하면 가족은 슬픔, 실망, 우울, 노여움, 죄책감 등을 경험하며 장기간의 노인 간호로 육체적 피로가 누적되는 등 많은 고통을 겪는다. 효율적인 부양방법에 대한 훈련과 가족 스스로 신체적, 정신적 건강을 관리할 수 있도록 돕고 사회적 지지망을 확보하는 데 초점을 둔다.

6. 뇌종양

1) 정의

뇌조직이나 뇌를 싸고 있는 막으로부터 발생되는 원발성 뇌종양과 두개골이나 그 주변구조물 혹은 두부에서 멀리 떨어진 부위에서 뇌조직이나 뇌막으로 전이된 전이성(이차성) 뇌종양을 총칭하여 일컫는 말이다.

2) 분류

(1) 원발성 뇌종양

① 양성 뇌종양(44%)

종양 자체의 성질은 타부위의 양성 종양과 비슷하여 성장 속도가 느리고 주위 조직과의 경계가 뚜렷한 특성을 지니고 있으나, 타 부위의 양성 종양과는 달리 그 발생 위치에 따라서는 악성 종양 못지않게 치료가 어려울 수 있다. 뇌는 딱딱한 두개골 내에 위치하기 때문에 어떤 비정상적인 증식이 일어나면 뇌의 민감한 조직에 압력을 가하고 그 기능에 손상을 입힐 수 있기 때문이다. 비록 암세포를 포함하지 않는 양성이라도 뇌의 중요부위에 위치하여 생체징후를 위협한다면 악성으로 간주한다.

② 악성 뇌종양

소위 뇌암 이라고도 하고 신체 다른 부위에서와 마찬가지로 성장속도가 빠르면서 주위 조직으로의 침투 능력이 강하여 주변의 정상 뇌조직을 빠른 속도로 파괴하여, 그 치료가 용이하지 않다. 그러나 원발성 악성 뇌종양의 타 장기 전이는 아주 드물다.

(2) **전이성 뇌종양**

모두 악성 뇌종양에 속하며, 뇌종양의 경우 악성과 양성에 상관없이 그 발생 위치 및 발견 당시 종양 크기 등에 따라 예후에 큰 영향을 미친다.

(3) **종양의 등급**

악성의 정도를 가리키고 등급은 종양 세포의 형태에 따라 결정된다. 이것은 종양의 전이경향과 성장률을 예상하기 위해 만들어졌으며 환자의 예후와 치료 방법을 결정하는데 정보를 제공한다.

3) 뇌종양의 원인

뇌종양의 발생 원인에 대하여는 아직 완전히 밝혀지지 않고 있다. 뇌종양의 발생에 유전학적 요소가 관여한다는 것이 밝혀졌으나 실제 가족력을 갖는 유전하는 뇌종양은 매우 적은 수에서만 확인되고 있다. 오히려 유전적이건 외부 인자에 의해서건 유전자 발현의 이상으로 인한 종양 유전자의 활성, 또는 종양 억제 유전자의 비활성 등이 원인의 하나로 생각되고 있다. 이런 유전자 변화는 자연발생적 혹은 방사선, 화학물질, 바이러스, 뇌 외상, 전간(간질), 전자파 등의 들 수 있으나, 대부분의 경우 특별한 위험 인자를 밝힐 수 없는 경우가 많고 여러 가지 인자가 복합적으로 작용하여 생기는 결과로 생각된다.

4) 뇌종양의 증상

(1) 뇌종양의 증상은 두통부터 뇌졸중까지 매우 다양하다. 뇌종양의 증상은 종양의 크기와 종양의 위치에 따라 영향을 받게 된다. 그것들은 다른 신경학적 질환들의 증상과 유사하다. 따라서 그러한 증상이 있을 때 CT나 MRI검사를 시행해야 할지를 결정짓기 어려울 때도 있다.

(2) 뇌종양을 의심케 하는 증상들

① 성인에서 첫 간질발작

② 팔다리의 점진적 운동 및 감각능력 소실

③ 불안감(특히 두통과 관련)

④ 한쪽 혹은 양안의 시력손실

⑤ 소아에서의 오심, 구토

⑥ 복시(특히 두통과 관련)

⑦ 현기증을 동반하거나 그렇지 않은 청력손실

⑧ 말하기 능력의 점진적 손실

(3) 흔하진 않지만 때때로 나타나는 증상들

① 두통

뇌종양의 가장 흔한 증상으로 오후 보다 아침에 심해지는 규칙적인 두통, 오심과 구토와 연관된 지속적인 두통, 복시, 마비와 동반된 두통은 종양의 가능성을 제시한다.

② 행동상의 변화

무관심한 태도, 기억력 감퇴, 집중력 저하, 혼동 등의 증상이 나타난다.

(4) 뇌종양이 임상증상을 일으키는 기전

① 종양의 뇌피질의 자극에 의한 간질발작

② 국소적으로 신경을 압박하여 발생되는 신경마비증상

③ 종양의 크기가 증가하면서 나타나는 뇌압 상승 증상

④ 뇌실질의 전위 증상

5) 뇌종양의 진단

뇌종양이 의심되는 자각증상이 있는 경우 빨리 진찰을 받아 증상의 경과를 자세히 설명하여 신경학적인 이상이 있는지 여부를 알아보는 것이 중요하다. 또 뇌로 전이하기 쉬운 암이 진단되어 치료를 받고 있는 경우에도 앞에서 말 한 것 같은 자각증상이 나타나면 CT, MRI 등의 정밀 검사를 받을 필요가 있다.

(1) 1단계

신경학적 검사(Neurological Exam.) : 안구운동, 안구반사와 동공 반응, 반사, 청력, 감각, 운동, 균형과 조화 등의 신경학적 검사를 시행한다.

(2) **2단계**

특별한 영상장치나 연구실 검사를 포함하여 종양의 유무나 그것의 위치, 타입을 알아낸다. 최근의 영상장치의 발달은 뇌종양의 진단을 급속도로 향상시켰다.

① 두부 컴퓨터 단층 촬영(Computerized Tomography)

② 두부 자기공명 단층 촬영(Magnetic Resonance Imaging)

③ 두부 양전자 방출 단층 촬영(Positron Emission Tomogram)

④ 뇌혈관 조영술(Trans-Femoral Cerebral Angiography)

⑤ 종양의 악성도 평가를 위한 자기공명 분광촬영(Magnetic Resonance Spectrometry), 뇌파 검사, 유발전위 검사 등이 뇌종양의 진단과 수술에 도움을 주는 검사이다.

(3) **3단계** : 뇌종양의 진단을 확정 짓는 단계.

조직 검사(Biopsy): 정확한 진단을 내리기 위해 종양이 의심되는 부위의 조직을 취하는 수술적 과정이다.

6) 뇌종양의 치료

(1) 뇌종양의 치료에 있어서 다른 장기의 종양과는 다른 특징

① 뇌는 두개골이라는 밀폐된 공간에 존재하므로 다른 장기에 비해 증상의 진행이 빠르고, 양성 종양이라 하더라도 적절한 치료가 시행되지 않을 경우 환자의 상태가 악화될 우려가 있다.

② 원발성 악성 뇌종양의 경우, 다른 장기의 악성 종양과는 달리 다른 부위로의 전이되는 경우가 드물다.

③ 뇌종양의 치료의 시작은 수술적 방법으로 종양을 진단하는데 필수적으로 거쳐야 하는 과정이다. 양성 종양의 경우는 수술적 방법으로 완전히 절제함으로써 완치가 가능하다. 악성 종양의 경우도 종양의 진단에 필수적이고, 대부분 종양의 제거 정도가 치료 결과에 영향을 주는 경우가 대부분이다.

④ 최근 X-나이프나 감마나이프처럼 칼을 대지 않고 종양의 성장을 억제하거나 종양들의 크기를 줄이는 치료방법이 개발되어 있으나 일부 종양 및 종양의 크기 등에 한정되어 있어 모든 종양에 가능한 것이 아니다.

⑤ 뇌종양의 치료는 아래와 같이 다양한 치료법을 통해 가능한 한 현재의 신경기능을 유지하면서 종양을 없애거나, 성장 속도를 줄이려는 시도를 하고 있다.

(2) 여러 가지 치료법들

① 약물치료

a. 화학요법(항암제 투여), 호르몬 요법을 제외하면 주로 뇌종양에 의하여 발생하는 증상에 대한 대증치료이다. 임상에서 가장 흔히 발생하는 문제는 종양으로 인하여 발생하는 뇌압 상승과 마비 등의 신경학적 결손이다.

b. 뇌압의 상승은 종양 자체, 종양 주위의 뇌부종, 종양으로 인해 발생하는 수두증이나 정맥 울혈로 인한 용적의 증가가 제한된 두개강 내 공간에서 압력의 증가를 초래함으로써 발생한다. 뇌압의 상승이나 종양에 의한 뇌조직의 국소적 압박에 의하여 마비 증상 등이 있는 환자에서는 뇌부종을 줄이고, 뇌의 용적을 줄임으로써 뇌압을 떨어뜨리는 치료를 하게 된다. 이때 사용하는 약제로는 스테로이드 제제, 만니톨, 글리세롤 등의 삼투압제, 이뇨제 등이며, 이러한 약제로 조절되지 않는 경우에는 과호흡요법, 또는 마취약제에 의한 혼수 요법 등이 사용된다.

c. 또한 혈중 전해질 농도의 급격한 변동이나, 세포 내 체액의 저삼투압은 뇌부종을 조장하므로 자주 검사하여 교정해 준다. 또한 간질 발작 증상이 동반되는 경우가 흔하므로 대뇌부 종양의 경우, 수술 전후 예방 목적의 항경련제의 투여는 필수적이다.

② 수술적 치료

a. 진단적 수술

진단을 목적으로 하는 뇌조직 생검술은 뇌의 심부에 위치한 종양을 진단하기 위하여 국소 마취하에 정위적 방법에 의하여 소량의 조직을 얻는 방법과, 두개골을 열고 종양을 노출시켜서 하는 두 가지 방법이 있다. 진단만을 목적으로 하는 이 수술은 종양이 치료 목적의 수술을 하기에는 부적당한 위치에 있으며(수술적 제거가 불가능한 부위), 방사선학적 검사만으로 신뢰할 만한 진단을 얻을 수 없을 경우에 시행한다. 또 방사선학적 소견상 수술이 최종적인 치료 결과에 크게 영향을 주지 않는 종양의 소견을 보일 때 진단 목적의 조직 생검만을 한다.

b. 개두술

아직까지 대부분의 뇌종양에서 가장 신속하고 효과적인 치료는 수술을 통하여 종양을 제거하는 방법이다. 가장 일반적인 방법은 전신 마취하에 종양부위의 두피, 두개골 및 뇌막(경막)을 절개하고 종양을 직접 노출시키면서 제거하는 방법이다. 수술의 중요한 목적 중의 하나는 종양을 제거하는 치료 목적과 수술 시 얻어진 종양 조직을 병리조직학적으로 확인하여 진단을 확정하는 것이다.

양성 종양의 경우 수술로 종양을 완전 적출하고 재발을 방지하는 것이 수술의 목표가 된다. 그러나 양성 종양도 전부 제거할 수 없는 경우가 있으며(예를 들어 손발을 움직이는 신경이 있는 곳에 생긴 경우나 혹은 큰 혈관과 유착되어 있는 경우 등), 이럴 경우 수술 후 악성 종양에 준하여 방사선 치료, 정위적 방사선 수술 등을 병합하여 치료해야 한다. 악성 종양의 경우는 수술만으로는 재발을 방지할 수 없으므로 수술 후, 방사선 치료, 정위적 방사선 수술, 화학요법 등을 병합하여 치료한다. 따라서 악성 종양에서의 수술의 목표는 신경학적 증상을 호전시키고, 종양의 크기를 줄여줌으로써 향후 방사선 치료, 정위적 방사선 수술이나 화학요법에 잘 반응할 수 있도록 하고, 환자의 수명을 연장시키는 것이다.

최근에 많은 수술기법의 발전이 이루어지고 있어서 종양의 위치와 성격에 따라 수술 현미경, 내시경, 수술 중 유발전위 생리학적 감시, 컴퓨터 시스템을 이용하여 수술부위를 확인하는 방법 등의 방법이 다양하게 이용되어 수술 후 신경학적 결손을 줄이고 건강한 조직의 손상 없이 종양을 보다 정확하게 제거하는데 도움을 주고 있다. 초음파 흡입기는 높은 주파수의 음파를 내어 종양을 진동시켜 부순 다음 흡입기로 빨아들인다. 레이저를 이용하여 종양 조직을 파괴하기도 한다. 뇌하수체 종양의 경우 경접형동 접근술(코를 통한 수술)을 시행하기도 한다.

c. 종양으로 인한 수두증 치료

종양으로 인하여 수두증이 발생한 경우에는 뇌척수액 배출을 위한 뇌실외배액술, 뇌실-복막강 단락술을 흔히 시행한다. 최근에는 내시경을 이용하여 뇌실을 열어주는 수술을 하기도 한다. 단락은 뇌척수액이 다시 흐르게 하는 데 사용하는 유연한 관이며, 뇌척수액 흐름의 재개통은 두통, 오심 등 두개내압 증가에 의한 여러 가지 증상을 완화시켜준다.

③ 방사선 치료

방사선 치료는 대부분의 뇌종양의 치료에 중심적 역할을 한다. 뇌종양 치료에서 수술은 초기 진단과 종양을 최소화하는 단계이고, 그 다음 방사선 치료는 남아 있는 종양의 크기를 줄이고 안정화 시키는데 목표를 둔다. 방사선 치료는 악성 종양의 경우 모든 경우에서 시행하며, 양성 종양이라도 수술 후 재발 방지, 재발 시 또는 수술적으로 제거하기 어려운 경우에 방사선 치료를 한다. 방사선 치료 기간 중에는 탈모증, 구토, 두통, 식욕부진 혹은 가벼운 마비 등의 증상이 발생할 수 있으나 치료가 끝나면 대부분 회복된다. 전통적인 방사선 치료법은 보통 수술을 마친 후 1~2주 후에 시작하여 6주간 시행한다. 그러나 더 효과적인 여러 기법들이 이런 전통적 방법을 빠르게 대체하고 있다.

④ 화학요법

화학요법은 종양 세포가 성장에 필요한 유전정보를 받아들이지 못하게 하여 종양의 정상적인 성장을 방해한다. 화학요법은 분열중인 세포를 목표로 하기 때문에 특히 악성 조직에 독성이 강하다.

⑤ 다른 치료법들

이 치료법들은 정상 세포가 종양 세포로 되게 하는 생물학적 과정에 역점을 둔다. 표준적인 치료법에 잘 반응하지 않는 종양의 치료에 사용된다.

a. 혈관신생억제제

종양연관 혈관의 성장을 방해하여 종양에 필수적인 영양분과 산소의 공급을 억제하는 약제이다. 현재 개발중인 혈관신생억제제에는 thalidomide, TNP-470, platelet factor 4(PF4), interferon, angiostatin 등이 있다.

b. 분화제

분열중인 미성숙 종양세포를 성숙세포로 전환시켜 종양의 성장을 멈추게 하는 약제이다. Retinoic acid, Phenylacetate, Bryostatin 등이 있다.

c. 면역요법

면역요법은 면역계를 활성화시켜 효과적으로 악성세포를 찾아내어 파괴시키게 하는 약제이다. 인터페론은 많은 종양세포를 살해하는 면역계에 의해 생산되는 자연단백질이다. 림프구는 암과 싸우는 특별한 능력이 있다. 이것은 세포이식기술을 통해 실험실에서 배양, 활성화 될수 있으며 직접 종양에 주입하여 면역계를 활성화 시킬 수 있다. 이러한 목적으로 쓰이는 가장 흔한 세포를 림포카인활성화살해세포(LAK)라 한다.

d. 유전자 치료

유전물질을 종양 세포에 이식시켜 세포를 파괴하거나 세포 성장을 멈추게 하는 방법이다. 종양 세포로 하여금 자기파괴에 이르게 하는 유전자, 세포를 성숙케 하여 성장을 멈추게 하는 유전자, 종양에 대한 면역계의 공격을 강화하게 하는 유전자, 항암제에 대한 반응성을 증가 시키는 유전자 등의 수많은 형태의 유전자가 개발 중이다.

7. 뇌종양의 종류

1) 신경교종(Glioma)

(1) 신경교종의 빈도

원발성 두개강 내 종양 중 신경교종은 약 40~67% 정도로 뇌종양의 약 50% 정도를 차지한다. 남자가 여자에 비하여 다소 많으며 비율은 악성 신경교종의 경우는 남녀의 비가 4.3 : 2.7/10 만명이며, 양성 신경교종의 경우는 1.3 : 0.8/10 만명이라고 보고하고 있다.

(2) 신경교종의 임상적 특성과 질환의 치료 방향

임상적으로 수술로 완치가 가능한 교종에서 모든 가능한 치료를 동원하여도 1년 내에 환자의 50%가 사망하는 종양까지 포함된, 다양한 악성도를 지닌 종양으로 뇌종양 중 가장 빈도가 높은 종양이다. 종양의 위치에 따라 수술적 적출이 가능하지 않은 경우도 있으나 수술적 종양 제거의 정도, 나이, 수술 전후의 전신상태, 신경학적 상태 등이 동등한 치료 조건에서 장기간 생존하느냐를 결정하게 된다.

양성 교종은 보고에 따라 차이가 있으나 대개 진단 후 적절한 치료를 했을 때 5년에서 7년 사이에 환자의 반이 사망하고, 10년 이상 생존하는 경우는 전체 환자의 15~45%로 종양의 위치, 성격, 치료 방법에 따라 차이가 있다. 양성 종양이라 하더라도 시간이 경과하면서 악성화되어 재발하는 경우가 흔하므로 정기적 진찰과 검사가 필요하며 치료 종료 후 두통의 재발, 신경학적 증상의 악화, 간질 발작의 발생 등의 증상이 있는 경우 재발을 의심하여 정밀 검사를 받는 것이 필요하다.

악성 교종의 경우 수술적 제거, 방사선 치료, 항암 치료 등으로 생존 기간을 연장 시킬 수 있으나 완치는 힘들다. 치료를 하지 않는 경우 급속한 진행으로 신경학적 장애, 의식 장애, 뇌압 상승의 과정을 거쳐 사망 하게 된다. 치료를 시행한 경우 3년 내에 환자의 50%가 사망한다. 악성도가 가장 높은 교모세포종은 2년 이상 생존하는 경우가 10% 미만이고, 12개월에서 15개월 내에 환자의 반이 사망하는 극도로 예후가 나쁜 종양이다.

치료를 받고 있거나 치료를 받은 환자라면, 정기적 검사를 통해 종양의 재발을 조기에 발견하여 비교적 합병증이 적은 시기에 재수술 혹은 적절한 방사선 치료, 항암 치료를 추가함으로써 생존기간을 늘릴 수 있다. 많은 환자에서 2~3회의 개두술을 시행 받고 방사선 치료, 방사선 수술, 항암 치료 등 가능한 방법이 치료에 동원된다. 항암 치료의 효용성은 논란이 많지만 일반적으로 BCNU, PCV, CDDP 등의 항암 치료제가 세계적으로 널리 사용되고 있다. 그러나 보험 수가가 낮은 일부 약물은 국내 수입상이 없어 현재 치료에 적절히 이용되지 못하고 있다.

(3) 신경교종 세포 특성

신경교종은 대개 한 가지 이상의 세포로 구성되어 있으나 종양을 구성하는 주된 세포에 따라 다음과 같이 분류가 된다. 성상세포종(星狀細胞腫, astrocytoma), 핍지교종(乏指膠腫, oligodendroglioma), 상의세포종(上依細胞腫, ependymoma) 등이 있다. 다른 뇌종양과 달리 신경교종은 주위 정상 뇌조직으로 침습하고 또한 파괴를 한다. 이러한 성질이 종양 세포 자체의 악성도 뿐만 아니라 예후를 결정하는 중요한 요인이다. 그리고 병리조직학적으로 세포의 악성도를 평가한다. 신경교종은 일반적으로 전이를 안하는 것으로 알려져 있으며 그 이유는 중추신경계에는 임파계가 없고, 정맥계가 보호 역할을 수행하며, 신경조직은 다른 신체 부위에서는 생존할 수 없고, 악성 신경교종의 경우는 환자의 생존기간이 짧기 때문이다.

(4) 교모세포종(Glioblastoma, 악성교종)

뇌종양 중 가장 악성인 종양으로 전체 신경교종의 50~55%에 해당하며 성인의 두개강 내 종양의 25%에 해당된다. 호발 연령은 45~65세이며 남자에서 호발 한다. 초기 증상의 발현으로부터 진단시기까지의 기간은 평균 6개월이다. 뇌실질 어느 부위에나 생길 수 있고 역형성 성상세포종 보다 악성 변화가 심하다. 이 종양은 매우 침습적이어서 종양의 경계가 불분명하고 실제 육안으로 관찰되는 경계 부위 보다 멀리까지 침윤한다. 뇌실을 침윤하는 경우 뇌척수액을 통해 척수강까지도 전이되고, 경막을 침윤하거나 두개골을 침윤할 수 있으며 수술한 환자에서 멀리까지 전이하는 경우도 있다. 치료는 수술로 최대한 종양을 제거하고 방사선 치료 및 항암 치료를 병행한다. 예후가 다른 종양에 비해 상당히 나쁘다.

2) 뇌수막종(Meningioma)

(1) 뇌수막종의 정의 및 일반적인 특성

뇌를 둘러싸고 있는 막을 수막(髓膜, meninges)이라고 하고, 뇌수막종은 뇌를 싸고 있는 이 수막에서 발생하는 종양을 총칭하는데, 조직학적으로 양성 종양과 악성 종양으로 나뉘고 대부분이 양성 뇌수막종이며 약 2~12%가 악성으로 보고되고 있다. 발생 원인은 아직 잘 모르는 것으로 되어 있으나, 여러 가지 환경 및 유전적 요인들에 의하여 발생될 것으로 생각되며, 가능한 원인들로는 두부외상, 바이러스 감염, 방사선 조사 등을 들 수 있다. 뇌수막종은 아주 다양한 부위에 발생할 수 있으고 발생 부위의 해부학적 특성에 따라 각기 달리 증상이 나타난다.

(2) 발생빈도

두개강 내 종양의 약 20%를 차지하며 척추강 내 종양의 약 25%를 차지한다. 주로 성인에 발생되며 45세 전후에 제일 많고 2대 1의 비율로 여자에게 많다. 20세 이하에서는 두개강내 종양의 1~4% 정도로 드물다. 다발성으로 발생되는 경우는 0.9~8.9% 미만으로 보통 다른 종양이나 신경섬유종증에 동반되어 발생한다.

(3) 치료 및 재발률

수막종의 유일한 치료는 수술에 의한 완전 절제이다. 대부분 양성 종양이므로 완전 절제의 경우 더 이상의 치료는 필요 없다. 수막종은 양성 종양이므로 외과적으로 완전히 제거하면 치유될 수 있지만, 환자가 너무 고령이든지, 전신상태가 수술에 적응하기 어려운 경우나, 종양이 심부에 위치해 있으면 완전 절제가 어려운 경우도 있다. 이때는 종양의 부분적출 후 잔여 종양에 대해서는 방사선 치료 또는 방사선 수술이 도움이 된다.

수막종은 외과적으로 완전히 제거하면 그 재발률은 극히 낮다. 재발률은 종양과 종양이 부착된 막을 완전히 제거하면 9%에서, 종양만 완전히 제거하고 종양 세포가 침윤된 경막은 단순히 전기응고만 시행하면 19%에서, 종양은 완전히 제거하였으나 종양 주위의 경막이나 두개골은 그냥 두었을 경우에는 29%에서, 단순히 종양의 부분적출만 시행한 경우에는 40%에서 재발되었고, 재발기간은 수술 후 평균 5년이라고 한다.

수술 후 완전절제를 했더라도 악성 수막종인 경우, 수술 후 재발률이 높고, 수술 후 재발 시 예후도 양성 수막종에 비해 나쁘다. 악성 수막종의 경우 완전절제와 관계없이 재발률을 낮추기 위해 방사선 치료를 추가한다. 재발의 가장 큰 요인으로는 수술 시 종양을 육안적으로 완전히 제거했다 하더라도 종양 세포가 뇌에 존재하거나 육안상 인지할 수 없는 곳에 잔존하거나 주위의 뇌나 골조직 안에 침윤되는 경우이다.

3) 뇌하수체 종양(Pituitary adenoma)

(1) 뇌하수체 종양

뇌하수체는 말안장과 같이 생긴 터어키안에 위치하고 해부학적으로는 선뇌하수체와 신경뇌하수체로 나뉘어지며, 상부에 있는 시상하부와 연결되어 우리 몸의 호르몬 분비 및 조절에 관여한다. 또한 뇌하수체의 주위에는 시신경, 시교차, 내경동맥, 해면정맥동, 측두엽이 위치하여 종양이 발생되었을 경우 여러 가지 연관된 증상을 나타낼 수 있다.

뇌하수체 선종은 전체 두개강 내 종양의 10~15%를 차지하고 있으며, 최근 고해상도 CT 및 MRI, 혈중 호르몬 검사, 아래추체 정맥동 혈액채취 등의 방법으로 진단이 용이해

졌고, 미세선종에 대해서도 정확히 진단할 수 있게 되었다. 또한 종양의 형태, 위치에 따라 경접형동접근법 또는 경두개접근법을 이용한 수술적 방법과 최신에는 내시경을 이용하여 칼자국 없이 코를 경유하는 수술도 시행되고 있다. 그 밖에 약물요법, 방사선 치료 등으로 종양을 치료하기도 하며, 적응증이 될 경우 방사선 수술로써 치료를 시도하고 있다.

뇌하수체 선종은 종양에서 호르몬을 과다 분비하는 기능성 선종과 분비하지 않는 비기능성 선종으로 크게 나눌 수 있고, 각각의 분비되는 호르몬에 따라 해당되는 호르몬 과다분비증상이 나타나게 된다. 뇌하수체 선종은 그 크기에 따라 최대직경이 10mm 이하인 미세선종과 10mm이상인 거대선종으로 나눌 수 있다. 아무리 작은 미세선종이라고 하더라도 심한 호르몬증상이 나타날 수 있다.

(2) 증상

뇌하수체 선종에 의한 임상증상으로는 크게 터어키안 주변구조물을 눌러 나타나는 종괴 효과에 의한 증상과 뇌하수체호르몬 과다분비에 의한 증상으로 대별할 수 있다.

① 종괴 효과

종괴 효과의 증상으로는 시신경 압박으로 인한 시력저하와 시야장애 (양측두측반맹), 종괴가 해면정맥동을 침범할 때 나타날 수 있는 제3, 4, 5, 6 뇌신경 마비증상, 시상하부침범에 의한 요붕증, 종괴의 크기가 커서 몬로공이 폐쇄될 때 발생하는 수두증에 의한 증상이 있다.

② 뇌하수체호르몬 과다분비

기능성선종의 경우 뇌하수체에서 만들어지는 프로락틴(유즙분비호르몬), Growth hormone(GH : 성장호르몬), ACTH (부신피질 호르몬), TSH (갑상선 자극호르몬), LH/FSH (성선자극호르몬)등의 과다분비에 의한 증상이 나타난다.

a. 프로락틴 분비 선종 : 과분비성 선종중 가장 흔한 것으로서 모든 뇌하수체 종양의 약 30%를 차지하며, 여성에서는 무월경과 유루증이 주 증상이고, 남성에서는 종괴 효과에 의한 증상을 나타내는 경향이 있다.

b. 성장호르몬 분비 선종 : 말단 비대증, 고혈압, 당뇨, 동맥경화성 심혈관질환 등의 임상증상이 나타나며, 장골의 골단이 폐쇄되기 전의 어린이에서는 성장함에 따라 체구가 커져 거인증을 나타내게 된다.

c. 부신피질 호르몬 분비 선종 : 증상이 완전히 발현될 때 나타나는 신체 모양이 특징적이다. 비만, 고혈압, 당뇨, 조모증이 나타나며 피부가 엷어지면서 자색선이 생긴다. 저항력이 떨어져 감염되기 쉽고 창상치유가 어려워지며 근육의 소모와 이완이 생기고 피로감과 쇠약감이 생길 수 있다.

d. TSH 분비 선종 : 희귀한 종양이며, 중등도의 갑상선 기능 항진증을 나타낸다.

③ 출혈 및 허혈

어떤 환자의 경우 갑작스런 시력저하와 시야변화 또는 의식 저하시 뇌하수체종양의 출혈 또는 허혈에 의해 뇌하수체졸중이 발생할 수 있고 이 경우에는 신경외과적인 응급수술이 필요하다.

(3) 진단

① 방사선학적 진단

a. X-선 사진에서 터어키안의 크기와 모양, 석회화 등과 같은 이상소견의 유무, 접형동 등에 대한 관찰을 하게 된다. 종괴 효과에 의해 터어키안의 크기가 커지고 터어키안 상판, 터어키안 배의 얇아짐, 석회화 현상 등을 관찰할 수 있으며, 종양이 접형동 내로 파급된 경우는 접형동 내에서 연부조직밀도를 관찰할 수 있다.

b. 고해상도 CT는 뇌하수체 선종의 진단에 매우 유용하다. 특히 조영제를 주입하고 관상주사를 시행함으로써 종양의 크기를 정확히 알 수 있고, 터어키안 밖으로 신전되어 있는 종양을 정확히 인지할 수 있다.

c. 뇌혈관 조영술은 뇌동맥류와의 감별진단, 주위 혈관과의 관계 및 종양혈관 등을 알기 위해 사용되었으나 최근 들어 고해상도CT, MRI, 혈관조영기술 등의 발달로 인하여 점차 활용도가 낮아지게 되었다.

d. MRI가 임상에 활용된 이래 이는 뇌하수체 선종의 진단에 가장 중요한 검사법이 되었다. MRI 특히 역동성 MRI로 종양의 크기와 확대의 정도, 종양과 경동맥 및 해면정맥동과의 상관관계, 접형동내로의 종양침습 정도를 잘 관찰할 수 있고 작은 조직들을 잘 감별해 낼 수 있으므로 미세선종에 대해서도 정확한 진단을 할 수 있게 되었다.

② 호르몬 검사

호르몬 검사는 내분비 기능의 이상을 확인하고, 수술 전후의 내분비기능을 비교함으로써 환자의 치료 및 추적 관찰에 필수적인 검사이다. 여기에는 크게 뇌하수체 호르몬 저장에 대한 검사와 분비 자극 후 호르몬에 대한 검사로 나눌 수 있다. 기본적인 호르몬 수치를 확인하고 분비자극 및 억제에 관여하는 호르몬을 투여하여 기본 호르몬의 변동을 검사함으로서 과다분비호르몬이 어떤 종류인지를 평가한다.

③ 하추체정맥동 혈액 호르몬 검사

성장 호르몬 또는 부신피질자극 호르몬 과다분비환자에서 MRI 소견상 좌우가 감별이 잘 되지 않을 때 그 위치를 추정하는데 도움을 준다.

(4) **치료**

뇌하수체 선종의 치료는 크게 수술요법, 약물요법 및 방사선 치료로 나눌 수 있는데 환자의 연령 및 일반 상태 등 여러 가지 요소를 고려하여 치료계획을 세우게 된다. 치료의 목표는 종양을 제거하여 종괴 효과를 없애고 정상 호르몬 분비기능을 유지하게 하는 것이다.

① 수술적 치료

뇌하수체 선종에 대한 수술적 치료법은 경접형동접근법(transsphenoidal approach, TSA)과 경두개접근법(transcranial approach, TC)으로 나눌 수 있는데 종양의 크기, 모양, 터어키안 외부확대의 정도, 조직학적 분류, 환자의 나이, 건강 상태, 터어키안과 접형동의 모양 등을 고려하여 결정하게 된다.

경접형동접근법은 코의 아랫부분을 절개하여 뇌조직을 건드리지 않고 뇌하수체에 직접 도달하는 방법으로 비교적 접근이 용이하고 안전하여 대부분의 뇌하수체 선종에서 시행하는 수술법이다. 특히 종양이 접형골 내로 파급되어 있는 경우는 미세선종, 뇌척수액비루가 동반되어 있는 경우에는 접형동경유 접근법이 두개경유접근법에 비해 유리하다.

그러나 접형동 내의 염증이 있을 경우나 종양이 주로 터어키안 상방에 위치하고 있는 경우에는 접형동경유접근법을 시행할 수 없어 이러한 경우에는 경두개접근법을 택하게 된다. 최근에는 코를 절개하지 않고 콧구멍을 통해 내시경을 이용하는 경접형동접근법을 시행하고 있다.

② 약물치료

a. 프로락틴 분비 선종에서 사용되는 내과적 약물로는 브로모크립틴(bromocriptine)이 있다. 이 약물은 경구로 투여하며 혈청 프로락틴 수치가 떨어지고 선종의 크기가 감소하게 된다. 그러나 투약을 중단하면 선종이 다시 커지고 혈청 프로락틴 수치가 다시 상승하게 되며, 장기간 투약 시 선종이 단단해져서 외과적 적출을 어렵게 한다.

b. 성장호르몬 분비 선종에서 사용되는 약제로는 브로모크립틴과 소마토므타틴(somatostatin analogue)를 들 수 있다. 그러나 브로모크립틴 사용 시 혈청 성장호르몬 수치가 저하 되지만 종괴 축소 효과는 프로락틴 분비 선종에 비해 미미하며, 투약 중지 시 성장호르몬 수치가 다시 상승하게 된다.

③ 방사선 치료

프로락틴 분비 선종과 성장호르몬 분비 선종에서 수술로 완전 적출하지 못한 경우와 재발한 경우 약물요법과 병행하여 방사선 치료를 시행하게 된다. 방사선 치료는 유효한 치료 수단이 될 수 있으나 뇌하수체 전엽 기능 저하, 시신경 시상하부 등 주변 뇌 조직에 대한 손상의 위험성이 있다. 최근에는 적응증이 될 경우 방사선 수술을 시행하면 좋은 효과를 기대할 수도 있다.

4) 청신경초종(Aucostic neuroma)

(1) 정의

청신경 종양은 전정신경(vestibular nerve)을 둘러싸고 있는 슈반 세포(Schwann cell)에서 기원한 양성종양으로 초기에는 내이도 내에서 발견되는 경우가 많고 종양이 커지면서 내이도가 확장되고 여러 방향으로 자라 주위 뇌신경 및 뇌간, 소뇌를 압박하고 변위 시킨다. 대부분 한쪽에 발생하고 유전적 소인과는 연관이 없으나 제2형의 신경섬유종증 환자에서는 양측성으로 발생한다. 30세 이후의 성인에서 주로 발생하고 여성이 남성에 비해 2배 정도 발생률이 높으며, 20세 미만의 젊은 연령층에 발생하는 경우 대부분이 양측성으로 발생하는 제2형의 신경섬유종증 이다.

(2) 증상

① 청력감퇴, 이명, 현훈(어지러움) 등의 청신경 압박에 의한 증상으로 병원을 찾는 경우가 대부분이다. 반수 이상의 환자에서 초기에 현훈이나 이명을 호소하고 청력에 비해 어음 판별능(speech discrimination)이 많이 떨어지는데, 증상이 서서히 진행하여 이러한 청력저하를 노화현상으로 생각하고 초기에 병원을 찾지 않는 경우도 많다.

② 간혹 돌발성 난청의 형태로 일어날 수 있다. 종양이 점점 자라게 되면 안면부 동통이나 이상감각을 호소하며 연하장애, 애성 등의 증상을 보일 수 있다.

③ 종양이 소뇌를 압박하면 운동실조 및 평형기능의 장애를 초래하고 좀 더 진행하면 뇌척수액순환로를 차단하여 뇌수두증을 초래한다.

(3) 진단

① 청력 검사

② 뇌간유발전위 검사

③ 전정기능 검사

④ 방사선학적 검사

a. 뇌자기공명영상(brain MRI)이 가장 예민한 검사로 내이도에 국한된 2~3mm 크기의 종양까지도 발견해 낼 수 있다.

b. CT를 이용한 추체 부위 검사는 내이도의 미란(erosion)이나 확장을 확인할 수 있고 수술 중 지표가 되거나 보존해야 할 구조물들을 잘 보여주므로 자기공명영상과 함께 청신경 종양의 진단과 치료에 있어 필수적인 검사이다.

(4) 치료

① 청신경초종은 완전 적출하면 근치가 가능한 양성 종양이고 뇌간 및 소뇌의 손상 없이 완전적출이 가능하지만 환자의 나이와 전신상태, 증상의 정도, 종양의 크기와 위치, 수술에 따르는 위험성 및 합병증을 고려하여 수술적 적출술 외에 방사선 치료나 보존적인 경과 관찰 등의 방법을 택할 수 있다. 환자의 증상이 점진적으로 악화되고 있거나 추적 관찰 시 종양이 성장하고 있고 뇌간 압박 증상이 있는 경우 수술적 적출술을 고려하는데 종양의 크기와 위치, 환자상태 등에 따라 수술적 접근법이 달라진다.

② 중두개와 접근법, 경미로 접근법, 하후두와등의 접근법이 대표적이고 경미로접근법의 변형으로 안면신경의 앞쪽을 제거하여 좀더 넓은 시야를 확보할 수 있는 경와우 접근법 등이 있다.

a. 중두개와 접근법은 내이도 내에 국한되어 있는 작은 종양을 제거할 수 있다. 청력을 보존할 수는 있으나 안면신경 손상의 가능성이 높아 적응증이 많지는 않다.

b. 경미로접근법은 소뇌견인이 필요하지 않고 안면신경의 미로부위에서부터 종양에 의해 눌려있는 부위로 접근하므로 안면신경의 보존이 용이하고 안면신경 손상 시 복원이 용이하나, 종양의 크기가 3cm 이상으로 큰 경우 시야가 제한될 가능성이 있고 유용한 청력이 없는 환자에서만 가능한 수술법이다. 거대 종양이나 종양과 주위 조직과의 유착이 심한 경우 안면신경 및 주요 구조물의 보존을 위해 아전적출만 시행할 수도 있다.

c. 수술 후 합병증으로는 수술부위의 출혈, 뇌경막하출혈, 뇌막염, 뇌척수액누공(CSF fistula), 제5 및 7뇌신경손상, 뇌교 손상 등이 있다.

③ 안면신경의 해부학적 절단이 발견되면 수술 중 문합술을 시행하고, 호전이 없으면 수술 후 1년간 기다려본 후에 설하신경 또는 부신경과의 문합술을 시행한다. 다량의 방사선을 일시에 청신경 종양부위에 주사함으로써 종양의 성장을 억제하거나 종양의 괴사를 유도하는 방사선 수술도 최근 좋은 성적을 보고하고 있다. 종양의 위치를 3차

원적으로 측정한 후 종양에 집중할 수 있는 방사선의 양과 주입형태를 결정하여 짧은 시간 내에 (1~2시간) 이루어지는 이 수술법은 전신상태가 적출술을 시행하기 어려운 환자나 적출술 후 재발한 경우, 크기가 작은 종양 등에 적용되었다. 청력보존 및 안면신경 보존율도 높아 청신경 종양의 치료에 있어 적출술과 더불어 좋은 치료법으로 자리잡고 있다.

5) 전이성뇌종양(Metastatic Brain Tumor)

(1) 정의

뇌 전이란 뇌 바깥에서 생긴 암세포로부터 뇌종양이 발생한 것이다. 뇌 전이는 흔한 암의 부작용 중 하나이고 모든 전이성 뇌종양은 악성이다. 가장 흔한 뇌전이의 원인부위는 폐암, 유방암, 대장암, 신장암, 피부암 등이다.

(2) 증상

① 증가된 두개내압에 따른 증상 : 종양의 팽창은 전이성 종양에 의한 부종이나 종기, CSF 폐쇄로 인한 수두증 등의 증상을 일으킨다. 환자는 두통, 오심, 구토, 혼미, 기면 등의 비 특이적인 증상을 자주 보이기도 한다.

② 국소적 뇌 자극이나 뇌기능의 장애에 의한 증상 : 간질발작, 무기력, 언어장애, 시각이상, 보행 장애를 일으킨다.

(3) 발생 빈도 및 전이 위치

① 인간의 평균 수명이 연장되고 원발 병소의 암에 대한 치료법이 진보됨에 따라 암 환자의 생존기간이 연장되어 전이성 뇌종양을 다루게 되는 빈도가 점차 증가되고 있다. 암 환자의 25~30%가 병의 기간 중에 두개강내 전이를 일으킨다고 생각되며 대략 전체 두개강 내 종양의 약 10~15%를 차지한다.

② 신체의 암이 두개강 내로 전이하는 성향은 종양에 따라 각기 다르며 두개강 내에서도 특정 부위에 전이를 잘하는 성향이 종양에 따라 다르다. 폐의 원발성암이나 유방암과 흑색종처럼 초기에 폐로 잘 전이하는 종양들은 두개강 내 전이를 잘한다. 임파종은 주로 수막에 전이하고 전립선암은 경막과 두개골에 주로 전이한다.

③ 원발부위를 보면 폐암이 가장 많아 약 40~50%를 차지하며 담배를 많이 피우는 남성에서 호발한다. 유방암이 다음으로 많아 약 10~15% 정도이며 그 외 위장관암, 자궁암, 신장암, 간암 등이나 원발 병소를 알 수 없는 경우도 많다.

(4) 진단

대개의 경우 전신적인 암이 있는 환자에서는 중추 신경 장애가 나타날 때에 뇌에 대한 정밀 진단을 하여 전이성 뇌종양을 발견하는 경우가 대부분이기 때문에 뇌전이 병소가 이미 광범위하게 퍼진 경우가 대부분이다. 뇌전이의 진단은 대조 강조 MRI로 한다.

(5) 치료 및 생존율

뇌전이에 대한 치료에는 여러 가지 방법이 있다. 어느 한 가지 방법에 대한 효과를 정확하게 평가하기 어려운 경우가 많아서 대개 한 가지 이상의 복합적인 치료를 한다.

① Corticosteroid는 부종을 줄이거나 신경학적 증상을 경감시켜 주는데 일시적인 효과를 보인다.

② 수술은 일반적으로 증상을 일으키는 종양 부위에 국한하여 시행한다. 진단 당시 한 곳에만 전이상 뇌종양이 있고 이것이 방사선 치료에 듣지 않는 것이라면 수술적 치료가 원칙이다. 그러나 다발성 뇌전이 종양이라 하더라도 전신 상태가 비교적 양호한 경우나 전신적인 암의 치료가 된 경우, 주 신경 장애를 유발하는 부분을 제거해 줌으로써 남은 생의 질을 높일 수 있을 뿐만 아니라 생존 기간도 연장할 수 있으므로 이 경우도 수술적 치료 방법을 선택할 수 있다.

③ 전체 뇌에 방사선을 조사하는 치료는 신경학적 증상을 완화시키고 예후를 좋게 하는데 효과가 있어 대부분의 뇌전이 환자에게 시행된다.

④ 최근에는 국소 방사선 치료와 정위 방사선 수술이 깊고 민감한 부위에 있어 수술적 제거의 위험이 큰 뇌전이 치료에 사용된다. 이와 같이 전이성 뇌종양에 대하여서는 그 치료적인 측면에서 어떤 치료 방법을 선택할 것인가에 대하여 많은 논란이 야기될 수 있다.

⑤ 일반적으로 수술 시행 후 방사선 치료가 필요하며, 수술 후 생존 기간은 종양의 종류와 전신 상태 및 종양의 전이 범위에 좌우되는데 평균 생존율이 약 8~9개월로 보고되었다. 중추신경계에만 병소가 있는 경우 1년 생존율이 75%인 반면 폐나 다른 곳에 종양이 있는 경우에는 10% 이내로 떨어진다.

6) 뇌 임파종(Primary central nervous system lymphoma)

(1) 정의

뇌 임파종(primary central nervous system lymphoma)은 원발성 뇌종양의 0.2~2.0%를 차지하는 악성 종양으로, 최근 후천성 면역결핍증과 장기이식에 따른 인공적인 면역

저하 등으로 발생빈도가 증가하는 것으로 보고되어지고 있다. 치료하지 않은 환자의 경우 평균생존기간이 약 1.5~3개월에 불과하고 방사선 치료로 생존기간의 연장을 기대할 수는 있으나 결국 종양이 재발하여 사망하게 된다.

(2) 치료

① 최근에는 항암화학요법을 방사선 치료와 함께 항암치료를 시행하여 평균생존기간의 연장과 재발까지의 평균기간을 연장하려는 노력이 시도되고 있다. 적극적인 외과적 적출술은 환자의 예후에 도움을 주지 않는 것으로 알려져 있고, 임파종이 의심되는 경우 진단목적으로 정위적 뇌조직 생검술을 시행함이 원칙이다.

② 임파종은 방사선 치료에 반응을 잘하여 환자의 임상증상 호전과 방사선 검사상 종양의 완전소실 또는 부분 감소를 유도할 수 있고 생존기간을 다소 연장시키지만, 방사선 치료만으로는 1년내 반수 이상이 사망한다. 항암요법의 추가로 생존 기간이 연장되지만 반응기간이 짧고 재발을 잘하여 장기적인 생존기간의 연장은 기대할 수 없었다. 이를 극복하기 위하여 고삼투압제제를 이용한 경혈관 항암 치료등이 시도되었으나 합병증이 심각하다.

③ 현재까지 보고된 치료법은 Memorial Sloan-Kettering Cancer Center의 결과인데, 진단 후 methotrexate라는 항암제를 정맥내와 Ommaya reservoir라는 장치를 통해 뇌척수액내로 주입하는 항암치료 후 방사선 치료하고 ara-C라는 항암제를 사용하는 치료법으로 42.5개월의 중앙 생존기간을 얻었고 재발까지의 평균기간도 41개월까지 향상되었으며, 5년 생존율이 기존의 방사선치료만을 시행한 환자의 3~4%에서 22.3%까지 높아졌다. 국내에서도 이 방법을 이용한 치료에서 만족할 만한 결과를 얻고 있다.

8. 수두증

1) 정의

뇌척수액이 생산과 흡수기전의 불균형이나 뇌척수액 순환통로의 폐쇄로 인하여 뇌실, 또는 두개강 내에 과잉 축적된 상태이다.

2) 병태생리

(1) **뇌척수액의 생성 및 순환** : 0.37ml/min → 약 20~24ml/hr, 평균 500ml/day 정도 생성

(2) **생성위치** : 측뇌실, 제3뇌실, 제4뇌실의 맥락총(choroid plexus)에서 분비 80~90%

(3) **순환** : Monro's foramen을 통하여 → 제3뇌실 → 뇌수도관(aqueduct of sysvius) → 제4뇌실 → 일부는 foramen of Magenie를 통해 cistern magna(대조), 일부는 Luschaka's foramen을 거쳐 지주막 하강

(4) **흡수기전** : CSF 압력이 정맥동의 압력에 비하여 높기 때문에 교질 삼투압의 차이로 흡수, 상시상정맥 등의 지주막 융모에서 흡수되어 경정맥을 통하여 SVC로 흡수된다.

3) 원인 및 분류

(1) **비교통성 수두증(Noncommunicating hydrocephalus, obstructive hydrocephalus)**

① 선천성 : 뇌수도관의 폐쇄, Dandy walker 증후군(foramen of magendie, Luschka의 형성부전), Arnold chiari 기형, 뇌혈관 기형

② 후천성 : 후천적 뇌수도관의 협착, 뇌실내 출혈

(2) **교통성 수두증(Communiting Hydrocephalus)**

① 뇌실계는 정상이나 뇌지주막하 통로의 문제로 수두증이 생긴 경우

② 뇌척수액의 흡수장애 : 중추신경의 염증성 장애

③ 뇌척수액의 과잉생산 : 맥락총의 유두종

④ 순환계의 폐색 : 주로 천막열공 또는 뇌기저조 부위

⑤ 뇌척수액의 점도 증가

4) 임상증상

(1) **영아기** : 비정상적으로 빠른 두부의 성장, 이마의 정맥확장, sunset sign, **외전신경** 마비로 인한 내사시, Mcaewen's sign ; cracked pot sound

(2) **두개내압 상승의 증상** : 아침에 두통, 구토, 유두부종, 의식저하

(3) **운동실조(ataxia)** : 수두증 자체 또는 소뇌 병변으로 발생 가능

(4) **시력 장애** : 제6번 신경의 영향으로 인한 복시, 상향주시 장애

(5) **NPH(Normal Pressure Hydrocephalus)** : 치매, 보행실조, 뇨실금

5) 진단

(1) 두개 X-선 촬영

(2) CT & MRI

(3) 동위원소 뇌조조영술(Radioisotope cisternography) : 방사선 동위원소를 요추를 통하여 지주막하강으로 주입한 후 방사물질이 뇌와 뇌실내로 통과하는 것을 관찰하여 수두증의 존재 유무를 측정

① 방법 : 요추 천자 후 방사선 동위원소를 지주막하강으로 주입

② 시술 후 간호 : 6시간 ABR, 2, 4, 6, 24시간 delay 촬영, 요추천자 부위의 CSF leakage, bleeding 확인

6) 치료

(1) 일시적인 방법 : 이뇨제, 주기적인 요추 천자, EVD(Extraventricular drainage)

(2) 단락술 : 뇌척수액강과 신체의 다른 배액강간의 통로를 만드는 것

① 뇌실-복강 단락술

측뇌실에 삽입된 튜브를 피하를 통해 복강내로 이끌어 배액 시킨다. 뇌실-복강 션트술은 뇌 아닌 다른 곳으로 뇌척수액을 우회시켜 흡수되도록 하는 방법이다. 뇌척수액이 주로 뇌실에 고이게 되므로 뇌실에 볼펜심 만한 실리콘으로 된 관을 집어 넣는다. 이 관을 머리부터 피부 밑으로 연결하여 배(복강) 속에 넣어 준다. 복강으로 흘러온 뇌척수액은 복강 점막을 통해 몸으로 흡수된다. 수술하는 데는 약 2시간 정도 소요된다.

② 뇌 내시경을 이용한 제3뇌실 누공술

제3뇌실 바닥에 내시경을 이용하여 구멍을 내어 뇌실 밖으로 통로를 새로 만드는 것이다. 이렇게 하면 뇌실에서 생긴 뇌척수액이 새로 생긴 구멍을 통하여 흘러나간 후 뇌를 빠져나가 혈액 내로 흡수된다. 션트술 혹은 내시경 수술을 할 것인지는 환자의 수두증 원인을 고려하여 주치의가 판단한다.

③ 요추—복강 단락술(Lumbar subarachnoid-peritoneal shunt)

요추—복강 단락술은 교통성 수두증에서 시행한다. 과잉의 뇌척수액을 흡수가 잘 되는 곳으로 이동시키는 방법이다. 션트의 한 쪽은 척추와 척수 사이에 넣는다. 다른 한 쪽은 복강에 집어 넣게 된다. 뇌척수액은 뇌실에서 척수를 통해 복강으로 정상적으로 흐르게 된다. 수술하는 데 걸리는 시간은 약 1~2시간 정도이다.

④ 뇌실-심방 단락술(Ventriculo-artral shunt)

CSF가 경정맥을 통해 SVC로 배액된다.

※ 프로그램 가능한 션트술

1) 자석을 이용하여 18단계로 뇌척수액이 배출되는 양을 조절할 수 있도록 최근

개발된 기계를 사용한 션트술이다. 수술 후 뇌척수액의 배출 정도를 CT 촬영으로 확인한 후 약 1~2차례 조정할 수 있다.

2) 주의 사항

(1) 자석요, 자석베개 등의 강한 자석에는 션트 기계의 밸브가 움직이므로 사용을 금한다.

(2) MRI 촬영 후에는 밸브가 움직일 수 있으므로 반드시 밸브 설정치의 재조정을 위하여 담당의사에게 진료를 받아야한다.

7) 수술 후 관리

(1) 심호흡과 기침

(2) 수술 후 24시간 동안 절대안정

(3) 금식 및 식사

① 성인에서는 단락 수술을 받아서 복강내로 관을 넣는 경우 복부가 수술 부위이므로 수술 후 12~24시간 정도 금식을 해야 한다.

② 소아에서는 수술 후 마취에서 완전히 회복하면 약 3시간 후부터 물을 섭취한다. 그 후 토하거나 배가 불러오는 등의 문제가 없으면 모유(우유)등 유동식의 식사가 가능하다.

8) 수술 후 합병증

(1) 션트감염 : 고열, 수술부위에서 삼출물이 나오는 경우, 단락수술 부위가 붉어짐, 두통, 복통

(2) 션트폐쇄 : 수술 전과 같은 증상이 생기며, 두통, 오심과 구토가 흔하고, 영유아에서는 울고 보채거나 못 먹게 된다. 또한 행동의 변화도 나타날 수 있다.

(3) 뇌척수액의 과잉 배액 : 오래 서 있거나 걸어 다니면, 두통, 어지러움이 생길 수 있다. 눕게 되면 증세가 좋아진다.

9. 뇌농양(Brain abscess)

1) 정의

뇌조직 내에 농이 축적된 것으로 국소감염이나 전신 감염에 의해 초래

2) 원인

(1) 가장 흔한 원인균은 streptococcus와 staphylococcus.

(2) 유양돌기염, 중이염, 부비강염, 치아 감염으로부터 직접 전파되거나 폐렴, 세균성 심내막염, 두개골 골절, 신경계 시술 후 뇌에 감염을 일으켜 뇌농양을 초래.

3) 증상

뇌막염 및 뇌염과 유사하다. 두통, 발열, 두개내압 상승증상, 즉 졸음, 혼수, 경련등을 나타낸다. 국소증상은 뇌농양의 위치를 암시한다. 예를 들어 시각장애와 정신운동성(psychomotor) 발작은 측두엽의 농양을 암시하고 시각장애와 환각은 후두농양을 의미한다.

4) 치료

일차적인 치료제는 항생제이다. 기타 증상에 대해서는 대증적으로 치료한다. 약물치료가 비효과적이면 배농시키거나 농양이 낭에 싸여 있을 때는 낭을 제거한다.

Ⅶ. 흉부외과(CS)

1. 폐암

1) 분류

(1) 비소세포암

폐암 환자의 약 80~85%에서 발생

① 편평상피암

주로 폐 중심부에서 발견되며, 남자에서 흔하고 흡연과 관련이 많다.

② 선암

폐주변 부위에서 잘 발생하고 여성이나 담배를 피우지 않는 사람에서도 발생하며, 크기가 작아도 전이가 되어 있는 경우가 많다.

③ 대세포암

폐암의 4~10%에서 발생하며 빠르게 증식 · 전이되는 경향이 있어 다른 비소세포암에 비하여 예후가 나쁜 편에 속한다.

(2) 소세포암

폐암환자의 약 15~25%에서 발생하며, 전반적으로 악성도가 강하여 림프절이나 혈액순환을 통하여 조기에 다른 장기로 전이되는 경향이 있다. 폐암도 다른 암과 마찬가지로 림프절이나 혈액순환을 통하여 전이되며, 잘 전이되는 장기로는 뇌, 간, 전신, 뼈, 같은 쪽 폐, 또는 다른 쪽 폐, 부신, 신장 등의 순이다.

2) 위험 요인

(1) 흡연

(2) 석면

직업적 노출로 인한 것이 많다. 석면은 저밀도 단열제, 건축자재 등에 사용되고 있으며, 석면에 노출된 후 10~35년 정도의 잠복기를 거친 후 폐암이 발병하는 것으로 알려져 있다.

(3) 방사선

모든 종류의 방사선 동위원소는 발암원이 될 수 있다.

(4) 공해

(5) 유전적 요인

폐암은 가족력이 있는 경우, 가족력이 없는 일반 사람들보다 2~3배 정도 발병위험이 높은 것으로 보고되고 있다.

3) 예방법

(1) 금연

폐암을 예방하기 위해서는 금연하는 것이 제일 좋다. 약 90%의 폐암이 금연을 함으로써 예방이 가능하며, 특히 청소년 시기에 흡연을 시작하지 않도록 계몽하는 것이 중요하다.

(2) 검진

흡연자에서 폐암의 피해를 줄일 수 있는 방법은 조기 발견이다. 흉부 X-선촬영이나 흉부 CT촬영으로 어느 정도 진단을 할 수는 있지만 반드시 조직 검사를 통해 진단을 내려야 한다.

4) 일반적 증상

폐암의 초기에는 대개 증상이 전혀 없으며, 일반 감기와 비슷한 기침, 객담 등이 나타나 조기진단이 매우 어렵고, 암 발생위치에 따라 증상도 다르게 나타난다.

(1) 기침

폐암의 초기 증상 중 가장 흔하며 많게는 폐암 환자의 75%가 잦은 기침을 호소한다.

(2) 피 섞인 가래 혹은 객혈

피 섞인 가래나 피를 토하는 것 역시 폐암의 중요한 증상 중 하나이다.

(3) 호흡곤란

폐암 환자의 약 반 정도가 숨이 차다고 느끼게 된다. 암 덩어리가 커져서 호흡이 가쁘다고 느끼는 경우도 있지만 폐암으로 인한 흉막 삼출, 폐허탈, 상기도 폐색 등이 호흡곤란을 유발하기도 한다.

(4) 흉부의 통증

우선 폐의 가장자리에 생긴 폐암이 흉막과 흉벽을 침범하여 생기는 통증은 가끔씩 생기며 날카로운 경향이 있고, 폐암이 더 진행하면 둔중한 통증이 지속되기도 한다. 폐암이 직접 흉벽을 침범하지 않더라도 갈비뼈로 전이되어 통증이 생기기도 하며, 흉막으로 암이 전이되어 악성 흉막 삼출증을 만들어 지속적인 통증을 유발하기도 한다.

(5) 쉰 목소리

목소리를 만드는 성대를 조절하는 성대신경은 폐와 기관 사이의 공간을 지나가는데 폐암이 신경에 직접 침범하거나 이 신경 주위의 림프절을 침범하면 성대의 마비가 오고, 그로 인해 목소리가 쉬기도 한다.

(6) 상대정맥 증후군

폐암이 상대정맥 주위에서 생겨 상대정맥을 압박하면 혈액순환장애가 생겨 목, 안면, 팔이 막히게 되면 머리와 상지가 심하게 부을 수 있고 호흡곤란이 생기며, 가슴에 정맥이 돌출되기도 하는데, 앞으로 숙이거나 누우면 증상이 악화된다. 이런 증상을 상대정맥 증후군이라고 한다.

(7) 뼈의 통증과 골절

폐암이 뼈로 전이되면 심한 뼈의 통증이 유발될 수 있고 별다른 외상 없이도 골절이 생기기도 한다.

(8) 두통, 오심, 구토

뇌 역시 폐암이 잘 전이되는 곳으로 이 경우 머리가 아프고 구역질이 나기도 하며 드물게는 간질을 유발하기도 한다. 그 외에 전신 증상으로 체중 감소 및 식욕부진, 오심, 구토, 악액질(cachexia) 등의 증상이 있다.

5) 진단 방법

(1) 흉부 X-선검사

(2) 흉부 전산화단층촬영(CT촬영)

폐나 림프절 그리고 다른 기관에 대한 해상도가 높기 때문에 암의 원발부위 및 림프절 침범 등 병의 진행정도 파악에 도움이 된다. 폐암의 발견 및 병기 판정에 필수적이다.

(3) 기관지 내시경 검사

기관지경을 통하여 폐암의 병기를 확인하고, 기관지 내 암조직의 침범 여부를 확인할 수 있으며, 암의 진행상태를 판단한다.

(4) 경피적 세침흡인세포 검사(PCNA)

국소마취 하에 피부를 통해서 폐암에 바늘을 찔러 폐암의 조직이나 세포를 얻어서 하는 조직 검사이다.

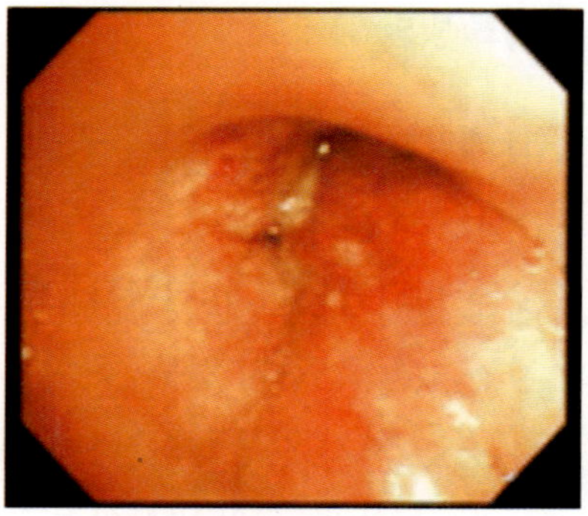

【폐암의 기관지 내시경 검사, 흉부 전산화 단층촬영 과 X-선 촬영 소견】

6) 진행단계

폐암은 정확한 조직진단 후 병기를 결정하고, 각 병기에 맞는 적절한 치료 방법을 선택해야 한다. 비소세포암은 1~4기로 병기가 구분되지만 소세포암은 급속히 성장하여 조기에 전이되는 경향이 있어 제한 병기와 확장 병기로 나누기도 한다. 폐암의 병기 구분의 내용은 다음과 같다.

[폐암의 병기]

비소세포암의 병기
1기 〉〉 암이 단지 폐실질 내에만 존재하며, 림프절로는 전이되지 않은 상태
1A기 : 종양 크기 직경 3cm 이하 1B기 : 종양 크기 직경 3cm 초과 종양이 장측흉막에 침범하는 경우
2기 〉〉 암이 폐에 국한되어 있으며 근처 림프절이나 폐문부 림프절까지 전이 된 상태, 또는 흉벽, 횡격막, 종격동 흉막, 심낭막 등으로 진행된 상태
2A기 : 종양이 직경 3cm 이하이며 림프절 전이가 있는 경우 2B기 : 종양이 직경 3cm 초과이며 림프절 전이가 있거나, 림프절 전이는 없으나 흉벽, 횡격막, 종격동 흉막, 심낭막 등을 침범 하거나, 기관지 내부로 많이 자라 올라온 경우
3기 〉〉 암이 폐에 국한되어 있으며 종격동 림프절까지 전이가 있거나, 악성 흉수, 큰 혈관, 기관, 식도 등을 침범한 경우
3A기 : 같은 쪽 종격동 림프절까지 전이가 있거나, 근처 림프절에만 전이가 있으나 흉벽, 횡격막, 종격동 흉막, 심낭막 등에 침범이 있을 경우 3B기 : 반대 쪽 종격동 림프절까지 전이 되었거나 악성흉수, 큰 혈관이나 기관, 식도를 침범한 경우
4기 〉〉 다른 장기로 전이된 상태(뇌, 뼈, 간, 부신, 골수 등)

소세포암의 병기
제한성 병기 – 암이 종격동을 포함해서 폐의 한쪽에만 국한된 경우 확장성 병기 – 암이 반대편 폐나 다른 장기로 전이된 경우

7) 치료 방법

(1) 폐암의 치료 원칙

① 비소세포폐암

비교적 서서히 진행하므로 조기 발견 시 수술로 완치가 가능하다.

a. 1, 2, 3A기 일부 : 근치적 절제술

b. 3A기 일부 : 수술 전 항암화학요법 후 수술, 혹은 항암・방사선 병용요법

c. 3B기 : 항암 방사선 병용요법

d. 3B, 4기 : 항암화학요법

e. 전신상태 및 심폐기능 저하로 수술이 불가능한 환자 : 방사선치료 혹은 방사선・항암 동시요법

② 소세포폐암

소세포폐암은 매우 빨리 자라고 전신으로 퍼져 나가는 암으로 대개의 경우 수술이 불가능하며, 항암화학요법 및 방사선치료를 시행한다.

a. 제한성 병기 : 항암・방사선 병용요법

b. 확장성 병기 : 항암화학요법

c. 예방적 뇌 방사선치료 : 항암화학요법 및 방사선 치료로 폐암이 소실된 경우에 재발방지를 위해 시행한다.

(2) 수술적 치료

① 전폐절제술(Pneumonectomy)

폐암이 한 쪽 폐 전체에 걸쳐있거나 주기관지를 침범한 경우 퍼져있다고 생각되면, 한쪽 폐 전부를 절제해 내는 전폐절제술을 시행한다.

② 엽절제술(Lobectomy)

폐의 한 엽을 제거하는 수술 방법이다. 이 수술은 암종이 폐의 한 엽에 국한되어 있을 때 시행할 수 있는 수술 방법이다.

③ 양엽절제술(Bilobectomy)

엽절제술의 일종이며, 폐의 두 엽을 한 번에 제거하는 수술로 우측 폐에서만 가능하다. 이 수술은 암종이 폐의 두 엽에 걸쳐 있거나, 양 엽으로 통하는 기관지에 암이 있을 때 시행할 수 있는 수술 방법이다.

④ 쐐기절제술(Wedge resection) 및 구역절제술(Segmentectomy)

쐐기절제술은 암 종괴의 크기가 작고 주변부위에 위치하고 폐기능이 좋지 않을 때 암

종을 제거하는 수술법이다. 이러한 수술은 폐암이 아주 초기인 경우이거나, 아주 적은 부분에만 암이 있을 때 제한된 환자에서 시행한다.

(3) 항암화학요법

소세포폐암의 경우는 항암화학요법이 주된 치료원칙이며 제한성 병기에서는 방사선치료를 병용한다. 비소세포 폐암의 경우는 3기 이후에 항암화학요법을 1, 2기 폐암환자에서 수술 후 재발방지를 위해 보조 항암화학요법을 시행하기도 하지만, 아직 표준요법으로 확립되지는 않았다. 항암화학요법은 생명을 연장하고 증상을 완화시키는 것이 가장 중요한 치료 목표라고 할 수 있다.

(4) 방사선 치료

폐암 치료에서 방사선 치료는 수술이 적용되는 초기 비소세포폐암의 경우에는 수술전후에 보조적인 요법으로 사용되고 있으며, 수술이 불가능한 진행성 병기의 비소세포폐암 혹은 소세포폐암의 경우에 근치적 목적으로 항암요법과 함께 사용되고 있다.

환자의 상태와 전이 여부 및 정도에 따라 방사선 종양학 전문의의 판단에 따라서 방사선량이나 치료횟수, 기간 등이 정해지며 일반적으로 약 5~7주 정도의 치료기간이 소요된다.

2. 수술 critical pathway

1) 폐절제술

	수술 전일	수술 당일		POD#1	POD#2		POD #3~5	POD#6~7 퇴원 및 가정간호 의뢰
		수술 전	수술 후(ICU)		ICU	병동		
관찰 및 측정	활력증후 측정	활력증후 측정 수술 전 처치 확인	활력증후측정 침습적 혈압 측정 중심정맥압 측정 산소포화도 측정 몸무게측정 수분 I/O 측정 수술부위 상태, 통증 확인 정맥주사부위 관찰 자가통증 조절기 부위 관찰			활력증후측정 몸무게측정(매일) 수분 I/O 측정 수술부위 상태, 통증 확인 정맥주사부위 관찰 자가통증 조절기 부위 관찰		
활동 정도	침상안정 걷기	침상안정 걷기	침상안정			침상안정 걷기		
식사	수술 전 MN부터 금식 (물 포함)		water : 기관 삽관 제거 5시간 후	연식	일반식			
치료 및 처치	수술동의서 피부준비 항생제반응 검사	탄력 스타킹 착용						Half S/O
교육 및 설명	수술 전후 관리, 공 올리기	속옷, 장신구제거	심호흡 기침/가래뱉기 공 올리기 자자통증조절기 교육 – POD #6제거					
가정 간호	1. 조기 퇴원한 경우 POD #7일에 방문 – total S/O, 상처관리 – 통증관리 – 수술 후 관리 교육과 재활							
	2. 흉관 제거 후 7일째에 방문 – S/O, 상처관리 – 필요시 통증관리 – 수술 후 관리 교육 및 자가수행 평가							

2) 폐엽 절제술

	수술전일	수술당일				POD#2	POD#3~5	POD#6~7 퇴원 및 가정간호의뢰
		수술 전	수술 후	ICU (POD#1)	병동 (POD#1)			
관찰 및 측정	활력증후 측정	활력증후 측정 수술 전 처치 확인	활력증후측정 침습적 혈압 측정 중심정맥압 측정 산소포화도 측정 몸무게측정 흉부배액량 측정 수분 I/O 측정 수술부위 상태, 통증 확인 정맥주사부위 관찰 자가통증 조절기 부위 관찰		활력증후측정 몸무게측정 흉부배액량 측정 흉관 부위관찰 수술부위 상태, 통증 확인 정맥주사부위 관찰 자가통증 조절기 부위 관찰			
활동 정도	침상안정 걷기	침상안정 걷기	침상안정		걷기			
식사	수술 전 MN부터 금식 (물 포함)		water : 기관 삽관 제거 5시간 후	연식		일반식		
치료 및 처치	수술동의서 피부준비 항생제 반응 검사	탄력 스타킹 착용	흉부배액관 유지			1. 흉관 유지 및 소독 : 1회/2일 2. 흉관 제거 : 배액량에 따라 결정		Half S/O
교육 및 설명	수술 전후 관리 공 올리기	속옷, 장신구제거	심호흡 기침/가래뱉기 공 올리기 자자통증조절기 교육 - POD#6 제거					
가정 간호	POD #7(조기퇴원한 경우)							
	1. 첫 방문 – total S/O, 흉관 제거부위 상처관리 – 수술 후 관리 교육과 재활				2. 두 번째 방문 – 흉관 제거부위 발사 및 상처관리 – 수술 후 관리 교육 수행 평가			

3) 비디오 흉강경 수술(Video Assisted Thoracic Surgery, VATS)

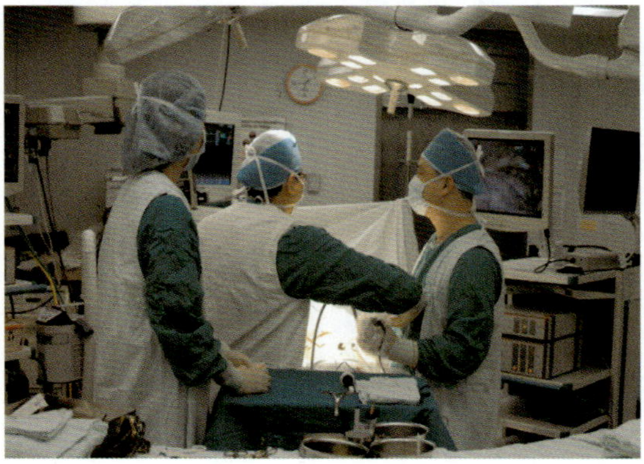

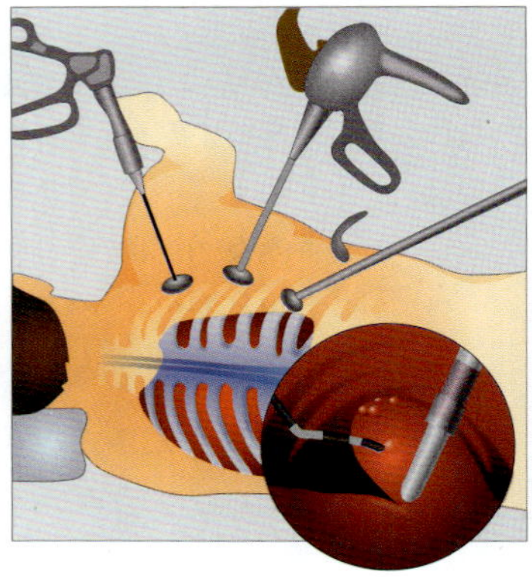

	수술 전일	수술 당일		POD#1	POD#2	POD#4 퇴원 및 가정간호 의뢰
		수술 전	수술 후(ICU)	병동		
관찰 및 측정	활력증후 측정	활력증후 측정 수술 전 처치 확인	활력증후측정 몸무게측정 흉부배액량 측정 흉관 부위관찰 수술부위 상태, 통증 확인 정맥주사부위 관찰			
활동 정도	침상안정 걷기	침상안정 걷기	침상안정/ 걷기		걷기	
식사	수술 전 MN부터 금식 (물 포함)		water : 기관 삽관 제거 5시간후	연식	일반식	
치료 및 처치	수술동의서 피부준비 항생제반응검사	탄력스타킹 착용	흉부배액관 유지		1. 흉관 유지 및 소독 : 1회/2일 2. 흉관 제거 : 배액량에 따라 결정	
교육 및 설명	수술 전후 관리공 올리기	속옷, 장신구 제거	심호흡 기침/가래뱉기 공 올리기 자자통증조절기 교육 – POD#6 제거			
가정간호	POD#7				마지막 흉관 제거 후 7~10일 째	
	1. 첫 방문 – total S/O, 흉관 제거부위 상처관리 – 수술 후 관리 교육과 재활				2. 두 번째 방문 – 흉관 제거부위 발사 및 상처관리 – 수술 후 관리 교육 수행 평가	

3. 수술 후 관리

1) 통증 관리

수술 상처부위의 통증은 수술 과정에서 필수적으로 발생하게 되는 것으로 늑간을 벌리는 과정, 여러 침습적 시술, 흉관 삽입 및 피부 절개 시 불가피하게 생기는 지각신경의 손상 등과 관련된다. 수술 후 통증은 견갑골 아래 절개부위와 수술한 쪽의 상처 앞쪽, 흉관 삽입부위에서 많이 호소한다. 수술 후 5~6일까지는 자가통증조절기를 이용하여 통증 조절을 하게 되며 그 후에는 붙이는 진통제(패치), 근육주사 및 먹는 진통제 등으로 통증을 조절할 수 있다. 환자의 모습은 허리를 앞으로 숙이고, 수술한 쪽 어깨를 움츠린 자세와 팔의 활동범위에 제한을 가져온다. 적절한 운동을 통하여 이것을 예방하는데 많은 도움을 줄 수 있다.

2) 식생활 관리

신선한 야채와 과일이 충분히 가미된 균형 잡힌 식사가 바람직하며, 수술 전 · 후 한약, 상황버섯, 느릅나무즙, 개소주 등의 복용은 간기능 손상과 출혈성 경향 등의 부작용 및 위험을 초래할 수 있어 피할 것을 권고한다.

3) 흡연과 음주

수술 후에도 금연은 반드시 지속해야 한다. 일반적으로 수술 후 6개월 정도는 금주를 하는 것이 좋다.

4) 창상 관리

수술 후 첫 주 동안에는 약간의 가려움증, 발적, 무감각 또는 통증을 느끼게 된다. 수술 후 7~10일 사이에 봉합사 또는 철침을 제거하게 되며 흉관 삽입부위는 흉관 제거 후 7~10일 사이에 봉합사를 제거한다.

5) 위생 관리

샤워는 염증소견이 없을 때 퇴원한지 2~3일 후(흉관 제거부위에 실이 남아 있어도) 또는 봉합사 제거 후 만 48시간이 지나면 할 수 있다. 수술한 부위는 부드러운 비누 수건으로 닦도록 하되, 문지르지 않도록 합니다. 또한 상처부위의 물기는 마른 수건으로 잘 닦아 건조를 유지해야 한다. 탕목욕은 수술 후 4주가 지나면 가능하다. 처음에는 물에 짧은 시간 동안 담그도록하며 대개 2개월이 지나면 때를 밀어도 문제없다. 만일 창상부위에 이상소견(수술부위가 빨갛게 되거나, 붓는 경우, 진물이 나는 경우, 압통이 심한 경우)이 있으면 병원을 방문하도록 한다.

6) 운동 관리

수술 자세, 수술관련 근육 손상으로 오십견(팔과 어깨의 운동범위 장애)이 발생할 수 있으며 이를 예방하기 위해 하루 4~6번 정도의 관절운동이 필요하다. 수술한 쪽 손으로 반대편 귀 잡기, 깍지 끼고 머리에 손 얹기, 수술한 쪽 어깨 들기 등으로 수술 후 어깨 관절이 굳어지고 통증이 생기는 것을 예방할 수 있다. 수술 후 가벼운 스트레칭은 할 수 있으나 수술부위의 스트레칭은 6주까지 피하는 것이 좋으며, 2개월이 지나면 무거운 물건(서류가방, 과일박스, 화분 등)을 들거나 힘을 요구하는 운동을 시작할 수 있다. 골프, 테니스, 수영, 달리기, 등산 등의 힘이 드는 운동은 본인의 신체 상태에 맞추어 무리하지 않는 범위 내에서 하는 것이 좋다.

7) 자세유지

폐엽절제술을 시행 받은 경우에는 수술 반대쪽이 아래로 향하도록 누워 수술한 쪽의 나머지 폐가 확장될 수 있도록 도모한다. 전폐절제술을 시행 받은 경우에는 수술한 쪽이 아래로 향하도록 누워 건강한 폐가 눌리지 않도록 하여 건강한 폐를 보호할 수 있다.

8) 일상생활 관리

(1) 운전

운전은 무력함과 피로, 통증을 유발할 수 있으므로 6주가 지나서 상처가 깨끗하게 낫고 통증이 감소되면 운전을 해도 된다.

(2) 직장 복귀

사무직의 경우 수술 후 4주 후, 육체 노동이 포함되는 일의 경우 6주 후에 고려할 수 있다.

(3) 성생활

수술 후 4주 이후부터는 성관계가 가능하다. 임신은 수술에서 완전히 회복될 때까지 피해야 하며, 경우에 따라서는 피임제가 금기이고, 임신을 해선 안 되는 경우가 있으므로 사전에 의사와 꼭 상의해야 한다.

9) 외래 방문

퇴원 후 첫 외래 방문은 보통 7~14일 후에 한다. 폐암의 경우 재발이나 전이가 발생할 수 있으므로 외래는 5년간 규칙적으로 다녀야 하며 특별한 이상이 없어도 1년 단위로 흉부 전단화단층촬영(CT) 등의 특수검사를 시행하게 된다.

10) 수술 후 주의를 요하는 증상

(1) 발열

24시간 이상 38.2도 이상 열이 지속될 때는 전화로 문의하고 필요시 가까운 응급실에 방문한다.

(2) 기침

수술 후 마른기침이 생기는 것은 일반적이다. 그러나 수주 이상 지속되고 불편하면 외래 방문 시 담당의에게 문의한다.

(3) 가래

수술 후 흰색의 가래가 생기는 것은 일반적이다. 그러나 양이 증가하거나 진한 노란색을 띠고 냄새가 심하게 난다면 외래 방문 시 이야기하게 한다. 만일 열 또는 호흡곤란이 동반 시에는 빨리 병원을 방문하는 것이 필요하다. 전폐절제술 환자의 경우 기관지 늑막루가 발생되어 포도주색 묽은 가래, 기침, 고열이 갑자기 나타날 수 있으며 이러한 경우 즉시 응급실로 오도록 한다.

(4) 호흡곤란

수술 후 회복 기간 동안 수술부위 통증과 함께 호흡곤란이 나타날 수 있다.

(5) 수술부위 통증

수술 후 수개월간은 갑작스런 통증이 나타날 수 있다. 그런 경우 우선 소염진통제를 복용하고 만일 증세호전이 없다면 외래로 방문하게 한다. 또한 수술과정과 관련하여 수술한 쪽의 창상 앞쪽으로 더부룩한 느낌이나 무감각을 느낄 수 있으며, 이러한 감각의 소실은 3개월 후 서서히 회복되나 수개월에서 수년 이상 장시간 동안 지속될 수 있다.

11) 흉강 내 자연배액 시 흉관의 관리

(1) 목적

흉강내의 삼출물, 액체, 혈액, 공기 등을 제거하여 폐의 재팽창을 도모하고 폐의 기능을 원활하게 하기 위함이다.

(2) 배액병 준비 및 교환 시의 간호

① 준비물 : 멸균 흉곽 배액세트, 멸균 증류수, 겸자, 10% 베타딘 솜

② 방법

a. 손을 씻는다.

b. 필요한 물품을 준비한다.

c. 멸균 배액세트를 풀어 튜브 끝이 오염되지 않도록 하고 깔대기를 ⓓ에 꽂아 Water level 만큼 멸균 증류수를 붓는다.

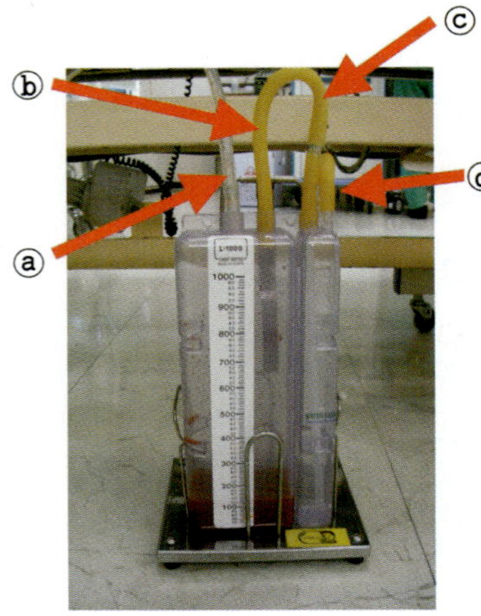

d. 그림의 ⓑ와 ⓒ를 튜브로 연결한 후 준비물을 환자에게 가져간다.

e. 환자와 연결된 흉곽 튜브를 kelly로 잠근다.

f. 교환할 배액병을 배액관과 분리시킨다.

g. 배액관의 연결부위를 베타딘 솜으로 소독하고 준비해 둔 새 배액병 그림의 ⓐ튜브와 연결한다.

h. 잠근 겸자를 풀고 환자에게 기침을 하게하여 공기가 보글보글 올라가는지 확인한다.

i. 배액량을 측정하여 기록한다.

③ 배액관 관리

a. 조절배액병의 튜브가 물에 2~3cm 잠겨 있나 확인한다.

(근거 : water sealed drainage는 흉막강으로부터 공기와 액체의 배출을 촉진시키고, 물이 밀봉액의 역할을 하여 음압에 의해 공기가 흉곽으로 다시 들어가지 못하게 한다.)

b. 환자와 연결된 튜브의 길이는 가능한 짧게 하는 것이 좋으나 환자가 앉거나 120° 정도 몸을 돌릴 수 있을 정도는 되어야 한다.

c. 흉관 삽입부위를 소독 시 반창고 등으로 몸에 잘 고정되도록 하여준다.

d. 튜브가 막히지 않도록 수시로 'squeeze' 하여야 한다.

(근거 : clot이나 fibrin으로 튜브가 막혀 폐에 고여 있는 삼출물, 혈액 등이 잘 배출되도록 하기 위함이다.)

한 손으로 튜브를 부드럽게 쥐고 다른 손으로 튜브를 엄지와 검지손가락으로 꽉 누른 후 손을 먼저 놓아 튜브 안에 삼출액이 흘러내리면 다시 고정하고 짜내린 손을 놓는다. 이와 같이 여러 번 반복하여 튜브 안을 비워준다.

e. 환자가 호흡하고 있는 동안 배액병 수면 또는 튜브 내 물기둥의 움직임이 있는지 확인한다.

(근거 : 호흡 동안의 oscillation은 흉막강과 배액관이 통하고 있음을 보여준다)

f. 배액병을 환자의 가슴보다 위로 올리지 않도록 하고, 배액병이 넘어지지 않도록 배액병 걸이에 고정시킨다.

(근거 : 중력에 의해 액체가 역류되어 흉막강을 오염시킬 수 있다.)

g. 배액세트가 손상이 되었을 경우는 환자의 가슴과 가장 가까운 부위의 튜브를 겸자로 잠근다. 흉곽 튜브가 빠졌을 경우는 즉시 거즈 등으로 그 부위를 막고 occlusive dressing을 한 후 응급실로 내원하게 한다.

(근거 : 튜브가 빠진 곳을 통해 공기가 흉막강 내로 유입되는 것을 방지하기 위함이다.)

환자나 보호자에게 튜브나 배액세트를 함부로 다루지 않도록 주의를 준다. 흉곽 배액을 하고 있는 경우는 환자 옆에 항상 겸자를 준비해 놓는다.

h. 매 시간 기침과 심호흡을 하도록 격려한다.

i. 튜브가 삽입이 된 쪽을 하루에 몇 차례씩 ROM 운동을 시킨다. 튜브가 삽입된 쪽으로 가능한 환자를 눕히고, 되도록 몸을 일직선이 되게 하고 자주 체위변경을 한다.

(근거 : 부동으로 인해 체위변형이 오기 쉬우므로 몸이 일직선이 되도록 하고 자주 운동을 하며, 튜브가 삽입된 쪽으로 환자가 누웠을 때 반대쪽 폐의 확장이 최대가 된다.)

j. 배액병이 차면 먼저 겸자로 튜브를 잠근 후 무균적으로 교환한다.

(근거 : 교환 시 음압을 유지하기 위함이다.)

k. 계속적으로 다음 사항을 관찰하여 기록한다.

호흡부전 증상(흉통, 얕은 호흡, 청색증, 의식의 변화 등)을 관찰한다.

l. 흉곽 튜브의 제거는 보통 하루에 100cc 이하로 배액이 될 경우 의사에 의해 제거한다(대개 수술 후 24시간 이내에는 빼지 않으며 chest X-ray 상 fluid collection이 보이지 않고 공기누출이 없어야 한다). 환자가 숨을 크게 들여 마신 후 호흡을 멈추고 배에 힘을 준 상태에서 흉관 튜브를 잠그고 재빨리 제거한 후, 공기가 들어가지 않도록 압박드레싱을 한다.

(근거 : 흉관 튜브는 적어도 24시간이상 흉막강과 연결이 되어 있었으므로 제거 시 가장 주의해야 할 것은 공기가 들어가거나 감염을 예방하는 것이다)

4. 기흉

1) 정의

기흉(pneumothorax)이란 흉강 내에 공기가 존재하는 상태를 말한다.

2) 분류

(1) 일차성 자연기흉(primary spontaneous pneumothorax)

젊으면서(16~30세) 키가 크고 마른 남자에서 호발한다.

① 발생 요인

흉막하 소기포(subpleural blebs) 파열 : 소기포는 폐실질조직과 장측흉막 사이 즉 장측흉막하에 생긴 작은 공기주머니로, 폐첨부에 생긴다. 다른 요인으로는 마르판증후군(Marfan syndrome), 선천적 폐낭(lung cyst)이 있다.

② 증상

a. 흉통 : 가장 흔한 증상으로 갑자기 발행되며 운동과는 관계없이 생기며 보통 24시간 내에 사라진다.

b. 호흡곤란 : 선행폐질환이 있거나 기흉이 큰 경우 심하게 나타날 수 있으며 보통의 경우 불편할 정도의 호흡곤란으로 나타난다.

c. 재발성(recurrence) : 약 40%에서 재발한다.

d. 이학적 소견 : 25% 이상의 폐허탈을 동반한 기흉에서는 흉곽운동이 감소되거나 소실되고, 타진상 공명과도(hyperresonance)의 소견과 촉각진탕음(tactile fremitus)은 소실되거나 감소된다.

③ 치료

a. 관찰 : 안정시킨 상태에서 산소를 투여하여 기흉의 흡수를 도모하면서 관찰한다. 작은 기흉(20% 이하) 환자에게 주로 적용된다.

b. 흉강삽관술, 흉관삽입술(thoracotomy, chest tube insertion) : 치료에 가장 널리 사용하는 방법이다. 흉강삽관술의 일반적인 적응증은 단기간에 치료가 필요한 경우, 20% 이상의 기흉이 있는 경우, 긴장성기흉이 있는 경우, 증상이 있는 경우, 반대측 폐에 병변이 있는 경우 등이다.

c. 화학적 흉막유막출(chemical pleurodesis) : 지속적 또는 재발성 자연기흉이 있으나 수술을 할 수 없는 경우 공기유출을 근원적으로 막고 재발을 방지하기 위해 흉막을 유착시켜 흉막강을 없애 주는 것이 필요하다. 흉막유착술에 사용하는 화학약품으로는 tetracycline계열 항생제, 탈크파우더 등이 많이 사용된다.

d. 수술

재발되었거나, 5~7일 이상 흉관으로 공기 누출이 있거나, 과거에 반대측에 기흉이 발생된 경우 수술을 시행하며 개흉술 또는 비디오 흉강경수술(video-asssed thoracic surgery)을 통해 흉막하 소기포를 절제한 다음, 기계적 흉막유착술 (chemical pleurodesis)을 시행한다.

(2) **이차성 자연기흉**(secondary spontaneous pneumothorax)

뚜렷한 폐의 선행질환 때문에 이차적으로 기흉이 생기는 상태를 말한다.

① 원인 : 만성폐쇄성폐질환(COPD), 결핵성 자연기흉이다.

② 증상 : 환자는 나이가 많고 폐기능도 나쁜 상태에 있기 때문에 일차성 자연기흉과 똑같은 정도의 기흉이라도 호흡곤란등의 증상이 훨씬 심한 것이 보통이다.

③ 치료 : 일차성 자연기흉과 비슷하다.

5. 식도종양

1) 원인

원인은 확실하지 않으나 흡연, 영양결핍, 뜨거운 음식, 토양이나 음식물의 오염, 야채나 과일 부족, 만성자극, 식도열공탈장, 식도 이완불능증이 원인으로 추측된다.

2) 조직학적 분류

(1) **편평세포암종**(squamous cell carcinoma) : 식도의 악성 종양 중 가장 흔하다.

(2) **선암종**(adenocarcinoma) : 위에서 생겨 이차적으로 식도를 침범한 경우이거나 바렛식도(Barret esophagus)에서 발생한다.

3) 발생부위

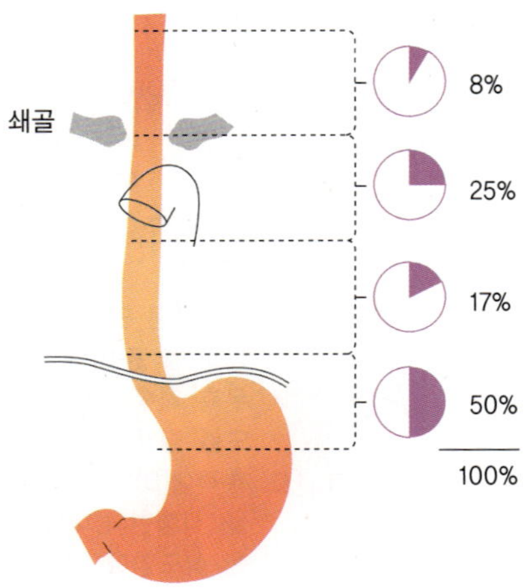

4) 임상증상

(1) 초기에는 무증상이다.

(2) 점진적인 연하곤란

① 직경의 60%가 폐색될 때까지 증상이 없다.

② 고형식이에서 차츰 유동식까지 삼키기 어렵다.

③ 연하곤란은 간헐적이 아니라 지속적으로 나타난다.

(3) **연하 시 통증**(odynophagia) : 둔하고 지속적이다.

(4) **역류**(regurgitation) : 식도 내 정체되었던 음식으로 인해 악취가 난다.

(5) **가슴앓이**(heartburn)

(6) **식욕부진** : 체중이 2, 3개월 내에 15kg까지 감소될 수 있다.

5) 치료

(1) **방사선 치료** : 종양크기를 감소시키고 종양성장을 감소시키기 위해 시행된다.

① 고식적 치료 : 통상 2주 동안 2000~3000rad의 방사선 조사(irradiation)를 한다.

② 치료목적의 조사 : 5000~6000rad의 방사선 조사를 6~8주 이상의 기간에 걸쳐서 시행한다. 고단위 방사선 치료는 방사선 폐렴이나 식도협착등의 합병증을 초래할 수 있다.

(2) 화학요법

(3) 수술요법

① 식도위절제 후 식도위문합술(esophagogastrectomy with esophagogastrostomy)

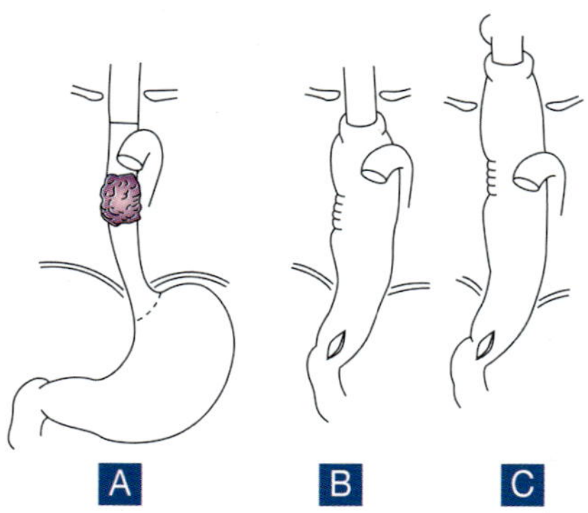

A. 개복술을 먼저 시행하여 위를 식도대용장기로 쓸 준비를 한다.
B. 우측 개흉술을 시행하여 병변과 함께 식도를 절제한다.
C. 흉곽내(B)또는 경부(C)에서 식도위문합술을 시행한다.대동맥궁 높이 이상에 위치한 식도암에 대한 수술법

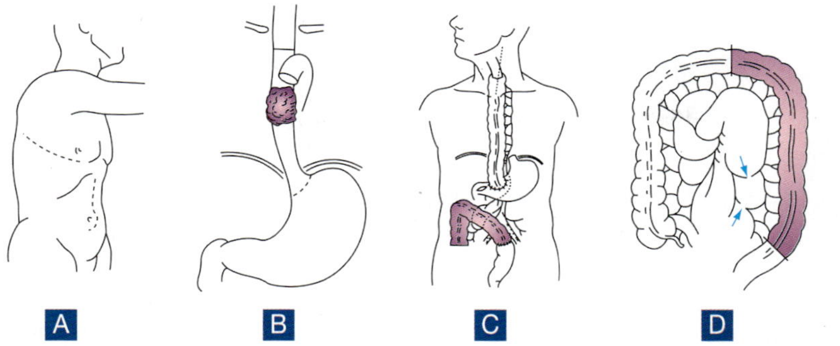

식도위절제 후 결장간치술의 모식도
A. 수술절개
B. 식도암의 절제
C. 대용식도로서의 좌측결장을 절제
D. 수술완료후에 모습

② 식도위절제 후 결장간치술(esophagogastrectomy with colon interposition)

결장은 식도의 대용장기로 많이 사용하는 장기이다. 보통 좌측결장이 사용된다.

③ 고식수술(palliative operation) : 연하곤란을 해소시켜 음식물 섭취를 도울 목적으로 시행한다.

a. 셀레스틴 튜브(celestin tube) : 식도내에 튜브를 삽입하여 음식물 섭취를 가능하게 해준다.

b. 우회수술(bypass operation) : 위분문(cardia)에 절제 불가능한 암이 있을 경우 위 기저부(fundus)를 흉곽 내에 끌어올려 상부식도와 측측문합법으로 연결해 주는 방법이다.

c. 레이저 치료

d. 위루술(gastrostomy) : 일시적인 방법이다.

6) 식도수술 후 관리

(1) 수술 전 건강관리

수술 전에는 감기에 걸리지 않도록 주의해야하며 금연은 빠를수록 좋다. 수술 전 불필요한 영양제, 한약 등은 간기능 손상 및 수술 중 출혈 등을 야기할 수 있으므로 복용하지 않아야 한다. 아스피린이나 와파린(쿠마딘) 등의 항응고제를 복용하는 환자의 경우 수술시 출혈의 위험성이 있으므로 수술 전에 복용을 중단해야 한다. 아스피린의 경우 대개 수술 1주일 전에는 복용을 중단해야 하고, 와파린(쿠마딘)을 복용할 경우 반드시 의사의 지시를 받아야 한다.

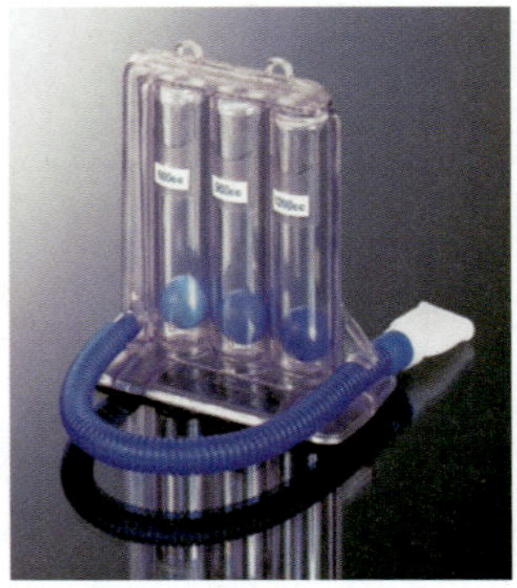

수술 전에는 수술 후 폐렴이나 무기폐 등의 합병증을 예방하고 폐기능강화를 위해 폐활량운동기를 시행한다.

(2) **수술 후 건강관리**

수술 후 몸상태가 예전처럼 회복되기까지는 평균 2개월 이상이 소요된다.

그 기간 동안은 몸상태가 좋을 때와 나쁠 때가 교차되는 양상을 보일 수 있습니다.

① 몸의 변화

수술과정과 관련하여 수술한 쪽의 상처 앞쪽 젖가슴 아래로 신경통이 발생하게 되고 이로 인해 둔한 통증이나 예리한 통증, 더부룩한 느낌이나 무감각을 느낄 수 있으며, 이러한 통증의 정도는 점차 약해지나 수개월에서 수년 이상 장시간 동안 지속될 수 있다. 또한 수술 상처의 윗부분이나 흉관 삽입부위로 부종이 생길 수 있으며 이것은 시간이 지나면서 없어지게 되고 이상이 있는 증상은 아니다.

수술과정과 관련하여 목소리를 내는 성대신경 손상이 일어나 쉰 목소리와 잦은 사래가 나타날 수 있으며 이는 대부분 1~2년 정도 사이에 호전되지만 일부에서는 영구적인 손상이 오기도 한다. 영구적일 경우에는 이비인후과의 도움으로 거의 정상에 가깝게 목소리를 다시 회복할 수 있다.

② 심리적 변화

수술 후 불안, 걱정 등으로 인해 심리적으로 불안정하고 여러 가지 변화가 일어 날 수 있다. 변화된 생활에 적응하기 위해서는 가족 뿐만 아니라 주변 동료들의 적극적인 이해와 도움이 필요하며, 환자가 일상생활에 정상적으로 빨리 적응하는데 많은 도움이 된다.

③ 통증 관리

수술 상처부위의 통증은 수술 과정에서 필수적으로 발생하게 되는 것으로 늑간을 벌리는 과정, 여러 침습적 시술, 흉관 삽입 및 피부 절개시 불가피하게 생기는 지각신경의 손상 등과 관련된다. 수술 후 통증은 복부 절개부위와 견갑골 아래 절개부위, 수술한 쪽의 상처 앞쪽, 흉관 삽입부위에서 많이 호소한다. 이는 활동량, 날씨에 따라 달라지며 저기압과 같은 흐린 날씨에서 더 악화될 수도 있다. 수술부위가 눌리는 자세로 오랫동안 잠을 자는 것도 수술부위의 발적과 통증을 유발할 수 있다.

수술 후 5~6일까지는 자가통증조절기를 이용하여 통증 조절을 하게 되며 그 후에는 붙이는 진통제(패치), 근육주사 및 먹는 진통제 등으로 통증을 조절할 수 있다. 이러한 통증은 활동 범위에 영향을 주어 수술 후 환자의 모습은 허리를 앞으로 숙이고, 수술한 쪽 어깨를 움츠린 자세와 팔의 활동범위에 제한을 가져오는데 적절한 운동을 통하여 이것을 예방하는데 많은 도움을 줄 수 있다.

퇴원 후에도 먹는 진통제와 붙이는 진통제를 처방하여 가정에서 3일마다 교환하면서 통증을 조절하며, 통증이 너무 심하면 담당 의사와 상의하고 지도를 받는 것이 좋다.

④ 식생활 관리

수술 후에는 여러 가지 생리적 변화가 일어나게 된다. 첫째 식도가 없어지면서 위가 식도의 위치, 즉 가슴에 놓이게 되고, 둘째 식도와 위 사이의 역류를 방지해주는 괄약근이 없어지게 되며, 셋째 위가 그 고유의 기능인 음식물을 저장하였다가 소화액을 분비하면서 음식물의 농도를 떨어뜨려 조금씩 작은창자로 내려 보내는 기능이 상실되고, 넷째 위가 경부나 경 · 흉부의 경계에 놓이게 된다.

수술 후 식도나 위의 모양 변화는 조기 포만감, 위내용물 역류, 구토, 덤핑증후군, 위배출 지연, 설사 등을 유발하게 되며 이로 인해 체중 감소 및 영양 불량을 초래할 수 있으므로 이에 대한 예방과 관리가 중요하다. 음식물을 많이 섭취하게 되면 음식이 목 또는 가슴에 걸려 있는 듯한 조기 포만감이 생길 수 있고, 또한 지나치게 짙은 농도의 음식이 바로 작은창자로 내려가면서 복통이나 설사 등이 유발되기도 한다. 위의 위치가 경부에 있으면서 괄약근이 없기 때문에 역류로 사래가 들기도 한다.

수술 후 약 일주일 뒤부터 식사를 시작하게 되며, 연하곤란식을 섭취하고 적응도를 보면서 점차 죽 형태로 이행하여 섭취량과 섭취 식품의 종류를 늘려갈 수 있다. 수술 후에는 음식을 잘 먹을 수 있을 것 같으나, 의외로 사래가 잘 들 수 있으며, 이 경우 흡인성 폐렴으로 인하여 치명적인 문제를 야기할 수 있으므로 조심하여야 한다. 따라서 수술 직후에는 조심스럽게 소량씩 자주 먹는 것이 좋으며, 처음에는 미음이나 죽 같이 부드러운 음식으로 시작하고 1~2개월 후부터 고형식을 시도하는 것이 일반적으로 권유되지만, 개인적인 차이가 많으므로 본인이 조절하면서 음식을 맞추어 나가야 한다. 대부분의 환자에 있어서 2개월 정도가 지나면 밥과 같은 고형식이 가능하며, 식이는 시간이 지나면서 점차 개선되어 1년 정도가 지나면 약 40~50%의 환자에서 수술 전 식사 속도의 80% 정도로 수술 전의 식사량의 80% 이상 먹을 수 있다. 식사 후에는 바로 눕지 않도록 하고 취침 2~3시간 전에는 음식물의 섭취를 피하는 것이 좋으며 가스가 많은 탄산음료도 피하는 것이 좋다. 또한 음식물 섭취 사이사이에 물을 먹는 것도 줄이는 것이 좋다. 반복적인 위산의 역류가 있는 경우에는 위산의 생성을 억제하는 약물을 복용하는 것이 도움이 될 수 있다.

반복적인 위산의 역류로 인하여 식도·위 연결부위가 좁아지면 연하곤란이 생길 수 있는데, 이 경우에는 풍선을 이용하여 식도확장술을 반복적으로 시행함으로써 대부분의 경우에서 호전을 기대할 수 있다.

⑤ 창상 관리

수술 후 첫 주 동안에는 약간의 가려움증, 발적, 무감각 또는 통증을 느끼게 된다. 수술 후 7~10일 사이에 봉합사 또는 철침을 제거하게 되며 흉관 삽입부위는 흉관 제거 후 7~10일 사이에 봉합사를 제거한다.

샤워는 염증소견이 없을 때 퇴원한지 2~3일 후(흉관 제거부위의 실이 남아 있어도) 또는 봉합사 제거 후 만 48시간이 지나면 할 수 있다. 수술한 부위는 부드러운 비누수건으로 닦도록 하되, 문지르지 않도록 한다. 또한 상처부위의 물기는 마른 수건으로 잘 닦아 건조를 유지해야 한다.

탕목욕은 수술 후 4주가 지나면 가능하며 처음에는 물에 짧은 시간 동안 담그도록 하며 대개 2개월이 지나면 때를 밀어도 문제없다.

복대는 복부 상처부위가 아물 때까지 대략 4주간 유지하는 것이 좋다.

만일 창상부위에 이상소견(수술부위가 빨갛게 되거나, 붓는 경우, 진물이 나는 경우, 압통이 심한 경우)이 있으면 병원을 방문해야 한다.

⑥ 운동 관리

수술 후에는 상처의 통증, 피로, 수면장애 등으로 활동이 줄었기 때문에 운동을 서서히 시작하는 것이 좋다.

수술 자세, 수술관련 근육 손상으로 오십견(팔과 어깨의 운동범위 장애)이 발생할 수 있으며 이를 예방하기 위해 하루 4~6번 정도의 관절운동이 필요하다. 수술한 쪽 손으로 반대편 귀 잡기, 깍지 끼고 머리에 손 얹기, 수술한 쪽 어깨 들기 등으로 수술 후 어깨 관절이 굳어지고 통증이 생기는 것을 예방할 수 있다. 수술 후 가벼운 스트레칭은 할 수 있으나 수술부위의 스트레칭은 6주까지 피하는 것이 좋으며, 2개월이 지나면 무거운 물건(서류가방, 과일박스, 화분 등)을 들거나 힘을 요구하는 운동을 시작할 수 있다.

⑦ 일상생활 관리

a. 운전

운전은 무력함과 피로, 통증을 유발할 수 있으므로 6주 후 상처가 깨끗하게 낫고 통증이 감소되면 한다.

b. 직장 복귀

일반적으로 사무직의 경우 수술 4주 후, 육체노동이 포함되는 일의 경우 6주 후에 고려해 볼 수 있다.

c. 성생활

만일 신체적, 정서적으로 회복이 되어 기분이 좋고 피로하지 않다면 수술 4주 이후부터는 성관계가 가능하다. 임신은 수술에서 완전히 회복될 때까지 피해야 하며 경우에 따라서는 피임제가 금기이고, 임신을 해선 안되는 경우가 있으므로 사전에 의사와 꼭 상의해야 한다.

⑧ 외래 방문

퇴원 후 첫 외래 방문은 보통 7~14일 후에 한다.

첫 외래 방문 이후 대개는 3개월 단위로 외래 방문을 하게 되나, 환자의 병기나 수술 후 경과기간, 환자의 상태에 따라 4~6개월 간격으로 늘릴 수 있다. 식도암 수술 후 정기적인 진료는 흉부외과와 종양내과 2개과에서 병행하게 되며 방사선 치료가 추가된 경우에는 방사선종양학과도 방문하게 된다.

식도암의 경우 재발이나 전이가 발생할 수 있으므로 외래는 적어도 5년간 규칙적으로 다녀야하며 특별한 이상이 없어도 1년 단위로 흉부전산화단층촬영(CT) 등의 특수검사를 시행하게 된다.

(3) 수술 후 주의를 요하는 증상

① 발열

24시간 이상 열이 지속될 때는 전화로 문의하고 필요시 가까운 응급실을 방문해야 한다.

② 기침

수술 후 마른기침이 생기는 것은 일반적이나 수주 지속되고 불편하면 외래 방문시 이야기한다.

③ 가래

수술 후 흰색의 가래가 생기는 것은 일반적이나 양이 증가하거나 진한 노란색을 띄고 냄새가 심하게 난다면 외래 방문시 이야기해야 한다.

만일 열 또는 호흡곤란이 동반 될 때에는 빨리 병원을 방문해야 한다.

④ 호흡곤란

수술 후 회복기간 동안 수술부위 통증과 함께 호흡곤란이 나타날 수 있으며, 시간이 지나면 호흡곤란이 심하거나 점점 심해지는 경우 담당의사와 상의해야 한다.

⑤ 수술부위 통증

수술 후 수개월간은 갑작스런 통증이 나타날 수 있다. 그런 경우 우선 소염진통제를 복용하고 만일 증세호전이 없다면 외래로 방문한다.

또한 수술과정과 관련하여 수술한 쪽의 창상 앞쪽으로 더부룩한 느낌이나 무감각을 느낄 수 있으며, 이러한 감각의 소실은 3개월 후 서서히 회복되나 수개월에서 수년 이상 장시간 동안 지속될 수 있다.

⑥ 감기, 소화불량

가까운 병원에서 치료 가능하다.

⑦ 연하곤란

반복적인 위산의 역류로 인하여 식도염이 발생하게 되고 나중에 식도・위 연결부위가 다시 좁아질 수 있다. 이 합병증은 풍선을 이용하여 연결부위를 넓혀 줌으로써 큰 어려움 없이 해결할 수 있다.

6. 관상동맥 우회수술 critical pathway

	수술 전일	수술 당일		POD#1	POD#2	POD #3~5	POD#6 퇴원 및 가정간호 의뢰
		수술 전	수술 후(ICU)	ICU	병동		
관찰 및 측정	활력증후 측정	활력증후측정 수술 전 처치 확인	활력증후측정 침습적 혈압 측정 중심정맥압 측정 산소포화도 측정 몸무게측정 흉부배액량 측정 수술부위 상태 통증 확인 정맥주사부위 관찰		활력증후측정 몸무게측정 흉부배액량 측정 흉관 부위관찰 수술부위 상태 정맥주사부위 관찰 통증 확인		
활동 정도	침상안정 걷기	침상안정 걷기	침상안정		걷기		
식사	수술 전 MN부터 금식(물 포함)		water (기관 삽관제거 5hr 후)		연식 – 일반식		
치료 및 처치	수술동의서 피부준비 항생제반응검사	탄력스타킹 착용	1. 침습적 cath 유지 2. Extubation – POD #0-1 3. A-line, C-line 제거 – POD #2 4. 흉관 유지(1~2개)		1. 흉관 유지 및 소독 (1회/2일) 2. 흉관 제거 : 배액량에 따라 결정		Half S/O
교육 및 설명	수술 전 후 관리 공올리기	속옷, 장신구제거	심호흡 기침/가래뱉기 공올리기 심장재활 교육				
가정간호	POD #7~8				Last c-tube 제거 후 7~10일째		
	1. 첫 방문 – total S/O, – 흉부배액관 제거부위 상처관리 – 수술 후 관리 교육과 심장재활 교육				2. 두 번째 방문 – 흉관 제거부위 발사 및 상처관리 – 수술 후 관리 및 재활교육 수행 평가 – Lab f/u : PT		

7. CABG 수술

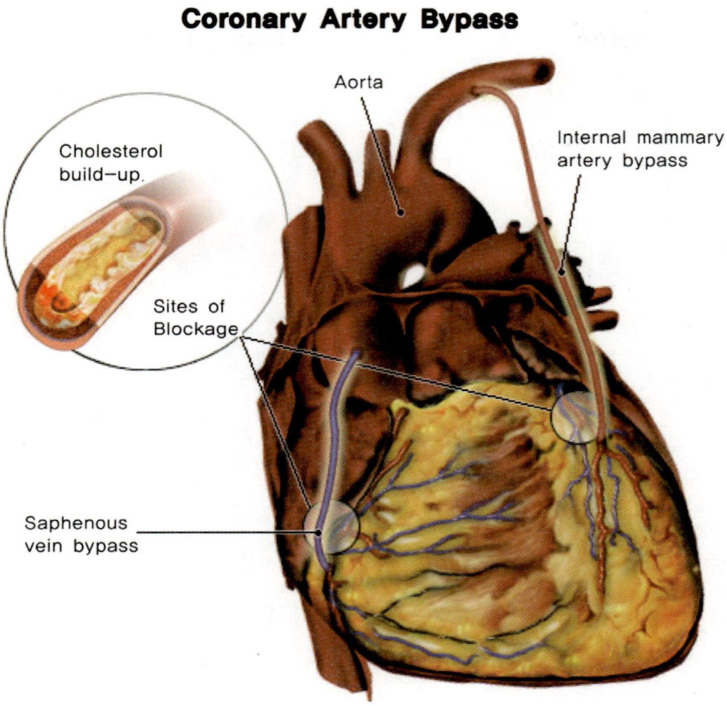

8. Valve 수술

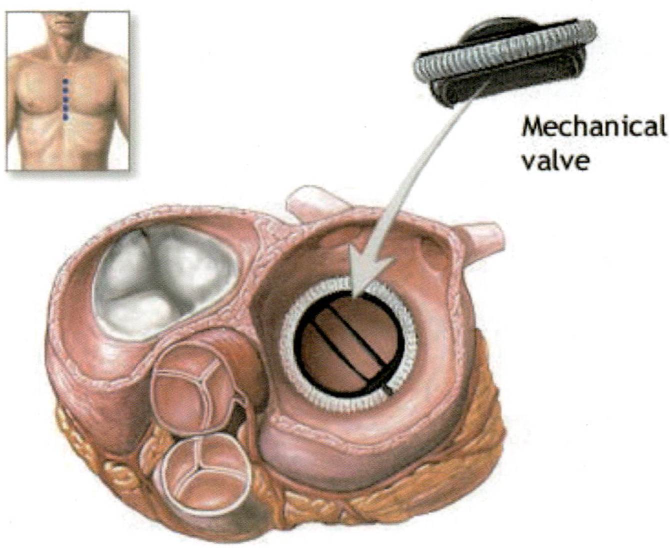

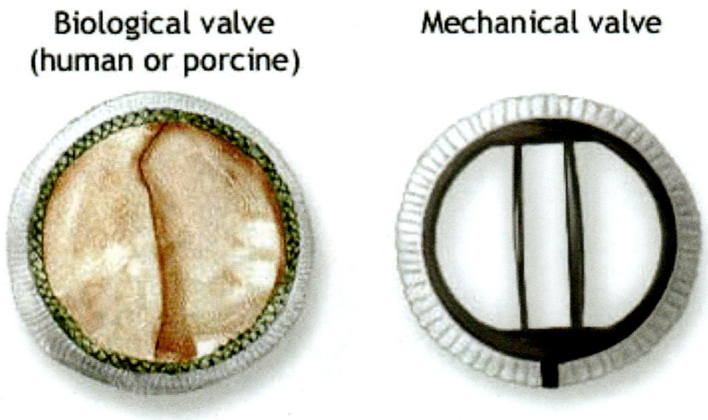

9. 수술 후 관리

1) 통증 관리

수술부위가 벌어지는 자세로 supine으로 똑바로 누워 오랫동안 잠을 자는 것도 수술부 위의 발적과 통증을 유발할 수 있다. 수술 후 2개월간은 약간 상체를 올린 상태로 지내는 것이 좋다. 붙이는 진통제(패치), 근육주사 및 먹는 진통제 등으로 통증을 조절할 수 있다.

2) 식생활 관리

3) 흡연과 음주

(1) 금연

흡연을 하면 혈관이 수축되어 몸속의 산소농도가 저하되고 이는 혈관에 plaque를 더 빨리 침착하게 만들어 심장마비를 일으킬 수 있다.

(2) 음주

일반적으로 수술 후 6개월 정도는 금주를 하는 것이 좋으며, 이후에는 담당의와 상의한다. 대개 음주는 포도주나 알코올도수가 낮은 칵테일 한두 잔 정도는 심장에 나쁜 영향을 미치지 않으나 과음은 금물이기에 되도록 삼가는 것이 좋다.

4) 창상 관리

수술 후 첫 주 동안에는 약간의 가려움증, 발적, 무감각 또는 통증을 느끼게 된다. 수술 후 7~10일 사이에 봉합사 또는 철침을 제거하게 되며 흉관 삽입부위는 흉관 제거 후 7~10일 사이에 봉합사를 제거한다.

5) 위생 관리

(1) 샤워는 염증소견이 없을 때 흉관 제거부위에 실이 남아있어도 main wound 봉합사 제거 후 만 48시간이 지나면 할 수 있다. 수술부위는 부드러운 비누와 수건으로 닦도록 하되, 문지르지 않도록 한다. 또한 상처부위의 물기는 마른 수건으로 잘 닦아 건조를 유지해야 한다.

(2) 탕목욕은 수술 후 4주가 지나면 가능하다. 처음에는 물에 짧은 시간동안 담그도록 하며 대개 2개월이 지나면 때를 밀어도 문제없다.

(3) 만일 창상부위에 수술부위가 빨갛게 되거나, 붓는 경우, 진물이 나는 경우, 압통이 심한 경우 등의 이상증상이 있으면 병원을 방문하게 한다.

(4) 사우나는 금한다.

6) 규칙적인 운동 관리

(1) 수술 후에는 상처의 통증, 피로, 수면장애 등으로 활동이 줄었기 때문에 운동을 서서히 시작하는 것이 좋다.

(2) 수술 자세, 수술관련 근육 손상으로 오십견(팔과 어깨의 운동범위 장애)이 발생할 수 있으며 이를 예방하기 위해 하루 4~6번 정도의 관절운동이 필요하다. 수술한 쪽 손으로 반대편 귀 잡기, 깍지 끼고 머리에 손 얹기, 수술한 쪽 어깨 들기 등으로 수술 후 어깨 관절이 굳어지고 통증이 생기는 것을 예방할 수 있다.

(3) 수술 후 가벼운 스트레칭은 할 수 있으나 수술부위의 스트레칭은 6주까지 피하는 것이 좋으며, 2개월이 지나면 무거운 물건(서류가방, 과일박스, 화분 등)을 들거나 힘을 요구하는 운동을 시작할 수 있다.

(4) 골프, 테니스, 수영, 달리기, 등산 등의 힘이 드는 운동은 6개월 후 본인의 신체 상태에 맞추어 무리하지 않는 범위 내에서 하는 것이 좋다.

(5) 순간적인 힘을 요하는 윗몸 일으키기, 역기 들기, 팔씨름 등은 피한다.

(6) **유산소운동**

① 종류 : 산책, 걷기, 조깅, 자전거타기, 수영, 에어로빅

② 운동시간 : 처음 시작 시에는 5~10분/회 으로 시작하여 점차 증가시켜 20~30분씩/회 시행, 1주에 3~4회 시행, 반드시 5분간의 준비운동과 정리운동을 한다.

③ 운동중지 : 가슴통증, 어지럼증, 숨가쁨, 피로감이 있을 때는 중지
운동 시 맥박이 자신의 resting pulse rate의 20% 초과 시는 중지

7) 자세유지

전 흉부와 팔이나 다리의 donor site는 부어 있고, 절개부위가 커서 약간 상체와 donor site를 거상시키는 것이 좋다. 필요시 전동침대를 1~2개월 사용하는 것이 좋다.

8) 흉통 시 대처

(1) 흉통발생 : 하던 일을 멈추고 휴식을 취한다. NTG를 혀 밑에 넣는다.
5분 간격으로 3번 넣어도 통증이 계속되면 가까운 병원 응급실로 내원한다.

(2) NTG와 이소켓 스프레이 사용법 : 혈관을 확장시켜 심장의 부담을 감소시킨다.

① 흉통 시 NTG를 5분 간격으로 한 알을 혀 밑에 3차례 넣는다. 증상이 지속되면 가까운 병원 응급실로 내원한다.

② 이소켓 스프레이 사용은 분무하기 전에 2~3회 분무시키고 혀 밑에 뿌린다.

③ 유효기간 : NTG 는 개봉 후 3개월 이소켓 스프레이는 약병에 표시된 날까지 사용 가능하다. 혀 밑에 넣었을 때 찌릿한 맛이 없고 밋밋하면 효과가 없다.

④ 햇볕이나 습기가 들어가면 약효가 떨어지므로 갈색병이나 비닐봉지에 넣어 보관한다.

9) 일상생활 관리

(1) 운전

운전은 무력함과 피로, 통증을 유발할 수 있으므로 6~8주가 지나서 상처가 깨끗하게 낫고 통증이 감소되면 운전을 해도 된다.

(2) 직장 복귀

일반적으로 사무직의 경우 수술 후 6~8주 후, 육체노동이 포함되는 일의 경우 12주 후에 고려해 볼 수 있다. 직장의 복귀 시점은 주치의와 상의 한다.

(3) 성생활

수술 후 2~6주 이후부터는 성관계가 가능하다. 계단을 2층 정도 오르는 정도의 힘이 든다. 임신은 수술에서 완전히 회복될 때까지 피해야 하며, 경우에 따라서는 피임제가 금기이고, 임신을 해선 안 되는 경우가 있으므로 사전에 의사와 꼭 상의하게 한다.

(4) 스트레스 관리

10) 외래 방문

퇴원 후 첫 외래 방문은 보통 7~14일 후에 한다. 첫 외래 방문 이후 대개는 1~3개월 단위로 외래 방문을 하게 되나, 환자의 병기나 수술 후 경과기간, 환자의 상태에 따라 3개월 간격으로 늘릴 수 있다.

11) 수술 후 주의를 요하는 증상

(1) 발열

24시간 이상 38.2도 이상 열이 지속될 때는 전화로 문의하고 필요시 가까운 응급실에 방문하게 한다.

(2) 기침

수술 후 마른기침이 생기는 것은 일반적이다. 그러나 수주 지속되고 불편하면 외래 방문 시 담당의에게 문의하게 한다.

(3) 가래

수술 후 흰색의 가래가 생기는 것은 일반적이다. 그러나 양이 증가하거나 진한 노란색을 띠고 냄새가 심하게 난다면 외래 방문 시 이야기하게 한다.

(4) 호흡곤란

수술 후 회복 기간 동안 수술부위 통증과 함께 호흡곤란이 나타날 수 있으며, 시간이 지나면서 감소되는 양상을 보인다. 호흡곤란이 심하거나 점점 심해지는 경우 담당 의사와 상의해야 한다.

(5) 수술부위 통증

심장수술 후 수개월간은 갑작스런 통증이 나타날 수 있다. 우선 소염진통제를 복용하고 만일 증세호전이 없다면 외래로 방문하게 한다. 또한 수술과정과 관련하여 수술한 쪽의 창상 앞쪽으로 더부룩한 느낌이나 무감각을 느낄 수 있으며, 이러한 감각의 소실은 3개월 후 서서히 회복되나 수개월에서 수년 이상 장시간 동안 지속될 수 있다.

(6) 감기, 소화불량은 가까운 병원에서 치료 가능하다.

12) 판막수술 후 항응고제 사용 환자의 투약교육

(1) 기능

인공판막에 혈액응고를 방지하는 기능

쿠마딘(와파린) 흰색 2mg(1알)

(2) 복용

판막치환술 시 복용한다. 조직판막치환술 시는 주치의 마다 처방이 다르나 주로 3~6 개월간 복용한다. 인공판막 시는 평생을 복용해야 한다.

(3) 주의사항

① 치과 치료 등과 같은 특정한 처치나 수술이 필요한 경우 반드시 주치의와 상의

② 임신주의

③ 항응고제 이름, 용량, 색깔, 모양 외우기

④ 처방된 약보다 과잉복용금지

⑤ 규칙적 복용 : 매일 같은 시간에 복용 권장

⑥ 과음삼가

(4) 과잉 복용 시 나타나는 증상

① 상처부위 출혈이 5분 이상 지속

② 코피, 잇몸 출혈, 붉은 소변, 까만색 대변

③ 생리 양이 지나치게 많아짐

④ 두통, 복부통증

⑤ 어지럼증, 현기증, 비정상적인 무기력감

(5) 쿠마딘에 영향 주는 인자

① 상승(출혈위험) : 항생제, 과음, 영양실조, 이뇨제, 설사

② 감소(혈전위험) : 제산제, 경구피임약, 만성음주, 한약, 칼륨과다섭취

(6) 쿠마딘 복용 환자의 식사 시 주의사항

① 규칙적인 식사

② 섬유질이 풍부한 식사

③ 비타민 K가 농축된 식품은 금기 – 녹즙, 샐러드(양상치, 양배추, 시금치, 케일)

④ 콩기름은 하루 1~2 작은 찻술만 사용

⑤ 녹차, 커피는 묽게 3잔 이하

(7) 용량조절

① Prothrombin Time(PT) : 처음 의뢰 시는 주 2회 검사시행 하다 안정되면 주 1회 → 2주마다 1회 → 4주마다 1회 → 외래 F/U 시

② 퇴원 시 Target PT의 범위를 명시화하여 약물의 용량을 주치의나 해당과의 임상전문 간호사(CNS)와 상의하여 확인한다.

Ⅷ. 근골격계

1. 척추(Spine)

1) 요추 추간판 탈출증(Herniated Intervertebral Lumbar Disc)

(1) 추간판 탈출증의 정의

추간판의 퇴행성 변화에 의해서 섬유륜의 내측 또는 외측 섬유의 파열로 수핵이 일부 또는 전부가 탈출을 일으켜 척수의 경막이나 신경근을 압박하여 신경증상을 유발하는 질환이다.

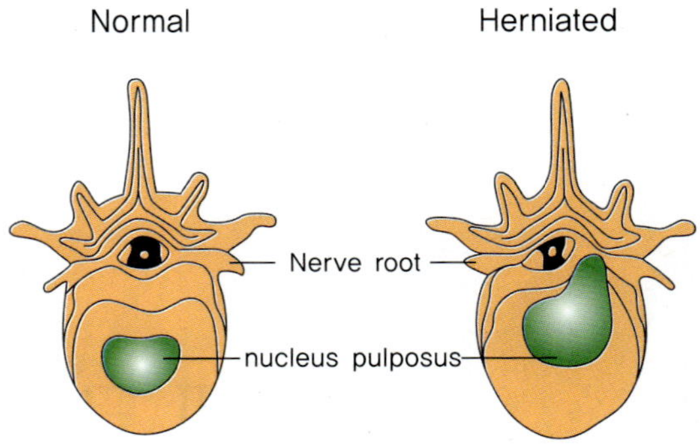

(2) 추간판 탈출증의 원인

① 척추의 굴신운동, 무거운 물건을 들어올리는 동작, 때로는 추락하거나 넘어질 때, 갑작스러운 자세 변경

② 뚜렷한 원인 없이 퇴행성 변화에 의해 발생하기도 한다.

(3) 추간판 탈출증의 증상

① 요통

요천추부를 중심으로 발생하지만, 범발성인 경우가 많고 심할 경우 자세를 변경시키기도 힘들고 전형적인 경우 신경근이 자극을 받게 되어 무릎 밑으로 발가락 끝까지 방사되는 방사통이 있다.

② 방사통

a. 제4요추 신경근의 압박 : 대퇴부의 후외측과 하퇴안쪽

b. 제5요추 신경근의 압박 : 하퇴부의 바깥쪽, 발등, 엄지발가락 쪽

c. 제1천추 신경근의 압박 : 대퇴부의 뒤쪽, 오금, 하퇴부, 발꿈치 뒷면과 새끼 발가락 바깥쪽

(4) 추간판 탈출증의 진단

① 단순 방사선 검사 : 제한된 정보를 주며 추간판공간의 소실을 확인할 수 있고 종양, 결핵, 척추전위를 감별하는데 도움

② 전산화 단층촬영 : 교합관절의 과성장이나 척추강의 지름을 명확하게 평가

③ 자기공명 촬영 : 추간판 변연의 국소적 이상으로 돌출된 영상과 척추신경근과 척수 관 내의 지방조직의 전위가 특징적 소견

④ 기타 : 척수강조영술, 추간판조영술

(5) 요추 추간판 탈출증의 치료

① 보존적치료

a. 침상안정 : 디스크의 내압을 감소시키고, 복부와 배부 근육의 활동을 감소시켜 줌으로써 통증 감소 효과 있음- 매트리스는 단단한 것이 좋고 고관절과 무릎을 굽힌 상태에서 발밑을 고이고 바로 눕는 것이 좋다.

b. 약물요법 : 진통제, 골격근이완제, 소염제 등을 투여

c. 보조기 착용 : 급성기에는 비교적 강한 보조기를 사용하고 만성기에는 코르셋이 효과적이다.

d. 골반 견인 : 견인 후 수시간은 안정을 취하는 것이 좋다.

e. 물리 치료 : 국소온열 치료, 맛사지, 초음파요법 시행하여 동통과 경직 감소

f. 운동요법 : 허리 근육 강화 운동(걷기, 요통체조, 수영 등)

g. 올바른 자세

h. 체중조절

i. 국소적으로 마취제나 스테로이드주사

② 수술적 치료

요통, 양측하지의 방사통, 양측하지의 마비, 안장 무감각, 방광마비를 일으키는 경우, 주로 하지의 운동신경이 위약으로 마비를 일으키는 경우, 점차로 악화되는 신경증상이 있는 경우 시행

a. 신경감압술

b. 디스크제거술

c. 인공척추디스크삽입술

d. 수핵용해술(chemonucleolysis)

e. 디스크내열전기 치료

f. 내시경디스크제거술

2) 경추 추간판 탈출증(Cervical Disc Herniation)

(1) 정의

① 연성 추간판(soft disc) : 수핵의 팽윤이나 탈출로 인해 신경근이나 척수가 압박되는 것

② 경성 추간판(hard disc) : 골관절증에 의해 형성되는 골극에 의해 척수나 신경근이 압박

(2) 경추 추간판 탈출증의 원인 – 추간판의 퇴행성 변화에 기인

(3) 경추 추간판 탈출증의 증상

① 초기증상 : 경추부 동통과 강직

② 초기증상이 소실과 재발을 반복하다가 견관절 동통, 견갑골내측을 따라 방사되는 동통, 전흉부 동통, 상완부 및 전완부 동통과 쇠약, 수지의 감각 둔화 등을 동반

③ 이학적 소견으로 경부 근육의 강직, 경부 운동 제한 등이 보인다.

(4) 경추 추간판 탈출증의 진단 – 요추 추간판 탈출증과 유사

(5) 경추 추간판 탈출증의 치료

① 보존적 요법

a. 침상 안정 : 디스크의 압력을 줄일 수 있고 베개는 높지 않은 것으로 뒷목까지 베도록 하는 것이 좋다.

b. 약물 요법

c. 물리 치료와 경추견인 장치(추간동의 확대와 신경압박 감압)

d. 운동 요법 : 걷기, 체조, 수영 등

e. 올바른 자세 : 의자에 앉을 때는 등을 구부리지 않도록 하고 양쪽 어깨를 펴서 바르게 앉으며, 걸을 때는 목을 앞으로 숙이지 않고 어깨를 펴서 바르게 걷는다.

f. 체중 조절

② 국소적으로 마취제나 스테로이드를 압통이 있는 부위에 주사

③ 수술적 치료 - 동통이 너무 심하여 고식적 치료가 불가능하거나 신경학적 변화가 호전이 없거나 악화되면 시행

a. 신경 감압술

b. 디스크 제거술

c. 경추 유합술

3) 척추분리증(Spondylosis)과 척추전방전위증(Spondylolisthesis)

(1) 정의

① 척추분리증 : 척추 후궁의 협부에 편측 또는 양측성 결손이 있는 경우이다.

② 척추분리증에 의한 척추전방전위증 : 척추체가 전방 또는 후방으로 전위될 때를 척추전위증이라 하고 전방으로 전위된 때를 협부형 척추전방전위증이라 한다.

③ 퇴행성 척추전방전위증 : 협부에 결손이 없이 척추 후방관절의 이상으로 추체가 전위되는 것이다.

(2) 원인

아직도 확실하지 않으며 선천적으로 협부의 형성 기형으로 생긴다고 하나, 신생아에서는 협부 결손이 없는 것으로 보아 확실하지 않고 발육 부전설, 외상설 등이 있다.

(3) 증상

① 소아

a. 대체로 사춘기 까지는 증상이 없는 경우가 많고, 증상이 생기면 주로 성장이 촉진되는 시기에 시작된다.

b. 동통의 성질은 둔한 경우가 많고 주로 허리, 둔부, 대퇴부로 전이되는 관련통 발생한다.

c. 하지신경증상 보다는 자세의 변화나 보행의 이상 등을 주소로 병원을 방문

② 성인

a. 요통과 하지로 방사되는 동통이 주 증상

b. 근력 약화나 감각의 둔화 등이 빈번하고 하지로 방사되는 방사통이 하퇴부나 족부에까지 이르고 이러한 증상은 안정함으로써 경감 또는 소실된다.

c. 요추의 배부 근육에 강직이 생기고 슬근의 경직이 발생한다.

(4) 척추분리증과 척추전방전위증의 진단

① 단순 방사선 검사

척추분리증의 협부 결손이 커서 전위가 심하거나 퇴행성 변화가 심하여 전위 정도가 심할때에는 요추부 전후면과 측면 촬영 사진에서 쉽게 발견

② 전산화단층촬영

③ 자기공명촬영

(5) 척추분리증과 척추전방전위증의 치료

척추전방전위증에서 증상이 있는 경우의 치료 목적은 신경근 압박을 경감시켜 통증을 제거하고 코르셋을 착용시켜 구간 근육의 근력을 강화시키며 척추를 안정시켜 좋은 자세로 활동의 유효성을 얻도록 함이다

① 보존적 치료

심한운동의 제한, 진통제, 근이완제, 배부 및 복근 강화운동

② 수술적 치료

요통과 하지 방사통을 감소시키고 더 이상의 전위를 방지하여 요천추부를 안정되게 함으로써 신경 증상을 없애 척추의 정상 역학을 이루어 자세나 보행 등을 호전시킨다.

a. 척추융합술 : 전방융합술, 후방 융합술, 후외방 융합술

b. Gill술식 : 전방 또는 후방 감압술을 병행하여 주거나 후궁 절제와 섬유연골체를 제거한다.

4) 요추관 협착증(Spinal Stenosis)

(1) 정의

어떤 원인에 의해 중앙의 척추관, 신경근이 주행하는 돌기관절 전내측의 신경근관 또는 추간공이 좁아져서, 요통이나 하지에 여러 가지 복합된 신경증상을 일으키는 것을 말한다.

(2) 요추관 협착증의 원인(어느부위에 병변이 있는가를 확인해야 최대의 치료효과 얻음)

① 척수신경의 압박 : 견고한 골조직에 둘러싸여 있는 신경조직이 황색인대의 비후 또는 척추벽과 관계된 연골, 추간판 탈출증에 의해서 좁아지거나 관절 돌기의 골극의 형성으로 좁아진다.

② 요부나 하퇴부에 나타나는 감각이상 : 척추신경이나 혈관의 압박 또는 자극에 의해서 발생한다.

③ 운동신경의 이상 : 마비의 중심부 압박이나 신경근관의 외측 함요부 압박, 신경근에

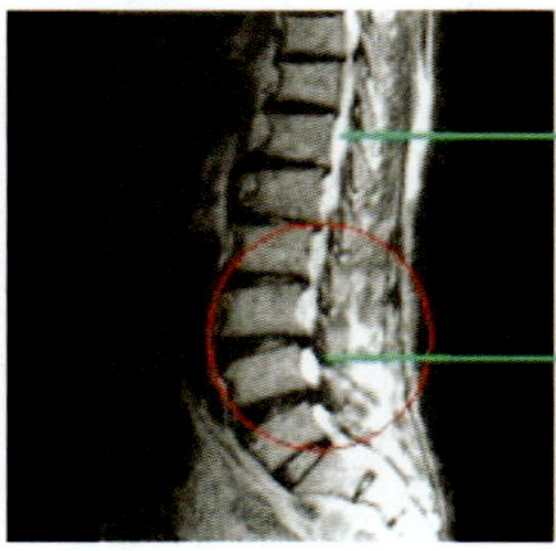

가는 불충분한 혈액공급으로 발생한다.

(3) 요추관 협착증의 증상

① 요통 : 둔부나 항문부위에 전이되는 특징이 보인다.

② 갑자기 증상이 심해지면 추간판 탈출증이 동반된 것으로 생각해야 한다.

③ 걸을 때 다리의 아픔을 경감시키기 위해 허리를 굽히고 걷기도 한다.

④ 보행 시 하지를 조이는 듯한 동통

⑤ 하지 직거상 검사는 대체로 음성

(4) 요추관 협착증의 진단

① 단순 방사선 검사

기립위에서 촬영하는 것이 좋고 평면사진에서는 추간판 간격의 협소, 후관절의 퇴행성 변화, 추체의 퇴행성 변화, 퇴행성 척추 측만증, 척추 전방 전위증, 극돌기의 접촉, 척추경간 거리의 감소 등을 볼 수 있다.

② 전산화단층촬영

외측 함요부나 신경공을 직접 볼 수 있고, 완전히 차단된 이하 부위도 볼 수있다.

③ 자기공명촬영 : 척추의 병변상태 판단

④ 기타 : 척수강 조영술, 추간판 조영술

(5) 요추관 협착증의 치료

① 보존적 치료

a. 침상 안정

b. 약물 요법 : 동통이 심할 때는 진통 소염제 복용한다.

c. 보조기 착용 : 6주간 착용하고 특히 오래 앉아 있거나 운전할 때 사용

d. 물리 치료 : 견인요법은 효과 없다.

e. 올바른 자세

f. 체중 조절

g. 통증 주사 : 국소적으로 마취제나 스테로이드를 주사

h. 운동 요법 : 허리 근육 강화 운동

② 수술적 치료

보존적 치료에 효과가 없거나 발목이나 발가락의 마비 증상, 감각 장애를 포함한 15분 이상 걷지 못하는 경우에 수술을 고려

※ 신경외과의 경우

㉠ 신경 감압술

㉡ 인공 척추 디스크 삽입술

㉢ 척추 유합술 및 나사못 고정술

※ 정형외과의 경우

㉠ 신경감압술

㉡ 내시경레이저병용 부분척추관확장술

㉢ 한쪽 부분요추고리단절개술

㉣ 현미경수술과 인대성형술

㉤ 나사못 뼈융합술

㉥ 복강경을 이용한 척추뼈 몸통 사이 융합술

5) 척추의 골다공증(Osteoporosis)

(1) 정의

동일 연령과 성별의 정상인에 비해, 골기질이 감소되어 단위 부피당 골질량의 현저한 감소를 일으키는 질환이며 요통과 척추골절을 자주 일으킨다.

(2) 원인

① 칼슘이나 단백질의 결핍

② 호르몬장애 : 성호르몬, 부갑상선 호르몬, 부신피질호르몬, 성장 호르몬

③ 불소(fluoride) 결핍

④ 활동량의 감소(폐용성 골위축증)

⑤ 반사기능장애

⑥ 유전적 요인(백인에 많음)

⑦ 연령(노인성 골다공증)

(3) 임상 증상

① 요통이나 배부 동통

② 점차적으로 키가 작아지는 것을 느끼거나 흉추 후만이 증가하거나 요추 전만의 소실로 요추 후만이 증가

③ 신경을 압박하게 되면 하지의 부분마비도 보인다.

(4) 골다공증의 진단

단순 방사선검사 : 골조밀도의 변화는골량의 30%이상이 감소되어야 희박화 소견 보인다.

(5) 골다공증 치료

① 보조적 치료

a. 칼슘섭취 : 폐경기 전후의 여성의 경우 1000~1500mg/일

b. 단순압박골절로 요통이 심한 경우 일주일간 안정하게 하고 보조기 착용

c. 척수 손상을 동반한 골절은 매우 드물다.

② 골다공증성 골절의 수술적 치료

a. 경피적 척추성형술

보존적인 치료에도 불구하고 심한 통증이 지속되거나 새로이 발생, 진행되는 골다공증성 척추압박골절 환자에게 적용하며 최근 3개월 이내의 척추압박골절 환자에 대해 시술의 효과가 좋다.

㉠ 경피적 척추성형술의 합병증

· 시술부위의 감염

· 골시멘트 누출로 인한 신경손상

㉡ 경피적 척추성형술 후 관리

척추성형술 후 통증 완화와 조기 거동이 가능해지나 지속적인 골다공증에 대한 관리를 하지 않으면 또 다른 골다공증성 척추압박골절이 발생

· 약물치료 : 여성 호르몬제(에스트로겐). 칼슘 보급제

· 칼슘섭취 : 하루 칼슘요구량은 1700mg으로 우유, 치즈, 요구르트 같은 모든 유제품, 시금치, 콩, 달걀, 멸치, 미역, 김, 브로콜리, 빵, 무우청, 두부 등에 풍부

· 운동 : 처음부터 과도한 운동을 하지 않고 간단한 운동을 꾸준히 하는 것이 좋다. 걷기, 조깅, 계단 오르기, 에어로빅 운동, 춤추기, 수영 등이 좋으며 매일 30분 정도의 계획에 따라 시행한다. 윗몸 일으키기, 테니스, 골프, 볼링 등은 척추의 변형을 일으킬 수 있으므로 금지한다.

· 금연 및 금주

· 자세 : 등이 굽지 않고 바르게 일직선이 되게 하며, 낮은 쿠션을 허리 뒤에 놓아 자연스러운 척추곡선을 유지

b. 경피적 척추 후만 성형술(풍선 확장술)

골다공증성 척추압박골절에 특수한 풍선을 삽입하여 압박된 척추체를 교정 후 골시멘트를 채우는 방법

c. 디스크 내 열전기 치료술

국소적인 방법으로 디스크 내부에 특수한 바늘을 삽입하여 수핵의 변성, 섬유륜의 균열로 인해 손상된 디스크에 치료적 열을 가하여 통증 신경을 차단하고 균열된 섬유륜을 치유하는 시술법 디스크 내에 직접, 특수바늘을 삽입하고 수핵을 따라 구부러진 바늘을 통해 치료적인 열을 가하는 방법

※ **디스크 내 열전기 치료술의 적응증**

· 퇴행성 디스크로 만성 요통이 있을 때

· 운동, 감각 마비가 없을 때

· 디스크의 협착이 없을 때

· 심한 디스크 탈출이 없을 때

· 운동, 약물, 물리 치료에 효과가 없는 경우

d. 후관절 주사와 고주파 신경근 차단술

㉠ 후관절 주사의 적응 대상

· 관절염, 관절손상 등이 요통의 원인이 되는 경우

· 엉덩이, 허벅지의 통증과 함께 나타나는 허리통증이 있는 환자

· 6개월 이상의 치료되지 않는 통증 : 안정, 약물, 운동, 물리 치료에 효과가 없을 때

· 장골능, 허리의 압통이 명확한 환자

· 수술의 적응증이 안되는 경우

㉡ 후관절 주사

· 압통이 나타나는 후관절 부위에 국소마취제 및 스테로이드를 투여하는 시술방법

㉢ 고주파 신경근 차단술

· 후관절 주사로 감소된 통증을 경험한 경우에 고주파를 이용한 영구적인 신경근 차단시술

6) 수술

(1) 척추디스크 내시경수술 (A.M.D)

최근에 각광을 받고 있는 수술법으로 기존의 피부절개를 통한 디스크수술이 아닌 국소마취하에서 가느다란 대롱속에서 내시경과 특수하게 고안된 미세수술기구를 이용하여 디스크를 유발시키는 수핵만 선택적으로 제거하는 경피적수핵제거술 중 하나로서 그 동안 시술되었던 화학물질을 이용한 수핵용해술이나 단순한 흡입기구를 이용한 자동수핵제거술의 단점을 보완하여 개발된 최신의 수술방법이다.

⊙ 장점

입원기간이 3~4일로 짧고 항생제 투여량이 적어 부작용을 줄일 수 있다.

국소마취하에서 시술하므로 전신마취에 의한 합병증을 줄일 수 있다.

수술자리에 흉터가 거의 남지 않는다.

기존의 경피적수핵제거술로는 시술이 어려웠던 심한 디스크의 경우도 적응증이 될 수 있다.

(2) **추간판 및 추궁판 절제술**

추궁판의 일부 또는 전부를 제거하고 황색인대의 노출부분도 절제하여 척수를 감압시켜주는 추궁판절제술과 이와 병행하여 탈출된 추간판을 절제해주는 추간판 절제술이 있다.

(3) **척추나사못 고정술**

신경을 누르는 구조물(뼈, 인대)을 충분히 제거하고 쇠나사못을 척추에 고정시킨 후 엉덩이 뼈에서 자기 뼈를 골이식술을 시행한다. 수술 후 2주 후면 퇴원이 가능하다.

수술 후 약 7일 후부터 약 3개월간 보조기를 착용하여 보행이 가능하며, 누워있을 때는 보조기를 풀고 있어도 되나 활동 시에는 보조기를 착용하여야 한다, 약 3개월이면 정상활동이 가능하다.

(4) **ACCF(Ant. Cervical Corpectomy)/ACDF(Ant. Cervical Discectiomy Fusion)**

신경 압박이 1~2분절에 국한되어 있을 때, 특히 신경근 증상이 주증상일 경우에 시행하며, 주요 적응 질환은 cervical spondylolisthesis, 1~2 level cervical myelopathy, cervical HIVD이다.

(5) **Hirabayash operation/Kurokawa operation**

① 정의

후방으로 접근하는 형식으로, 척추의 불안정성을 일으키지 않고 척추관을 후방에서 확장시킴으로써 척수가 후방으로 이동하고 전방의 압박에서 떨어질 뿐만 아니라 척수의 긴장이 감소되고 혈액순환도 호전됨

② 방법

Hirabayash수술은 극돌기의 정중앙을 절개하여 척추관을 확장시키는 방법이며, Kurokawa수술은 후궁의 편측을 절개하여 척추관을 개방시키는 추궁확장 성형술이다.

③ 적응증

Multi-level cervical myelopathy, developmental or congenital stenosis, continuous OPLL이 있다. 수술 전후, 퇴원 간호는 ACCF와 동일하다.

(6) Open discectomy

탈출된 disc를 제거하여 신경근에 가해지는 압력을 제거하여 요통을 완화시키기 위해 HIVD에서 시행한다.

수술 후 간호로는 나머지는 동일하며 self voiding을 확인하고 실패하면 단순도뇨를 시행할 수 있으며, Hemovac 배액량이 20cc 이하이면 제거한다. 퇴원은 수술 후 7일째 전후 가능하며 수술부위 상처관리는 가정간호, local clinic, self care를 통해 2~3일 간격으로 simple dressing 하도록 하고, 수술 후 14일째에 발사를 시행하며, 샤워는 발사 후 1~2일 정도 지나서 한다. OPD F/U은 수술 4주째 실시한다. 경우에 따라 L-corsette은 1.5~2개월 동안 착용하도록 하고 일상생활 시 주의할 자세와 적당한 운동이 중요함을 설명한다.

	Pf. A	Pf B
OPD f/u	POD 2주째	POD 4~6주째
상처관리	별도의 관리 필요없다	가정간호사 혹은 인근병원
샤워	S/O후 2~3일	S/O후 2~3일
TLSO착용기간	3개월	1~1.5개월(TLSO 제거 후 soft brace로 교체)
교육	일상생활시 주의할 자세와 적당한 운동이 중요함을 설명한다	

(7) 신경감압술과 척추 유합술

(Decompression, Posterior Lumbar Interbody Fusion, instrumentation)

원래 불안정하던 척추에 안정을 주기 위해 실시하며, 수술 중 감압술 등으로 인하여 불안정해진 척추에 안정성을 주기 위함이다. 척추전방 전위증, 척추관 협착증에서 신경이 심하게 눌려 뼈를 많이 제거한 경우, 디스크가 중앙으로 크게 튀어나와 양쪽으로 디스크를 제거해야 할 때 시행한다.

① 수술 후 관리

a. 수술 후 Hgb 수치를 확인하여 수혈 여부를 담당의에게 확인한다.

b. Q-setting 운동을 시작한다.

c. Hemovac의 배액양이 50cc 이하이면 제거한다.

d. 수술 후 4~7일째에 보조기 착용 후 재활의학과에서 걷는 연습을 시작한다.

② 척추유합술 후 관리

a. 퇴원 후 외래 방문시기

X-ray 촬영을 통해 수술한 부위의 상태를 파악하기 위해 수술 후 4~6주째 되는 날

외래를 방문 → 수술 부위에 별 이상이 없으면 그 다음 3개월 후 외래방문 → 그 후 3개월, 6개월, 1년 후 정기 검진 실시한다.

b. 보조기 착용시기

㉠ 수술 부위에 안정성을 위해 수술 후 4~6주 동안은 딱딱한 보조기를 착용해야 한다. 누워있을 때, 간단한 샤워 시에는 보조기를 착용하지 않아도 되나 앉아 있을 때나 걸을 때는 꼭 보조기를 착용하도록 교육하고 경우에 따라 딱딱한 보조기 착용기간이 연장될 수도 있다.

㉡ 수술 후 근육이 약한 상태에서 보조기를 차면 허리가 든든하고 요통이 줄어드는 장점이 있으나 보조기를 계속 차면 보조기에 의존하게 되어 보조기 없이는 허리가 불안해서 생활하기 힘든 상태가 될 수 있으므로 보조기는 가능한 한 빨리 벗어버리도록 노력해야 한다.

c. General hygiene

- 수술 부위가 깨끗하게 아물었으면 실밥 뽑은 지 2~3일 정도 후부터 간단한 샤워 가능하다.
- 보조기를 벗고 수건걸이나 세면대를 잡고 바로 서 있으면 보호자가 샤워기로 씻겨 주거나, 만약 서 있는 게 힘들면 변기에 앉은 상태로 씻도록 유도한다.
- 상처부위에 때를 밀거나 자극 주는 행동은 금하고 딱지가 자연스럽게 떨어지도록 두고 보조기가 없는 상태로 샤워하시기 때문에 5~10분 정도로 간단하게 씻어야 한다.
- 샤워 시에는 바닥이 미끄럽지 않은 목욕탕을 이용하시어 넘어지는 일이 없도록 주의한다.

d. 상처관리

실밥은 수술 후 2주째 되는 날 제거하고 실밥 제거 후 더 이상의 소독이 필요 없다.

e. 수술 후 주의 사항

척추 유합술은 수술의 범위도 훨씬 넓고 수술 과정에서 척추 뼈 주위의 근육이나 인대의 손상이 크기 때문에 수술 후 허리가 뻣뻣해질 가능성이 많다.

허리 속에 금속이 들어 있는 것을 의식한 환자들이 많이 움직이면 금속에 문제가 생길까 두려워서 허리를 잘 움직이지 않아서 척추 유합술 후 허리가 원래의 정상적인 부드러운 상태로 되기 어렵다. 부드럽지 않고 뻣뻣한 허리는 요통을 동반하고 요통이 있으면 더 뻣뻣해져서 자꾸 악순환이 반복-허리 속에 들어있는 금속은 척추 뼈 속에 아주 견고하게 고정되어 있기 때문에 허리를 움직인다고 해서 문제가 생기는 것은 아니므로 수술 후 겁내지 말고 적극적으로 허리를 부드럽게 만드는 것이 중요하다.

f. 퇴원 후 운동

⊙ 운동의 목표 : 허리 보조기를 차지 않고도 마치 보조기를 찬 것처럼 든든하게 느껴지는 허리를 만드는 것이다.

㉠ 퇴원 직후부터 외래 올 때 까지

· 걷기

걷는 것은 허리를 유연 하게 해주고 허리 근육을 강하게 만들어 주므로 본인의 운동량에 맞게 10분씩 또는 20분씩 나누어 하루 1시간 정도 걷는 것이 좋다.

㉡ 수술 2개월 경과 후

· 수영

수영은 허리의 유연성을 기르는 데 도움을 주고 수중에서 체중 부담을 받지 않고 운동 할 수 있으므로 물 속에서 걷기부터 먼저 시작하고 허리가 부드러워지면 자유영, 배영 등 단계별로 운동을 시행한다.

단, 접영이나 평영은 피하는 것이 좋다.

· 등산

주말마다 등산을 하는 것도 허리를 강하게 만드는 데 도움이 되나 간혹 나이 드신 분들이 산을 오르내리다가 넘어지면 골다공증 때문에 쉽게 골절 될 수 있어 조심하도록 하고 가급적 높은 산은 피하며, 길이 미끄러운 계절도 피하는 것이 좋다.

· 자전거타기 : 대개 20~30분 정도가 적당

· 기타 : 에어로빅 체조, 실내 헬스기구 이용한 운동

g. 일상생활에서의 주의 사항

㉠ 잠자는 자세, 누워 있는 자세

침대는 너무 푹신푹신하거나 꺼지는 것은 좋지 않고 탄탄한 매트리스를 사용하거나 방바닥에 요를 깔고 눕는 것이 좋다.

· 똑바로 누워서 잘 때 : 무릎 밑에 베개를 넣어서 무릎을 살짝 구부린다.

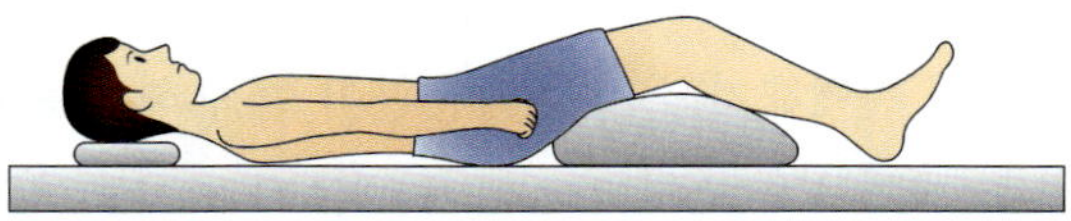

(○)

· 옆으로 누워있을 때 : 무릎을 살짝 구부리고 무릎 사이에 베개를 끼우는 것이 좋다.

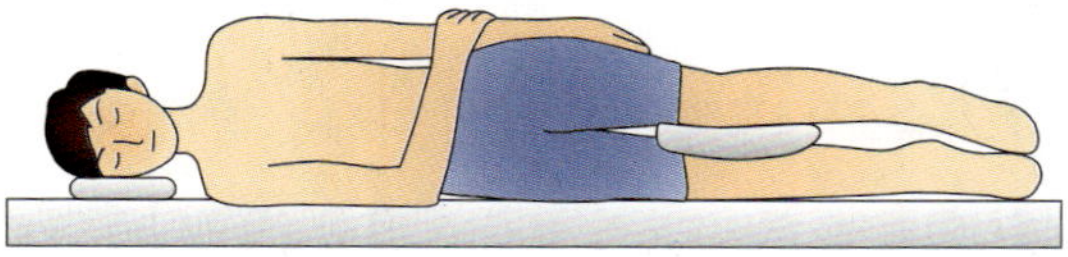

(○)

· 엎드리는 자세는 허리에 부담을 줄 수 있으므로 피해야 한다.

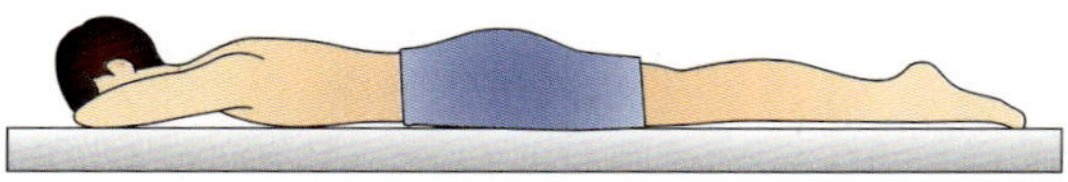

(×)

· 높은 베개를 베고 무릎을 편 상태로 눕는 것은 허리에 부담을 줄 수 있으므로 피해야 한다.

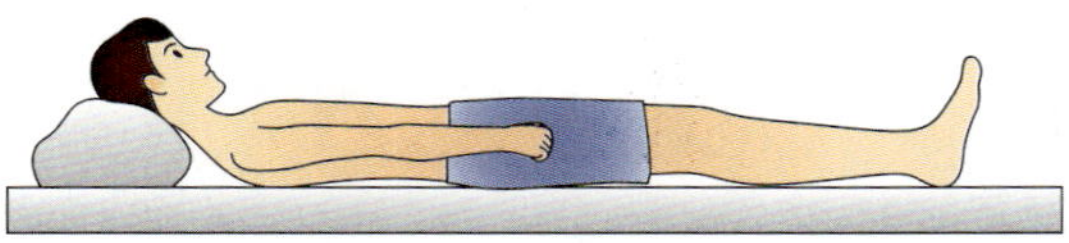

(×)

㉡ 앉는 자세

오래 앉아 있는 것은 허리에 무리가 갈 수 있으므로 요통이 있을 때는 앉아 있는 것 보다는 누워서 쉬는 것이 좋고 아무리 좋은 자세도 한 자세를 오래 유지하는 것은 좋지 않다. 따라서 20~30분에 한 번씩 자세를 바꾸도록 한 다. 방바닥에 앉는 것은 의자에 앉는 것 보다 허리에 부담이 가므로 가급적 의자에 앉도록 하고 의자의 높이가 너무 높은 경우 발 받침을 사용하여 무릎을 엉덩이 높이보다 약간 높게 하는 것이 좋다.

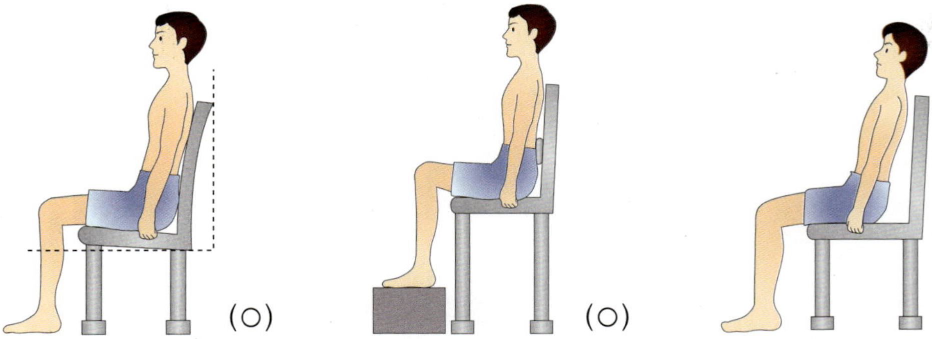

(○) (○) (×)

㉢ 서 있는 자세, 걷는 자세

머리를 똑바로 들고 턱을 가슴으로 당기고 배를 집어넣고 엉덩이 근육에 힘을 주어서 엉덩이를 받쳐주는 기분이 드는 자세가 좋은 자세 구부정하게 몸을 앞으로 숙이거나 가슴을 너무 앞으로 내민 자세는 좋지 않고 신발은 쿠션이 좋고 굽이 낮은 것이 허리에 좋고 굽이 높은 신발은 피해야 한다.

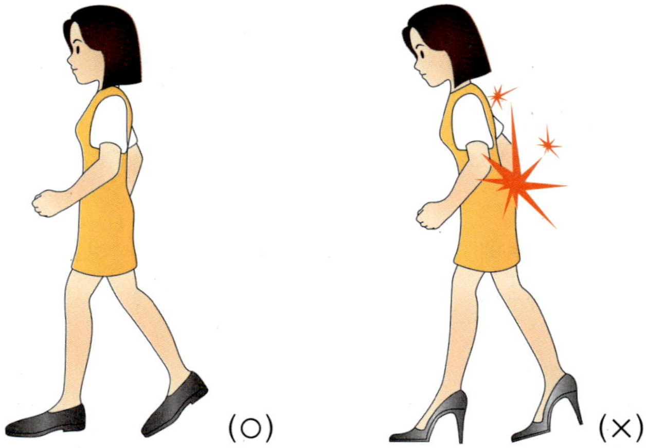

㉣ 아침에 일어나서, 세수하는 자세

세면대로 가서 양치나 세수를 하기위하여 갑자기 허리를 굽히는 것은 허리에 갑작스런 부담을 줄 수 있으므로 허리를 구부리는 것 보다는 무릎을 살짝 구부리는 것이 좋다.

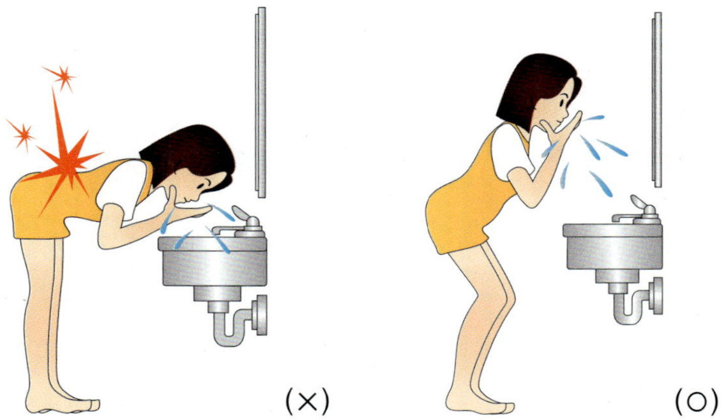

ⓜ 무거운 물건 들기

혼자 들기 벅찬 물건을 무리해서 드는 것은 좋지 않으므로 아기나 무거운 물건을 드는 것은 피해야 한다.

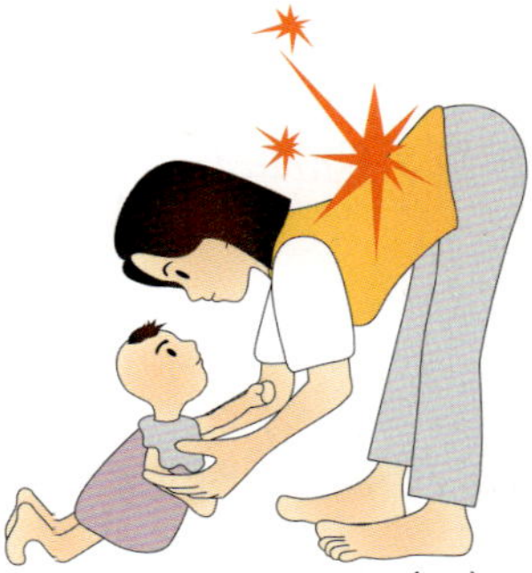
(×)

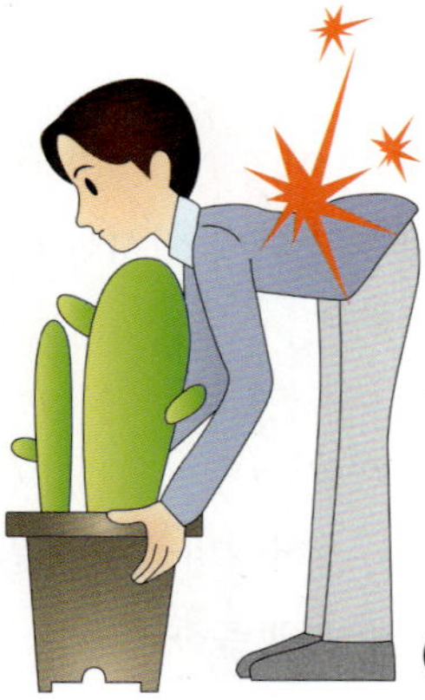
(×)

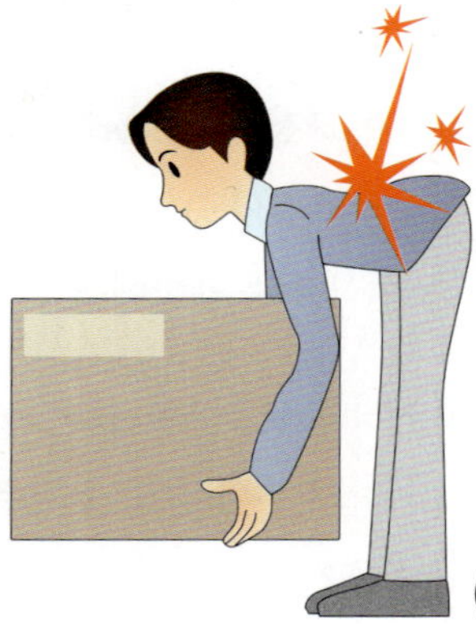
(×)

ⓑ 운전하는 자세

수술 후 2개월이 경과하면 서서히 운전을 시작. 좋은 운전 자세는 가급적 운전대에 가까이 앉아서 무릎이 엉덩이 보다 조금 높아야 하며 허리를 등받이에 밀착시키는 자세. 장거리 운전은 허리에 부담을 주기 때문에 피한다.

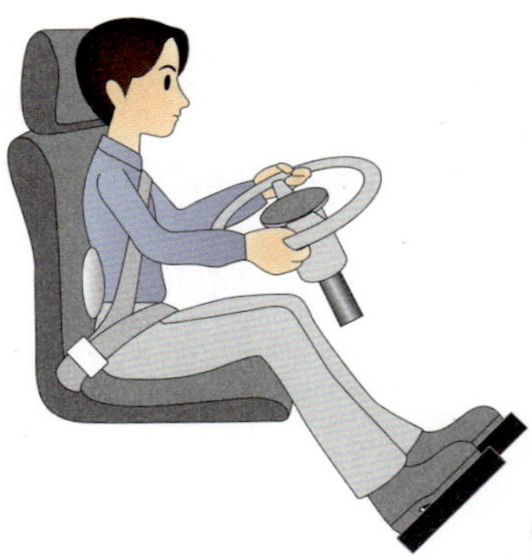
(○)

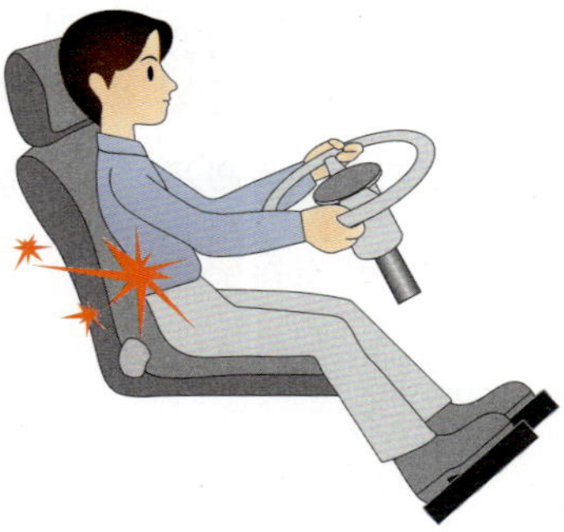
(×)

ⓢ 그 밖의 동작들

· 몸을 돌리는 자세

허리를 틀면서 몸을 돌리는 것은 허리에 무리를 줄 수 있으므로 가급적 어깨부터 엉덩이까지의 몸통은 그대로 두고 발이나 발목에서 돌리는 것이 좋다.

· 높이 있는 물건을 내릴 때

몸을 뻗쳐서 물건을 꺼내다가 허리에 부담이 갈 수 있으므로 받침대를 놓고 올라가서 물건에 가까이 서서 물건을 내리는 것이 좋다.

· 물건을 밀고 당길 때

물건을 당기는 자세는 허리에 부담이 되므로 물건을 미는 자세가 더 좋다.

⓪ 금기사항 : 1년간 한약복용, 술, 담배 금지 교육

(8) 후방교정술(Posterior correction fusion)

척추측만증, 흉부측만증을 교정하기 위해 실시하고 수술 전 후 퇴원간호는 신경감압술, 척추 유합술에 준한다.

(9) 전방교정술(Anterior correction fusion)

허리 부위에 생긴 척추 측만증, 등과 허리의 경계부위에 생긴 측만증에 실시하고 수술 전후간호는 신경감압술과 척추유합술에 준한다.

(10) 전후방교정술(Anterior release & B/G + Posterior correction & fusion)

만곡이 80~90도 이상으로 큰 척추측만증 교정과 10세 이하 어린이에서 크랭크 샤프트 현상을 막기 위해 시행한다.

(11) 경피적 디스크수술

A. 비관혈적 신경감압술후 관리

a. 대개 시술 당일 날 움직임이 가능, 1~2주 후 출근 · 등교가 가능하다

b. 퇴원 다음날 활동이 가능하나, 요통이 심하면 활동을 중지하고 누워서 안정을 취해야 한다는 신호이다.

· 첫 1주간

① 가능한 누워 있는 것이 좋다.

② 초저녁에 일찍 잠자리에 든다.

③ 차를 타고 이동은 가능하나 손수 운전은 금물

④ 오랜시간이나 나쁜 자세의 앉기는 피한다.

→ 요통이 증가될수 있다(식사나 화장실 이용하는 시간 정도).

⑤ 허리 구부리는 것을 되풀이해서는 안된다.

⑥ 어떤 형태로든 편한 자세로 잠을 잔다(허리 뒤에 직경 4cm정도 쿠션을 넣어 정상허리곡선을 유지하고, 허리를 구부리는 것을 피한다)

⑦ 물건을 드는 것을 피한다.

⑧ 계단은 걸어도 되지만 조심한다.
⑨ 왕복 15분 정도로 걷는 것이 좋다.
⑩ 허리를 뒤로 젖히는 자세를 자주 취한다.
⑪ 복식호흡을 하며 골반들기를 한다.
⑫ 운동은 누워서 다리들기를 가벼운 것만 한다.

· 2주째

① 첫주와 마찬가지로 허리 움직임을 최소로 한다.
② 짧은 거리는 직접 운전해도 좋다.
③ 앉거나 서거나 혹은 걷는 활동은 점차 증가시킨다.
④ 피곤함과 허리와 다리에 통증이 생기는 경우 누워서 안정을 취한다.
⑤ 가벼운 수영정도의 운동만 한다.
⑥ 버터트랙을 이용해 올바른 자세가 되도록 한다.
⑦ 목욕탕에서 냉 · 온탕이나 사우나를 30분 정도 한다.
⑧ 조심스럽고 좋은 자세로 성생활을 시작한다.

· 3주째에서 6주까지

① 가벼운 사무일, 간단한 집안일, 공부는 시작한다.
② 계속 허리를 굽혀서 하는 일, 허리 돌리는 일, 물건 드는 일은 하지 않는다.
③ 학생은 수업만 듣고 운동은 하지 않는다.
④ 성생활은 비교적 가능하다(3주에서 4주가 되면 허리가 단단해지기 시작한다).
⑤ 멀리 걸어 다는 것도 괜찮다.
⑥ 처음 평지를 걷다가 점차 경사진 곳이나 언덕을 오른다.
⑦ 아침저녁으로 15~30분 이하로 걷기를 한다(낮은 산이나 흙이 깔린 길).
⑧ 1주일에 3번 정도 수영을 해도 좋다(물속걷기, 다리 들기, 다리 펴기, 배영 혹은 횡영, 자유영).
⑨ 올바른 허리자세 유지
허리를 회전하면서 앞으로 구부리는 자세
앉기와 물건들기 삼가
50분 이상 앉아 있는 자세
복근단련 운동 및 허리 신전운동이 필요하다.
무릎을 가슴에 끌어당기기/서서 허리 뒤로 젖히기/무릎을 편채 다리 들어올리기

· 6주 후

① 척추 건강운동을 본격적으로 한다.
누워서 윗몸일으키기
양 무릎을 가슴으로 끌어당기며 윗몸 30도 들어올리기
골반들기(아랫배는 넣고 엉덩이는 들어 허리를 편편하게 바닥에 붙이는 운동)
② 성생활은 안심하고 행복하게 누릴 수 있다.
③ 한주에 2~3번 허리 근육강화를 위해 메덱스 운동을 한다.
(운동기구를 통해 체계적으로 무게 운동을 하여 허리힘을 튼튼히 한다)
④ 계속 자세를 바르게 하고 척추 강화 운동을 통해 정상적인 운동이 가능하도록 한다.
⑤ 대개 일반적인 운동이 가능하다 테니스나 스키 같은 격렬한 스포츠는 삼간다.

· 2개월 후

① 조금 더 힘든 일을 시작한다.
(계속 허리를 돌리는 일, 무거운 물건을 드는 일은 하지 않는다. 20kg 이상)

· 3개월 후

① 힘든 일을 해도 된다.
② 허리에 지나치게 무리가 되는 일은 하지 않는다.
(바닥에 무거운 물건을 들어올리는 일은 피한다)
③ 평소 20kg 이상의 물건을 드는 직업이나 허리를 자주 숙이는 일의 경우 예방조치를 지속적으로 한다(1주에 2회 정도 버터트랙을 착용).

· 4개월 후

① 모든 스포츠가 가능하다(역도는 제한하는 것이 좋다).
② 스포츠 전 충분한 워밍업을 해야 한다.

B. 관혈적 수술 후 관리

전신마취를 통해 상처 받았던 부위에 세균에 의한 감염예방이 중요하다. 3일~1주일 정도 항생제를 복용할 필요가 있고, 세균이 적은 공기 매트리스에서 자는 것이 좋다. 올바른 자세를 유지하는 것이 가장 중요하다. 수술후 4시간 동안 안정을 요한다. 4시간 후에는 돌아눕고, 가능하면 일어 설 수도 있다.

① 수술 다음날

· 침상 옆에 서기가 가능하다

· 다리 들기 다섯 번(30cm나 30도 정도 높이), 시간이 지나면서 각도와 높이를 높여준다.

② 수술 3일 후

· 3일 동안 침상 안정 후 서서 걷도록 노력한다.

· 30분 이내로 앉도록 하고, 그 이후는 선다.

③ 일주일째

· 보조기를 착용하고 활동을 시작할 수 있다

· 단, 2주간은 가능한 앉지 않도록 하고(푹신하고, 깊은 의자), 서고 움직이는 행동은 하되, 누워 지내는 기간은 2주 동안은 충분하다.

④ 2주 후

· 가벼운 스트레칭을 시작한다.

⑤ 3주 후

· 운전이 가능하다.

⑥ 4주 후

· 본격적 허리스트레칭이 가능하다.

⑦ 6주 후

· 척추건강운동기구를 이용한 운동을 한다.

⑧ 3개월 후

· 육체노동이 가능하다.

2. 고관절(Hip)

1) 구조

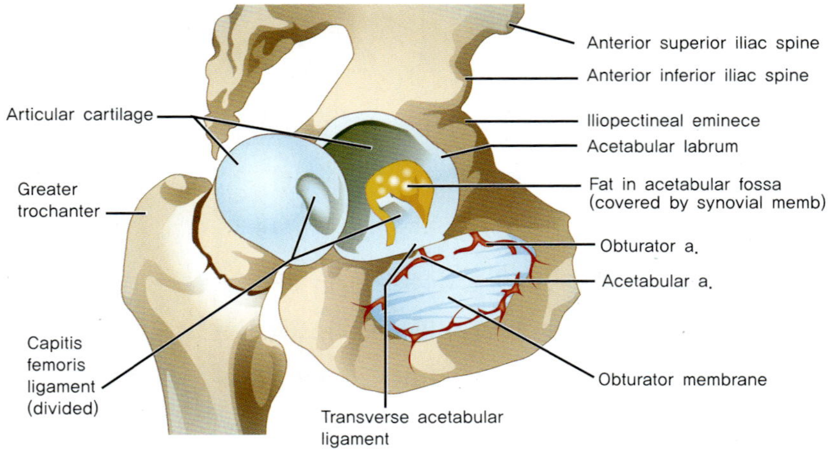

(1) Acetabulum(비구)

반구형으로 ilium(장골), ischium(좌골), pubis(치골), triradiate cartilage(삼방연골)로 구성된다.

(2) 근위대퇴부

대퇴골두(femoral head), 대퇴경부(femoral neck), 대전자(greater trochanter), 소전자(lesser trochanter)로 구성된다.

2) 고관절 질환

(1) 대퇴골두 무혈성 괴사(Avascular necrosis of hip)

① 정의

대퇴골두의 뼈가 혈액 공급을 받지 못하여 죽는 것을 말한다. 대퇴골두의 뼈가 괴사되면 대부분 뼈가 다시 살아 나기 보다는 계속되는 체중에 의한 기계적인 스트레스에 의해 괴사된 뼈가 점차적으로 함몰되어 고관절의 형태가 찌그러지며 고관절의 운동이나 보행 시 고관절에 체중이 부하되면 통증이 발생하게 된다.

② 원인

a. 비외상성 : 대퇴골두의 취약해진 미세 순환혈류의 흐름이 차단되거나 혈관염 또는 미세혈관 내 과응고 현상으로 생긴다.

b. 외상성 : 대퇴골 경부 골절 , 고관절 탈구

③ 증상

a. 통증 : 서혜부, 둔부(엉덩이), 대퇴부, 슬관절(무릎관절) 등에 동통발생
고관절에 동통이 있으면서 방사선 촬영상 특이소견은 없으나 요인 인자가 있는 경우 대퇴골두 무혈성 괴사가 될 확률이 높으므로 무혈성 괴사에 대한 검사를 한다.

b. 관절 운동의 제한

④ 진단

a. 이학적 검사 상 양반다리 자세를 취할 때 심한 통증

b. 방사선 촬영 : 대퇴골두 음영증가 소견

c. 조기 진단 시 핵의학 검사(bone scan), 자기공명촬영(MRI)이 도움이 된다.

⑤ 치료

a. 보존적 치료

㉠ 목발보행에 의한 체중부하 제한

㉡ 전기자극요법 : 골 및 신생혈관 형성을 유발하거나 골의 turn over를 증가시켜 치유한다는 이론으로 아직 실험단계에 있는 치료 방법

b. 수술적 치료

㉠ 중심부 감압술(core decompression)

㉡ 다발성 천공술 (Multiple drilling)

㉢ 골수 이식술(Bone marrow transplantation)

㉣ 대퇴부 근위부 절골술(SUGIOKA method femoral osteotomy)

㉤ 인공고관절 표면 치환술(Resurfacing arthroplasty)

㉥ 인공관절 치환술(Total hip arthroplasty)

(2) 고관절 이형성증

① 정의

출생 시 부터 고관절의 상태가 정상이 아닌 모양으로 태어나 발육하게 되고 성장함에 따라서 소케트 모양의 비구부가 덜 만들어지고 관절염으로 진행하여 고관절의 통증과 함께 다리가 짧아지는 느낌이 있을 수 있으며 심한 경우는 만성 고관절 탈구상태가 되는 것을 말한다.

② 원인

모체의 대사 및 유전자 이상 질환과 관련하여 추측하고 있다.

③ 증상

파행 및 고관절 통증

④ 진단 : X-ray

⑤ 수술적 치료

a. 초기 : 비구 주위 절골술(Ganz 절골술)시행

b. 진행한 경우 : 인공관절 치환술(표면치환술 또는 전치환술)을 시행

(3) 퇴행성 관절염

① 정의

관절연골이 닳아 파괴되면서 생기는 질환이다.

② 원인

a. 원발성의 경우

유전적 요인이나 과다한 사용 등으로 조기에 발생하여 관절운동장애 유발

b. 속발성의 경우

발달성 고관절 이형성증, 선천성 혹은 발달성 내반고, 대퇴골두 골단 분리증, 화농성 혹은 결핵성 고관절염, Legg-Calve-Perthes 병, 대퇴골두 무혈성 괴사, 골절 등의 일차적인 질환이나 변형 등에 의한 관절연골의 마모

③ 증상

a. 동통 : 춥거나 습기가 많은 날씨에 의해 악화되고 대퇴 전방 및 내측을 따라 슬관절 내 측부까지 뻗칠 수 있다.

b. 관절에 운동 장애나 경도의 종창 및 관절 주위의 압통

c. 마찰음 : 관절 연골의 소실과 변성에 의해 관절 면이 불규칙해 발생

d. 관절 운동의 장애

④ 진단

a. 추정 진단 : 병력을 분석, 이학적 및 방사선 소견

최근에는 방사성 동위 원소를 이용한 골 주사를 시행하고, 관절에 경도 내지 중등도의 농도 증가를 관찰하여 진단에 도움을 받기도 한다.

b. 확진 : 관절경이나 수술 시 육안 소견

⑤ 치료

a. 보존적치료

㉠ 약물요법 : 아스피린 및 NSAID

㉡ 관절에 대한 국소 치료 : 휴식과 운동을 균형 있게 시행, 간헐적인 견인 요법, 온열요법, 마사지 및 운동요법, 스테로이드 제재를 관절 내에 주입한다(단, 자주 사용 시 관절연 골변성을 촉진하고 이차감염의 가능성을 높인다).

b. 수술적 치료

㉠ 유리체 및 활막 제거술 : 관절경을 이용하여, 관절내 유리체 및 활액막을 제거

㉡ 관절 고정술(arthrodesis) : 손목이나 발목 관절 부위와 같이 인공 관절이 성공적으로 시술되기 힘든 부위에서 선호

㉢ 절골술(osteotomy) : 퇴행성 관절염이 중등도 이하이거나, 관절의 한 부분에만 발생한 경우, 관절의 정열을 바꾸어주어 하중이 가해지는 부분에 정상연골이 위치하도록 시행

㉣ 관절 성형술(arthroplasty) : 관절염이 심하여 일상생활에 지장이 있을 경우에 시행

(4) 고관절부 골절

① 정의 및 골절의 종류

주로 외상이나 골다공증이 있는 고령에서 뼈 일부의 연속성이 단절되는 것이다.

a. 대퇴경부 및 전자간 골절

b. 비구 골절

c. 골반 골절

② 원인

a. 대퇴경부 및 전자간 골절 : 골다공증이 있는 고령의 여자에게서 주로 발생하며 가벼운 낙상, 미끄러짐 등으로 인하여 쉽게 골절

b. 비구나 골반골절 : 교통사고, 추락사고, 낙반사고 등 심한 충격에 의해 발생

③ 증상

극심한 통증, 하지 단축 하지외회전 및 외전, 고관절종창과 피하 출혈

④ 치료 : 조기 보행을 위해 수술적 치료를 주로 시행한다.

3) 고관절 수술의 종류 및 특성

(1) 고관절 전치환술(Total hip replacement arthroplasty, THRA)

① 목적 : 통증완화, 관절의 운동범위 호전, deformity 교정, joint 및 bone stability유지

② 적응증 : ONH, Posttraumatic osteoarthritis, Primary osteoarthritis, Infected hip sequelae, Rheumatoid arthritis, Legg-Calve-Perthes 병 후유증, Dysplasia sequelae 후유증, Fx. femur neck in elderly person

③ 합병증 : 탈구, DVT, Pul.embolism, 감염, 해리, 마모

④ 수술 후 관리 : hemovac suction이 수술 부위에 연결되고 hemovac은 수술 후 2-3일 지나면 제거, 혈액순환과 혈전을 방지하기 위해 고탄력 스타킹, 압박붕대, air splint 등을 사용

⑤ 수술 후 재활운동

a. 복식호흡과 기침을 위한 단계(Steps in Deep Breathing and Coughing)

㉠ 누운 자세에서 시행하며 최대한 이완하고 편안한 자세를 취하도록 한다.

㉡ 환자의 두 손을 anterior costal margin 바로 아래 rectus abdominis 위에 놓고 복부의 움직임을 알 수 있도록 한다.

㉢ 코를 통해 천천히, 깊게 숨을 들이마시도록 지시하고 어깨를 이완하고 상흉부가 움직이지 않도록 하며 다만, 복부만이 집중적으로 볼록해지도록 한다.

㉣ 입을 오므린(pursed lip) 모양으로 폐에 찬 공기를 천천히 길게 밖으로 배출한다.

㉤ 3~4회 시행하고 휴식을 취하며, 과호흡(hyperventilation)을 방지한다.

㉥ 마지막 호흡시 공기를 들이마시고, 3~5초간 숨을 참고 연속 3번 기침을 시행한다.

b. 발과 다리운동을 위한 단계

㉠ 누운 자세에서 양다리를 쭉 펴고 장딴지 근육이 완전히 수축할 때까지 양발의 발가락을 밀고 이완한다. 다시 장딴지 근육이 신장될 때까지 발가락을 턱 쪽으로 당긴다. 깨어 있는 동안 가능한 많이 시행한다.

㉡ 대퇴사두근의 정적인 운동 : 무릎을 바닥으로 강하게 누른다. 대퇴사두근이 수축하는 것을 느낄 수 있으며 5초간 시행하고 이완한다.

㉢ 엉덩이를 모으면서 둔부의 근육을 강하게 5초간 수축하고 이완한다.

㉣ 수술하지 않은 다리의 무릎을 가슴으로 당기면서 구부리고, 이완하면서 내려놓는다. 매 2시간마다 1~4단계를 8번씩 시행한다.

c. 시일경과에 따른 다리 운동

㉠ 수술 후 1일

전경골근 및 대퇴사두근의 등척성 운동을 시작하고, 베개를 이용하여 고관절을 외전상태로 유지시켜 주고, 가능한 한 내회전, 내전, 90도 이상의 고관절 굴곡을 피한다. 심부정맥 혈전증, 혈종, 좌골신경 또는 비골신경 손상 등의 합병증이 없는지 철저한 이학적 검사가 필요하다.

ⓛ 수술 후 2일

의자에 앉을 수 있고 대퇴사두근의 능동운동을 시행하며, 평행봉이나 보행기를 이용하여 11kg 정도의 체중부하 훈련을 시킬 수 있다.

ⓒ 수술 후 5일

목발을 이용하여 22kg로 체중부하를 늘이고 3점 보행 훈련을 실시한다.

ⓔ 수술 후 7일

계단 오르내리기를 훈련시키며, 이때 오를 때는 건측 하지를 먼저 내딛고, 내려올 때는 환측 하지를 먼저 내딛는다.

ⓜ 수술 후 8~10일

욕조나 샤워하는 장소로 이동훈련을 시키며, abduction pillow, raised toilet seat, bathroom grab 같은 퇴원 시 필요한 도구에 대한 설명 및 준비를 한다.

ⓑ 수술 후 3~4주

수술부위에 해리현상(loosening)이나 탈구가 있는지를 X-ray로 확인하고, 건측과 동등한 체중부하를 주고 보행훈련을 한다.

ⓢ 수술 후 6주

X-ray 검사와 목발에서 지팡이로 바꾸어 보행훈련을 실시한다.

ⓞ 수술 후 2~3개월

고관절의 내전근에 대한 평가를 하고 필요한 경우에 근육들의 신전운동을 시키며, 이소성 골화증에 대한 평가를 위해 X-ray 검사를 한다.

d. 통나무처럼 돌아눕기의 단계

ⓖ 환자가 도는 방향의 반대 침대면으로 환자를 옮긴다.

ⓛ 환자는 도는 면의 침대레일을 잡고, 한명은 환자의 허리에, 한명은 다리 쪽에 선다.

ⓒ 환자의 어깨와 골반을 잡고 셋을 세면서 환자가 돌 수 있도록 도움을 준다.

ⓔ 환자는 도움 없이 혼자 돌아눕는 것을 삼가야 한다.

e. 탈구를 방지하기 위한 주의사항

ⓖ 다리 사이에 2~3개의 베개를 두어 고관절의 내전을 방지한다.

ⓛ 고관절을 90도 이상 구부리지 않는다.

ⓒ 좌변기 좌석을 높이고, 낮을 때는 환측 다리의 발이 건측 다리의 발보다 앞서 있게 하여 환측 고관절의 과도한 굴곡을 방지한다.

f. 목발 보행을 하는 방법

ⓖ 손바닥으로 목발의 손잡이를 꽉 잡고 선다.

ⓒ 수술한 다리와 목발이 같이 앞으로 나간다.

ⓓ 정면을 똑바로 주시하면서 수술하지 않은 다리를 내딛는다.

g. 목발을 이용하여 계단 오르고 내리기

계단을 올라 갈 때는 목발을 힘있게 잡고 수술하지 않은 다리를 먼저 계단에 올리며 목발을 올린다. 다음에 수술한 다리를 올린다. 계단을 내려 갈 때는 목발을 먼저 아랫 계단으로 내리며 수술한 다리를 내려놓는다. 그 다음 수술하지 않은 다리를 내린다.

h. 정기검진

㉠ 정기 검진은 수술 후 6주, 3개월, 6개월 및 매 1년 마다 일생 동안 받아야 한다.

㉡ 수술한 관절의 상처가 잘 나았는지 눈에 보이지 않는 염증이 있는지를 살핀다

㉢ 엉덩이 관절과 무릎관절의 운동 범위가 예상보다 부족한 경우는 운동 방법을 환기시키고 다시한다.

㉣ X-ray 촬영으로 변화가 없는지를 살핀다.

㉤ 반드시 1년에 한 번씩 정기적으로 검진을 받도록 해야 한다. 왜냐하면 인공 관절에 어떠한 변화가 생기더라도 환자 자신은 전혀 느끼지 못한 경우가 많고, 수술 후 5년, 10년이 지나면 인공 관절이 흔들리기 시작하거나, 주위의 뼈가 상하는 수가 있기 때문이다.

⑥ 퇴원 후 관리

a. 상처의 관리

봉합한 실(철사)은 수술 후 약 2주경에 뽑고, 만약 뽑기 전에 퇴원을 하면 집에서 약 2~3일에 한번씩 소독을 해야 하며, 감염 여부를 확인(부종, 삼출물, 발열)한다.

b. 자세유지

㉠ 엎드려서 자지 말고, 옆으로 잘 때는 다리 사이에 베게를 둔다.

㉡ 낮거나 팔걸이가 없는 의자에 앉지 말 것(서기가 힘들기 때문)

㉢ 쭈그리고 앉거나 바닥으로 허리를 굽히지 말 것

㉣ 의사가 처방한 대로 좌변기를 사용할 것

㉤ 고관절이 70도 이상 지나치게 굴곡되는 자세는 피할 것

㉥ 양말이나 신발을 신을 때 허리가 너무 굽혀지지 않도록 고안된 긴 손잡이가 필요함

c. 탈구예방

허벅지가 붉어짐, 다리 길이 단축, 고관절부의 통증, 걸을 때 불편 또는 통증 등이 나타나면 즉시 외래나 응급실로 오도록 한다.

⑦ 운동요법

권장할 만한 운동은 물리 치료사가 가르쳐준 운동(적어도 6주는 시행), 수영, 자전거 타기, 걷기 운동이며 피해야 할 운동은 조깅이나 달리기, 높이뛰기, 라켓, 신체 접촉이 잦은 운동, 하중이 가해지는 운동, 무거운 것을 드는 운동이다.

⑧ 혈전의 예방과 진단

환측(아픈쪽)의 발목 부종은 수술 후 3개월 이상 지속될 수 있는데 수술에 관계된 부종은 발목이나 족부에서 나타나며 시간이 지나면서 차츰 더 진행할 수도 있다. 혈전에 의한 부종이 생기면 즉시 외래나 응급실을 방문한다.

(다리 거상으로 줄지 않는 발목과 족부, 때로는 발전체의 부종, 종아리 쪽의 통증과 열감 그리고 발적, 종아리 및 무릎 뒷부분의 통증)

⑨ 감염예방

수술한 관절은 인공관절로 자신의 타고난 것이 아니므로 평생 지속적 관리가 필요하다.

감염근원	증상	조치
요로, 방광	통증, 작열감, 열, 혈뇨, 빈뇨감	검사를 시행하기 전에 시행의사에게 인공관절 수술을 받았음을 알리고 예방적 항생제 투여를 받을 것
염증이 있는 상처	발적, 부종, 열감, 고름이나 분비물	
다른 부위 감염 (귀, 인후부, 질 등)예방 치과(발치, 드릴링, 신경치료, 스케일링)	통증, 열, 발적이나 분비물	
침습적인 검사, 항문경방광경내시경		

(2) 고관절 표면 치환술(resurfacing arthroplasty)

① 정의

손상이 관절연골에 국한되어 있거나 대퇴골두의 골파괴가 심하지 않은 경우에 시행하며 파괴된 관절연골과 연골하 골을 소파(긁어내는 수술조작)한 후 특수금속으로 된 컵을 관절면에 씌워 정상적인 관절기능을 복원하는 수술

② 합병증

대퇴경부골절, 탈구, 부품의 해리, 대퇴골두 무혈성 괴사의 진행, 이소성 골 형성

(3) **비구 주위 절골술**(Ganz periacetabular osteotomy)

비구 이형성증 골반, 선천성 고관절 탈구, 대퇴 무혈성 괴사증, 고관절 주위 골절의 불유합 등에서 자체의 모양은 유지하면서 비구의 위치를 효과적으로 바꾸는 수술 방법이다.

(4) **대퇴부 근위부 절골술**(SUSIOKA)

대퇴골두 무혈성 괴사가 일부분만을 침범하였을 때에 가능한 본인의 뼈를 보존 하기 위해 시행하는 수술 방법이다.

(5) **중심부 감압술**(core decompression with bone graft)

대퇴 골두의 함몰이 없는 초기의 AVN에서 질병의 진행을 막거나 괴사부위의 혈류 재생성을 촉진하는 수술 방법이다.

3. 무릎(Knee)

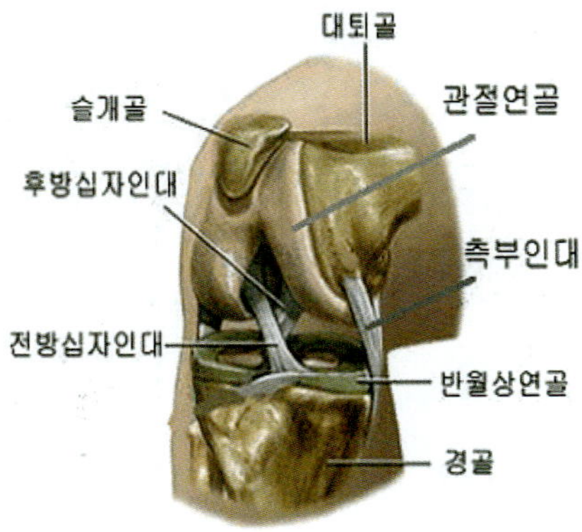

1) 구조

(1) **관절연골**(cartilage)

위쪽 뼈(대퇴골)와 아래쪽 다리뼈(경골)의 표면을 각각 3~4mm 정도의 두께로 감싸고 하중을 받으며 움직이는 곳으로 서기, 걷기, 계단 오르기 등의 일상적인 동작에 의해 체중의 몇 배나 되는 힘이 가해지는 곳이다.

(2) **대퇴골**(Femur)

대퇴(허벅지)속에 들어 있는 1개의 긴 뼈 대퇴골(Femur or thigh bone)은 인체의 뼈 중에서 가장 크고 가장 긴 뼈이다.

(3) **슬개골(Patella)**

대퇴골과 경골 위에 무릎에 위치하고 있으며 다리가 움직일 때 무릎을 보호하고 근육의 지렛대 역할을 한다.

(4) **경골(tibia)**

뼈의 모양을 보면 끝 부분이 둥글게 2개로 나누어져 있는데 이것을 내측와 외측와라고 한다.

(5) **비골(Fibula)**

비골은 대퇴골과는 연결되지 않고 체중을 받지 않고 족근 관절(발)의 형성에는 관여한다.

(6) **연골(Cartilage)**

반월상 연골(Meniscus) : 경골(Tibia)위의 좌, 우측에 얹어져 있는 것은 반월상 연골(Meniscus)이라 부르며, 경골과 대퇴골 사이에 초승달 모양의 원형판으로 나눠져 충격에 의한 무릎 쇼크를 흡수, 분해, 무릎 관절이 매끄럽게 움직이는 것을 돕고 신체의 무게를 받는 경골에 쿠션 역할을 한다.

(7) **활막성 관절(synovial joint)**

인체 대부분의 관절이 활막성관절(synovial joint) 자유롭게 움직일 수 있는 특성이 있다. 관절 연골(articular cartilage), 관절낭(articular capsule), 활막(synovial membrane) 활액(synovial fluid)으로 구성된다.

(8) **관절강(Articular cavity)**

관절운동에 윤활 역할을 하는 소량의 활액이 차 있다.

(9) **십자인대**

① 전방십자인대(Anterior Cruciate Ligament) : 경골의 회전과 앞으로의 움직임을 제한

② 후방십자인대(Posterior Cruciate Ligament) : 경골의 뒤쪽의 움직임을 제한

(10) **측부인대**

① 내측측부인대(Medial Collateral Ligament) : 바깥과 안쪽으로 꺾이는 것을 제한

② 외측측부인대(Lateral Collateral Ligament) : 바깥과 안쪽으로 꺾이는 것을 제한

2) 질환

(1) 퇴행성 관절염

① 정의 : 관절을 보호하는 연골의 퇴행성 변화 및 마모로 인해 관절의 통증, 부종, 변형이 생기는 질환 주로 50세 이후에 많이 발병한다.

② 원인 : 노화, 비만 또는 지속적이고 무리한 관절 사용 관절 연골의 마모, 연골 밑 뼈의 비정상적인 경화, 관절면의 파괴, 관절통, 부종, 운동장애, 변형 등이 있다.

③ 증상

a. 관절통 : 중기에는 약간만 움직여도 통증 유발되며 말기에는 휴식 시에도 통증이 지속되며 통증으로 잠자기 어렵고 춥거나 습기가 많은 날 악화되고 운동 후 쉽게 피로해진다.

b. 부종 : 관절에 물이 차서 무릎이 붓거나 움직이기 불편하다.

c. 관절강직 : 아침에 또는 쉬고 있다 일어날 때, 관절이 뻣뻣한 느낌이 오고, 활동을 하면 호전되며 30분을 넘지 않는다.

d. 압통 : 관절 주위를 누르면 통증이 있다.

e. varus deformity(외반 변형)

④ 진단

a. X-ray

b. MRI

c. 관절액 검사

d. Bone scan

일반적으로 관절염의 진단은 단순 X-ray로 가능하기 때문에 특별한 경우가 아닌 이상 다른 검사는 하지 않는다.

⑤ 치료

a. 약물치료

㉠ 비마약성 진통제(아세트아미노펜)

㉡ NSAID(비스테로이드성 진통제)

㉢ 마약성 진통제 : 매우 심한 통증의 경우 다른 약물이나 비약물요법으로 효과가 없을때 수술 전에 제한적으로 사용

㉣ 관절 내 하이알유론산 주사 : 말기이전의 환자에게 도움이 된다. 정상관절에서 윤활 및 영양공급을 위해 분비되는 성분과 비슷하며 1주 간격으로 3~5회 투여한다.

b. 수술적 치료 : 관절경 수술, HTO(High Tibial Ostotomy : 절골술), 인공관절술

(2) 류마티스성 관절염

① 정의 : 말초 관절을 침범하는 지속적인 염증성 활액막염이다.

② 원인 : 활액막의 염증 및 증식으로 관절액이 증가하여 관절의 부종과 동통을 초래하며 진행되면서 증식된 비정상적인 활액막과 2차로 발생된 육아조직에 의하여 관절의 연골 및 관절 주위조직이 침투되고 파괴되어 관절의 강직이나 변형을 유발한다.

③ 진단 및 증상

RA의 진단(미국 RA협회 : 다음 7개 항목 중 4개 이상이 나타나고 증상이 적어도 6주 이상 지속된 경우 RA라고 진단)

a. 아침에 관절 강직(뻣뻣함)이 1시간 이상, 6주 이상 지속

b. 두 곳 이상의 관절에서 부종이 6주 이상 지속

c. 손 마디가 붓는다(수부관절 종창).

d. 양 손, 양 무릎이 붓는다(대칭성 종창).

e. 피부 밑의 작은 혹(류마티스성 결절).

f. 혈액검사로 류마티스성 인자 확인

g. 방사선학적 변화 : 골 침식 및 관절 주위 골다공증

④ 치료

a. 약물치료

b. 수술적 치료

(3) 인대손상

① 증상 : 동통, 부종과 종창, 부상 당시 단열을 감지, 무력감

② 진단

a. 이학적 검사 : Lachman test, Anterior drawer test, Pivot shift test

b. 단순 방사선 촬영 : Avulsion Fx. 등 확인

c. 스트레스 방사선 촬영

d. 컴퓨터 단층 촬영(조영제 주입 후)

e. 자기 공명 영상

f. 관절경

③ 치료 : 심한 불안정성이 있으면 수술적 치료가 최선이며 보존적 치료 시 동반 손상에 대한 치료 여부를 결정한다.

(4) 연골판 손상

① 원인

a. 접촉성 운동에 잘 발생하지만 비접촉성 운동에서도 흔히 발생

b. 회전 충격에 의해 주로 발생

c. 중년 이후에는 쪼그리고 앉는 일상적인 움직임에서도 발생 가능

d. 종종 인대 손상과 동반되어 발생

② 증상

a. 잠김(locking) : 무릎이 갑자기 펴지지도 구부려지지도 않다가 어떻게 하면 다시 자유롭게 움직일 수 있게 된다. Meniscal tear 진단에서 중요한 소견이다.

b. 압통(joint line tenderness)

c. 부종(joint effusion)

d. 관절 운동 장애(LOM : Limit of Motion)

e. 불안정(giving way)

f. 대퇴 사두근 위축(quadriceps atrophy)

③ 진단

관절면 압통 확인하고 회전 검사(McMurray test)를 한다.

④ 치료

a. Red zone : 연골판이 관절에 붙어있는 가장자리의 3~4mm, 혈관이 있어 영양분 공급을 받을 수 있어 찢어진 연골판이 붙을 수 있다.

b. 보존적 치료 : 진통소염제, 물리치료(대퇴사두근 강화운동), 자세 주의(쪼그려 앉기 금지)

c. 수술적 치료 : Arthroscopic meniscectomy, repair

(5) 색소융모결절성 활액막염

① 정의 : 활액막이 부어 있으면서 솜털처럼 부풀어 오르고 결절을 이루는 병이다.

② 증상 : swelling & pain, knee stiffness, aspiration시 bloody joint fluid

③ 치료 : 수술적 치료(open or arthroscopic synovectomy), 방사선 치료

3) 수술

(1) 인공슬관절 치환술(Total Knee Replacement Arthroplasty, TKRA)

① 정의 : 관절기능을 잃게 되면, 대퇴부 말단과 하퇴부 상단 경우에 따라서는 슬개골의

관절 부위를 잘라내고, 표면을 금속으로 된 인공관절로 치환하는 수술이다.

② 적응

a. 무릎통증이 매일 계속 될 때

b. 무릎통증으로 자기 직업을 수행과 일상생활에 지장이 있을 때

c. 관절염으로 무릎이 굳어 움직임이 불편하거나 덜렁거리면서 통증이 동반될 때

d. 무릎이 심하게 안팎으로 휘어서 방사선 검사에 관절염이 심하게 진행되어 있을 때

e. X-ray에서 이미 관절연골이 닳아 없어지고 투약으로 통증이 완화되지 않는 경우

③ 합병증

④ 퇴원 후 간호

a. 워커에 의지하면서 걷기 연습

b. 목발보행 : 손바닥의 힘으로 체중을 지탱하고, 몸통을 비틀어서 방향을 바꾸는 것은 하지 않는다. 수술한 다리에 체중을 점차적으로 늘려 나간다.

c. 목발을 사용하여 계단오르내리기

계단을 올라갈 때는 목발을 힘 있게 잡고, 수술하지 않은 다리를 먼저 계단을 오르고, 목발을 올리고, 다음에 수술한 다리를 올린다. 계단을 내려갈 때는 목발을 먼저 아래계단으로 내리고, 수술한 다리를 내리고, 수술하지 않은 다리를 내린다. 그 밖에도 수술 후에는 대퇴 사두근 강화운동, 무릎 펴기, 무릎굽히기운동, 다리 들어올리기 등의 무릎근육 강화 운동을 실시한다.

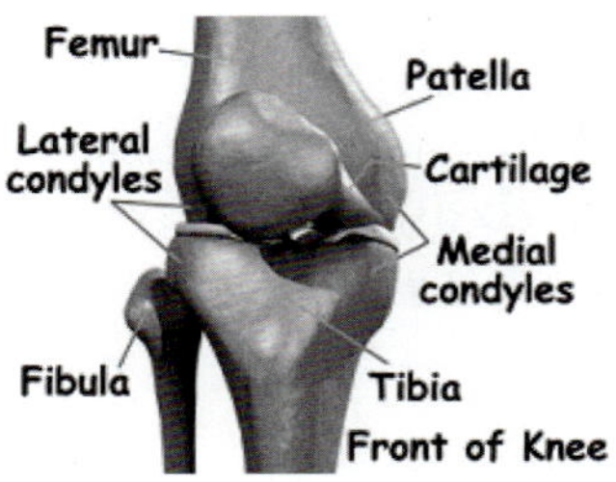

무릎 관절의 모형도

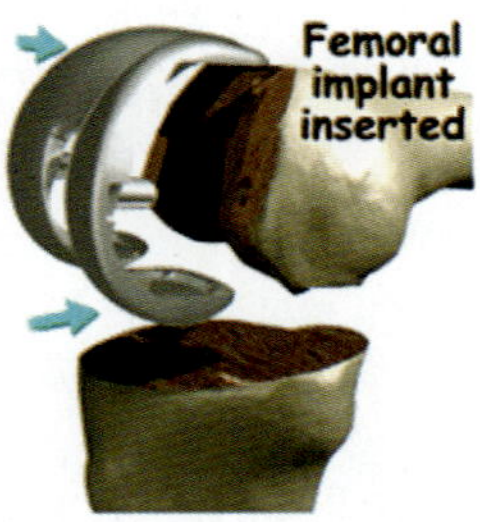

인공관절을 대퇴골에 끼우는 모습

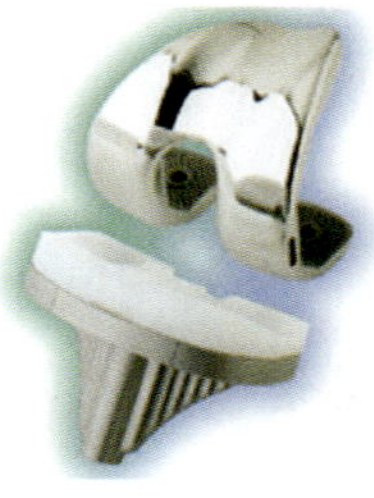
무릎 인공관절의 모형도

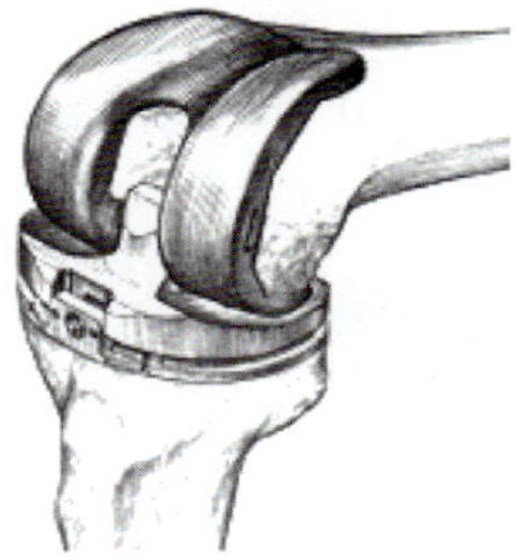
인공 관절 성형의 모형도

	A 선생님	B 선생님
개요	양쪽을 한꺼번에 한다 (심장이나 다른 내과적으로 문제가 있는 경우는 2주씩 나누어 하는 경우도 있다) · 장점 : 재원일수가 짧아 입원비가 적게 든다. · 수술통증을 한번만 겪으므로 심리적 불안감이 적다. · 단점 : 수술시간이 길어 감염에 노출될 가능성이 많다. · 출혈량이 많고 마취시간이 길어 노인환자에게 위험성이 크다. · 재활이 늦다.	2주씩 나누어서 시행한다. · 장점 : 수술시간이 짧아 감염에 노출될 기회가 적다. · 출혈량이 적고 마취시간이 짧아 노인환자에게 유리하다. · 수술 후 재활이 빠르다. · 단점 : 수술통증을 두 번 겪어야 하므로 심리적 불안감이 크다. · 재원일수가 길어 입원비가 많이 든다.
Skin prep.	· Shaving → alcohol, hibitan, betadine으로 닦고 방포, EB를 이용하여 감고 OS 바지를 입혀둔다. · shaving시 상처 생기지 않도록 주의 한다.	· Shaving만 시행하고 OS바지를 입혀둔다.
보조기	· 보통은 EB만 compression을 하나 수술 중 event에 따라 knee immobilizer를 채우기도 한다(fracture로 추가 fixation을 했거나 ligament laxity가 있고 osteoporosis가 심한 경우 등).	· routin으로 knee immobilizer를 채운다(보통 POD#7~10일 후 다리에 어느 정도 힘이 생기면 immobilizer를 제거하고 걸을 수 있으나 수술 중 문제가 있거나 osteporosis가 심한 경우는 주치의 의견에 따라 4~6주 더 채우기도 한다).
운동	· Active ROM POD #2일 ROM 시작 POD #4일 Walking(한짝) POD #5일 Walking(양짝) POD #9일 RM에서 stair walking을 배운다.	POD #7일까지 천천히 ROM시킨다. POD #2일 ROM과 Walking 동시에 시작 POD #7일부터 knee sling exercise 시작
퇴원	POD #12~13일 OPD f/u 퇴원 후 4주	POD #12일 OPD f/u 퇴원 후 6주

(2) 전방십자인대 재건술(ACL reconstruction)

① 정의

슬관절의 불안정성을 없애고 안정되게 활동하여 조기에 퇴행성 관절염이 발생하는 것을 막기 위해 시행하는 수술이다.

② 적응

활동적인 운동을 계속하고자 하는 환자로서 회전 시에 불안정성이 심할 때

Grade3의 다른 중요 인대 손상이 동반될 때, 전방십자 인대 건열 골절 시, 봉합이 가능한 반월상 연골의 파열이 동반된 경우 시행한다.

	A선생님	B선생님
이식건	BPTB(bone patella tendon bone)	Homstring tendon graft BPTB(bone patella tendon bone)
보조기	· ACL brace · 보통 수술 후 knee 30도 각도로 flexion하여 고정하고 수술 후 약 3주가 지나면 brace 각도를 30도에서 70도 까지 움직일 수 있도록 풀어준다.	· 수술 후 한달까지 부동 · 수술 후 한달 이후 각도 보조기로 외래에서 바꾼다.
운 동	· POD #2일 hemo-vac 제거 후 · ROM, walking 시작 · CPM 30~70도로 시작하여 보통 POD#2주 발사까지 90도, 4주까지 120도까지 가능하도록 운동 · NWBCW · 퇴원 시 CNS가 수건으로 하는 ROM운동을 교육한다.	· POD#1일 Hemo-vac 제거 후부터 · ROM 걷기 시작 · ACL recon만 수술했거나 meniscal repair을 한 경우는 repair정도에 따라 ROM이 달라진다. · 결론 : ROM은 회진 후 결정하며, extension은 30도가 아니고 0도임
퇴 원	POD #12~13일 OPD F/U : 퇴원 후 4주	POD #12일 OPD F/U : 퇴원 후 6주

(3) 관절내시경 수술

① 정의

피부를 조금 절개하고 관절내시경을 삽입하여 모니터 화면을 보면서 진단 및 치료를 하는 수술이다.

② 적용

유리체, 외상으로 인한 반월상 연골판 손상, 전방 및 후방 십자인대의 손상

슬개골 연골 연화증, 퇴행성 관절염, 화농성 관절염, 통풍성 관절염, 활막염 및 추벽증후군, 박리성 골연골염, 골연골손상, 무릎주위 골절, 무릎 관절 유착증, 어깨관절의 경우 회전근개의 손상, 외상으로 인한 손상, 어깨관절의 탈구, 관절순의 손상, 유리체, 퇴행성 관절염, 활막염, 류마티스 관절염, 상완 이두건의 파열, 오십견, 화농성 관절염

③ 장점

a. 수술 절개 부위가 작아 빠른 시간 내에 일상생활로 복귀할 수 있다.

b. 수술 후 통증이 적다.

c. 카메라를 통해 관절 속을 직접 보는 것이므로 진단이 정확하다.

d. 진단과 수술이 동시에 가능하다.

e. 출혈이 적고, 감염의 위험이 적다.

f. 입원 기간과 비용이 줄어든다.

(4) HTO(High Tibial Osteotomy)

① 정의

체중 부하축을 건강한 쪽으로 이동시키는 수술, 뼈의 모양이 정상이 아니면 이것을 교정하기 위하여 뼈를 잘라서 바르게 만들어 준 다음 다시 붙여주는 수술이다.

② 적응

슬관절이 절반만 닳아 있고 나머지는 건강한 경우, 비교적 젊은 나이의 osteoarthritis 환자, 활동이 많은 경우에 시행한다.

Ⅸ. 산부인과

1. 부인과 질환

1) 난소의 양성 종양

(1) 종류

① 기능성 난소 종양(Functional ovarian tumor)

난소의 난포가 난포발달과 배란과정 중 파열되지 않으면 한 층 이상의 과립막세포로 덮힌 난포낭종이 발생할 수 있고, 이와 비슷하게 황체가 낭성이 되거나 출혈이 된 14일 후에도 정상적으로 퇴행하지 않을 때 황체낭종이 생긴다.

이외에도 HCG 호르몬이 비정상적으로 높을 때에도 황체낭종이 발생할 수 있다. 협막황체낭종(theca-lutein cyst)은 포상기태나 융모성 상피종이 있는 환자에서 HCG 호르몬 증가와 연관되어 발달할 수 있고 성선자극 호르몬이나 clomiphene으로 배란유도를 한 환자의 경우 협막황체낭종이 발생할 수 있다.

기능성 장애인 다낭성 난소 질환(Polycystic ovary syndrome)은 희발월경과 무배란이 특징적인 임상징후이며, 양측성으로 난소가 증대된다. 50% 이상의 환자에게 무월경이 나타나고 테스토스테론 호르몬이 상승하며 남성화 현상은 드물지만 다모증이 70%에서 나타난다. 비만증과 불규칙적인 무통성 자궁 출혈이 흔히 일어난다.

난소의 난포낭종은 보통 무증상이고 단낭(uni-locular)이며 지름이 6~8cm 이상 되는 것은 매우 드물다. 보통 다음의 월경주기 중에 퇴행한다. 일반적으로 황체낭종이 난포낭종 보다 크며 더 단단하거나 충실성이기 쉽고 동통과 복강자극증상을 보다 더 유발하기 쉽다. 이외에도 다음 월경이 지연될 수 있다. 기능성 난소낭종의 육경이 꼬여 경색이 오는 경우 동통과 압통 및 반동 압통 및 중증도의 백혈구 증가가 발생한다. 기능성 난소낭종이 파열하여 급성적인 하복부 동통이 발생하고 종종 심각한 혈액복막(hemoperitoneum)이 발생한다.

② 신생성 난소 종양(Neoplastic ovarian tumor)

난소의 종양은 세포 양상에 따라 상피세포성(epithelial), 기질성(stroma) 그리고 생식세포성(germ cell)의 세 군으로 나뉘며 군으로 볼 때는 상피세포성이 가장 흔하며, 개별적으로는 양성 종양 중에서 생식세포 종양인 낭종성 기형종이 가장 흔하다. 혼합종양(mixed tumors)은 1개 이상의 세포 형태가 섞여 있는 것을 의미한다.

a. 상피세포성 난소종양

b. 기질성 난소종양

c. 생식세포 종양

d. 혼합성 난소종양

(2) 증상

양성 난소 종양의 임상적 징후는 종종 특징적이지 않아서 모르고 지나기 쉽다. 대부분의 양성 난소 종양은 꼬이거나(염전) 파열되지 않는 한 징후가 없고 보통 매우 느린 속도로 커져서 시간이 많이 지나 복부둘레가 커지거나 주위 조직을 누르게 되어 징후가 보이기까지는 잘 모른다. 주위 조직을 압박하여 나타나는 징후는 방광과 위장관의 기능부전, 호흡곤란, 정맥류, 부종 및 요통을 들 수 있고, 이외에도 낭종의 유착으로 인해 성교통이 발생할 수 있으며 기능성 낭종같이 호르몬을 분비할 때 월경 장애가 발생된다.

골반통이 있는 경우에도 육경이 꼬이지 않는 한 아주 미약하고 간헐적이며 일단 경색이 발생하면 심한 통증과 압통을 동반한다.

난소 종양이 꼬이면(torsion) 자주 신장의 산통과 같은데 장골와에서 시작하여 옆 구리로 방사되는 통증을 보인다. 오심과 구토가 흔하고, 경색이 되면 복강자극으로 인해 장골 서혜부 및 서혜부, 넓적다리의 전면과 외생식기의 내면에 분포되어 있는 생식 대퇴 신경으로 통증이 방사된다. 드물게 낭종 내 출혈이나 압력으로 인해 자연히 파열되어 통증과 복강자극 증상을 가져온다.

(3) 합병증

난소 종양의 합병증은 종양의 염전, 파열, 낭종 내 출혈, 악성 암으로의 변화 및 분만 진행 방해를 가져오는 것이다.

(4) 관리

난소의 어떤 신생물도 현미경 검사와 개복 수술을 통해 확증될 때까지 양성이라고 추측해서는 안된다. 개복 시에 복수가 있으면 수집하여 세포학 검사를 해보아야 한다. 치료는 환자의 나이, 임신 희망 여부, 종양의 종류에 따라 다르다.

2) 난소암

(1) 정의

난소암이란 여성 생식과 호르몬 분비에 중요한 역할을 담당하는 난소에서 발생하는 암이다. 난소 상피세포암은 세포 형태에 따라 장액성, 점액성, 자궁 내막양 난소암, 투명세포암 및 드물게 악성 브래너(Brenner) 종양으로 나누어지며, 그 외에 미분화세포암, 미분류 난소암도 포함된다. 이들 상피세포 종양들은 다시 양성, 악성, 및 경계성으로 세분된다.

(2) 위험 요인

① 배란

가장 크게 생각하는 위험 요인이다. 일생에서 배란기가 많은 경우는 그렇지 않은 경우에 비해 난소상피암의 발생 위험을 높인다. 또, 경구 피임약을 5년 이상 장기 복용하는 경우에 그렇지 않은 여성에 비해 난소상피암의 발생이 낮았다.

② 유전 요인, BRCA1 또는 BRCA2 유전자의 돌연변이 및 이상 변화

대부분의 난소암은 유전적이지 않으며, 5~10%만이 유전적 성격을 갖고 있다. BRCA1 또는 BRCA2 유전자의 돌연변이 및 이상 변화가 있을 경우 난소암의 위험도가 높아지며, 모친이나 자매가 난소암에 걸린 경우는 그렇지 않은 경우에 비해 난소암에 걸릴 확률이 더 높아지는 것으로 알려져 있다.

③ 유방암, 자궁내막암, 또는 대장암을 앓았던 기왕력

유방암, 자궁내막암, 대장암을 앓았던 적이 있는 여성에서 난소상피암의 위험도가 높다.

④ 환경적 요인

석면과 활석 및 방사선 동위 원소에 노출된 경우도 난소상피암의 발생과 관계가 있다. 이는 석면이나 활석 분말 입자가 자궁, 난관을 통하여 복강 내에서 복막자극을 일으켜 난소상피암을 유발시키는 것으로 추정되고 있다.

(3) 일반적 증상

난소상피암은 암이 상당히 진행하기까지 특별한 증상이 나타나지 않는 경우가 많은데 간혹 증상이 나타나는 경우도 그 증상이 하복부나 복부의 불편감, 통증, 소화기 장애에 의한 증상 등과 같이 비특이적이고 불분명하여 다른 질환으로 오인하여 진단이 늦어지는 경우가 많다. 흔히 나타날 수 있는 난소상피암의 일반적인 증상은 다음과 같다.

복통, 복부팽만감, 복부팽대, 복강 내 종괴, 비정상적인 질출혈이 있고 비뇨기 증상으로는 빈뇨, 배뇨곤란과 대하증, 오심, 구토, 변비, 요통 등이 있을 수 있다.

(4) 진단 방법

환자가 호소하는 증상과 신체검진을 통해 난소상피암이 의심되면 골반내진, CA-125 종양표지자 혈액 검사, 경질 초음파, 전산화단층촬영(CT), 자기공명영상(MRI) 등이 있다.

(5) 치료방법

치료 방법에 영향을 미치는 요인으로는 암세포의 유형, 암세포의 분화도, 암의 진행 상태(병기), 환자의 연령, 환자의 전반적인 건강 상태 등이 있다.

① 수술

일차적인 치료 방법으로 종양을 제거하는 목적 이외에도 난소암을 확진하고 암의 진행 상태를 알기 위해 반드시 시행하는 치료이다. 난소암의 수술 방법과 수술 범위 및 수술 가능성은 암의 진행 상태(병기), 암세포의 유형, 암세포의 분화도, 주위 조직과의 유착 정도, 복수의 유무, 암의 한쪽 난소 국한 또는 양측 난소 침범 여부, 환자의 연령 등에 따라 다르다. 수술 후 발사 기간은 환자의 개복 및 수술 범위에 따라 다르며 보통은 7일째 half stitch out, 9일째 total stitch out, 11일째 retension stitch out을 시행한다.

② 항암화학요법

난소암은 항암화학요법에 비교적 잘 반응하는 암으로, 수술과 더불어 중요한 난소암의 치료 방법이다. 항암요법의 치료 기간과 횟수는 암세포의 종류, 항암제의 종류, 치료에 대한 반응률, 부작용의 정도에 따라 다르다. 항암제의 투여 방법에는 정맥 주사, 근육 주사, 경구 등이 있으며 최근에는 복강 내 카테터를 넣어두고 항암제를 투여하는 복강 내 항암화학요법이 많이 시도된다. 항암제의 부작용은 다양하지만 가장 흔한 증상들에는 백혈구 감소, 혈소판 감소, 탈모, 오심, 구토, 손발 저림 등이 있고 특히 항암제 투여 후 약 7일 정도에 백혈구 감소가 가장 심하게 일어나므로 외래를 방문하거나 가정간호로 CBC 체크를 시행한다. 결과에 따라 백혈구 생성을 촉진하는 약제를 투여하게 된다.

③ 방사선 치료

방사선 치료는 방사선을 조사하여 수술에서 제거하지 못한 암세포를 소멸시키는 것으로 고 에너지 X-선을 체외로부터 조사하는 방법과 방사성 인(32P) 용액을 복강 내로 주입하여 내부로부터 복막의 표면을 조사하는 방법이 있다. 요즘은 거의 사용되지 않는다.

(6) 재발을 발견하기 위한 검진 방법

난소암 치료 후 재발 및 전이를 조기에 발견하는 것은 매우 중요하고 전이 병변을 조기에 발견하면 보다 효과적인 치료가 가능하며, 재발되지 않았다는 사실도 확인할 수 있다. 대개 치료가 끝난 뒤 차이가 있을 수 있으나, 일반적으로 수술 후 첫 1년은 1~3개월마다, 2~3년은 3~6개월마다 그리고 수술 후 4~5년은 6개월~매년 외래 방문을 통하여 문진, 골반진찰, CA-125 혈액 검사 등을 하게 된다. 그 외 검사는 환자가 호소하는 특이적인 증상, 의사진찰 및 혈액 검사 결과 등에 따라 정밀 검사가 필요한 경우 흉부 X-선

검사, 초음파 검사, CT, 그리고 MRI, 양전자방출단층촬영(PET) 등을 추가로 실시할 수 있으며 평소와 다르게 어떤 증상이 있거나 지속될 경우 반드시 담당 의사와 상의한다.

(7) 난소암 재발 시의 치료 방법

난소암이 재발한 경우, 환자가 이전에 투여한 항암제에 감수성이 있고, 수술로 완전 제거가 가능한 상태라고 판단될 경우에 2차 수술을 하게 된다. 이때에도 수술의 목적은 가능한 많은 암조직을 떼어내는 것이며, 잔류 암 조직의 크기가 작을수록 환자의 생존율은 높아진다. 암의 재발이 광범위하게 일어나 절제할 수 없는 경우에도 증상을 완화시키기 위한 수술을 시행할 수도 있다. 수술 이후에도 이전에 투여한 항암제를 다시 사용하여 치료하는데 항암제의 투여에도 불구하고 종양이 진행하여 환자가 항암제에 대한 내성을 가지고 있다고 판단되면, 기존에 쓴 항암제가 아닌 다른 종류의 항암제를 조합하여 치료하게 된다. 대부분의 재발 암은 수술 보다는 1차 항암제 사용 후 무병 기간에 따라, 또 환자의 체력 정도에 따라 항암제를 선택하여 항암화학요법을 시행하는 것이 보통이다.

3) 자궁경부암

(1) 정의

자궁경부암이란 자궁의 입구인 자궁경부에 발생하는 여성 생식기 암이다.

(2) 위험 요인

① 감염의 요인으로 인유두종바이러스(HPV)의 감염이 주요인이며, 인체면역결핍바이러스(HIV)의 감염도 연관이 있다.

② 환경의 요인으로 여러 남성과 성관계를 가진 여성, 여러 명의 여성과 성관계를 가진 배우자를 둔 여성, 17세 이전의 이른 성관계를 가진 여성, 남편의 포경이나 음경암의 요인이 있다.

(3) 증상

비정상적인 질 출혈과 악취가 나는 질 분비물의 증가, 주위 장기를 침윤하면 요관이 폐쇄되어 골반통이나 요통이 있을 수 있고 체중 감소가 오기도 한다.

(4) 진단 방법

자궁경부암의 예방을 위해서는 조기 검진과 꾸준한 검진 참여가 가장 효과적인 방법이며, 일반적으로 건강한 생활을 위해서는 신선한 채소 및 과일을 충분히 섭취하는 것이 좋다.

① 의사의 진찰

자궁경부암이 질, 골반, 방광, 직장 등으로 침범되어 있는지를 확인하기 위하여 시행하며 내진과 자궁경부 질 세포 검사를 통하여 자궁경부의 이상 여부를 알 수 있다.

② 질 확대경 검사

자궁경부 질 세포 검사나 육안 관찰에서 이상이 있을 경우 질 확대경 검사(Colposcopy)를 시행하게 되는데, 이는 자궁경부의 비정상 부위를 질 확대경으로 확대하여 자세히 보는데 필요한 부위의 조직 검사를 동시에 시행할 수도 있다.

③ 조직 검사

조직 검사는 자궁경부에서 작은 조직을 떼어내어 염색한 후 현미경으로 조직을 관찰한다.

④ 원추절제술

원추절제술은 자궁경부암의 침윤 정도를 확인하는 진단 뿐 아니라 치료로도 이용할 수 있다. 이것은 자궁경부를 원추 모양으로 잘라내는 것으로써 상피내암이나 일부의 미세침윤성 자궁경부암에서는 절제된 부위로 암세포가 모두 제거되었다고 판단되면 치료가 끝날 수도 있다. 그러나 원추절제술 후 침윤성 자궁경부암이 확인되는 경우에는 추가적인 수술이 시행되어야 한다.

⑤ 방광경 및 S결장경 검사

자궁경부암이 방광 및 직장의 점막을 침범했는가를 확인하기 위하여 시행하는 검사이다.

⑥ 경정맥 신우조영술(IVP)

암이 요관, 방광 요도 등의 장기에 침범해 있는지를 확인하기 위한 검사이다.

⑦ 전산화 단층촬영(CT)검사 및 자기공명영상(MRI)

내진, 방광경검사, S결장경 검사 등으로는 자궁경부암 치료방법 및 예후 결정에 가장 중요한 자궁경부 주위 조직의 침윤 및 림프절 전이 여부를 알기 어려워, 최근에는 전세계적으로 전산화단층촬영(CT), 자기공명영상(MRI) 등을 시행하고 있다.

⑧ 양성자 방출단층촬영(PET)

암세포의 대사를 영상화함으로써 암의 유무 및 분포를 보여주는 최첨단 검사이다. 전신이 촬영되며 암조직이 정상 조직에 비해 뚜렷하게 나타나는 장점이 있고, 다른 검사로 찾기 어려운 원격 전이, 재발 등을 밝히는데 도움이 된다.

(5) **치료**

① 전암성 병변

원추절제술만으로 완치가 가능하며 치료 후 임신이 가능하다. 그러나 향후 임신을 원하지 않는다면 자궁적출술이 권고된다.

② 침윤성 자궁경부암

대부분 광범위 자궁적출술이나 항암화학 방사선 치료를 받게 되며, 경우에 따라 두 가지 이상의 치료법을 병행하기도 한다. 수술은 환자의 병기나 내과적 상태에 따라 복강경을 이용할 수도 있다.

(6) **수술로 인한 합병증**

① 급성 합병증

수술 직후에 일어나는 합병증으로 출혈, 장폐색, 혈관 손상, 요관 손상, 직장파열, 폐렴, 폐색전증 등이 있으나 최근 수술법의 발전으로 매우 드물다.

② 만성 합병증

방광이나 직장의 기능 부전이 가장 대표적이다. 원인은 침윤성 자궁경부암으로 수술하는 경우 근종이나 기타 양성 질환으로 수술을 하는 경우와 달리 광범위 자궁 적출 및 림프절 절제술을 동시에 시행하기 때문에 이러한 경우 방광이나 직장으로 들어가는 신경 조직이 많이 손상되기 때문에 수술 후 배뇨나 배변에 장애가 올 수 있다.

4) 자궁근종

(1) **원인**

결체 조직이나 자궁 동맥혈관의 평활근 세포에서 발생할 수도 있지만 대부분은 자궁의 평활근 세포에서 발생하는 것으로 보며 확실히 규명된 것은 아니지만 성숙한 근세포가 아닌 미숙한 근세포에서 발생한다는 Mayer의 견해에 대부분의 학자가 동의하고 있다.

근종의 성장은 분명히 에스트로젠 호르몬에 의존적인데 이는 난소의 기능이 왕성할 때 근종이 잘 자라고 초경 이전이나 폐경기 이후에는 발생이 드물며 폐경기 후에는 근종의 크기가 감소하는 것으로 알 수 있다.

(2) **근종의 종류**

자궁의 경부에는 5~10% 발생하고 체부에 대부분이 발생하는데 인대 사이에 발생하는 근종은 광인대의 두엽 사이에 그리고 여러 자궁의 인대들 사이에 발생하며, 체부의 경우에는 점막하층, 간질층(근층 내) 및 장막하층에 발생한다.

① 점막하 근종(Submucous myoma)

자궁내막 바로 아래에 발생하며 자궁근종의 5%에 해당한다. 작은 크기로도 출혈의 원인이 되기 쉽고 육종변성(sarcomatous degeneration)의 위험이 많다. 어떤 경우는 점막하근종육경을 이루며 자라나 자궁경부나 질 내로 이탈되기로 하는데 이러한 근종의 표면은 괴사, 출혈, 감염이 되기 쉽다.

② 간질 또는 근층 내 근종(Interstitial, Intramural myoma)

자궁 근층에 발생하며 크기가 크고 다발성일 때는 자궁이 현저히 커지고 결절(nodule)이 뚜렷하며 견고해진다.

③ 장막하 또는 복막하 근종(Subserosal, Subperitoneal myoma)

자궁을 덮고 있는 복막 바로 아래서 발생하고 육경성으로 자라서 난소 종양으로 오진되기도 한다. 임신 중에 종양 표면을 지나는 혈관이 터져 다량의 복강 내 출혈이 생길 수 있다.

(3) 증상 및 징후

근종의 대부분은 무증상이나 근종이 하복부로 돌출될 때 하복부에 덩어리가 촉진되며 자주 불편감, 골반의 압박감, 울혈, 하복부의 중압감, 배가 부른감을 호소하며 월경 과다가 오기도 한다.

(4) 진단

증상과 징후들, 복부촉지, 양손골반진찰, 초음파 검사등을 우선적으로 시행하여 진단하며 기타 자궁내막소파술, 신우조영술, 방광조영술 및 단순 복부촬영 등의 X-선검사 및 자궁경 검사, 복강경 검사 등으로 진단한다.

(5) 관리

① 고식적 치료

수술은 서두르지 않으며 작은 근종이 발견되면 6개월 마다 정기 검진을 한다.

② 호르몬 요법

이는 출혈을 예방하기 위한 일시적 요법으로 수술하기 앞서 내과적 문제를 해결할 때까지의 지연 방법이다.

③ 수술 요법

자궁내막 소파술, 근종절제술 및 자궁절제술이 시행된다. 근종의 위치, 크기, 복강내 유착 및 기타 질환의 동반 여부에 따라 수술 방법이 결정되며 개복 수술 이외에 자궁경 수술, 복강경 수술 등이 사용될 수 있다.

2. 수술 환자의 가정간호

1) 수술명

(1) 산과

① C/S(Cesarean Section)

(2) 부인과

① TAH(Total Abdominal Hystrectomy)

② LAVH(Laparoscopiccally Assisted Vaginal Hystrectomy)

③ LSO/RSO(Lt/Rt Salpingooophorectomy) : by Laparoscopy or Laparotomy

④ LS/RS(Lt/Rt Salpingectomy) : by Laparoscopy or Laparotomy

⑤ A-P repair(Anterior-Posterior Vaginal Repair)

⑥ Hysteroscopic operation(one day surgery)

⑦ TVT(Tension-free Vaginal Tape Placement)

특별히 고안된 synthetic(prolene) mesh tape이 bladder neck 아래에 위치하여 hammock처럼 urethra를 지지하여 요실금을 예방한다.

⑧ TOT(Transobturator Tape Placement)

UraTape(non-woven, non-elastic polypropylene tape)이 두 개의 obturator foramen(폐쇄공 : 치골과 좌골 사이에 있는 큰 구멍) 사이에 요도의 중앙 아래로 수평으로 삽입된다.

2) 재원 기간 및 발사

(1) C-Sec : Pfannenstiel's incision(가로) → 5박 6일 재원, POD#4에 발사 및 퇴원
: lowmidline incision(세로) → 6박 7일 재원, POD#5에 발사 및 퇴원

(2) TAH : Pfannenstiel's incision(가로) → 6박 7일 재원, POD#5에 발사 및 퇴원
: lowmidline incision(세로) → 7박 8일 재원, POD#6에 발사 및 퇴원 4박 5일

(3) Laparoscopic surgery : 3박 4일 재원 POD#2에 퇴원, POD# 5~7에 발사

(4) 암 수술 : 수술의 종류 및 범위에 따라 재원기간 및 발사날짜가 달라지는데 발사는 보통 한번에 하지 않고 보통은 POD#7에 half stitch out 후 POD#9에 total stitch out 을 하고 retension 이 있을 경우 POD#11에 retension을 제거한다.

※ 진단 목적인 경우 당일 수술 센터를 이용하기도 한다.

3) 수술 후 관리

(1) 상처 관리

① 발사 시엔 상처의 감염 증세 및 혈종 유무와 발사 후 bulging이 있는지 확인한다. 혈종이 있을 시엔 저절로 흡수될 수 있도록 복대 등으로 약간의 compression 한다. 매일 혈종의 크기가 커지는지 확인하고, 계속적인 증가 시엔 병원에 내원하게 한다.

② 발사 후에 가정에서의 드레싱은 반드시 시행하지는 않으나 상처에서의 약간의 분비물이 있거나 간지러울 때는 드레싱과 국소용 연고를 도포 하도록 한다.

③ 발사 후 5~7일 후부터는 흉터를 없애기 위해 복강경 수술인 경우에는 콘트락투벡스 겔(CONT-G)이나 KETO-GEL을 제왕절개술이나 TAH인 경우에는 F-sheet(XDM0634, XDM0635) 등을 사용 할 수 있다.

(2) general hygiene

① 발사 후 2~3일 후부터 샤워가 가능하고 통 목욕은 4주 후부터 시행한다. 피곤하지만 않다면, 사우나나 찜질 방의 출입도 가능하나 장시간의 이용은 금한다.

② 수술 후 5~7일이 지나면 출혈성 분비물이 약간 있을 수 있으며, 길게는 vaginal spotting이 한달간 있을 수 있다. 분비물이 선홍색의 출혈이거나 양이 많아 패드를 적실 정도라면 병원 내원을 권유하는 것이 좋다.

③ 산욕부가 아닌 경우에는 2차적인 감염의 위험이 있기에 좌욕은 금하고 tab water로 샤워기를 사용하여 위에서 아래로 흘러내리게 하는 방향으로 가벼운 세척을 하도록 한다. 필요시 처방된 세정제의 사용을 할 수도 있다.

④ 수술 시 질 출혈을 예방하기 위해 거즈로 vaginal packing을 하였을 수 있고 이는 퇴원 전에 주치의가 회음간호 하면서 제거하는 것이 원칙이나 missing하는 경우가 있으므로 환자에게 반드시 주치의가 회음간호를 하였는지 확인하고 필요시에는 회음간호를 제공하면서 거즈의 유무를 확인한다.

(3) 영양관리

① 특별히 금지된 식품은 없으며 소화가 쉽고 자극이 적은 고단백식이를 권유한다.

② 항생제의 사용이 있어 위장장애가 있을 수 있으며 설사 시엔 유산균 음료의 섭취를 권유한다.

(4) 성생활

① 성교는 자궁적출술(복강경수술 포함)이나 제왕절개술 시에 수술 부위의 발사 후 4주

정도에 주치의 진찰 후 가능하다. 기타 수술의 경우는 수술 후 7일 정도부터 환자의 condition 에 따라 가능하다.

② 피임은 수술 후 6개월간은 남자 쪽에서 시행하고 여자는 6개월 이후부터 실시한다.

③ Cervix cancer인 경우에는 질 점막의 건조증이 있기 때문에 성교 시 통증이 수반될 수 있기에 성교를 기피하는 경우가 많다. 이는 더욱 건조증을 야기 시킬 수 있기에 규칙적인 성교로 완화시킬 수 있으며 필요시엔 K-Y jelly 등의 사용으로 성교통을 감소시킬 수 있다.

(5) 운동 및 일상생활

① 수술 후 조기 운동이 회복에 도움이 된다. 수술 후 한달간은 힘든 운동은 피하고, 걷는 운동(휴식을 가미한 산책)과 stretching exercise를 시행한다.

② 수술로 손상된 근육 재 강화를 위해 복부강화운동을 시행한다.

– 복식 호흡, pelvic tilt

③ 적어도 6주 동안은 무거운 물건을 드는 것을 피하고 가벼운 일상생활을 한다.

④ 골반울혈을 증가시키는 일(자전거 타기, 장시간 앉기)등을 삼가 한다. 코르셋, 거들이나 웨이스트 니퍼와 너무 조이는 옷의 착용도 피한다.

(6) 투약지도

① 부작용의 유무 및 투약의 이행도 확인 - 병원에서 처방된 약만 복용

② 한약이나 건강 보조식품의 복용 유무 확인하고 적어도 4~6주 후에 주치의와 상의 후 복용하도록 한다.

(7) 임신, 배란, 생리 관련 교육

① 임신은 수술 후 적어도 3개월 후에 시도하도록 한다. 제왕절개술은 수술 후 1년이 경과한 다음에 임신을 하는 것이 권고된다.

② 자궁내막증 동반 시 수술 후에도 4~6개월간 4주마다 외래에 내원하여 XD-LEU(Lucrin Depot injection : gonadotropin releasing hormone analog), Zoladex(XGOSE)를 복부 또는 상완에 피하 주사한다. 이것은 에스트로겐을 감소시켜 일시적인 폐경을 유도하여 이상 부위에 발생된 자궁내막 조직을 없애기 위함이고 이때 개개인에 따라 무월경, 불규칙한 월경, 규칙적인 월경이 있을 수 있으며, 이는 정상 수준이고 약물의 효과는 모든 경우에 나타난다. 잠시 폐경을 경험하기 때문에 갱년기 증상이 있을 수 있음을 교육한다.

③ 폐경 시기는 아닌데 양측 난소를 모두 제거한 경우에는 여성 호르몬제를 복용하는 것에 대해서는 주치의와 상의한다. 한쪽 난소만 제거한 경우에는 남은 한 개가 보상작용을 하여 거의 100% 정도의 기능을 회복하여 담당한다.

(8) 수술 후 증상

① 수술 후 요통, 전신 쇠약감, 근육통, 저린감, 두통 등의 증상이 2~4주간 동반될 수 있다.

② 수술 후 길게는 6~12개월 까지 "다리에 힘이 없다"라는 호소를 할 수도 있다.

(9) 가정간호 방문

: POD# 5~6일 째 방문한다.

(10) 가정간호 내용

번호	부인과 수술환자 관리 체크리스트	시행여부
1	발사 후 상처 부위의 관리 혈종 유무 관찰 및 관리	
2	성생활 관련 교육	
3	질 분비물 사정 및 관리(회음간호)	
4	영양(식이교육)	
5	배변 · 배뇨 사정 및 관리	
6	General hygiene(샤워, 목욕)	
7	임신, 생리, 배란에 대해 관리(홀몬제 복용, 피임 및 가족계획)	
8	자궁내막증 시 홀몬억제제 투여 및 무월경(외래 F/U, 피임)	
9	투약관리(부작용, 한약복용 및 기타 약물혼용)	
10	기타 수술 후 증상 관리(요통, myalgia, 저린감, 두통 등)	
11	수술과정 설명(가스사용, 복부팽만감과 장운동감소, 소화불량)	
12	기타 질문에 대한 관리	

3. 부인과 항암화학요법 환자 간호

가정간호는 병원에 가지 않고 익숙한 환경인 자신의 집에서 치료를 받음으로 인한 시간, 의료비용 및 노력 절감 및 전문가의 충분한 설명과 교육으로 부인과 항암화학요법 환자들의 치료 만족도 상승을 꾀하고, 불필요한 장기 입원을 줄여 병상 회전율을 높여 입원 대기율을 감소시킬 수 있는 장점이 있다. 이에, 부인과 항암화학요법 환자들을 위한 내용들을 정리하면 다음과 같다.

1) Post chemotherapy CBC check에 따른 관리 내용

(1) 항암화학요법 치료 끝난 후 7~10일 사이에 check한다.

(2) ANC(Absolute Neutrophil Count) 500 미만 : G-CSF제제 투여 후 ANC 1000 이상이 될 때까지 투여한다.

(3) ANC 500 미만 and 38.0도씨 이상의 Fever가 발생하면 응급실을 방문토록 한다.

(4) ANC 500~1000 : 환자의 개별적인 상황에 따른 management가 필요하다. (observation or G-CSF제제 투여)

(5) Lab 또는 증상이 조절되지 않을 경우, 진료과와 협의가 필요하다.

2) 영양제 및 fluid therapy

(1) 항암화학요법 치료 후 식사를 못하거나 영양 결핍 등의 증상 발생 시에 구강 섭취 정도에 따라 실시한다.

(2) 환자의 요구가 있을 경우 의료진의 판단에 따라 투여한다.

(3) Lab 또는 증상이 조절되지 않을 경우, 진료과와 협의가 필요하다.

3) Terminal stage 환자 관리

— 진료과와 협의 후 환자에 따라 개별적인 치료 계획을 수립 후 시행한다.

(1) Pain control

(2) 영양제 및 fluid therapy

4) 주요 사용 항암 PROTOCOL

(1) Taxene/carboplatin

(2) Taxene/cisplatin

(3) Topoisomerase I inhibior(Camtobell, Hycamtin)

X. 비뇨기계

1. 방광암

1) 원인

방광암의 원인이 될 수 있는 소인은 여러 가지가 있으며 흡연과 관계가 가장 많다. 골반의 방사선 조사(pelvic radiation), cyclophosphamide의 사용과 azathioprine 치료는 종양발생의 위험을 높인다.

2) 종류

방광암은 소변과 직접 접촉하는 이행상피세포에서 유래한 이행상피세포암이 90%로 대부분이고, 그 외에도 편평상피세포암, 선암 및 육종 등이 있다. 방광암은 흔히 방광 점막이나 점막 하층에만 국한되어 있는 표재성 방광암과 방광암이 근육층을 침범한 침윤성 방광암 그리고 전이성 방광암으로 나뉜다.

3) 증상

방광암의 첫 증후로 통증이 없는 혈뇨가 가장 많으며 환자의 75%에서 나타난다. 초기의 혈뇨는 보통 간헐적으로 나타나며 병이 진행되면 빈뇨와 배뇨장애를 호소하게 되며 폐색증상이나 누공증상을 발견할 수 있다.

4) 진단

진단을 위한 검사로 전산화단층촬영(CT), 요로조영술, 방광경 검사, 생검, 흉부촬영, 생물학적 표시(biological markers) 등이 있다.

5) 치료

방광암의 치료 방법 결정에는 병의 진행 정도인 병기가 가장 중요하며 그 외 암세포의 분화도, 환자의 전신상태 등에 따라서 가장 적절한 치료 방법을 선택하게 된다.

(1) 경 요도 방광암 절제술

내시경을 이용하여 방광암을 절제하고 방광벽 침윤상태를 결정한다. 방광은 점막, 점막하층, 근육층, 지방층 4층으로 구성되어 있다. 그래서 방광암을 구분할 때, 크게 ① 점막에만 국한된 상피내암이나 ② 점막 또는 점막하층에 국한된 표재성 방광암과 ③ 근육층 이상을 침범하였으나 방광 밖으로는 퍼지지 않은 침윤성 방광암 ④ 림프절 또는 다른 장기로의 전이가 있는 전이성 방광암으로 구별하고 이들 구분에 따라 치료 방법을 결정한다.

(2) 방광 내 약물치료

경 요도 방광암 절제술 후 표재성 방광암으로 진단되면 시행한다.

① 항암제를 방광 내 주입하기도 한다.

② BCG 방광 내 주입 : 최근에 BCG(Bacille calmette-Guerin)를 방광 내 약물로 흔히 사용한다. 현재 이것은 예전에 쓰던 약제보다 좀 더 효과적인 것으로 생각되며 특히 암 1단계와 상피내암에서 효과적이다. BCG 방광 내 주입 면역요법이 대표적인 치료 방법이며 주 1회씩 대개 6주에 걸쳐 방광에 BCG균을 주입하며, 추가적으로 유지요법을 사용하기도 한다. 일반적으로 치료 효과는 BCG 면역요법이 항암제 주입요법 보다 뛰어난 것으로 알려져 있으나, BCG 패혈증과 같은 생명을 위협하는 합병증의 위험성이 있으므로 재발의 위험성이 높은 경우와 상피내암이나 분화도가 나쁜 이행세포암의 경우에 대해서 BCG 면역요법을 시행한다.

(3) 식이관리

방광암과 관련된 특별한 식이조절은 없다. 만약 환자에게 방사선 직장항문염(radiation proctitis)이 생기면 저 잔여식이(low residue diet)가 처방된다.

(4) 수술요법 : 방광적출술과 요로전환

① 방광적출술

방광부분절제술과 요로전환이 요구되는 방광적출술이 있다. 남성에서는 방광, 전립선과 정낭을 제거하는 수술로 요도를 함께 제거하는 경우도 있다.

근치방광적출술(radical cystectomy)은 방광 이외에 골반 림프절을 포함해서 제거하는 수술이다. 원격전이가 없는 침윤성 방광암에 대해 시행한다.

② 요로전환

방광을 제거하면 영구적인 요로전환이 필요하며 이를 요로전환술이라 한다.

a. 회장도관 조성술 : 소장의 일부인 회장의 끝부분을 이용하여 양쪽 요관을 한쪽에 연결하고 다른 한 쪽은 복벽을 통과하여 개구시킨다. 소변은 신장에서 요관과 회장도관을 통해 요로개구로 배출된다. 복벽을 통해 비닐주머니로 소변이 계속 흘러나오므로 주머니를 피부에 부착하여야 한다.

b. 비실금형 요로 조성술 : 회장도관 조성술과 마찬가지로 요로개구부를 복벽의 피부에 만드는데, 장의 일부분을 이용해 인공방광을 만들어 요관을 연결하는 방법이다. 이 수술의 경우에는 요로개구부로 새어 나오지 않으므로 부착물을 착용하지는 않고, 주기적으로 본인이 관을 삽입해 인공방광을 비워야 한다.

c. 자연 배뇨형 대용 방광 조성술 : 장을 이용해 인공방광을 만드는 것은 비실금형 요로 조성술과 같지만, 출구를 요도에 연결하는 방법이다. 앞의 두 가지 방법과는 달리 복벽에 구멍을 내지 않고, 예전과 같이 요도로 소변을 본다는 점이 가장 큰 장점이다.

(5) 전이된 방광암의 치료

이미 전이가 있는 전이 방광암의 치료는 항암화학요법을 시행하는데 전통적인 방법은 4가지의 항암화학요법 치료제를 함께 사용하는 M-VAC(methotrexate, vinblastine, adriamycin, cisplatin) 병합화학요법을 들 수 있다. 치료 반응률은 40~70%정도이며 생존 중앙값은 12개월 정도이다. 최근에는 치료 효과에 있어 M-VAC 요법과 유사하나 부작용의 감소가 기대되는 gemcitabine과 cisplatin 병합요법이 사용되기도 한다. 또한 전신 항암화학요법은 다른 장기에 전이가 있는 경우 외에, 수술 전 혹은 수술 후에 보조적인 치료법으로 시행되기도 한다.

(6) 간호

① 장기간 간호와 자가 간호

비뇨기의 기능을 원활히 유지시키고 합병증을 예방하며 변화된 환자의 몸에 대하여 환자와 그의 가족들이 순응하도록 도와주는 것은 중요한 일이다. 처음에는 인공루를 바로 확인하고 인공요도에 관해서 자연스럽게 이야기할 수 있도록 도와야 한다. 가능한 조기에 환자에게 인공루를 간호하는 방법을 교육한다.

② 요로전환의 효과와 관련된 피부손상의 위험성

요로 전환으로 인해 피부는 끊임없이 자극을 받고 쇠약해질 가능성이 있으며 이를 예방하기 위해서 우선 착용기구가 인공루에 꼭 맞도록 접착시켜서 피부에 요가 닿지 않도록 한다. 주머니를 교체할 때마다 인공루 주위의 피부를 비누와 물로 청결히 하고 건조시킨다. 이른 아침에는 요생성이 서서히 되므로 착용기구의 교환은 가능한 한 이른 아침시간에 하도록 한다.

③ 요냄새 조절과 관련된 지식

냄새는 인공루를 가진 환자에게 따르는 문제이며 심한 악취는 비위생 상태나 알칼리성뇨, 감염, 아스파라거스(asparagus) 같은 음식을 섭취한 후에 생길 수 있으나 이러한 냄새는 조절할 수 있다. 재사용하는 착용기구는 비누와 미지근한 물로 철저히 씻어내고 냄새가 제거되지 않는다면 희석한 식초용액이나 방취제에 적어도 20~30분간 담구어 둔 후 흐르는 물에 헹구어 건조시킨다. 방취제 알약을 주머니에 넣어서 사용할 수 있으며, Methionine의 복용은 암모니아 냄새를 경감시킨다.

④ 요로전환의 효과와 관련된 자가 간호

인공루 환자들은 변화된 체형(body image)을 받아들이고 스스로가 도울 수 있는 독립심을 회복시켜 환자가 집에서 스스로 할 수 있도록 인공루 간호를 위한 준비물품과 방법을 체계적으로 교육한다. 하루에 적어도 2000ml의 수분을 섭취해야 하며 바른 음식과 액체를 선택할 수 있어야 한다. 환자들이 알고 있어야 할 것은 요 색깔의 변화나 배설한 요량, 요가 탁하고 악취가 나는가, 인공루의 색깔의 변화에 대해서 말할 수 있어야 한다. 교육을 실시할 때 환자와 가족을 포함하는 것이 필수적이다. 환자가 퇴원한 후에 추후간호를 하기 위해 가정방문을 통하여 교육하는 것도 매우 큰 도움이 된다.

2. 전립선암

1) 원인

원인은 불확실하나, 요인이 될 수 있는 요소는 여러 가지가 있다. 가족적인 경향이 있으며, 흑인이 백인 보다 호발하나 이런 것이 유적적인 요인인지 환경적 요인인지는 명확치가 않다. 전립선암의 위험이 나이가 들면서 증가하기 때문에 노화에 따른 androsterone의 감소, estrogen과 estradiol의 증가 같은 호르몬 변화와 연관된 것일 수도 있다.

2) 종류

전립선암의 조직학적 분류는 임상적 예후와 가장 밀접하게 연관되어 있는 변수이며 선 조직의 분화 정도, 세포학적 이형성 정도, 핵의 이상소견 등에 따라 분류한다.

3) 증상

초기의 전립선암은 대개 무증상이다. 종양이 서서히 자라서 요도후부까지 이르면 처음에 배뇨장애가 나타나고, 소변줄기의 변화는 없으나 빈뇨가 흔히 나타나며 경우에 따라서 출혈이 된다. 병이 진행됨에 따라 배뇨장애가 나타나고 잔뇨가 증가된다. 전립선암은 조기에 전이될 수 있으며 전립선 주위정맥을 통하여 요추하부나 골반에 전이된다.

4) 진단

(1) 직장수지 검사

(2) 생검

종양이 의심되는 부위에 미세침 생검을 실시하여 조직 검사를 하게 된다. 전립선 생검은 국소마취를 하거나 또는 예민한 환자에게는 짧은 시간 동안 전신마취를 해서 직장을 통하여 실시할 수 있다. 가끔 경한 혈뇨와 발열이 나타날 수 있다.

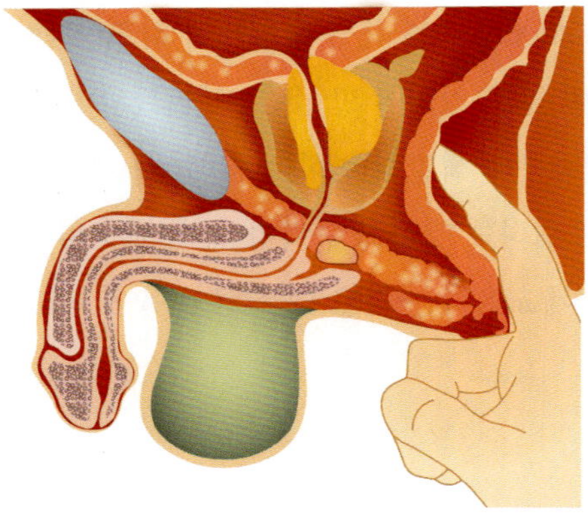

직장수지 검사

전립선암의 진단은 직장수지검사로 전립선을 만져 보는 것에서부터 시작한다. 이 검사는 항문을 통하여 직장 속으로 손가락을 넣어 전립선의 후면을 만져 전립선의 크기, 딱딱한 정도, 주변 조직과의 관계를 조사하는 검사로 간단하고 안전하다. 딱딱한 결절이 있는 경우에는 전립선암을 의심할 수 있다. 물론 직장수지검사에서 만져지는 결절이 모두 전립선암은 아니며 전립선 결핵, 육아종성 전립선염, 섬유화된 전립선염, 전립선 결석 등에서도 결절이 만져질 수 있으므로 이들과의 감별이 필요하다. 또한 병변이 상당히 진행될 때까지 결절이 촉진되지 않는 경우가 많아 직장수지검사만으로 전립선암을 조기에 진단하는 데에는 어려움이 있다.

(3) 기타 진단방법

특이성이 높은 새로운 검사로 전립선 특수항원(prostate specific antigen, PSA) 검사가 있다. PSA 검사는 전립선 암환자를 관리하는데 중요한데 항원수치의 상승은 전립선암이 계속 자라고 있음을 암시해주기 때문이다.

5) 치료

(1) 수술

근치 전립선적출술(radical prostatectomy)은 전립선암 제2기의 치료로 이용된다. 이 수술은 회음부로 하는 것과 치골후부로 하는 것이 있다. 유의할 점은 요실금이 10~15%에서 나타날 수 있다. 발기부전이 50% 이상에서 발생될 수 있다. 고환 적출술은 말기에서의 기본치료로써 수술로 양측고환을 적출하는 것이다.

(2) 방사선요법

방사선 요법의 적용은 종양이 전립선에 국한되어 있을 때와 전이가 되지 않았을 때이며, 또한 많이 진행된 시기, 즉 제3기와 제4기에서나, 호르몬요법에 효과가 없는 종양에서, 수술 후 재발되는 경우 등에서 이용될 수 있다. 전립선에 방사선 물질(198AU나 152I)을 직접 삽입하는 방법이 더욱 발전되고 있다.

(3) **호르몬요법**

호르몬 요법은 수술할 수 없거나 수술 후 전이의 징후가 발견된 경우 적용된다. 호르몬요법은 안드로젠의 근원을 제거하거나 뇌하수체 성선자극 호르몬을 억제하기 위해 혹은 안드로젠 합성을 억제하거나 안드로젠의 작용을 억제하기 위해 실시한다. 안드로젠 차단제인 flutamide(Eulexin)이 최근에 전립선암을 치료하기 위해 개발된 약물이며, 성선자극 호르몬 길항제인 leuprolide(Lupron)나 goserelin(Zoladex) 등이 사용되며, 호르몬은 경구나 근육주사로 투여할 수 있다. 호르몬 요법의 부작용으로 여성형 유방이 나타날 수 있다.

(4) **화학요법**

항암제에는 특수 암세포증식을 억제시키는 여러 가지 약물이 있는데 adriamycin, 5-fluorouracil, cyclophosphamide와 doxorubicin hydrochloride가 있다. 이것은 전립선 암의 말기 환자에게 다른 치료와 병용하든가, 단일 치료로 사용된다. 최근에는 Tacxol 계열의 약물을 많이 사용한다.

제1기와 제2기(stage A, B)는 초기로써 암 조직은 전립선 조직 중에 국한되어 있고 전이는 없으며 치료로는 근치 전립선적출술이나 방사선 조사를 하다.

제3기(stage C)는 국소침윤을 나타내며 때로는 많이 퍼진 암이지만 원격 전이가 없다. 항 남성호르몬치료, 고환적출술 방사선 치료를 한다.

제4기(stage D)는 전립선 주위 조직에 확실한 침윤이 있고 X-선상으로 증명되는 골전이와 혈청 내 산성인산효소가 상승된다. 고환적출술과 호르몬 요법 및 암세포증식 억제제로 치료를 한다.

6) 간호중재

전립선 암환자의 사회심리적, 정서적 간호는 암이라는 사실과 성적인 문제 등이 다루어져야 하기 때문에 매우 다르다. 그들이 걱정하는 것에 대한 배려가 필요하며 이용 가능한 치료법, 죽음에 대한 공포, 불구의 가능성과 질환에 대한 불안, 사회조직 내에서 질병으로 인해 사람들에게 미치는 영향 등에 대해 정보를 제공하고 지지를 하도록 한다.

3. 양성 전립선비대증

1) 원인

원인은 정확하게 알려지지는 않았으나 흔히 내분비장애의 영향으로 추정된다. 테스토스테론과 에스트로겐의 비율변화(감소)로 인해 전립선부 요도 내에 있는 요도선 주위의 진행성 종창의 결과로 여겨진다. 양성 전립선 비대증의 가장 흔한 요인은 노화이므로 예방책이 없다. 조기 진단으로 조기 치료를 받게 되면 요로폐색과 같은 합병증을 예방할 수 있다.

2) 병태생리

양성 전립선 비대증은 세포의 크기 증가 보다는 세포 수의 증가로 인한 것이다. 노화가 진행되면서 요도주위선이 증식하게 되고 점차적으로 커지면서 요도를 압박하게 된다. 양성 전립선 비대증은 요도후부에서 증식되므로 방광내강으로 증대되고 양측 엽에서 증식될 때는 방광하부로 진전하여 직장을 향해 자라게 된다.

3) 증상과 징후

양성 전립선비대증은 특별한 문제없이 오랫동안 서서히 진행된다. 양성 전립선비대증이 있게 되면 처음에는 소변줄기가 가늘어지고 방울방울 떨어진다. 그리고 배뇨 후에도 방광을 완전히 비우지 못한 느낌이 있고, 배뇨곤란과 빈뇨가 있으며 혈뇨가 있을 수 도 있다.

(1) 제1기

주야로 빈뇨가 나타나는데 특히 야간 빈뇨, 배뇨시간의 지연(hesitancy), 배뇨력 감퇴(귀두 끝에서 떨어질 정도)는 일반적인 증상이다. 방광경부 경화증에서와 같이 방광배뇨근의 과로때문에 점차적으로 방광육주형성(bladder trabeculation)이 시작된다.

(2) 제2기

대상기능장애가 나타나기 시작하며 잔뇨의 증가를 보인다. 환자는 배뇨 후에도 완전히 배뇨시키지 못한 느낌이 있다. 배뇨 후 곧 요의를 느끼고 이 때 배뇨하면 소량의 뇨를 배설하게 된다. 도뇨로 잔뇨량을 알 수 있다.

(3) 제3기

잔뇨량이 증가함에 따라 방광의 배뇨력이 악화되는데 이를 대상부전이라고 하며 완전요폐 상태가 되는데 이것을 과도 충만 방광(over distended bladder)이라 한다. 요정체에 의해 요로와 신장에 장애를 초래하게 되어 방광확장증, 양측 요관확장증(bilateral ureterectasis), 신우확장증(uronephrosis) 등을 초래하게 된다. 신장기능은 서서히 잠복성 요독증(latent uremia)이 되고 전신증상으로 안면창백, 식욕부진, 건태(dry tongue)가 나타난다.

4) 진단

진단을 위하여 ① 직장 검사를 포함한 일반적 신체검진 ② 혈액 검사, 요 검사와 신장기능 검사 ③ 경정맥 신우촬영 검사와 방광 조영검사 ④ 도뇨법 ⑤ 방광요도경 검사와 생검을 시행하게 된다. 직장을 통해 전립선을 촉진하는 것이 진단과정에서 중요한 부분이다. 검사전 배뇨하게 하여 방광을 비우도록 하고 자세는 슬흉위를 취하도록 하며 스크린을 쳐서 가려준다. 잔뇨량 측정으로 폐색의 정도를 알 수 있다.

5) 치료

(1) 제1기

방광에 잔뇨가 없고 요 저류에 의한 신장기능장애가 없을 때를 말하며, 일반적으로 보존요법으로 충분하다. 증상이 심할 때에는 울혈이나 자극증상을 예방하기 위하여 자연적인 일상생활을 하게 하는 것이 합리적이다. 규칙적인 배변 습관과 소화가 잘되고 자극이 적은 음식을 섭취하도록 하며, 자극성이 있는 조미료, 탄산음료나 술은 피하도록 한다. 전립선염에는 항균제를, 농뇨가 있을 때는 항생제나 설파제가 처방된다.

(2) 제2기

잔뇨가 있는 경계증상으로써, 방광배뇨근의 대상기능장애가 시작되는 것이다. 만성으로 진전되면 요폐, 방광확장증, 신장기능장애로 요독증이 발생된다. 환자가 자각증상을 어느 정도 참을 수 있다고 하더라도 수술요법을 권장해야 된다.

(3) 제3기

완전요폐와 방광확장증이 있을 때인데 진단과 치료 목적으로 즉시 도뇨를 실시한다. 유치카테터로 방광 내의 요를 배뇨시켜서 신장의 부담을 덜어주어야 하며 이때 수분을 충분히 섭취시킨다.

전립선의 수술요법에는 치골후부 전립선절제술(retropubic prostatectomy), 치골상부 전립선절제술(suprapubic prostatectomy), 회음부 전립선절제술(perineal prostatectomy)과 경요도절제술(transurethral resection)이다.

6) 간호과정

(1) 간호사정

전립선의 비대가 배뇨에 미치는 영향을 설명하고 환자들로 하여금 배뇨양상, 절박감, 빈뇨, 세균뇨, 야뇨, 혈뇨 등의 요로증상에 대한 질문에 답하도록 한다.

(2) 간호진단에 따른 간호중재

① 배뇨양상의 변화

요도폐색으로 인한 빈뇨, 요의 핍박, 소변줄기의 변화, 요실금, 요정체, 혹은 야뇨가 주로 나타난다. 환자들은 수술 전에 폐색, 요정체, 신장기능 저하와 같은 요로장애가 있을 수도 있다. 이런 증상이 있으면 곧 바로 입원하여 치료를 받아야 한다. 유치도뇨관을 삽입할 수도 있고 방광루를 만들어 배뇨를 시킬 수도 있다.

② 질환과 치료에 따른 성욕감퇴와 관련된 자존감 저하의 가능성

수술 전후에 자아개념의 장애 즉 신체상, 자존감, 역할수행, 자아정체감 등의 장애를 경험하기도 한다. 환자와 가족이 이런 성적인 문제에 대해서 지지자와 의논한 것은 도움이 된다. 성관계의 제한이나 변화된 성적인 활동에 대한 충고는 의사와 협동적으로 하게 된다.

③ 방광 경련과 관련된 통증

요로 배액관이 막히면 통증이 더욱 심해진다. 가장 좋은 중재는 카테터가 막히 지 않도록 하는 것이다. 방광의 과도팽만이나 유치도뇨관의 풍선으로 인한 자극으로 방광경련이 일어날 수도 있다. 방광경련을 예방하기 위해 항 콜린제를 사용할 수 있다.

④ 요로 카테터의 삽입, 세척, 치골상부 배뇨와 관련된 손상의 위험

요로배액을 촉진하기 위해 유치도뇨를 하게 된다. 밀봉세척은 지속적인 방광세척이라도 무균술 하에서 간헐적 혹은 지속적인 세척이 가능하다. 보통 60~100ml의 적은 양의 생리식염수를 사용하여 간헐적인 세척을 하게 된다. 지속적인 세척을 하는 경우는 맑은 요를 유지하거나 분홍색을 유지하도록 한다. 카테터의 배액을 계속적으로 사정하여 요로 카테터로 배액이 잘 되는지 확인한다. 섭취량과 배설량을 정확하게 기록하며 세척을 위해 주입된 액도 정확하게 계산하도록 한다. 방광세척이나 폐색으로 인한 방광의 과다팽만을 예방하는 것이 중요하다. 방광팽만이 있으면 카테터 세척을 하여 혈괴나 찌꺼기를 깨끗이 제거하고 배뇨를 촉진하도록 한다.

⑤ 퇴원 후 교육

a. 속발성 합병증, 즉 출혈, 감염, 요로폐쇄 등의 증상이 나타나면 전문의에게 치료를

받도록 하며 안정, 활동, 운동 프로그램, 성 활동억제, 혈괴 형성을 극소화시키기 위하여 충분한 수분(술은 제외)을 계속 섭취해야 하는 필요성, 추후 검진할 장소와 날짜, 시간약속에 대해서도 교육한다.

b. 유치카테터를 삽입한 채로 퇴원하는 환자에게는 가정에서의 유치카테터 관리법에 대해 가르친다.

c. 환자에게 요실금이 있을 수 있다는 사실과 그것을 줄일 수 있는 운동법에 대해서 가르쳐야 한다.

d. 경요도 전립선절제술 후 재발되었을 때의 치료에 대해서도 교육하여야 한다. 배뇨량을 충분히 유지하기 위해서는 하루에 2000~3000ml 정도 수분을 섭취하도록 한다.

e. 경요도 절제술을 시행하거나 풍선 확장술을 시행한 경우에는 남겨진 전립선 조직의 비대로 재발될 수 있음을 알려주고 퇴원 후 정기 검진을 통해 재발유무와 전립선암 발생 여부를 확인하도록 교육한다.

⑥ 역류성 사정, 불임과 관련된 성 기능 장애의 가능성

전립선절제술 후에 역류성 사정이 올 수 있는데 그 이유는 전립선이 수축할 때 정액이 요도로 사출되기 보다는 방광으로 더 쉽게 사출되기 때문이다. 이러한 경우 정액이 방광을 통과하면서 요와 섞이고 따라서 혼탁한 요가 나오게 된다. 환자에게 뇨가 혼탁한지ㅋ를 관찰하여 혼탁하면 의사에게 보고하도록 한다. 환자에게 수술 후 일어나는 어떠한 성적인 문제도 논의할 수 있게끔 격려하고 필요하면 성상담을 받도록 의뢰한다.

XI. 창상관리

1. 욕창

욕창은 모세혈관의 폐쇄나 혈액 순환량의 저하로 조직에 국소적으로 허혈 상태가 초래되어 세포에 산소나 영양소 공급이 차단되면, 대사산물인 노폐물이 세포에 축적되고 압력이 장기간 계속되거나 제거되지 않아서 모세혈관이 손상되어 무산소증 또는 저산소증을 일으켜 조직이 죽게 되어 발생한다.

의식이 저하되거나 없는 환자, 신체감각 또는 운동기능의 마비가 있는 장기간 병상에 누워 있는 환자들에게 발생하는 심각한 합병증의 하나로 장기간 입원 치료를 필요로 하며 일단 치유 후에도 재발률이 높아 일단 한번 발생하면 의학적 치료가 필요한 것은 물론이고, 환자 개인이나 가족, 그리고 사회 전체로 보아 많은 경제적, 심리적 손실을 가져온다.

욕창은 bed sore, decubitus sore, pressure sore 등으로 표현되며 천골, 미골, 좌골결절, 대전자, 발꿈치 등과 같이 뼈가 돌출된 부분에 대부분 발생하지만 그 밖의 신체 어느 부위에도 발생할 수 있으며 욕창의 65%가 골반 주변에서 발생한다. 뼈가 돌출된 부분은 체중이 집중되는 곳이기 때문에 욕창이 발생하기 쉬우며 피하층과 근육층에 위축이 온 경우에도 연조직과 모세혈관의 압력이 증가되어 욕창 발생 위험이 높다.

이러한 욕창의 관리는 발생 후 상처관리 뿐만 아니라 발생원인 및 이를 제거하고 감소시키기 위한 방안에 대한 이해가 필요하며 정확한 사정과 기록을 통해 적절한 드레싱 요법의 선택이 요구된다.

* 욕창 사정과 Staging

다양한 상처분류를 명확히 하는 것은 대단히 중요하며 epithelialization, necrotic tissue, granulation, slough and eschar를 사정하고 erythema와 denuded, erosion과 ulcerated, maceration과 hyperplasia 등을 구별한다. 상처의 사정은 매 드레싱 교환 시 임상적으로 주요하게 변화된 부분에 중점을 두어 관찰하며 기구나 사진 등을 이용한 정확한 데이터 확보도 중요하다.

1) 원인

(1) Pressure

압력의 기간, 조직의 내인성, 압력에 장기간 노출될 위험 요인(immobility, inactivity, altered cognitive function, reduced sensation)

(2) Friction

① Skin rubbing against a surface or itself, superficial, increased with moisture

② Occurs alone or as component of pressure injury

(3) Shear

① Soft tissue moved across bone → tissue damage → tissue death

② Makes tissue more susceptible to damage from pressure

(4) Stripping

① Traumatic separation of epidermal

② layers or epidermis from dermis, adhesive injury

2) 사정 방법

① Same way to measure each time

② Same terminology and units of measure

③ A clock face

④ Size : Length × Width × Depth(cm)

⑤ Depth : Stage the wound, Gently Probe(measure), Trace or Tunnels(measure)

⑥ Anatomical Location

⑦ Condition of Wound Bed : Necrotic tissue, Fibrin tissue, Granulating tissue, Epithelialization tissue, Exudate

⑧ Infection in Granulation Tissue : superficial bridging, friable tissue, bleeding on contact, pain in contact

⑨ Exudate : Type, Amount, Color, Odor

⑩ Wound Edges : Undermining, Sinus Tract and Dead space

a. Undermining : 근막상으로부터 분리된 근육 다발

b. Sinus Tract/Dead space : 눈에 보이는 상처보다 더 큰 공간이 밑으로 있는 cavity or channel

c. Undermining and Sinus tract의 측정 방법 : 4 Points of the clock

3) Grade

(1) Grade Ⅰ

① Intact skin의 pressure-related alteration

② Defined area of persistent redness in lightly pigmented skin in darker skin tones, persistent red, blue, or purple hues 등이 나타날 수 있다.

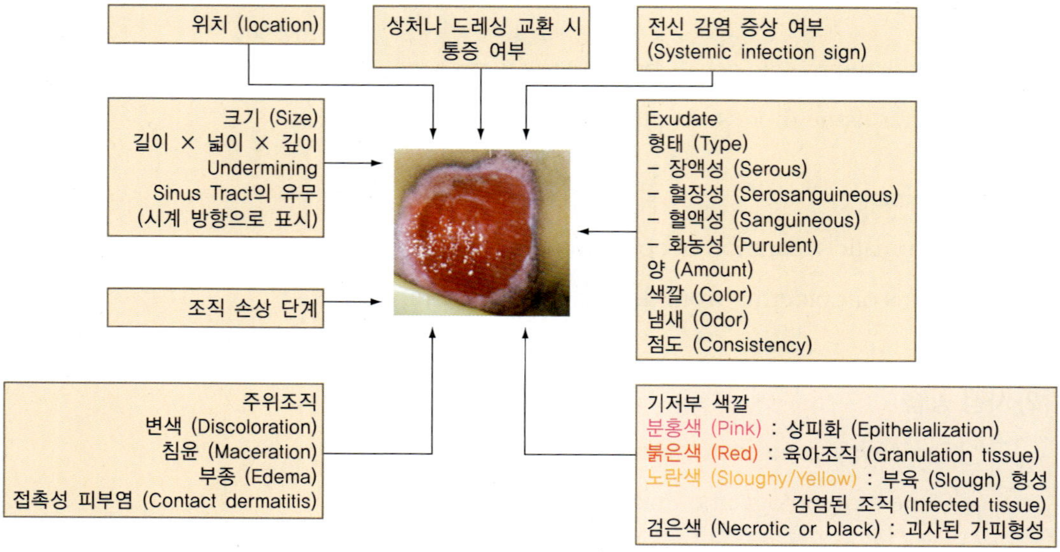

(2) **Grade** II

① Partial thickness skin loss involving part/all of epidermis, + or part of dermis

② Blister, shallow crater, abrasion

(3) **Grade** III

① Full thickness tissue loss of skin; subcu. tissue involved, may extend to fascia

② Crater, +/- undermining

③ Grade IV

④ Complete destruction of skin and fat with tissue destruction extending to fascia, muscle, bone

⑤ Deep crater

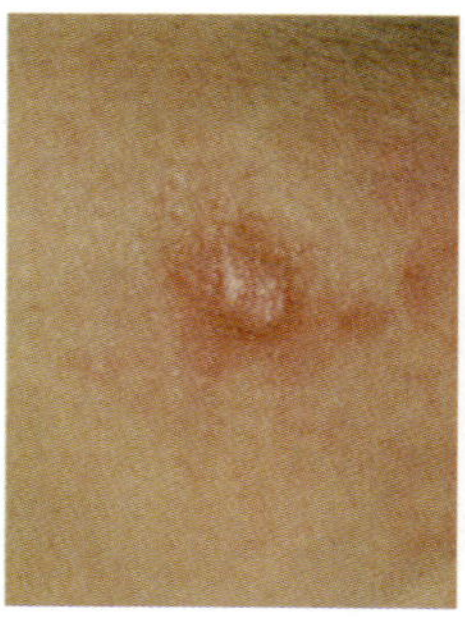
〈Grade I〉

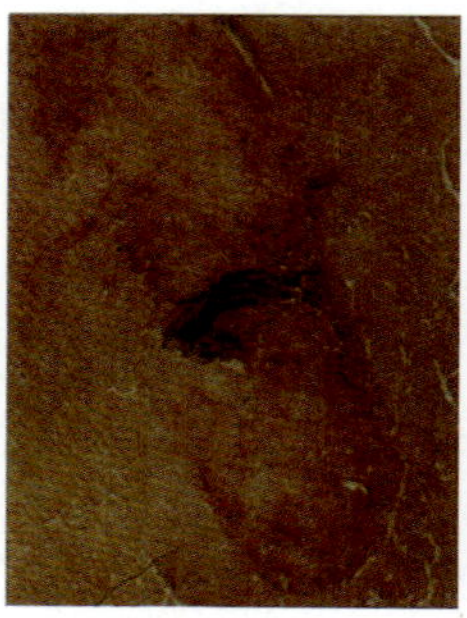
〈Grade II〉

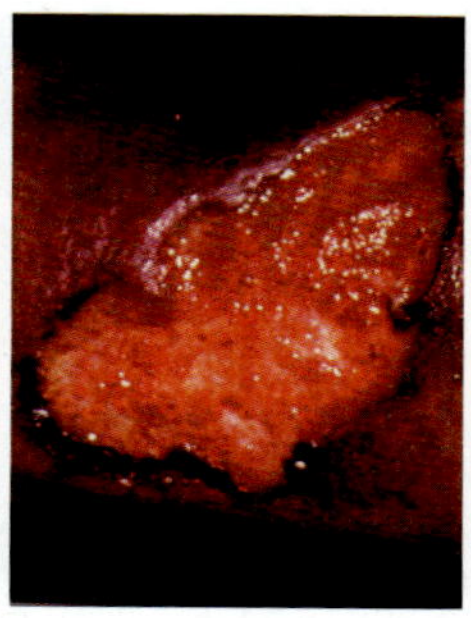
〈Grade III〉

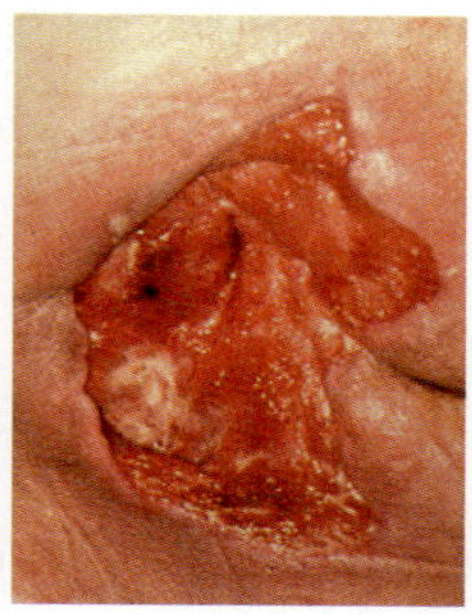
〈Grade IV〉

4) Three Aspects in Nursing Assessment

(1) 상처치유에 영향을 미치는 환자의 전반적인 상태

Medical History, Pain Assessment, Nutritional status, Lab data

(2) 사회적, 환경적상태

Physical environment, ability and desire self care, altered body image, consequences of the wound, social problem, health care system

(3) 상처치유에 영향을 미치는 환자의 local Factors

① Wound bed : colonization or infection, too wet or too dry, dead or viable tissue, shearing or friction, sufficient blood supply

② Clean wound : wound free of purulent drainage, devitalized tissue, or dirt

③ Colonized : all Stage Ⅱ, Ⅲ and Ⅳ pressure ulcers are colonized

④ Infection

⑤ Wound edge : rolled under, fibrotic or hyperkeratotic, undermining, sinus tract

⑥ Surrounding skin condition : edema, induration, maceration, color

5) 치료 및 예방

(1) 고위험군의 규명

① 노령　② 최근의 입원　③ Immobile

④ 요실금　⑤ 영양결핍　⑥ 사지 혹은 반신 마비

(2) 압력의 감소

① 매 2시간 보다 더 자주 자세변화 시킴, Pressure-relief device를 고려한다.

② Special mattresses and overlays

- Static foam mattresses, sheepskin fleeces
- Alternating air pressure pads

③ 의자쿠션, 부목, 뒤꿈치 보호대, cradle boots

④ Air-fluidized beds

(3) Friction 감소

(4) **Shearing 감소**

부분적인 경사형의 침대 자세를 피한다.

(5) **Moisture 감소**

① 규칙적인 대소변 가리기 및 요실금의 치료

② Barrier ointments and absorptive products

2. 암성 창상(Cancerous wound)

고도로 발달된 현대사회에서 만성질병과 사고로 인한 사망이 급증하고 있다. 그중에서도 암은 한국인 사망 원인 중 1위를 차지하고 있고 가정간호에서도 암 환자가 증가되고 있는 실정이다. 암 자체만으로도 환자는 고통스럽고 자존감 및 삶의 질 저하를 경험하게 된다. 특히 암성 상처는 신체 이미지 손상 및 삶의 질이 문제가 되고 일상생활에서 관리하기 어렵기 때문에 가정간호에서 간호사의 역할이 중요하다고 하겠다. 암성 상처는 전이와 같은 병리적 요인으로 올 수 있는 심각한 합병증이며, 아직 발생원인은 입증되지 않았으며, 전이성 질병의 10% 정도로 보고 되고 있다.

1) 정의(Definition)

British Columbia Cancer Agency(1997)에 의하면 Fungating wound is ulcerating malignant skin lesion 이고 원발성 암의 결과로 국소적 종양 또는 멀리 떨어진 쪽으로부터 피부로의 전이로 발생되며, 병변은 빠르게 fungus 또는 cauliflower-like appearance, ulcerating, shallow craters 형태로 진행되어 누공(fistula) 또는 동(sinus)을 형성하는 malodorous fungating wound 이다(Collier, 1997).

2) 원인(Etiology)

Fungating wound는 보통 유방암과 관련이 있지만 원발성으로 머리, 목, 신장, 폐, 난소, 대장, 성기 등에서도 생길 수 있다. 임프종, 백혈병, 그리고 흑색종도 암성 병변을 일으킬 수 있고 조직과 혈액, 임프 모세혈관 등 말초신경공간 등을 통해 악성 세포가 빠르게 피부로 침윤되는 과정을 거친다. 이러한 상처는 혐기성(anaerobic) 균과 호기성(aerobic) 균이 만나 감염을 일으키기도 하며, volatile fatty acids와 다른 분자들이 pungent odor를 만들어 낸다.

3) 병리적 과정 (Pathophysiology)

암성 상처는 혈관투과성(vascular permeability)이 변화하고 영양분과 산소가 암성 상처로 계속 공급되면서 종양은 더 불규칙적으로 자라게 되며, 또한 많은 암성 상처에서 혈관 투과성 인자(Vascular Permeability Factor, VPF)를 분비(Histamine의 1000배 이상)하는데 이는 악성 종양과 관련 있는 상처에서 섬유성 삼출물이 다량으로 배출되는 원인이 된다. Malignant cells은 끊임없이 growth factor를 분비하고, 새로운 혈관 구조를 형성해가는 Plate-type function과 malignant growth을 지지해줄 콜라겐을 가지고 있어 점차 병변의 크기가 커지면서 "outgrows" 하고 혈관구조를 상실, 손상 받기 쉬운 모세혈관 구조를 가지게 된다. 그 결과 혈관 관류 상태가 불량해 지고 콜라겐 합성이 변화 되면서 조직의 허혈과 괴사가 유발된다. 암성 상처의 혈소판은 악성세포에 의해 대체되므로 악성 종양과 관련 있는 상처에는 쉽게 출혈하게 된다.

4) 사정(Assessment)

Assessment Parameter	Description
Appearance	Necrosis, Slough, Bleeding, Ulceration
Odor	Sweet, Foul(offensive)
Drainage/Exudate	Clear, thick, thin; Low, Moderate, Copious amount
Presence of infection	Increased drainage; Fever, Leukocytosis
Peri wound skin	Erythema, Maceration, Edema, Tenderness, Maculopapular rash
Size and shape of site	Interference with dressing application

5) 간호중재 (Nursing Interventions)

<table>
<tr><th colspan="3">Interventions for the fungating Wound</th></tr>
<tr><th>Pain Management</th><th>Odor Management</th><th>Exudate Control</th></tr>
<tr>
<td>Nontraumatic dressing changes
· Contact layer
· Gauzes, Nonadherent or coated
· Foam
· Protective barrier films
· Nontraumatic tape
Control of bleeding
· Hemostatic dressings
· Nonadherent gauze
· Alginate
· silver nitrate sticks
Periwound skin management
· Nontraumatic tapes
· Skin sealants(alcohol free)
· Barrier ointment/ cream
· Hydrocolloid wafer</td>
<td>Wound cleansing
· Ionic cleansers
· Sodium-impregnated gauze
· Antimicrobials
· Polysaccgaride beads
Deodorizers
· Charcoal dressings
· Chlormycetin solution
Debridement
· Dry, hard, necrotic tissue
(hydrogel, enzymatic debriders)
· wet sloughy tissue
(polysaccharide beads, starch, copolymer dressing)
Reduction of bacterial burden
· Irrigation with ionic cleansers
· Antimicrobial dressings and cream
· Absorptive dressings
· Sodium-impregnated gauze
· Oral antimicrobials</td>
<td>Exudate collection and Containment
· Foam
· Alginates
· Hydrofiber
· Absorptive powders
· Wound drainage pouch
Dressings changes at appropriate time interval
· When pooling on intact skin occurs
· When strike through occurs</td>
</tr>
</table>

6) 괴사(Necrosis)

Fungating tumor는 혈액 공급 속도 보다 빠르게 자라면서 계속적으로 괴사조직을 만들어 낸다. 괴사조직은 제거해 주어야 하지만 출혈성 경향으로 도구를 이용한 침습적 방법 보다는 자가분해를 유도하는 괴사조직 제거 방법을 적용하는 것이 적절하다.

7) 냄새(Odor)

냄새는 괴사조직, 감염 또는 드레싱의 상태에 의한 것이고 malodor의 조절방법은 상처 세척, deodorizer의 사용, 괴사조직 제거, 감염의 치료라 하겠다. 예를 들어 국소적인 antimicrobial metronidazole의 사용, 석탄성분이 함유되어 냄새조절과 항균 기능이 있는 charcoal 드레싱 또한 fungating tumor에서 냄새를 줄이는데 효과적인 것으로 보고되어졌다. 냄새관리를 위해서 삼출물과 괴사조직은 제거되어야 하고 따뜻한 0.9%의 생리식염수로 세척해 주는 것은 삼출물과 느슨한 괴사조직을 제거하는데 추천할 만하다. 그러나 antiseptic solution의 사용은 독성을 가지고 있어 체액에 의해 빠르게 비활성화 되기때문에 일반적으로 적절하지 못하지만 환자 개별적인 사정 후 사용을 고려해야 할 것이다.

☞ **방법**

- Dakin's soaked gauze(chemically debridement) : 혐기성세균 성장과 냄새억제에 도움
- Topical metronidazole
- Metronidazole gel이나 metronidazole solution gauze를 1일 2~3회 사용하면서 2~3일 내 냄새조절
- Flagyl tablet을 상처에 뿌리고 Vaseline gauze를 이용하여 dressing
- Charcoal cover dressing : 활성화된 charcoal은 휘발성의 냄새 분자를 끌어당기고 결합하여 상처에서 냄새가 나는 것을 방지하는 효과가 있다.
- Odorproof pouch : minimal drainage에 효과적

8) 삼출물(Exudate)

Fungating tumor를 둘러싸고 있는 조직은 부종과 작은 궤양이나 종기들이 마구 증식되어 있어 많은 양의 삼출물을 형성한다. 이러한 삼출물의 조절을 위해 흡수력이 뛰어난 드레싱과 적절한 시기의 드레싱 교환이 도움이 되고 과도한 삼출물이 있는 경우에는 장루주머니를 이용하여 삼출물을 배액하거나, 알지네이트, 하이드로 화이버 드레싱과 함께 흡수력이 뛰어난 패드의 이중 드레싱이 도움이 된다. 드레싱 교환 시기는 건강한 피부로 삼출물의

strikethrough(배어나옴)이 발생될 때이며 환자의 활동 정도와 수분공급 정도, 괴사조직의 정도도 고려되어야 한다.

9) 출혈(Bleeding)

Fungating tumor가 커지면서 혈관을 침식하여 유발되는 출혈은 생명을 위협할 수도 있으므로 손상 받기 쉬운 조직을 보호하여 출혈을 예방하는 것이 매우 중요하다. 출혈가능성이 높은 상처는 드레싱 시 손상을 최소화 하기 위해 접착성이 없는 바셀린 거즈나 하이드로 화이버 드레싱을 이용하고 지혈과 흡수효과가 있는 알지네이트 드레싱도 추천된다.

☞ **방법**

- $AgNO_3$: surface bleeding
- Non-adherent dressing(Vaseline gauze) : 제거 시 손상을 최소화함
- Calcium alginate dressing : 지혈과 흡수
- Gelfoam, Surgical : 심한 출혈
- 국소적인 adrenaline : 의사의 감독하에 사용해야 하며, 특히 아드레날린은 국소적인 혈관수축으로 허혈성 괴사를 일으킬 수 있으므로 주의

10) 감염(Infection)

Fungating tumor에는 Bacterial infiltration이 흔히 일어날 수 있다. *E-coli*, Peudomonas aruginosa, Staphylococcus, Proteus, Klebsiella 등이 흔하고 보통 감염의 의미는 균주가 100,000개 이상 growth되었을 때 정의한다. 이 경우 항생제가 처방 되고 저하된 vascularity와 necrotic tissue를 고려하여 topical antibiotics를 사용 하는 것이 효과적이다.

☞ **방법**

- 괴사 조직 제거 : 세균 증식의 배지 제거
- 세균배양검사 : cellulitis나 기타 감염 증상이 발견될 때
- 항생제 치료 : 세균 배양검사에 기초할 것

11) 통증(Pain)

Dry 드레싱은 통증을 증가시키기 때문에 비접착성 거즈, 칼슘 알지네이트, 하이드로화이버, 하이드로젤, 폼 드레싱과 같은 접착력이 없는 드레싱 재료를 적용하고, 불가피한 경우에는 드레싱 교환 전 진통제를 투약하도록 한다.

☞ **방법**

- 진통제 사용
- Pre medication : dressing 교환 전에 투약한다.
- Non-adherent dressing : wound를 moist하게 유지, 신경말단의 노출을 보호
- Warm saline irrigation : gauze swab보다 통증 감소

각각의 상처에 정답인 드레싱 방법은 없다. 환자의 요구에 맞는 다양한 드레싱 방법이 활용되어질 수 있고, 개인적인 상황이나 치료 목적에 맞게 드레싱이 행해져야 할 것이다.

3. 하지 궤양

하지에 발생하는 잘 낫지 않는 만성 상처는 대부분 혈관성 원인에서 비롯된 것이 많다. 혈액학적 질환이나 다양한 혈관 질환, 당뇨, 압력 등이 원인일 수 있기 때문에 환자의 상태를 총체적으로 평가할 수 있는 다학제간 팀 접근법이 이루어져야 함은 물론 관리도 매우 복잡하다.

진단 검사는 침습적인 것이 있으나 상처의 원인을 규명하기 위해 수행되어야 하며 조직 관류 개선을 위해 수술이 필요할 수도 있고 혈당 조절을 위해 약물 치료가 수반되어야 할 수도 있다. 또한 환자의 생활방식을 바꾸거나 건강한 생활 습관 형성을 위해 지속적으로 환자를 격려하고 지지하는 사려깊은 간호가 동반되어야 한다.

1) 동맥성 궤양(Arterial Ulcers)

동맥성 궤양은 하지의 동맥 관류 부전으로 인해 발생하고 허혈성 궤양이라고 불리기도 한다. 동맥 부전은 신체의 어느 부분에도 영향을 미칠 수 있지만 주로 하지에서 문제를 유발한다. 동맥성 궤양은 정맥성 궤양 만큼 흔히 발생하지는 않으나 동반하는 질환이나 합병증의 문제 때문에 치료하기가 훨씬 어렵다.

(1) 원인

동맥경화는 세포, 세포간질 섬유소, 혈관 내벽에서 떨어져 나온 괴사조직의 축적에 의해 특징지어지는 퇴행성 질환이다. 이러한 동맥경화성 사지가 손상을 받으면 궤양이 발생한다.

(2) 임상적 특징

① 통증은 휴식 시 보다는 운동 시에 심해지고, 다리를 올리면 더 심해지고 내리면 좋아진다.

② 족부 맥박이 소실되거나 약하다.

③ 하지가 차거나 창백하며 피부가 건조하다.

④ 상처는 전형적으로 발끝이나 발목 부위에 경계가 분명한 작고 동그란 punched out 모양의 건조한 괴사로 폐색부분의 원위부에 발생한다.

⑤ 뼈 돌출부위 또는 발가락 끝의 압력이나 손상에 의해 발생한다.

⑥ 피부는 모발이 없고 위축되어 있으며, 창백하면서 작다.

(3) 사정

① 과거력

- 현재 궤양의 존재기간
- 궤양 형성을 유발한 손상의 유형
- 사용된 국소적 치료 방법
- 당뇨병, 혈관 검진, 또는 수술의 과거력
- 흡연의 과거력
- 빈혈, 겸상적혈구질환, 관절염, 정맥 허혈등과 같은 동반된 전신적 상태

② 상처 : 동맥성 궤양의 임상적 특징

- 상처기저부 : 회색, 황색, 검은색의 괴사 상처
- 창백한 분홍빛의 clean nature
- 스폰지처럼 푹신푹신, 약간 습한 조직

③ 삼출물

- 아주 적음
- 출혈이 조금만 있더라도 장액성 삼출물이 나옴

④ Ankle Brachial Index(ABI, 발목 동맥압 / 상완 동맥압) 측정

ABI	판독
≥1.0	정상
≤0.9	말초동맥부전
≤0.6~0.8	경계선
≤0.5	중증 말초동맥부전

(4) 관리

① 원인의 감소와 제거

- 최대 혈류 확보 : 금연, 운동격려
- 당뇨, 고혈압 조절

② 상처 치유 환경의 최적화

- 괴사조직 제거
- 감염 치료

③ 환자의 전신 상태 향상

- 영양 지원, 부종의 조절
- 혈당 조절 : 고혈당이 백혈구의 기능, 특히 식균작용과 화학 주성을 방해한다.
- 혈류 개선 : 사지 보온, 흡수성 양말 신기, 방 온도 따뜻하게 하기
- 압력 감소 : 좌위 피하기, 다리를 꼬고 앉는 것, 꽉 조이는 옷이나 양말피하기
- 다리를 심장 수준 위로는 올리지 않기
- 압박요법은 일반적으로 허혈성 하지에서 금기사항이며 스타킹 압력은 18~30mmHg의 범위가 적절하다.

④ 환자 교육

- 우연히 발생하는 손상에 대한 환자의 인식이 필요
- 좌위는 만성적으로 하지에 압력이 가해지므로 부종을 유발, 누워서 자도록 유도
- 혈압, 혈당, 흡연, 고지혈증과 같은 위험요소 조절 중요성 및 생활양식의 변화가 실현되어야 함을 인식
- 피부 관리 : 청결, 완전한 건조, 습윤 상태를 유지하기 위해 로션, 바세린 사용(발가락 사이는 적용하지 않기, 면이나 모 양말 착용을 권유, 지지력 있는 신발 신기)

⑤ 허혈성 통증 완화

- 진통제 정규적으로 사용
- 휴식 시 통증이나 급성 염증이 있으면 혈관외과의와 협진

2) 정맥성 궤양(Venous Ulcers)

하지의 정맥성 궤양은 미국의 경우 전체 인구의 1% 정도, 65세 이상 환자의 3.5%를 차지하며, 약 70% 경우에서 재발하는 것으로 보고 되고 있다. 노인 궤양 환자 중에서는 여성이 남성에 비해 3배의 비율을 차지하고 인구집단의 연령이 높아질수록 증가한다.

(1) **원인**

정맥성 궤양은 심부 정맥 체계의 장애로부터 기인한다. 정상적으로 정맥의 판막은 모세혈관 체계로부터 심장으로의 정맥성 귀환을 진행시키면서 표재성 정맥에서 심정맥을 향해 혈류가 한 방향으로 흐르도록 한다. 정맥혈의 흐름에 커다란 장애가 일어나면 그 결과 정맥의 기능부전이 발생한다. 정맥 질환은 결과적으로 정수압을 증가시켜 정맥성 고혈압을 만들고 이로 인해 혈관내 물질이 조직내로 누수되어 궁극적으로 피부의 궤양을 야기한다. 또한 영양 결핍, 저알부민혈증, 부동, 손상 등도 정맥성 궤양을 발생시키는 요인이다.

(2) **병태 생리**

혈관 내에서 적혈구가 유출되면 혈색소가 헤모시더린(hemosiderin)으로 전환, 상처 주위 피부가 갈색으로 변색된다. 피브린노겐(fibrinogen)의 유출로 모세혈관주위에 피브린커프(fibrin cuff)를 형성하고 이로 인해 산소와 영양소의 확산이 방해를 만든다. 또한 감소된 정맥혈류에 모인 백혈구가 단백질 분해효소를 방출하여 내피세포 손상을 유발하면 피브린노겐의 누출이 더 증가되어 궤양이 발생한다.

(3) **임상적 특징**

① 흔히 복사뼈(malleolus)와 하지 비복(calf) 사이에 궤양이 생기고 얕고 불규칙한 경계를 보인다.
② 하지 부종이 흔하며 정맥류증(varicosis)가 나타난다.
③ 피부는 축축하고 갈색으로 변색되고 습진(eczema)과 같은 변화를 보인다.
④ 정맥부전으로 발전되는 진피와 피하조직의 만성적 섬유화와 염증반응인 지방피부경화증(lipodermatosclerosis)이 있다.
⑤ 발목 관절의 봉와직염과 섬유화의 반복적인 에피소드로부터 만성 임파부종이 오며 결국 부동으로 인해 발목에 섬유화와 뼈강직이 오게 된다.
⑥ 기립에 의해 악화되며 사지를 올리는 것에 의해 완화되는 다리의 통증과 부종을 호소한다.

(4) **관리**

① 원인의 감소와 제거
a. 정맥성 고혈압의 감소와 모세혈관 주위의 피브린 제거
b. 울혈성 심부전 치료, 피브린용해제 사용

② 환자의 전신적 상태 조정

a. 영양 결핍 : 피부통합성 파괴

b. 단백질 : 세포간질의 부종 예방

c. 비타민 A, C 아연 : 피부 건강 유지

d. 비만 : 정맥귀환 방해, 식이요법, 운동으로 조절

e. 관절염 : 적합한 신발, 물리 치료, 진통제의 사용, NSAID를 사용하므로 주의

③ 부종 관리

a. 침상안정을 권하면서 다리를 올리고 쉬게 한다.

b. 압박(compression) 붕대를 한다.

㉠ 좌우 보통은 35~40mmHg가 추천된다.

㉡ Elastic bandage Anticembolitic S. High comprssive S. Unna's boot.를 이용

㉢ ABI〈 0.8 는 정맥과 동맥부전이 모두 있는 경우이므로 높은 수준의 압박 금지
ABI〈 0.5 는 심한 동맥부전을 의미하므로 압박 치료를 적용해서는 안된다.

㉣ 목욕과 수면을 위해 취침시에는 압박을 해제

④ 급성 피부염

– 심한 경우 의료진의 지시에 따라 단기간의 스테로이드 크림이 필요할 수도 있다.

3) 신경병증 궤양(Neuropathic Ulcers)

(1) 원인

신경병증 궤양은 흔히 반복되는 조직 손상으로부터 오며 그 결과 염증과 궤양이 생긴다. 말초 신경병증은 당뇨병 환자에서 흔히 동반되므로 당뇨병성 말초혈관질환인지 아닌지를 구별해야 한다. 당뇨병성 말초 신경병증의 원인은 정확히 알려지지 않았으나, 신경의 허혈성 손상과 저혈당이 연관되어 있는 것으로 여겨지며, 상처 중에서도 이러한 당뇨병성 궤양의 치료가 가장 어렵다.

(2) 임상적 특징

① 주로 중족골 발바닥, 또는 엄지발가락, 발뒤꿈치에 생기는데 두꺼운 가골(callus)에 둘러싸여 있다.

② 통증, 감각이상증, 다리나 발의 무감각증이 있다.

③ 통증의 양상은 작열통(burning pain), 얼얼함(tingling), 무감각(numbness)으로 나타나고, 걷는 활동에 의해 통증이 완화된다.

④ 당뇨성 신경병증은 세 가지 상태로 구분한다.

a. 운동성 신경병증(motor neuropathy) : 발의 내재근 기능을 약화시켜 결과적으로 편평족이나 무지외반증, 뒤꿈치 지방조직 전위 등을 초래한다.

b. 감각 신경병증(Sensory neuropathy) : 감각 저하로 사소한 상처를 쉽게 입을 수 있으며 진동감각, 운동평형감각의 저하로 인해 보행은 부자연스러워지고 잘 넘어지게 되어 병적 골절을 유발한다.

c. 자율 신경병증(Autonomic neuropathy) : 혈액순환 조절 기능이 교란되면 오히려 혈관의 팽창으로 순환량은 증가할 수도 있으나 이로 인해 부종 등이 발생할 수도 있고, 비정상적인 동정맥문합 등이 더 발달하기도 한다. 또한 땀 조절기능에 이상이 생겨 피부가 건조하여 균열이 생긴다.

(3) 사정

① 전신적 상태 평가

a. 당뇨 정도, 조절 유무, 궤양의 정도와 유병기간, 전신적인 건강상태 및 영양상태

b. 신경학적 상태, 환자의 병식, 인지도, 신발, 궤양 악화 위험 인자

c. 지속적인 압박, 하지의 spasm, contracture, neuropathy, structural foot, anomaly, poor hygiene

② 궤양의 상태 평가

당뇨병 족부 궤양의 분류 (Wagner's classification)	증상
Grade 0	개방성 상처없는 족부 기형정상
Grade 1	피하층 침범없는 부분층 손상
Grade 2	피하층 침범. 건. 인대노출, 골 침범없음, 국소염증
Grade 3	심부감염, 골수염, 농양 형성
Grade 4	발가락에 국한된 괴저(gangren)발생
Grade 5	발에 광범위한 괴저 발생

(4) 관리(당뇨병성 신경병증 중심으로)

① 감염을 예방하고 조절

Cellulitis, septicemia, osteomyelitis가 있으면 항생제 투여가 필요하며 피부의 갈라짐이나 물집 생성 여부를 매일 관찰하여야 하며 이상이 있으면 내원한다.

② 압력을 감소("off-loading")

Off-loading pressure : 휠체어 사용, 지팡이, walkers, total contact casts, short leg walkers, 같은 device 이용

③ 괴사조직을 제거

④ 궤양에 대한 투약이나 드레싱

⑤ 혈당 및 다른 기저질환 관리

⑥ 환자 교육

a. 금연, 당뇨병이 있는 경우 혈당 조절이 필수적이고 발의 무좀은 반드시 치료한다.

b. 수포나 베인 상처, 긁힌 자국이 있는지 매일 발을 관찰한다.

c. 극심한 온도변화를 피하고 만약 밤에 발이 차갑게 느껴진다면, 양말을 신는다.

d. 맨발로 뜨거운 표면 위를 걷지 않고 뜨거운 물이나 가열 패드 등에 직접 발이 닿지 않도록 주의한다.

e. 가골을 제거하기 위해 화학적 물질을 사용하지 않고 발에 강력한 소독제를 사용하지 않는다. 금연, 티눈 제거나 강한 화학약품을 피부에 바르거나 하지 말아야 한다.

f. 발에 접착 테잎을 사용하지 않고 매일 신발 안에 이물질이 있는지, 발톱이 갈라진 곳이 있는지 등을 살핀다.

g. 신발은 편한 것으로 신고 가죽으로 만들어져 발을 보호할 수 있는 것으로 선택하며 발가락 사이에 끈이 있는 샌들, cut-out shoes는 신지 않는다.

h. 가죽신발, 면양말을 착용하고 새 신발은 하루에 1~2시간만 신고 벗은 후에는 발적 부위 여부를 관찰하며, 신경병증이 있는 경우에는 신발을 신기 전에 신발 안에 이물질이 있는지를 관한다.

i. 발을 매일 씻고 특히 발가락 사이를 잘 말린다. 발이 건조한 경우, 유아용 오일과 같은 윤활제를 바르고(발가락 사이는 바르지 않기) 발톱을 일자로 자른다.

j. 병원을 규칙적으로 방문하여 매번 방문시마다 발을 검진하도록 하고, 발에 수포나 궤양이 생기면 상처전문가에게 알린다.

【하지의 동맥성, 정맥성, 신경병증 궤양의 비교】

	동맥성	정맥성	신경병증(당뇨성)
유발요인	· 말초혈관질환 · 당뇨 · 고령	· 전공계의 판막 기능부전 · 심부정맥혈전증의 기왕력 · 궤양 기왕력 · 고령 · 비만	· 말초 신경병증이 있는 당뇨
사정	· 얇고 빛나며 건조한 피부 · 발목과 발에 털이 없음 · 발톱이 두꺼워짐 · 다리 상승 시 창백해짐 · 청색증 · 피부 온도 저하 · 맥박의 소실 혹은 감소	· 부종 · 표면 정맥의 이완 · 건조하고 얇은 피부 · 궤양이 치유된 흔적 · 지방피부 경화증 · 붉그스레하고 갈색색소 침착 · 피부온도 상승	· 발의 감각 손실 또는 저하 · 발 기형 · 맥박이 촉지됨 · 발이 따뜻함 · 말초 혈관질환을 동반한 경우는 동맥성 궤양과 동일
위치	· 발가락 사이나 끝부분 · 외측 종골 주위, 중족골 · 신발의 자극을 바든 부위나 손상받은 부분	· 종아리의 내측면과 발목 · 종골	· 발등 · 중족골두 · 발꿈치 아래부분
특성	· 뚜렷한 상처 변연부 · 괴저나 괴사조직 존재 · 깊고 창백한 상처기저부 · 통증있음 · 휴식 시 통증이 있고 다리 내리면 통증감소 · 봉와직염 · 주위조직에 신경증 있음	· 불규칙한 상처 변연부 · 표면적인 상처 · 붉은색의 육아조직 · 일반적으로 통증없음 · 다리 상승 시 불편감 감소 · 삼출물 있음	· 통증없음 · 편평한 상처 변연부 · 깊은 상처 · 봉와직염이나 골수염
보존적 치료	· 가능한 침상 안정 · 봉와직염 치료 · 국소적 치료 · 환자 교육과 지지	· 다리 올리기 · 압박요법 · 국소적 치료 · 환자 교육과 지지	· 당뇨조절 · 봉와직염 치료 · 골수염 여부 확인 · 체중부하가 안 되도록 함 · 국소적 치료 · 보조기 · 환자 교육과 지지
수술적 치료	· 혈관수술	· 피부이식	· 괴사조직 제거 · 말초혈관질환 동반 시 혈관수술

4) 궤양 종류에 따른 상처 관리

(1) 동맥성 궤양

상처 치유를 위한 최적 환경을 조성해 주는 것으로 먼저 궤양 발생의 원인과 병리 과정을 이해하는 데 치료의 성공이 달려있다.

① 관류가 잘 되지 않은 동맥성 궤양 조직은 적절히 관류된 조직에 비해 감염되기 쉽다. 그러므로 삼출물이 있는 동맥성 궤양은 배양 검사가 필요하다. 모든 궤양이 오염되었더라도 대부분이 감염된 것은 아니다. 궤양과 궤양 주위를 둘러싸는 조직 상태를 검진하여 염증, 열감, 부종과 같은 봉와직염 증상이 나타나거나, 림프관염 소견이 보인다면 배양 검사를 시행하고 그 결과에 따라 전신적인 항생제 치료를 한다.

② 항생제를 국소적으로 적용하는 것은 감염된 조직 내로 약효가 미치지 못하므로 상처간호에 있어 여전히 의문이다. 그러므로 괴사조직의 제거가 감염 조절에 있어서 가장 중요하다. 만약 감염이 의심되고 확진된다면, 항생제를 정맥이나 구강 등 전신적인 요법으로 투여하는 것이 필요하다.

③ 동맥성 궤양에서의 드레싱 방법은 임상 증상에 근거하여 습윤 치유 환경의 원칙, 허혈의 정도, 허혈을 유발한 병리 원인에 기초하여 선택하고, 특히 폐쇄 드레싱은 봉와직염을 동반할 수 있으므로 사용시 주의한다. 적절한 혈류공급이 되는 상처에서는 괴사조직을 제거함으로써 치유과정을 빠르게 할 수 있으나 건조 괴저나 허혈성의 상처가 있다면, 혈관의 상태가 평가되어 혈액공급이 원활하게 될 때까지 괴사조직 제거는 금기 사항이 된다.

(2) 정맥성 궤양

① 습윤 상처 치유 환경을 유지할 수 있는 폐쇄 드레싱이 효과적이고 이는 외부의 오염원으로부터 상처를 보호하고 괴사조직의 자연 분해를 촉진하며 육아조직 형성을 증진하고 통증을 감소시킨다. 단, 오염이 심한 경우는 사용 시 주의한다.

② 투명 필름 드레싱은 삼출물의 흡수력이 제한되므로, 정맥성 상처에서 권유되지 않으며 하이드로콜로이드 드레싱은 흡수력이 뛰어나므로 많이 이용된다. 삼출물이 상당히 많은 경우 칼슘알지네트나 하이드로화이버, 폴리우레탄폼 드레싱을 이용하는 것도 좋다. 알지네이트 드레싱은 상처 내부에만 위치하고 안전하게 고정될 수 있고 젤상태로 변환되므로 상처에도 손상을 주지 않고 생리식염수 세척을 통해 쉽게 제거될 수 있고, 하이드로화이버는 삼출물 흡수시 고형 젤로 되고 폼 드레싱도 흡수력이 좋아 상처 주위 조직을 침염시키지 않아 도움이 된다.

(3) **신경병증성 궤양**

① 당뇨 족부감염증은 병소에 대부분 농이 고이는데 이를 신속히 절개, 배농하는 것은 초기 치료에 있어 매우 중요하다. 신경병증 궤양의 동반되는 감염을 조절하고, 세심하고 완전한 괴사 조직제거술로 괴사조직을 완전히 제거하여, 상처가 잘 재생될 수 있는 조건의 깨끗하고 습윤한 환경을 만들어 주는 것이다.

② 허혈성 궤양이 동반되지 않은 순수한 신경병증성 궤양으로 인한 괴사조직은 감염의 기회를 높이고 괴저(gangrene)가 될 수 있기 때문에 외과적으로 제거해야 한다. 그러나 괴사조직으로 상처 기저부가 덮여있는 경우는 궤양의 확장 정도를 알 수 없으므로 하이드로젤 드레싱 같은 것을 이용해 부드럽게 녹여 낸다.

③ 육아조직으로 차고 있는 경우나 삼출물이 많은 상처는 폼이나 칼슘알지네이트, 하이드로화이버 드레싱이 도움이 된다. 특히 뼈가 노출된 경우 골감염(osteomyelitis)이 대부분 되어 있으므로 폐쇄 드레싱은 해서는 안된다. 감염이 된 경우 최근 시판되고 있는 은(silver)제품을 적용할 수 있다. 드레싱은 발아래에서 튀어나오지 않도록 하고 고정하는 테이프도 부드럽게 부착한다.

4. 당뇨발

1) 당뇨병성 신경병증의 유형

(1) **감각성 신경병증적 변화**

① 감각의 손실

② 혈류요구량의 변화(조직의 영양결핍)

(2) **운동성 신경병증**

① 발 근육의 퇴화, 발의 기형 : 종족 골두의 자극

② 가골(callus)형성 : 궤양으로 진행

③ 발 교정기 필요

(3) **자율신경성 신경병증**

원위부의 무한증 ⇒ 발꿈치의 균열 ⇒ 세균과 곰팡이의 배지 ⇒ 감염 유발 ⇒ 괴저(gangrene) ⇒ 절단

2) 당뇨병성 말초혈관 질환 VS 비당뇨병성 말초혈관 질환

차이점	당뇨병성	비 당뇨병성
임상증상	흔함 젊은층에 호발 진행이 빠름	흔하지 않음 노인에 호발 진행이 빠르지 않음
성비(남 : 여)	2 : 1	30 : 1
폐색	다분절성 폐색	단일분절 폐색
폐색부위 근접 혈관	침범되는 경우가 많음	침범되지 않는 경우가 많음
측부혈관	침범	일반적으로 정상임
하지	양쪽 모두 침범	한쪽만 침범
침범되는 혈관	경골동맥 비골동맥 소혈관들 세동맥	대동맥 장골 대퇴동맥
괴저	발과 발가락의 일부	광범위함
절단 가능성, 사망률	약 3%	거의 없음

3) Diabetic foot management protocol

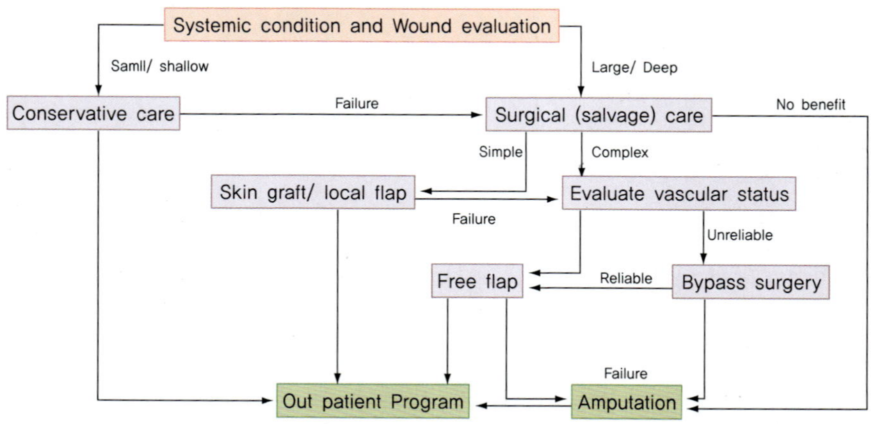

(1) 고압 산소 요법(보조요법)

① 산소농도 10mmHg 기준

② 횟수와 기간에는 제한없음

③ 수술환자와 conservative 환자 모두에게 적용가능

(2) 당뇨병환자의 말초혈관 수술 적응증

① 야간통증

② 휴식 시 통증

③ 치료에 반응하지 않는 궤양

④ 치료에 반응하지 않는 감염

⑤ 심한 괴저를 동반

⑥ 심한 장애를 일으키는 파행증

5. 상처관리의 원칙

1) 관리의 우선순위

(1) 발생 요인을 파악하여 제거한다.

만성상처의 사정은 상처의 근원(wound origin)이 무엇인가를 결정하는데 초점을 맞추어야 한다. 가능한 원인으로는 압력, 응전력(shear), 마찰력, 화학적 원인, 습기, 정맥성 고혈압, 허혈(ischemia), 신경성(neuropathy) 등이 있다.

(2) 상처치유를 위한 전신 상태를 향상시킨다.

이를 수행하기 위하여 대상자의 심혈관계, 폐기능 영양상태, 수분상태 등이 간호사정에 포함되어야 한다.

(3) 적절한 국소요법을 시행한다.

2) 국소적 치료의 원칙

(1) 괴사조직을 제거한다(Remove necrotic tissue).

괴사조직은 염증과정(Inflammatory process)을 지연시키고 세균의 배지로 작용한다. 따라서 괴사 조직이 있는 상처의 첫 번째 관리 목표는 'Debridement' 이다. 단, 건조가피를 가진 허혈성 상처는 이 원칙에서 예외이다.

(2) 감염을 발견하고 치료한다(Identify and eliminate infection).

박테리아가 섬유아세포와 제한된 산소를 가지고 경쟁하게 되므로 염증기가 지연되고 콜라겐 합성이 방해를 받으며 상피세포의 이주를 방해한다.

(3) 사강을 채운다(Pack dead space) : light packing

사강은 세균의 배지를 제공할 뿐 아니라 농(Abscess)형성을 가능하게 한다.

(4) **지나친 삼출물을 흡수한다**(Absorb excess exudate).

많은 양의 분비물은 상처 주변의 피부를 침윤(Maceration)되게 한다.

(5) **상처표면과 기저부를 습윤하게 유지한다**(Maintain a moist wound surface).

습윤 환경은 표피세포의 이주(Migration)를 돕고 새로운 혈관생성과 결체조직의 복구를 향상시킨다. 뿐만 아니라 괴사조직이 자가 분해할 수 있게 하고 백혈구가 상처 기저부로 이동하는 것을 돕는다.

(6) **외부의 온도변화로부터 보호한다**(Provide thermal insulation).

절연(Insulation)은 상처기저부로의 혈액공급을 원활하게 하고 표피세포가 이주(Migration) 할 수 있게 한다.

(7) **감염이나 외상으로부터 상처를 보호한다**(Protect the healing wound from trauma and bacterial invasion).

상해는 새롭게 형성된 혈관, 결체조직, 표피를 손상시켜 상처치유를 지연시킨다.

3) 괴사조직 제거방법

(1) **외과적 괴사조직 제거**(Surgical Debridement)

환자의 상태가 허락하는 한 가장 좋은 방법 : 빠르고 효과적이며 만성 상처를 급성 상처로 전환시킨다. Laser Debridement가 점차 선호되고 있는 추세이다.

(2) **전통적 괴사조직 제거**(Conservative Instrument Debridement)

느슨해진 무혈관성 조직(Loose Avascular Tissue)을 무균적인 도구를 이용하여 제거

(3) **효소활용 괴사조직제거**(Enzymatic Debridement)

효소성 연고나 용액을 이용하는 것으로 의사의 지시가 있어야 사용할 수 있으며 효소 활동은 건조한 환경에서 활성화되지 않는다.

(4) **자가분해 괴사조직제거**(Autolytic Debridement)

괴사조직을 자가 분해하도록 상처에서 나오는 삼출물 속의 백혈구와 효소를 이용하는 것

(5) **물리적 괴사조직제거**(Mechanical Debridement)

주사기와 바늘을 이용한 상처세척(Wound irrigation)과 수치료법(Hydrotherapy) 등의 기계적인 방법으로 괴사조직을 제거하는 것

6. 상처세척과 소독제

1) 상처세척(wound cleansing)

(1) 목표

① 세균과 오염물질의 제거(Slough, foreign bodies, purulent exudate etc.)

② 치유되고 있는 상처의 보호

(2) 방법

① 깨끗한 증식기의 상처(Clean Proliferation Wounds)

목 적 : 증식하는 세포의 손상을 최소화

유의점 : 부드럽게 세척한다(Flush gently).

세포독성이 없는 세척액을 사용한다(Normal saline).

② 감염 혹은 괴사조직이 있는 상처(Infected or Necrotic wounds)

목 적 : 조직손상은 최소화하면서 동시에 세균제거는 최대화

유의점 : Irrigation은 괴사조직과 Bacteri 제거에 효과적이다. 최적의 압력은 8~15psi (35cc주사기에 19G바늘 이용)이며, 15psi를 초과하면 상처의 기저부에 손상을 주거나 세균을 조직 안으로 밀어 넣을 수 있다. 식염수나 선택한 국소적 소독제를 사용한다.

> 상처의 중심으로부터 가장자리로, 가장 위에서 아래쪽으로 혹은 바깥에서 안쪽으로 문지르는 것(Swab)이 전통적으로 되어 있으나 이 방법은 병원균을 제거하기보다는 병원균을 재분배하는 결과를 초래한다.(Thomlinson, 1987)

2) 소독제(Antiseptics)

(1) 사용원칙

① 소독제는 감염된 조직을 통과하는 것이 아니라 상처 기저부에 있는 세균의 수를 감소시키는 것이다(Only reduce the level of bacteria).

② 개방성상처, 만성 상처에 상용하지 않는다.

③ 필요시 감염이 있는 상처에 단기간(Short term course)으로 사용한다.

④ 감염 상처의 치료에는 전신적인 항생제 투여가 더욱 효과적이다.

(2) **소독제의 종류**

종류	성분	작용	장점	단점
Betadine, Potadine	Povidone-Iodine	손상받지 않은 상처에 광범위한 소독 효과	아포, 바이러스, 곰팡이균, Gram(+), (-)박테리아에 효과적	· 체액에 의해 비활성화 · 섬유아세포에 독성 · 피부민감성 · Systemic Absorption의 위험
Hibitan	Chlorhexidine Gluconate	Alcohol에 비해 작용발현은 낮으나 지속적인 효과를 냄	· Gram(+), (-) 박테리아에 효과적 · 무생물의 소독에 효과 있음	· 곰팡이나 바이러스에 비효과적 · 항아포작용이 없음 · Povidone과 함께 사용 시 비활성화
H2O2	Hydrogen Peroxide	조직과 혈액 내의 Catalase와 접촉시 산소와 물로 전환	· Bubbling효과는 발생기 산소를 만듦 · 괴사조직의 제거를 도움 · 혐기성균에 살균력 있음	· 섬유아세포에 독성 · 공기색전, 기종의 위험 · 육아조직을 궤양화 · 피부를 건조
Acetic acid	Acetic acid	가장 낮은 PH로 산성용액	녹농균(Pseudomonas Aeruginosa)에 효과적	· 섬유아세포에 독성 · 통증유발, 주위피부자극
Alcohol	Isopropanol	미생물의 단백질을 변성시켜서 살균	· 단시간에 뛰어난 소독력 · Gram(+), (-)에 효과 있음	· 개방상처에 사용금지 · 피부건조 및 자극

7. 드레싱의 종류

1) 드레싱 관련 용어

(1) **일차(Primary)** : 상처 기저부에 직접 접촉됨(direct contact with wound base)

(2) **이차(Secondary)** : 일차 드레싱을 고정하거나 보호(protect primary dressing)

2) 드레싱 선택을 위한 지침

(1) **상처치유의 최적조건**

① 적절한 습도

a. 삼출액이 조절되어야 한다.

b. 촉촉한 상처 환경을 유지해야 한다.

c. 상처에 달라 붙지 않아야 한다.

d. Bacterial barrier를 유지해야 한다.

e. 방수를 유지해야 한다.

f. Dressing 교환 횟수를 줄여야 한다.

g. 환자의 안위를 도모해야 한다.

② 침윤, 독성물질로부터 보호

③ 감염 없음

④ 적정온도 : 37℃

⑤ 괴사된 부육조직(Slough)제거

⑥ 드레싱 교환 시 손상방지

(2) 드레싱의 기능을 고려 : 압박, 흡수, 지지, 조직제거, 지혈, 안위

(3) 드레싱 선택 시 고려할 사항

① Cover dressing vs filler dressing

② 흡수량

③ 폐쇄의 영향(Impact of occlusion)

④ 접착력

⑤ 비용

3) 드레싱 선택 Guidelines

	목표	방법
Deep & Wet wounds : tunnel, crater 등의 dead space가 있고 분비물이 중정도~많음	· fill dead space, · 지나친 분비물의 흡수, · 상처표면을 촉촉하게 유지 · 보호	· filler +cover dressing · 다양한 정도의 흡수드레싱 이용 · 실금이 있거나 상처가 회음 부 가까이에 위치해 있는 경우 cover dressing은 방수 제품 사용
Deep & Dry wounds : tunnel, crater 등의 dead space가 있고 분비물이 적거나 없는 경우	· fill dead space, · 상처표면을 촉촉하게 유지 · 보호	· 습기를 제공하는 filler dressing
Superficial & Wet wounds : 얕고 분비물이 중정도~ 많음	· 지나친 분비물의 흡수 · 상처표면을 촉촉하게 유지 · 괴사조직의 자가분해 촉진 · 보호	· cover dressing · 다양한 정도의 흡수드레싱 이용
Superficial & Dry wounds : 얕고 분비물이 적거나 없는 경우	· 상처표면을 촉촉하게 유지 · 보호 · Insulate	· cover dressing

4) 드레싱의 종류

(1) **반투과성 필름 드레싱(Semipermeable film dressings)**

— Transparent Adhesive Dressings

① 특징

a. Polyurethane film

b. 가스교환 가능(Breathable)

c. 접착성(Adhesive)

d. 유연성(Flexible)

e. 일차 혹은 이차 드레싱으로 사용가능(Primary or secondary dressing)

② 적응증

a. 부분층 피부손상

b. 분비물이 없거나 최소한일 때

c. Clean or Necrotic

③ 금기

a. 감염(Infection)

b. 분비물이 많은 상처

④ 장점

a. 반투과성 보호막 : 산소와 수증기 통과, 세균의 침입 방지

b. 신경말단을 보호하여 통증 경감

c. 얇고 유연한 투명 필름 : 상처관찰 용이

d. 가피형성과 외상으로부터 보호

⑤ 단점

a. 흡수력이 없어 삼출물이 있는 경우 피부연화유발

b. 제거시 피부손상 가능성

⑥ 제품

OP Site(Smith and Nephew), Tegaderm(3M)

(2) **하이드로 콜로이드(Hydrocolloid dressing)**

① 특징

a. Carboxymethylcellulose + other Chemicals

b. 폐쇄성 혹은 반폐쇄성(Occlusive or Semi−Occlusive)

c. 접착성(Adhesive)

d. 흡수성(Absorptive) : 매우 다양함

e. 일차 혹은 이차 드레싱으로 사용가능(Primary or Secondary dressing)

② 적응증

a. 부분층에서 전층 피부손상까지

b. 소량에서 중정도의 분비물(Minimal to Moderate drainage)이 있는 상처

c. 피부이식 공여부, 2도 화상

③ 금기

a. 감염 상처, 특히 혐기성 균에 감염된 경우

b. 삼출물이 과도한 상처

④ 장점

a. 겔(Gel)을 형성하여 상처표면의 치유환경 유지

b. 친수성 분자가 상처의 삼출물 흡수

c. 친수성 콜로이드의 상호작용으로 괴사조직의 제거에 효과 있음.

d. 부착면이 상처표면을 부드럽게 하여 제거시 통증이 없음.

e. 드레싱 교환 횟수의 경감

f. 안전한 괴사조직의 분해, 육아조직형성 및 상피화가 동시에 진행

⑤ 단점

a. Pus와 같이 노란색을 띄어 상처의 감염과 혼동

b. 좋지 않은 냄새

⑥ 제품

a. Duoderm CGF, Duoderm Extra Thin CGF(ConvaTec)

b. Comfeel Plus Ulcer Dressing, Comfeel Plus Transparent Dressing(Coloplast)

c. Tegasorb(3M)

d. Replicare Ultra(Smith and Nephew)

(3) 하이드로젤(Hydrogel dressing)

① 특징

a. 수화(Hydration : 90~95% water)

b. 종류 : Liquids, gel saturated gauge, gel sheet

c. 비폐쇄성(Non-occlusive)

d. 비접착성(Non-adherent)

e. 이차 드레싱(Secondary dressing)필요

② 적응증

a. 부분층에서 전층 피부손상 (Partial to full thickness wounds)

b. 분비물이 없거나 최소한 일 때

c. Clean, Necrotic, Infected Wounds

③ 장점

a. 괴사조직에 수분을 주어 괴사조직 제거를 촉진함

b. 부드럽고 대상자가 편안하며 제거가 용이

④ 단점

a. 2차 드레싱이 필요

b. 과다 사용 시 연화(Maceration)유발

⑤ 제품

a. Duoderm hydroactive gel(ConvaTec)

b. Comfeel Purilon gel(Coloplast)

c. IntraSite Gel, Conformable Hydrogel dressing(Smith and Nephew)

(4) 칼슘 알지네이트(Calcium Alginate)

① 특징

a. 해초류에서 추출한 섬유질(Fibrous material derived from seaweed)

b. 흡수력이 매우 좋고(자체무게의 14~20배까지 흡수)분비물을 흡수하여 겔형태로 변화함

c. 2차 드레싱(Secondary dressing)필요

② 적응증

a. 부분층에서 전층 피부손상(Partial to full thickness Wounds)

b. 사강을 채울 때(Pack dead space)

c. 과량의 분비물 흡수

d. 화상, 출혈, 감염 상처

③ 금기 : 건조한 상처

④ 장점 : 지혈과 흡수작용

⑤ 단점

a. 겔(Gel)이 농이나 부육으로 혼동될 가능성 있음

b. 상처가 건조해질 수 있음

⑥ 제품

a. Kaltostat(ConvaTec), Comfeel Seasorb Dressing(Coloplast),

b. Algisite(Smith and Nephew)

(5) 폼(Foam dressing)

① 특징

a. Polyurethane

b. 흡수성(Absorbent)

c. 상처의 심부온도 올려서 효소활동 자극

② 적응증

a. 과량의 삼출물이 있는 상처(Large amount drainage)

b. 손상되기 쉬운 상처주변 피부(Fragile surrounding skin)

③ 장점

a. 자체 무게의 10배까지 흡수가능

b. 보호와 쿠션제공

④ 제품

a. Allevyn(Smith and Nephew), Biatain(Coloplast)

b. Polymen, Medifoam

(6) 은 제재(Silver dressing)

① 특징

a. Nanocrystalline silver로 구성되어 있고, 최근 개발되어 널리 사용되고 있음

b. Antibacterial effect 우수하고, 지속적인 항균작용 가능

② 적응증

a. 삼출물이 있는 경중도의 오염 상처

b. 오염 가능성이 있는 각종 당뇨족 상처 및 각종 괴양

③ 장점

a. 2일에서 7일까지 항균작용 가능(Chemical debridement effect)

b. 폼 드레싱 제재와 함께 사용함으로써 삼출물이 많은 창상에도 사용 가능

④ 제품

a. Acticoat(Smith & Nephew)

b. Aquacel Ag(Convatec)

(7) 소박트 드레싱(Sorbact dressing)

① 특징

a. Hydrophobic interaction(소수성작용〈疎水性作用〉)에 의하여 자연적인 방법으로 상처의 병원성미생물들(박테리아, 균류)을 선택적으로 제거한다.

b. Natural process로 내성 및 부작용의 위험이 없다.

② 적응증

a. Acute, chronic, traumatic, post surgical wound에 치유나, 감염 예방 목적으로 적용

b. 병인에 관계없이 exuding, colonized, infected된 상처에 적용

③ 장점

a. 병원성 미생물들에만 선택적으로 결합

b. Natural process로 내성 및 부작용의 위험이 없다.

④ 제품

Sorbact absorbent dressing, Sorbact compress, Sorbact ribbon gauze, Sorbact round swabs, Sorbact surgical dressing

5) Dressing 절차

(1) 피부 준비

상처를 생리식염수로 세척한 후 피부 주변을 건조 시킨다

(2) 드레싱의 준비

상처에 맞는 제품을 선택하여 상처 보다 사방 2~3cm 정도 크게 재단한다.

(3) 2차 드레싱 부착

Gel이나 hydrofiber로 패인 공간을 메우며 form이나 hydrocolloid 등으로 2차 드레싱을 한다. 이때 한쪽 끝부터 쓰다듬듯이 붙여 가며 당기지 않는다.

(4) 제거 및 교환 시기

한 손으로 피부를 누르고 다른 한 손으로 드레싱을 떼어 낸다. 패인 부분을 메운 경우,

Forcep을 이용하여 내용물을 제거하거나 식염수로 세척한다. 삼출액이 새거나 감염 징후가 없는 한 최고 7일간 유지 할 수 있다.

6) 약물치료와 Dressing

(1) Debriding methods

① Wet-to-damp saline and gauze dressing : 초기 debridement에 유용하지만 마르게 되면 상피 손상을 야기한다(거즈와 피부가 유착됨으로 인한 상피 손상).
따라서 saline or betadine soaking dressing의 경우, 하루에 최소 2회 이상 드레싱을 교체해 주어야 감염을 막고 효과를 볼 수 있다.

② 효소 연고나 크림(Travase, Elase, Santyl, Granulex, Panfil)

③ Irrigation, normal saline

④ 외과적 변연절제술, thick eschars나 심부 괴사조직

(2) 로션, 연고, 크림, 국소 항생물질

① Emollients(연화제-Eucerine lotion, keri lotion, 기타)

② Silver sulfadiazine 혹은 Neosporin 연고

③ Chlorhexidine, povidone-iodine, acetic acid, hydregen peroxide와 같이 육아조직에 독성이 있는 방부제(antiseptics)는 피한다.

(3) Synthetic dressings

① Semipermeable transparent film dressings(OP-site, Tegaderm, Bioclusive)
: 심한 분비물이 없는 grade 1에서 3에 가장 좋다.

② Hydrocolloid and occlusive dressing(Duoderm, Restore, Comfeel)
: 적거나 중간 정도의 분비물이 있는 상처에 가장 적절하며 불규칙적인 윤곽 부위에는 어렵다.

③ Hydrogels(Vigalon, Geliperm, Intrasite)
: 습기 있고, 육아조직이 형성되는 분비물이 없으며, 체중부하를 받지 않는 부위에 가장 적절하며, 매일 교환이 필요하다.

④ Silver dressing
: 창상의 오염을 방지하거나, 오염된 창상에 효과적이다.

(4) **항생제**

만약 전신감염이나 심부의 화농성 병변을 치료할 때는 broad-spectrum-β-lactam이나 호기성과 혐기성 균을 모두를 겨냥한 복합요법을 사용한다. 배양 검사나 조직검사를 통해 확인된 균주에 특이적인 약물요법이 원칙이다.

(5) **Growth factors : Autologous platelet-derived wound factors.**

어떤 특별한 만성 궤양에서의 치유율을 높일 수 있는 것으로 보고 된다.

* EGF(Epidermal growth factor) (대웅 : 이지에프) : 상피의 재생이 필요한 경우 유용하나, 진피나 육아조직의 성장에는 큰 도움이 되지 않으므로, 표층에 국한된 얕은 창상이나, 육아조직이 어느 정도 있는 상태에서 사용하는 것이 좋다.

7) 식이

(1) 영양실조의 징후를 파악 : 이유 없는 체중 감소, 저알부민혈증

(2) 초기에 영양보충을 시작한다. 최소한 3kcal/kg/day의 실제적인 치료 목표를 세운다.

(3) 비타민과 미네랄 보충 매일 두 번씩 Vitamin C 500mg을 투여

8) 활동

(1) Ambulation, 자세변화, 물리 치료 등이 권유된다.

(2) Pressure, moisture, shearing, friction 감소

(3) 조직에 최소한의 손상을 주는 debridement method를 이용

(4) 적절한 dressing으로 humidification과 protection 유지

Wound Assessment Tool(PSST Tool)

Name ______________ Age _______ Physician __________________

Med. Dx ______________ Allergy _______________

Wound Type : ______________ visible, att ______________

WBC : ___________ Lymph : ___________ RBC ___________ Hgb : ___________

Albumin : ____________ glucos : ____________

ITEM	ASSESSMENT	DATE /SCORE	DATE /SCORE	DATE /SCORE	DATE/ SCORE
Vital Sign					
1. Size	Length x Width x Depth				
2. Depth (If wound is healing with granulation tissue, must select #3 or higher)	1. Non-blanchable erythema on intact skin 2. Partial thickness skin loss involving epidermis and or dermis 3. Full-thickness skin loss involving damage or ecrosis of subcutaneous tissue, not through fascia. 4. Obscured by necrosis 5. Full-thickness skin loss with extensive destruction, tissue necrosis or damage to muscle, bone, or supporting structure				
3. Edges	1. Indistinct, diffuese, none clearly visible 2. Distinct, outline clearly visible, attached, even with wound base 3. Well defined, not attached to wound base 4. Well defined, not attached to wound base, rolled under, thickned 5. Well-defined, fibrotic, scarred, or hyperkeratotic				
4. Undermining	1. Undermining 〈 2cm in any area 2. Undermining 2 to 4cm involving 〈 50% wound margins 3. Undermining 2 to 4cm involving 〉 50% wound margins 4. Undermining 〉 4cm in any area 5. Turnneling or Sinus tract formation				
5. Necrotic tissue type	1. None visible 2. White or gray nonviable tissue and/or nonadherent yellow slough 3. Loosely adherent yellow slough 4. adherent, soft black eschar slough 5. Firmly adherent, hard, black eschar				
6. Necrotic tissue amount	1. None visible 2. 〈 25% of wound bed covered 3. 25~50% of wound bed covered 4. 75~100% of wound covered				
7. Exudate type	1. none 2. Serosanguineous: thinm watery, pale red or pink 3. Serous : thin, watery, clear 4. Purulent: thin or thick, opaque, tan or yellow 5. Foul purulent: thick, opaque, yellow/green with odor				

8. Exudate amount	1. None 2. Moderate 3. Scant 4. Large 5. Small				
9. Skin Color around wound	1. Pink or Normal for ethnic group 2. Bright Red and/or Blanch to touch 3. White or gray pallor or hypopigmented 4. Dark red or purple an/or non-blanchable 5. Black or hyperpigmented				
10. Peripheral Tissue Edema	1. Minimal firmness around wound 2. Non-pitting edema extends〈4cm around wound 3. Non-pitting edema extends				
11. Peripheral Tissue Iduration	1. Minimal firmness around wound 2. Induration 〈 2cm around wound 3. Induration 2 to 4cm extending 〈 50% around wound 4. Induration 2 to 4cm extending 〉= 50% around wound 5. Induration 〉 4cm in any area				
12. Granulation Tissue (If Depth is 1 or 2, must select "1")	1. Skin intact or partial thickness wound 2. 75~100% of wound filled or overgrowth beef red granulation tissue 3. 25~75% of wound filled beef red 4. 25% of wound filled dull, or dusky red 5. No granulation tissue present				
13. Epithelialization	1. 100% of wound covered, surface intact 2. 75% of 〈 100% of wound covered and/or epithelial tissue 3. 50% to 〈 75% of wound covered and/or epithelial tissue extends to 〈 0.6cm into wound bed 4. 25% 〈 50% of wound covered 5. 〈 25% wound covered				
	Total score				

XII. Procedure 및 기타

1. 이중 기관절개관 관련 간호(Double-lumen tracheostomy tube care)

1) 목적

기관절개 부위의 감염을 방지하고 기도를 유지하기 위함이다.

(이중 기관절개술은 기도유지, 무의식 환자에서 분비물의 흡입(aspiration)방지, 기관지 내 분비물의 제거를 위해 기관절개술이 시행된 환자 중 퇴원 등으로 잦은 교환이 어려운 경우에 적용한다.)

2) 준비물품

(1) 드레싱 : D-P set, 소독장갑, 10% 베타딘 솜 또는 0.5% 클로르헥시딘 솜(필요시 멸균 생리식염수 솜), 흡인기, 기관절개튜브(내관)와 고정용 끈, 소독 Y 거즈, 가위, 흡인기, suction set, 흡인카테터, 생리식염수, 수용성 윤활제 (필요시 O_2와 Ambu-bag)

(2) 내관소독 : 3% 과산화수소수, 2% 와이덱스나 1% 태고, 멸균생리식염수, 소독액을 각각 넣을 통 3개, 솔이나 면봉

3) 방법

(1) 드레싱

① 손을 씻는다.

② 물품을 준비하여 환자에게 간다.

③ 환자에게 방법과 절차를 설명하고, 기관절개 부위가 잘 보이도록 환자의 자세를 편안하게 취해준다.

④ 준비된 O_2와 Ambu-bag으로 환자를 과산소(hyperoxygenation), 과환기(hyperventilation) 시킨다.

⑤ 기관과 인두를 흡인한다.

⑥ 기존의 거즈를 제거한다.

⑦ 준비한 멸균 세트를 열고 소독장갑을 낀다.

⑧ 베타딘 솜으로 기관절개 부위를 닦는다.

(분비물이 딱지가 되어 붙어 있으면 멸균생리 식염수에 적신 솜으로 수분간 그 자리에 얹어 놓는다. 그 후 다시 베타딘 솜으로 닦아낸다.)

⑨ 기관절개튜브 고정용 끈을 교환한다.

a. 기관절개튜브 고정용 끈을 새것으로 준비하여, 기관절개튜브의 고정구에 넣어 환

자의 목을 한바퀴 돌아오도록 한다.

b. 이 끈이 반대편 고정구를 통과하도록 하여, 뒤로 다시 돌아 맨 처음 시작한 쪽까지 오도록 한다.

c. 양끝을 가볍게 당기어 고정끈을 손가락 1~2개 정도가 들어갈 만큼 고정하여 기관절개튜브로부터 2cm 되는 곳에 단단히 매듭을 짓는다.

(근거 : 기관절개튜브 끝에 매듭을 지으면 분비물이 딱지되어 앉는다)

d. 매듭이 환자에게 불편감을 주지 않도록 하고, 양측으로 번갈아 준다.

(근거 : 자극을 예방하고 압력받는 부위를 바꿔주기 위함이다)

⑩ 소독 Y 거즈를 튜브 밑으로 넣어 기관절개 드레싱을 한다.

⑪ 흡인기와 O_2, Ambu-bag을 준비하여 필요시 사용한다.

⑫ 기관절개 부위의 간호는 매 근무조마다 시행하며, 필요시 더 자주 시행한다.

⑬ 편안한 체위를 취해 준다.

⑭ 기관절개 부위의 출혈 여부와 발적, 부종 등의 피부상태와 분비물의 양, 농도, 색, 냄새 및 환자의 반응을 사정하여 기록한다.

⑮ 튜브의 전체 교환은 15~30일마다 시행한다.

⑯ 외관의 교환 과정은 다음과 같다.

a. 손을 씻는다.

b. 물품을 준비하여 환자에게 간다(드레싱 준비물 + 이중 기관절개관).

c. 준비된 기관절개 튜브의 내관을 빼고 폐쇄관을 외관안에 끼운다.

d. 외관의 고정구에 기관절개 튜브 고정용 끈을 넣는다.

e. 외관과 폐쇄관 끝에 윤활제를 바른다.

f. 기존의 기관절개 튜브 고정용 끈을 조심스럽게 자른다.

g. 엄지손가락과 집게손가락으로 외관의 neck plate를 잡고 전체 튜브를 조심스럽게 뺀다.

h. 즉시 준비된 새 기관절개 튜브를 삽입한다.

i. 새로운 튜브가 자리를 잡으면 즉시 폐쇄관을 제거하여 튜브 내로 공기가 통하도록 한다.

j. 새 내관을 끼운다.

k. 고정 끈을 손가락 1~2개 정도가 들어갈 만큼 고정하여 매듭을 짓는다.

(2) 내관의 청결 및 관리

① 소독방법

a. 약품소독

㉠ 내관을 꺼내 흐르는 물에 솔이나 면봉을 이용하여 깨끗이 씻어 분비물을 제거한다.

㉡ 과산화수소수에 15분간 담구어 놓는다(내관의 debris를 연화).

㉢ 와이덱스나 태고에 20분간 담구어 놓는다.

㉣ 생리 식염수로 충분히 씻어 다시 삽입한다.
(부드러운 삽입을 위하여 습기막을 형성해 준다.)

b. 끓이기

㉠ 내관을 솔이나 면봉으로 깨끗이 씻어 분비물을 제거한다.

㉡ 물이 끓은 후에도 20~30분 더 끓여 소독한다.

㉢ 완전히 식힌 후 재 삽입한다.

② 주의사항

a. 내관은 자주 빼내어 건조된 점액과 흡인으로 제거할 수 없는 분비물을 깨끗이 닦는다. 이는 매 근무조마다 시행하며 필요시 더 자주 시행한다.

b. 소독한 내관을 재삽입하기 전에 외관을 충분히 흡인하여 깨끗이 한 뒤 내관을 삽입하며 잠그는 부분이 잘 채워졌는지 확인한다.

4) 응급 상황 시 대처요령

(1) 외관의 끈이 풀어져 빠진 경우

외관이 빠져도 바로 기도가 막히는 경우는 거의 없으므로 당황하지 말고 즉시(빠진 후 1~2 분 내에) 간단히 소독한 후 기관에 무리가 가지 않게 넣으면 된다. 잘 되지 않는 경우, 즉시 가까운 병원에 가서 도움을 청하도록 한다(침상 곁에 정확한 크기의 기관절개 튜브나 비경을 보관하여 둔다).

(2) 내 · 외관이 제대로 꽂혀 있는데도 갑자기 숨이 차는 경우

대개 가래나 침이 말라붙어 관이 막혀 있기 때문이므로 흡인으로 제거해 보고 제거되지 않으면 내관을 뽑아 확인해 보고 그래도 호전되지 않으면 가까운 병원을 방문, 일반 캐뉼라로 교체하는 등의 처치를 받도록 한다.

(3) 무엇보다 중요한 것은 응급상황이 발생하지 않도록 예방하는 것이므로 평소 외관이 빠지거나 막히지 않도록 세심한 주의를 기울여야 한다. 또 응급 상황 발생 시 가능한 범위에서 즉각적인 처치를 하고, 필요한 경우 혼자 해결하지 말고 즉시 병원을 찾아 도움을 받도록 한다.

5) 가정간호 환자 교육

(1) 이중 기관절개관 2개를 구입하게 한다.

(2) 입원기간 동안 시행되었던 간호내용을 교육한다.

(내관 소독 시 사용할 태고는 원액이 10%이므로(1%도 있음) 10배 희석하여 사용해야 함을 강조하며, 끓이는 방법도 설명한다.)

2. 경피적 위루관 삽입간호(Percutaneous gastrostomy tube feeding)

1) 목적

비수술적 시술로써, 구강으로 섭취가 불가능하나 위장관의 기능이 정상인 경우 장기간(주로 4주 이상) 관급식을 하기 위함이며, 역류의 위험이 적은 장점을 갖고 있다(단, 복수가 있는 경우, 협조가 불가능한 경우, 혹은 3개월 이상 생존하지 못할 경우, 위 절제수술 병력이 있는 경우, 종양으로 인한 폐색으로 내시경을 못하는 경우, 혈액응고 장애가 있는 경우, 병적 비만으로 내시경 불빛이 복벽에 투조되지 않는 경우, 복막 투석 중인 환자의 경우는 시행하지 않는다).

2) 튜브 삽입 관련 간호

(1) 내시경을 이용한 경우

① 튜브 삽입 전 간호

a. 환자와 가족에게 시술의 필요성과 절차를 설명한다.

b. 시술 전일 자정 이후 금식한다(적어도 8시간 전부터).

c. Coagulation battery, CBC, EKG, Chest PA 등의 결과를 검토한다.

d. 수술, 검사, 마취 신청서를 확인한다.

e. PEG 튜브 삽입 전에 구강간호를 시행한다.

f. 하루 전, H_2 blocker를 중지한다.

g. 30분 전에 항생제를 정맥주사[예 : Cefazoline 1.0g IVS(AST)]한다.

h. 내시경실에서 가져온 mouth piece를 물려서 의사 동반하여 차트와 함께 소화기병 센터 검사실로 보낸다(의식이 명료하고 협조가 가능한 경우는 내시경실에서 mouth piece를 물린다).

② 튜브 삽입 과정

a. 튜브 삽입 부위를 선택한 후 식도를 통해 내시경을 삽입하여 위벽을 관찰한다. 공

기를 충분히 위 내에 주입하여 위벽 주름이 편평해 지도록 함으로써 위가 복벽에 최대로 근접하게 한다.

b. 내시경 불빛을 복벽 외측으로 비추어 튜브 삽입할 부위를 표시한다(주로 좌측 늑골궁 4~6cm 하부와 복직근 외경계선이 만나는 곳).

c. 복부 피부에 표시된 튜브 삽입부위에 국소마취를 한 후 복부를 0.5~1cm 절개한다.

d. 복부절개 부위를 통해 cannula를 삽입하고 탐침(stylet)을 제거한 뒤 guide wire를 삽입한다.

e. 내시경을 이용하여 Guide wire를 환자의 입까지 통과하도록 잡아당긴다.

f. PEG tube(성인 : 24Fr, 소아 : 18Fr)를 입을 통해 위로 넣은 다음 복벽의 절개된 부위로 끌어올린다.

g. 내시경을 통해 PEG tube의 내부 bumper를 보면서 튜브의 적절한 위치를 확인한 후 내시경과 cannula를 제거한다.

③ 튜브 삽입 직후 간호

a. 48시간 동안 금식 및 자연 배액한다.

b. 의사의 처방에 따라 항생제를 투여한다.
(예 : 시술 후 3일 동안 12시간마다 Cefazoline 1.0gm IVS)

c. 근무조마다 장운동을 확인한다.

d. 복부 팽만감, 통증, 누출(leakage), 구토 등의 증상이 없으면
→ 튜브를 통해 미온수 100ml를 주입한다.
→ 2시간 후에 미온수 200ml를 주입한다.
→ 4시간 후에 미온수 400ml를 주입한다.

e. 음식 주입 후 쇠약감(weakness), 경련(cramping), 발한, 빈맥 등의 증상이 있으면 의사에게 보고하고 기록한다.

f. 대부분의 환자들이 시술 후 1~2일 동안 근육이 당기는 듯한 불편감을 호소할 수 있다. 이때 처방에 따른 진통제를 투여한다.

g. stoma tract이 치유(보통 2주 걸림)되고 난 후부터 샤워가 가능하다.

(2) 투시촬영을 이용한 경우

① 튜브 삽입 전 간호

a. 환자와 가족에게 시술의 필요성과 절차를 설명한다.

b. 시술 전일 자정 이후 금식한다(적어도 8시간 전 부터).

c. Coagulation baatery, CBC, EKG, Chest PA 등의 결과를 검토한다.

d. 수술, 검사, 마취 신청서 확인하며, 수술 전 환자 상태 확인표를 작성한다.

e. L-tube를 삽입하고 있는 환자는 튜브를 삽입한 채로 챠트와 함께 혈관 조영실로 보낸다.

② 튜브 삽입 과정

a. L-tube나 Multi purpose cath(5F : 혈관조영실에서 삽입)를 통해 위 내에 공기를 충분히 주입하여 위벽주름이 편평해지도록 함으로써 위가 복벽에 최대로 근접해지도록 한다.

b. Fluoroscope을 이용하여 위의 위치를 확인하여 절개부위를 정한다.

c. 위장관 평활근의 이완을 위해 Glucagon을 IV 혹은 IM한다.

d. 복부피부에 표시된 튜브 삽입부위를 국소마취 한 후 약 0.5cm 절개한다.

e. Anchor를 위벽에 고정한 후 봉합한다.

f. Guide wire를 삽입한다.

g. Dilator를 삽입 후 tract을 넓히고 peel-away sheath를 삽입한다.

h. Gastrostomy tube(12~14F)를 삽입 후 peel-away sheath를 제거한다.

i. 복벽에 고정하여 봉합한 후 드레싱을 한다.

③ 튜브 삽입 후 간호

a. 시술당일은 금식한다.

b. 익일에 Tubogram을 통해 위치와 기능을 확인한 후 식이를 공급한다.

c. 의사의 처방에 따라 항생제를 투여한다.

d. 근무조마다 장운동을 확인한다.

e. 음식주입 후 쇠약감, 경련, 발한, 빈맥, 어지러움 등의 증상을 관찰하고 있으면 의사에게 보고한다.

f. 대부분의 환자들이 시술 후 1~2일 동안 근육이 당기는 듯한 불편감을 호소할 수 있다. 이 때 처방에 따른 진통제를 투여 할 수 있다.

g. Stoma tract이 치유(보통 2주 걸림)되고 난 후부터 샤워가 가능하다.

(3) 튜브 삽입 부위의 소독 및 관리

① 처음 48시간 동안은 그대로 둔다.

② 손을 씻는다.

③ 준비물을 준비하여 환자에게 간다.

(준비물 : D-P set, 소독 Y 거즈, 10% 베타딘 솜, 0.5% 클로르 헥시딘 솜, 소독장갑, 반창고, 필요시 3% 과산화수소수, 멸균생리식염수 솜)

④ 환자에게 목적과 방법을 설명한다.

⑤ 튜브가 있는 부위가 노출되도록 환자의 자세를 편하게 취해 준다.

⑥ 준비한 D-P set를 열고 소독장갑을 낀다.

⑦ 기존의 거즈를 제거한 후, 10% 베타딘 솜으로 소독 한다. 만약, 딱지가 있으면 과산화수소수를 이용하여 제거하며, 베타딘에 알레르기가 있는 경우는 멸균생리식염수 솜으로 닦는다. PEG tube 주변에 홍반, 압통, 배액 등이 있는지 관찰한다.

⑧ 튜브삽입 부위가 완전히 마르면 다시 거즈를 대고 반창고로 고정시킨다.
(tract이 치유되고 stoma에 분비물이 없는 경우 거즈를 대지 않아도 된다)

⑨ 튜브삽입 부위의 소독은 하루 1회 이상 시행한다.

⑩ Stoma tract이 치유될 때까지는 주위피부와의 유착을 방지하기위해 튜브를 360° 회전시킨다.

⑪ 튜브삽입 한달 이후는 자극이 적은 비누와 미지근한 물로 씻어도 된다.

(4) 주의 사항

① 매 음식 주입 시 혹은 투약 시 삽입부위로 부터의 튜브길이를 확인한다.
(복벽의 안과 밖에 범퍼가 있어 고정을 시키나, 안으로 들어가거나 밖으로 밀려 나와서 튜브의 위치가 변할 수 있기 때문에 길이를 잘 관찰하여야 한다. 만약 환자의 의식이 명료하지 않다면 억제대나 복대를 할 필요도 있다)

② 튜브의 이동으로 막히거나 새게 되면 복막강 내에 염증이 생기게 되므로 구토, 발열, 복통의 증상이 있는지 관찰한다(튜브를 삽입한 지 2주가 지나면 샐 위험은 감소한다).

③ 튜브 교환시기는 내시경을 이용한 경우는 12~18개월, 투시촬영을 이용한 경우는 3~6개월 마다 교체한다.

④ 교환절차는 내시경을 이용한 경우는 GI 외래를 본 후 스케줄을 잡아서 시행, 투시촬영을 이용한 경우는 영상의학과로 연락하여 스케줄을 잡도록 한다.

* 참고

내시경실에서 PEG tube를 교체할 때는 tract이 형성되어 있으므로 The Button replacement gastrostomy device(The Button)로 교체하기도 한다.

(5) The Button replacement gastrostory device 교환

① 삽입과정

a. 내시경의 Basket을 이용하여 위벽의 Bumper를 잡으면 복벽의 PEG tube를 가위로 잘라내고, 위 속의 Bumper를 내시경을 제거하면서 빼내면 PEG tube는 제거된다.

b. Stoma 깊이를 측정하는 기구로 위벽에서 복벽까지 길이를 재서 The Button의 크기를 선택한다.

c. Stylet을 The Button의 안쪽에 끼우고 The Button의 삽입이 용이하게 나선형이 되도록 양쪽 날개를 잡아 당긴 채 윤활제를 발라 stoma에 삽입한다.

② Feeding 방법

a. 손을 씻는다.

b. 준비물을 침상가로 가져간다.

c. 환자에게 목적과 방법을 설명한다.

d. 음식주입 전에 환자상태가 허용되는 범위에서 침상머리를 30～40° 정도 상승시키고 위루관 옆에 수건을 댄다.

e. The Button의 뚜껑을 안전하게 잡고 연다.

f. Bolus용 관급튜브나 지속적으로 주입할 수 있는 튜브를 The Button에 연결한다.

g. 주사기로 5~10cc (소아 3~5cc)의 물을 주입한다.

(The Button은 Anti-reflux valve가 있어 위 내용물이 흡인되지 않으므로 잔여량을 확인하지 않는다.)

h. 관급식용 백에 유동식을 부어 관급튜브와 연결 후 적절한 높이로 유지해 서서히 주입되도록 조절기로 조절한다.

i. 이하 PEG ⑨—⑯과 동일

③ 관리

a. Decompression시킬 때는 Decompression용 튜브를 The Button에 연결하면 Anti-reflux valve 를 열고 튜브가 삽입되어 가능하다.

b. 일주일에 한 번 The Button의 위치를 180°회전하여 stoma에 유착되지 않도록 한다.

c. The Button은 5년마다 교체한다.

3. 위관삽입간호

1) 목적

위장 내 가스와 분비물을 제거하며 음식물과 약물을 위장관 내로 직접 투여하거나 상부 위장관 출혈 시 위를 세척하기 위함이다.

2) 준비물

위관(L-tube : 미숙아 5Fr., 어린이 8~10Fr., 성인 12~18Fr.) 50cc 주사기 또는 Enema syringe, 소독장갑, 수용성 윤활제, 반창고, 휴지, 곡반, 청진기, 빈병, 필터를 제거한 수액세트, 방수포 또는 수건, 3-way, 세척 시 생리 식염수, Feeding bag, 처방된 유동식

3) 방법

(1) 손을 씻는다.

(2) 필요한 물품을 준비하여 침상가에 놓는다.

(3) 환자에게 삽입목적과 방법을 설명한다.

(4) 스크린을 친다.

(5) 환자를 좌위 혹은 반좌위를 취해주고 의식이 없는 환자는 앙와위를 취해준다.

(6) 환의와 담요가 젖지 않도록 가슴에 덮어주고 곡반을 마련해 준다.

(7) 틀니가 있는 경우 제거한다.

(8) 소독장갑을 낀 후 준비된 튜브에 삽입할 길이(환자의 코끝에서 귓불, 귓불에서 검상돌기 까지)를 표시한다(보통 성인인 경우 50cm).

(9) 튜브 끝에서 15~20cm 정도까지 수용성 윤활제를 바른다.

(10) 비강을 통하여 튜브를 처음 삽입할 때 머리를 약간 구부리도록 한다.

(11) 비강을 통하여 튜브를 인두까지 넣는다.

(12) 의식이 있을 경우 환자에게 "꿀꺽" 삼키는 동작을 하게 하면서 환자가 침을 삼킬 때마다 튜브를 위까지 밀어 넣는다.

(13) 튜브가 안들어가고 막혀있는 것 같은 느낌이 들면 억지로 밀어 넣지말고 부드럽게 튜브를 돌리면서 넣는다.

(14) 기침을 하거나 청색증이 나타나면 즉시 제거한다(근거 : 기도로 들어갔기 때문이다).

(15) 주사기로 50cc 공기를 주입하면서 위부위를 청진해 보아 "쉭" 소리를 확인한다.

(16) 50cc 주사기로 흡인하여 위 내용물을 확인한다.

(17) 콧등에 반창고로 고정한다.

(18) 분비물과 가스를 제거하려고 할 때는 위관 끝을 필터를 제거한 수액셋트와 연결한 후 빈병에 꾲거나 간헐적 흡인기에 연결한다.

(19) 물품을 정리하고 환자에게 편안한 자세를 취해준다.

(20) 위관 삽입시간, 시술 후 위 내용물의 배액량, 색깔, 환자의 반응을 사정하여 기록한다.

(21) 지속적으로 위관을 삽입하고 있는 환자는 구강간호와 비강간호를 규칙적으로 시행하여 구강이나 비강의 점막손상이 없도록 하고 불쾌한 냄새와 동통을 최소화한다.

4) 간호

(1) 위관영양 환자의 간호

① 손을 씻는다.

② 음식물(처방된 유동식)을 준비한다(음식물은 지나친 연동 운동을 감소시키고 역류를 막기 위해 실온 정도로 따뜻해야 한다).

③ 환자에게 위관영양의 목적과 방법을 설명한다.

④ 환자를 좌위 또는 반좌위를 취해주고 방수포 또는 수건을 목에 대어준다.

⑤ L-tube 끝에 연결된 뚜껑(또는 3-way)을 열고 50cc 주사기와 연결한 후 위 내용물을 흡인하거나 공기를 주입하면서 위부위를 청진하여 "쉭"소리를 확인한다(위 내용물이 있는 경우 50~100ml 이상 나오면 의사와 상의한다).

⑥ 유동식을 50cc 주사기에 담아 중력에 의하여 들어가도록 하거나 Ensure bag에 넣어 주입한다. 이때 공기가 들어가지 않도록 주의한다.

⑦ 주입중 복부팽만감, 오심, 구토를 호소하면 속도를 줄이거나 중지한다.

⑧ 유동식 주입 후 약 20cc의 물을 주입한다.

⑨ L-tube 끝의 뚜껑(또는 3-way)을 막고 안전하게 고정한다.

⑩ 주입이 끝난 후 30분~1시간 정도 앉아 있도록 한다.
신생아나 영아의 경우는 반드시 트림을 시킨다.

⑪ 사용한 물품을 정리한다.

⑫ 음식물의 주입시간, 종류, 양, 환자의 반응, 관찰 사항을 기록한다.

(2) 위세척 환자의 간호

① 손을 씻는다.

② 위 세척의 목적과 방법을 설명한다.

③ L-tube 끝의 뚜껑(또는 3-way)과 필터를 제거한 수액세트를 연결하여 빈병에 꽂는다.

④ 주사기로 위 내용물을 뽑아보고 필요시에는 분석을 위하여 검체를 보관한다.

⑤ 50cc 주사기를 뚜껑(또는 3-way)에 연결한 후 세척액(중화제나 식염수)을 100~500cc 주입한다.

⑥ L-tube를 침대 밑으로 내려 위 내용물을 흘러나오게 하여 빈병에 모은다.

⑦ 내용물이 보이지 않거나 세척물이 깨끗해질 때까지 계속한다.

⑧ 위세척의 완료 후에는 위를 빈 채로 둘 수도 있고 튜브를 통해 흡수제로 활성숯 (Aminophylline toxicity)이나 현탁제를 주어 위내에 남아 있게 하거나 생리 식염수나 하제를 주기도 한다(근거 : 독성분의 계속적 흡수를 감소시키고 하제는 활성숯(charcoal)과 남아있는 물질의 배설을 용이하게 한다).

⑨ 삽입된 튜브를 제거할 때에는 환자의 머리를 몸체 보다 낮게 유지하여 튜브의 입구를 열어 둔 채로 빼거나 흡입하면서 제거한다.

⑩ 세척시간, 세척자, 세척용액의 종류, 흡입량, 배출량, 세척 후 투약, 활력징후, 환자의 반응을 평가하여 기록한다.

4. 유치도뇨관관리

1) 유치도뇨(Indwelling catheterization)

(1) 목적

장기간 자연 배뇨가 불가능한 경우 계속적인 배뇨를 돕고 수술 환자에 있어 방광의 손상을 막고 시간당 소변량을 정확하게 측정하며 계속적 또는 간헐적 방광세척을 하기 위함이다.

(2) 준비물

CT set(종지 1, 4×3 gauze 1장, 소공포1), 소독장갑, surgical jelly, 방수포, urine bag, 유치도뇨관(성인 14Fr. or 16Fr., 소아 8Fr. or 10Fr.), 10cc 주사기 2개 20cc 증류수, 반창고, 0.5% Chlorhexidine, 방광세척 시 클린조, kelley, 50cc 세정용주사기

(3) 방법

⊙ 여자환자

(1) 손을 씻는다.

(2) 필요한 물품을 무균적으로 준비한다.

(3) 환자에게 목적을 설명한다.

(4) 프라이버시를 유지한다.

(5) 방수포(고무포)를 환자 둔부 밑에 깔아 침구를 보호한다.

(6) 적절한 체위를 취해준다(Dorsal recumbent position으로 60cm 가량 다리를 벌린다). 가능하면 무릎을 지지하고 엉덩이를 높이기 위해 베개로 엉덩이를 지지한다.

(7) 회음부를 노출시키고 필요하면 side lamp로 불을 비춘다.

(8) F-bag set를 벌린 환자의 발 사이에 놓고 움직이지 말 것을 일러둔다.

(9) 준비한 set를 연다.

(10) 소독장갑을 무균법으로 낀다.

(11) Foley catheter의 작은 구멍에 주사기를 사용해서 카테터에 명시된 양(보통 5~10cc)의 증류수를 주입하여 풍선을 팽창시켜 본 후 증류수를 다시 주사기로 뺀채 그대로 카테터에 꽂아둔다.

(12) 소공포를 회음부에 편다. 이때 잘못 미끄러져 내려와 카테터를 오염시키지 않도록 한 손을 치골부위에 얹어 고정시킨다. 이 손은 배뇨가 끝날 때까지 떼지 않도록 한다.

(13) 카테터 끝 5~8cm 부위에 윤활제를 바른다.

(14) 0.5% Chlorhexidine 솜으로 외음 주위를 닦는다.

① 오염된 손의 엄지와 검지로 대음순을 벌리고 오염되지 않은 손으로 겸자를 사용하여 한 번에 하나씩 소독솜을 사용하여 치골부위에서 항문쪽을 향하여 대음순을 닦는다.

② 소음순을 같은 방법으로 닦는다.

③ 피부를 만졌던 손의 엄지와 중지로 소음순을 위쪽으로 당기면서 요도구를 노출시키고 요도구를 닦는다.

(15) 카테터의 소변이 나오는 출구를 kelly로 잠근다.

(16) 요도구 주위를 확인한다.

(17) 오염되지 않은 손으로 카테터가 불결되지 않도록 잡고 요도구에 5~8cm 정도 삽입한다. 만일 카테터에 저항을 느끼면 밀어 넣으려 힘을 주지 말고 환자에게 심호흡을 하도록 하고, 저항이 없어지지 않으면 카테터 삽입을 멈추고 담당의에게 보고한다(근거 : 요도에 대한 압박은 점막에 손상을 주고 심호흡은 외괄약근을 이완시킨다).

(18) 잠가둔 kelly를 풀어 소변이 나오는지 확인하여 소변이 흘러나오기 시작하면

kelly를 다시 잠그고 카테터를 2.5~5cm 가량 더 삽입한다. 이때 필요하면 검사용 소변을 받는다(근거 : 카테터의 공기주머니가 방광내에 놓이게 하기 위함이다).

(19) 미리 꽂아둔 주사기로 공기 주머니에 증류수를 넣는다. 만일 환자가 불편감이나 동통을 호소하면 증류수를 빼고 카테터를 조금 더 밀어 넣고 다시 증류수를 주입한다.

(20) 공기 주머니가 만들어졌으면 저항을 느낄 때까지 조심스럽게 카테터를 빼 본 후 다시 조금 밀어 넣는다.

(21) 소공포를 치운 후 카테터의 연결관 쪽 끝을 소변백에 연결한다. 연결시 카테터와 소변 백의 연결부위 끝에 손을 대서는 안된다.

(22) 잠가둔 kelly를 제거한다.

(23) 회음부 주위를 거즈로 닦아주고 장갑을 벗는다.

(24) 카테터를 반창고로 대퇴 안쪽에 고정한다(근거 : 환자가 움직일때 카테터가 움직이지 못 하도록 하므로서 요도의 마찰과 자극을 예방한다).

(25) 소변백의 배수구가 잠겼는지 확인하고 소변백이 병실 바닥에 닿지 않도록 침대에 고정 (환자의 방광보다 아래)한다.

(26) 소변이 잘 나오는지 확인하고 사용한 물품을 치운다.

(27) 환자가 편안한 자세를 취하도록 도와주고 침구를 잘 정리한다.

(28) 카테터의 삽입시간, 크기, 배뇨량, 색깔, 냄새, 검사물 채취, 환자의 반응 등을 확인하고 기록한다.

(29) 간호사는 유치도뇨관을 가진 환자의 간호를 제공한다.

① 수분 섭취와 배설량을 기록하여 비교한다. 주기적으로 소변백을 비우며 소변을 버린 후에는 배수관 끝을 0.5% Chlorhexidine 솜이나 70% 알코올솜으로 닦는다.

② 환자에게 카테터 간호, 수분 섭취, 회음부 간호의 중요성을 설명해 준다.

③ 하루에 2회 이상 회음부 간호를 해준다.
(근거 : 요도를 통하여 방광에 세균이 침입됨을 막기 위함이다).

④ 2~3시간 마다 소변 배설 상태를 관찰하여 색깔, 냄새 등 비정상 소견을 기록한다. 만일 혈전이 나타나면 더 자주 관찰하여 카테터가 막히지 않는지 확인하고 담당의에게 보고한다.

⑤ 소변의 흐름을 살펴 폐쇄성 여부를 확인한다.

· 연결관이 꼬이거나 환자가 연결관 위에 누워 있는지 또는 연결관이 점액이나 혈액으로 막혔는지 자주 살펴본다.

· 카테터가 대퇴 안쪽에 잘 고정되어 있는지를 살펴 카테터로 인해 요도에 긴장이 가지 않도록 한다.

· 배액이 밀폐 체계(closed system)로 되어 있는지 확인한다.

⑥ 카테터와 소변백의 교환은 환자의 상태에 따라 다르다(Rubber 5~7일, Silastic 1개월, 소변백은 카테터 교환 시 교환하는 것을 원칙으로 하나 필요에 따라 할 수 있다).

⑦ 요도 감염의 증상이 있는지 살핀다(혼탁한 소변, 강한 냄새, 요도작열감, 열, 오한 등).

⊙ 남자환자

(1)~(5) 여자환자와 동일

(6) 환자를 똑바로 눕게 하고 회음부만 노출시킨다(Supine position with the legs extended).

(7) 준비한 set를 연다.

(8) 소독장갑을 무균법으로 낀다.

(9) Foley catheter의 작은 구멍에 주사기를 사용해서 카테터에 명시된 양(보통 5~10cc)의 증류수를 주입하여 풍선을 팽창시켜 본 후 증류수를 다시 주사기로 뺀 채 그대로 카테터에 꽂아둔다.

(10) 소공포를 음경 위에 펴 놓는다.

(11) 카테터 끝 12~18cm 부위에 윤활제를 바른다.

(12) 카테터의 소변이 나오는 출구를 kelly로 잠근다.

(13) 오염된 손의 엄지와 검지로 음경을 고환에서 45° 각도로 올리고 표피를 잡아당긴다.

(14) 요도구를 0.5% Chlorhexidine 솜으로 둥글게 닦는다(3~4회 반복).

(15) 요도구 주위를 사정한다.

(16) 오염되지 않은 손으로 카테터가 불결 되지 않도록 잡고 요도구에 12~18cm 정도 삽입한다. 만일 카테터에 저항을 느끼면 밀어 넣으려 힘을 주지 말고 환자에게 심호흡을 하도록하고 저항이 없어지지 않으면 카테터 삽입을 멈추고 담당의에게 보고한다.

(17) 잠가둔 kelly를 풀어 소변이 흘러나오는지 확인하여 소변이 흘러나오기 시작하면 2.5~5cm 가량 더 삽입한다. 이때 필요하면 검사용 소변을 받는다.

(18) 다시 소변이 흘러나오는 출구를 kelly로 잠근다.

(19) 미리 꽂아둔 주사기로 공기 주머니에 증류수를 넣는다. 만일 환자가 불편감이나

동통을 호소하면 증류수를 빼고 카테터를 조금 더 밀어 넣고 다시 증류수를 주입한다.

(20) 공기 주머니가 만들어졌으면 저항을 느낄 때 까지 조심스럽게 카테터를 빼 본 후 다시 조금 밀어 넣는다.

(21) 소공포를 치운 후 카테터의 연결관 쪽 끝을 소변백과 연결한다. 연결 시 카테터와 소변백의 연결부위 끝에 손을 대서는 안 된다.

(22) 잠가둔 kelly를 제거한다.

(23) 음경주위를 거즈로 닦아주고 장갑을 벗는다.

(24) 카테터가 당겨지거나 음경과 고환 각도에 열공이 생기지 않도록 하복부에 여유를 두어 고정한다.

(25) 소변백의 배수구가 잠겼는지 확인하고 소변백이 병실 바닥에 닿지 않도록 침대에 고정(환자의 방광보다 아래)한다.

(26) 소변이 잘 나오는지 확인하고 사용한 물품을 치운다.

(27) 환자가 편안한 자세를 취하도록 도와주고 침구를 잘 정리한다.

(28) 카테터의 삽입시간, 크기, 배뇨량, 색깔, 냄새, 검사물 채취, 환자의 반응 등을 사정하고 기록한다.

(29) 간호사는 유치도뇨관을 가진 환자의 간호를 제공한다.

※ 검사물 채취하는 방법

(1) 준비물 : D-P set, 10% Betadine 솜 또는 베타딘 스틱, 주사기, 1회용 장갑, 검체용기

(2) 방법

① 24시간 검사물은 소변백에서 직접 받을 수 있다.

② 기타 소변 검사물은 카테터를 약 15~20분간 잠궈 방광 내 소변이 고이도록 한 후 채취한다.

③ 밀폐식 system을 그대로 유지하면서 카테터 끝을 10% Betadine 솜 혹은 베타딘 스틱으로 닦고 말린 후 10cc 주사기(23G needle)로 검사물을 채취한다.

※ 제거법

(1) 주사기와 회음부 간호에 필요한 물품을 준비한다.

(2) 카테터 제거에 대하여 설명해 주고 적절한 체위를 취해준다.

(3) 대퇴에 붙인 반창고를 제거하고 카테터의 소변을 완전히 배출시킨다.

(4) 공기 주머니 내에 있는 증류수를 주사기로 빼낸다.

(5) 카테터를 조심스럽게 빼낸 후 용기에 담는다.

(6) 회음부 간호를 해준다.

(7) 소변량, 색깔, 제거시간을 기록한다.

(8) 수분섭취량을 증가시키고 자연 배뇨 상태를 사정한다.

5. 상치골 방광루 카테터 교환(Suprapubic cystostomy tube change)

1) 목적

급성 요정체, 요도 외상, 유치 도뇨 카테터가 필요한 경우에 전복벽을 절개하고 상치골 방광루 카테터를 삽입하여 요도를 통하지 않고 방광 내의 소변을 배출시키기 위함이다.

2) 준비물품

유치도뇨관(14-20Fr.) 10cc 주사기, 10% 베타딘 솜, 소독장갑, 소변주머니, 무균 Y-거즈, 반창고, 5cc 증류수

3) 방법

(1) 손을 씻고 필요한 물품을 준비한다.

(2) 환자에게 목적과 방법을 설명하고 베개를 베고 똑바로 눕게 한 후 배를 노출시킨다.

(3) 10% 베타딘 솜으로 제거할 방광루 카테터 주위를 소독한다.

(4) 10cc 주사기로 방광루 카테터의 풍선에서 증류수를 뺀 후 전복벽으로부터 방광루 카테터를 제거한다.

(5) 10% 베타딘으로 누공주위를 소독 후 교환할 카테터를 약 5~10cm, 약간 아래쪽을 향하게 하여 누공 안으로 부드럽게 밀어 넣어 삽입한다.

(6) 방광루 카테터를 요의 배출을 확인 후 약 5cc의 증류수로 방광루 카테터의 풍선을 팽창시키고 소변주머니와 연결시킨다. 요의 배출을 다시 확인한다.

(7) 방광루 카테터를 배의 옆쪽으로 하여 무균 Y 거즈로 덮고 반창고로 고정시킨다.

(8) 방광루 카테터는 약 1개월 간격으로 교환한다.

※ **참조**

(1) 요로감염률(요도감염, 부고환염) 등의 빈도가 적고 요도협착, 누공의 합병증이 없다.

(2) 도뇨관으로 인한 불편감이 적다.

(3) 환자의 배뇨상태를 평가하기가 편리하다.

(4) 간단한 수술이 필요하고 합병증으로 드물게 혈뇨, 복막 내 장기손상 등이 올 수 있다.

6. 방광세척(Bladder irrigations)

1) 목적

방광 내에 있는 잔유 물질을 제거하고 방광내의 감염예방 및 염증을 치료하기 위함이다.

2) 종류

(1) 지속적 방광세척 (Continuous irrigation)

① 준비 물품

멸균된 생리식염수 또는 처방된 용액, 10cc 주사기, 유치도뇨 세트, 3way 유치도뇨(20, 22, 24Fr.), 수액세트, 반창고, 소독 장갑, 소변기, 소변주머니.

② 방법

a. 손을 씻고 필요한 물품을 준비한다.

b. 이름표와 호명으로 환자를 확인하고 목적과 방법을 설명한다.

c. 적절한 크기의 3way 유치도뇨관을 요도에 삽입하고, 10cc 주사기로 5~7cc 정도의 증류수를 넣어 풍선을 부풀린 후 반창고로 대퇴부에 고정시킨다.

d. 준비된 세척용액을 수액세트에 연결하여 수액걸대에 건 후 세척액 주입구에 연결한다(1개는 풍선을 부풀리기 위한 증류수를 담고 있으며 1개는 소변주머니와 연결되어 있다).

소변주머니는 배액 통로 배출구에 연결한 후에 방광 보다 낮은 곳에 위치하도록 놓는다.

e. 소변 색을 관찰하며, 의사의 지시에 따라 세척용액의 속도를 조절하여 주입한다.

f. 유치도뇨관의 배액 양상을 계속적으로 관찰하여 감염, 방광팽만, 방광경련의 합병증을 예방한다.

g. 실시한 시간, 사용된 세척액의 종류와 양, 배출액의 양과 색깔, 내용물, 환자상태 등을 기록한다.

③ 간호

a. 증류수는 전해질 결핍이나 수독증을 유발할 수 있다. 세척은 생리식염수를 이용한다.

b. 배출된 요의 색깔이 혈액성이라면 혈액이 응고되는 것을 예방하기 위해 세척액을 빠른 속도로 주입하여 맑은 색을 유지하거나 분홍색을 유지하도록 한다.

c. 세척을 위해 주입된 양과 배출된 양을 정확하게 계산한다.

d. 도뇨관이 혈괴, 수술 후 전립선의 조각, 점액덩어리, 튜브의 꼬임, 카테터의 위치 변경 등 여러 원인으로 막힐 수 있으므로 개방성을 자주 확인한다.

e. 환자의 안전을 위해 계속적인 방광세척은 가급적 24시간을 넘지 않도록 한다.

f. 부작용을 관찰한다

㉠ 방광경련

㉡ 국소적, 전신적 감염증상

㉢ 방광의 과다팽만

※ 지속적 세척을 하는 동안 방광팽만이 나타나면

i. 팽만의 징후(하복부 팽만 및 동통, 심한 요의, 심한 발한, 안절부절)가 관찰되면 세척을 중단한다.

ii. 배액관을 "Squeeze" 시행하여 튜브의 개방성을 관찰한다. 또한 필요시 의사가 관장용 주사기로 흡인 및 세척을 하여 혈괴를 제거하여 배뇨를 촉진한다.

iii. 지속적 세척을 시행하여도 유치도뇨관의 폐색이 지속되면 유치도뇨관을 제거하고 새로운 유치도뇨관을 삽입하기도 한다.

(2) Manual irrigation

① 준비물품

관장용 주사기, 소독장갑, 멸균된 생리 식염수 또는 처방된 용액, C-T세트, 소변기

② 방법

a. 손을 씻고 필요한 물품을 준비한다.

b. 이름표와 호명으로 환자를 확인하고 목적과 방법을 설명한다.

c. C-T세트에 멸균된 생리식염수 약 300cc 정도 붓는다.

d. 환자에게 삽입되어 있는 유치도뇨관과 배액관을 오염되지 않도록 주의하여 분리한 다음 튜브의 끝을 멸균포 위에 올려놓아 무균적으로 관리한다.

e. 관장용 주사기로 간헐적 세척을 시작한다.

f. 세척이 끝나면 중력에 의해 용액이 방광에서 흘러나오도록 유치도뇨관을 방광 아래로 향하게 한다. 만일 소변이 흘러나오지 않으면 관장용 주사기로 부드럽게 흡인해 본다.

g. 세척 용액이 맑아질 때까지 반복하여 시행한다.

h. 세척액의 양과 배출된 양을 정확히 측정한다.

i. 실시한 시간, 세척액의 종류와 양, 배출액의 양과 색깔, 환자상태 등을 기록한다.

7. 간헐적 자가도뇨(CIC)

1) 목적

배뇨곤란 또는 방광을 완전히 비우지 못할 경우 도뇨관을 통해 소변을 인위적으로 배출시킴으로써 요정체로 인한 방광 팽만 및 요로계 감염을 예방하기 위함이다.

2) 물품

CIC 카테터(성인기준 남자용 12Fr.), 전자렌지, 카테터 보관 용기(뚜껑이 있고 전자렌지 사용가능 : Zip-lock), 컵(전자렌지 사용가능), 비눗물, 수돗물, 일회용 비닐장갑, 일회용 솜, LB-L, 소변기, 핀셋(남자), 거울(여자)

3) 방법

(1) 손을 비누로 씻는다.

(2) 용기 뚜껑 위에 비눗물에 적신 솜과 수돗물에 적신 솜을 적당히 담고, 수용성 윤활제를 짜놓는다.

(3) 준비물품을 환자 주변에 가져다 둔다.

(4) 일회용 비닐장갑을 착용한다.

(5) 요도구 주위를 비눗물에 적신 솜으로 먼저 닦고, 다음 수돗물에 적신 솜으로 닦는다(한 번 닦은 솜은 다시 피부에 닿지 않게 한다)

① 여자 : 대음순 → 소음순 → 요도구 순으로 앞에서 뒤로 닦는다.

② 남자 : 요도구를 중심으로 안에서 밖으로 원형으로 닦는다(3~4회 반복).

(6) 도뇨관을 잡고 윤활제를 묻힌 후 요도구에 삽입한다(남 : 12~18cm, 여 : 5~8cm).

- 삽입이 잘 되지 않을 경우 심호흡을 하며 긴장을 풀도록 하고, 삽입이 계속 안될 경우 억지로 밀어넣지 말고 간호사에게 알린다.

(7) 도뇨관을 서서히 삽입하면서 소변이 흘러나오기 시작하면 1~2cm 가량 더 삽입한다. 도뇨관 끝이 소변기 벽에 닿지 않게 하고 소변이 흘러나오도록 한다.

(8) 소변의 흐름이 멈추면 아랫배를 부드럽게 누르며 도뇨관을 약 1~2cm 정도 빼서 남은 소변이 다 나오도록 한다.

(9) 소변이 더 이상 배출되지 않으면 도뇨관을 소변이 흐르지 않도록 하면서 조심스럽게 뽑는다.

(10) 소변 양상을 관찰하여 탁하거나, 혈액이 있거나, 냄새가 날 경우 간호사에게 알린다.

(11) 회음 주위를 잘 닦고 물품을 정리한다.

(12) 손을 비누로 깨끗이 씻는다.

4) 도뇨물품 관리

(1) 도뇨관은 매 사용 후 세제와 흐르는 물로 충분히 세척한 후 용기(Zip-lock)에 넣어 보관한다.

(2) 도뇨관과 보관용기는 매 도뇨 전 전자렌지를 이용하여 소독한다.

(3) 전자렌지 소독방법

① 도뇨관과 forceps(전자렌지 소독이 가능한 것일 경우)이 담긴 용기를 세척한 후 물기가 제거되지 않은 상태에서 전자렌지에 넣는다.

② 컵에 차가운 물을 3/4정도 담아 함께 넣는다(소독하는 동안 열 흡수 및 수분을 공급).

③ 전자렌지를 8분간 적용하여 소독한다.

④ 소독이 끝나면 오염되지 않게 주의하여 꺼내 식힌 후 도뇨를 한다. 즉시 도뇨를 하지 않을 경우 뚜껑을 덮어서 보관한다.

8. 중심정맥관

1) 중심정맥관의 정의

쇄골하 정맥, 경정맥, 대퇴정맥 등 큰 정맥 혹은 전주와 부위의 말초 혈관을 통해 삽입되어 카테터 팁이 상대정맥과 우심방의 하부 1/3 하부 지점에 위치하는 정맥관을 말한다.

2) 중심정맥관의 종류(Type of Devices Available)

(1) 비턴넬형 카테터(Non-tunneled CVC)

며칠이나 몇 주 등 단기간의 치료에 적합하며, 1~4개의 내강이 있다.

① 적응증 : 다발성 손상, 중환자실 치료 중에 비경구 영양제와 다양한 약물 투여

② 종류 : arrow catheter blue gard 2~4개의 lumen

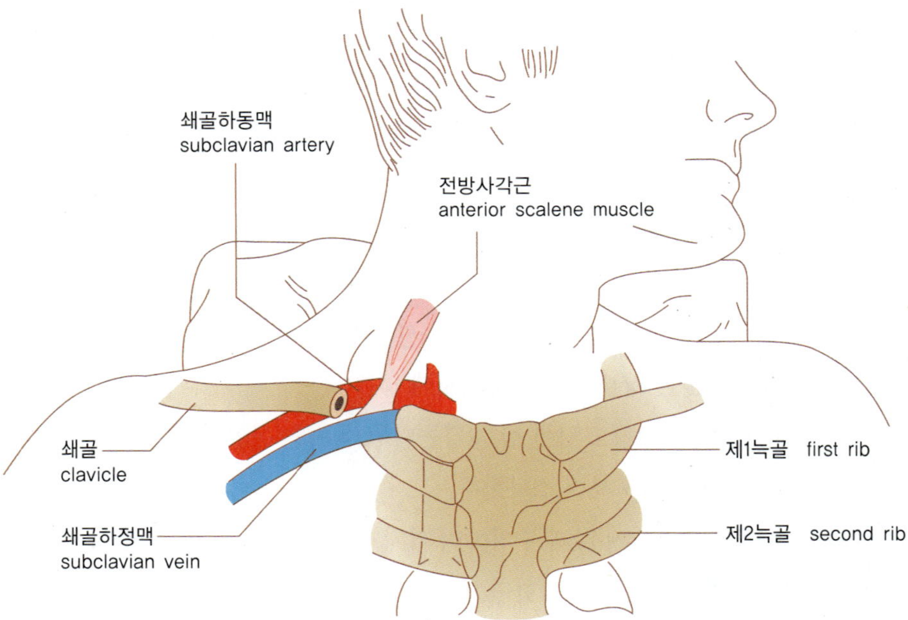

(2) 턴넬형 카테터(Tunneled CVC)

① 종류 : 소아용 Broviac, Hickman catheter, perm catheter

② 적응증 : 장기간의 계속적인 정맥 요법

③ 특징 : Dacron cuff가 있어 고정과 감염 예방에 도움을 준다.

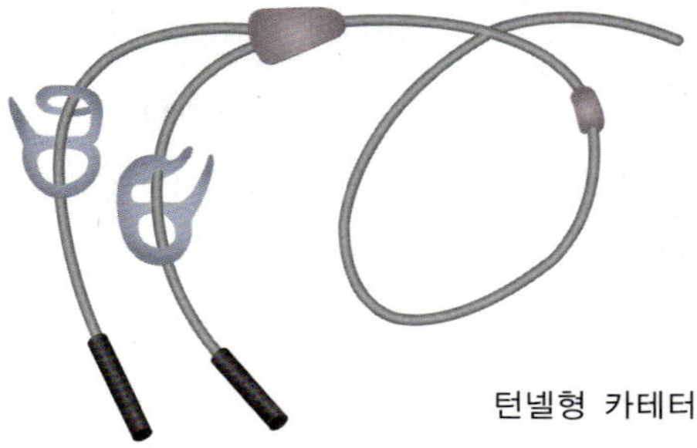

터넬형 카테터 그림

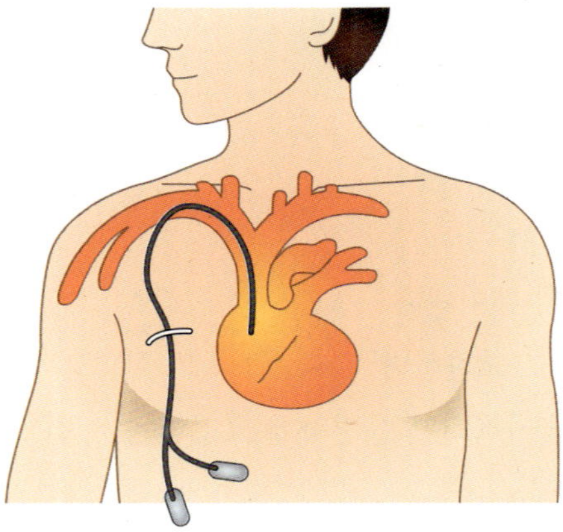

외견상 모습

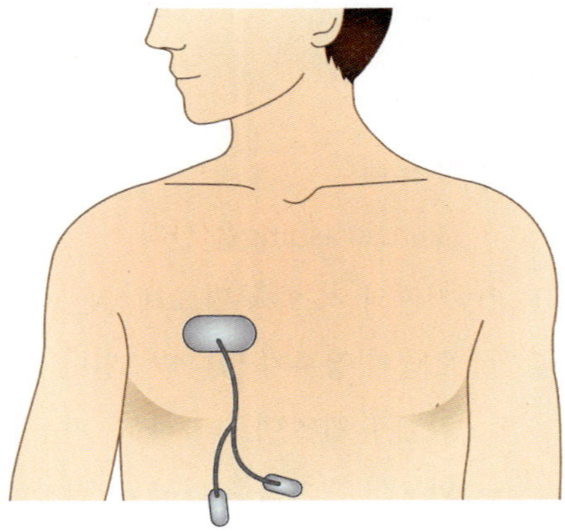

삽입부위

(3) **이식형 포트**

① 삽입부위 :

흉부, 상복부, 전완에 삽입한다.

② 사용기간 :

반영구적으로 사용할 수 있다.

③ 장점 :

감염의 위험이 적고 외관상 표시가 나지 않으며, 목욕 등의 일상생활이 가능하고 유지관리가 용이하다.

④ 단점 : 삽입과 제거 시 수술적 절차 필요하고 비용이 비싸다.

정맥요법 시 needle access가 필요하여 통증을 유발할 수 있다.

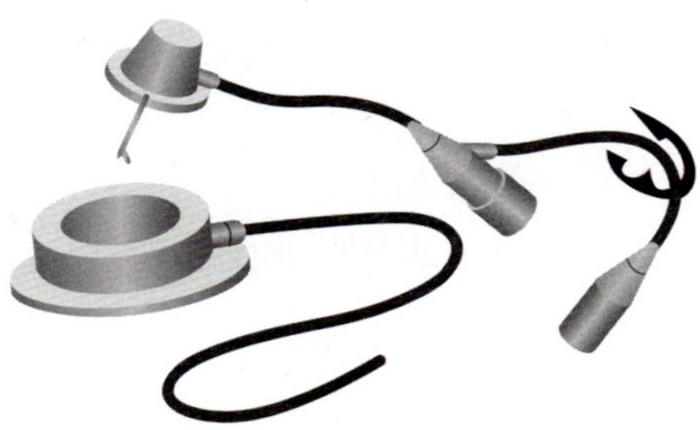

케모포트 카테터와 삽입바늘

(4) PICC(peripherally inserted central catheter : 말초 삽입형 중심정맥관)

① 삽입 부위 : 전주와 부위의 basilic vein or cephalic vein으로 삽입한다.

② 사용 기간 : 6개월~1년간 사용한다.

③ 장점 : 시술이 간단하며 제거하기가 쉽고 혈흉 등의 합병증이 거의 없다. 교육 및 훈련을 받은 간호사가 삽입할 수 있다.

④ 단점 : phlebitis 발생 가능성 있다.

3) 중심정맥관 관리

(1) Dressing

① 투명 드레싱

a. Hand washing을 한다.

b. 기존의 거즈, 투명드레싱은 가장자리부터 떼어낸다.

c. 오염의 징후가 없다면 7일마다 정기적으로 교환한다.

d. 삽입부 관찰이 가능하고, 피부에 잘 붙어 카테터를 안전하게 고정할 수 있다.

e. 외부의 습기를 차단하고, 편안하다.

f. 준비물 : DP set(10% 베타딘솜), 테가덤(또는 IV 3000), 멸균장갑, 마스크

② 거즈 드레싱

a. 48시간마다 교환한다.

b. 땀이 나는 환자, 피부에 염증이 있거나 투명 드레싱에 알러지 반응이 심한 경우에 선택한다.

c. 삽입부 관찰이 어렵다.

d. 세균과 물을 차단하지 못하므로 분비물과 외부의 습기 또는 세균원에 의해 오염이 발생할 수 있다.

e. 준비물 : DP set(10% 베타딘솜), 메딕스 또는 Y자 거즈(2×2), 2×2 거즈, 반창고, 멸균장갑, 마스크

③ 드세싱 시 주의사항

a. 피부상태 관찰 : 염증(발적, 발열, 통증, 분비물) 유무를 확인한다.

b. 필요시 마스크를 착용한다.

c. 핀셋을 이용하여 카테터 삽입부위로부터 시작하여 바깥방향으로 나선을 그리면서 베타딘 솜으로 3회 소독한다. 드레싱으로 덮여지게 될 중심정맥관도 소독한다.

(2) **중심정맥관 주사줄 및 주사캡 관리**

① Hub 소독 : 수액세트와 연결되는 중심정맥관의 끝 부분은 세균의 침입경로가 되므로 멸균 알코올이나 베타딘으로 소독을 해야 한다.

② 수액세트 교환 빈도 : 중심정맥관에 연결된 Extension tube는 3일마다, injection cap은 1주일마다 교환하며, 수액의 특성에 따라 TPN은 24시간, 일반 수액은 72시간마다 수액 세트를 교환한다.

③ Injection cap : 항상 sterile 한 것을 사용한다.

a. 시기 : 중심정맥관을 장기간 가지고 있는 환자는 1주일마다 교환한다. 캡을 일주일 간격으로 교환하는 것은 감염을 예방하기 위함이다.

② 방법 : 한 손으로 카테터 hub의 밑부분을 잡고 다른 손으로는 이전에 사용하던 캡을 돌려서 벗긴다. 알코올이나 베타딘으로 hub을 소독한다. 이때 소독제가 캡 안으로 들어가지 않도록 주의 한다. 소독제가 마른 후 새로운 캡을 돌려서 잠근다. 캡의 고무 부분을 소독하고 주사기를 찔러 헤파린을 관류한다.

(3) **Heparin flushing**

① 헤파린 관류 용액 : 약물주입 후 생리 식염수를 먼저 주입하여 씻어주고 헤파린 희석액(1 : 100)을 주입한다. 단, 1세 미만은 10u/1cc 헤파린 희석액을 사용한다.

② 양압(positive pressure flushing technique)을 적용하여 카테터 내 혈액 역류를 예방한다. 양압으로 관류하는 방법은 주사기를 완전히 비우기 전에 카테터를 잠근다. Injection cap에서 주사기를 뺄 때 주사기의 plunger에 압력을 유지한다. 양압 적용이 없거나 적절한 flush가 없으면 Clot이 형성될 수 있다.

③ 카테터별 관류량과 시행간격

	카테터종류	나이	시행간격	혈액폐기량 (cc)	n/s 관류량 (cc)	heparin 관류량(cc)
장기용	턴넬형	1세 이상	1주일	5	5~6	3
	중심정맥관	1세 미만		2	4~6	3
	삽입형포트	1세 이상	1개월	5	4~6	3
		1세 미만		2	4~6	3
단기용	비턴넬형	1세 이상	1일	5	4~6	3
	중심정맥관	1세 미만		2	4~6	3
중장기용	말초삽입형 중심정맥관		1일	5	4~6	3

④ 혈액 채취

모든 lumen은 채혈 후 반드시 생리식염수 관류를 한 후 헤파린 희석액을 관류한다. Lumen 이 많은 경우 가장 큰 lumen을 채혈용으로 사용한다. 혈액응고검사와 관련된 채혈은 중심정맥관에서 하지 않는다.

(4) 중심정맥관 합병증

① 막힘(Occlusion)

a. 빈도 5~25% 정도이다.

b. 원인

㉠ Withdrawal occlusion : 카테터 팁에 피브린막(fibrine sheath)이 형성되어 혈액이 역류되지 않는 부분 막힘이 생긴다.

㉡ Intraluminal occlusion : 카테터 내강에 혈액응고, 지방의 침착, 약물 침전물이 형성되어 막힘을 일으킨다.

c. 해결법

㉠ 혈액응고와 관련된 막힘 : 혈전용해제인 urokinase를 5000u/1cc를 주입 후 20~30분 정체시킨다. 3회까지 시행 후 채혈이 안되면 의사에게 알린다.

㉡ 약물침전 : TPN 주입중 칼슘과 인에 의해 발생한 침전물은 0.1N HCL을 사용한다.

㉢ 지방(intralipose)으로 인해 막힌 경우 : 70% 에탄올을 사용한다.

㉣ 기타 — Clamp 확인한다.

· 인젝션 캡을 열고 직접 중심정맥관에 연결하여 시도해 본다.

· 심호흡을 시킨다.

· 삽입한 쪽의 팔 들어 올리도록 한다.

· 옆으로 눕도록 해 본다.

② 감염(infection)

a. exit site infection : 삽입부위에서 2cm 내에 erythema, tenderness, induration, purulence 존재한다.

b. poket infection : 포트삽입부위 피부의 발적과 necrosis, 피하 pocket에서 농성 삼출물이 존재한다.

c. 임상증상 : 38도 이상의 열과 오한, malaise 등이 있다. 감염증세 시 의사에게 보고하고 제거 여부를 결정한다.

Check-list 1

중심정맥관의 드레싱, 인젝션 캡 교환, 헤파린 관류

No.	수 행 항 목
1	마스크를 쓰고 손을 씻는다.
2	필요한 물품을 준비한다 (드레싱세트, 소독장갑, 10% 베타딘솜, 투명film, 5cc 주사기 6개, 생리식염수, 1:100U 희석 헤파린 용액, 인젝션 캡3개).
3	목적과 방법을 설명한다.
4	환자를 편안한 자세로 눕히고 목을 중심정맥관을 삽입한 반대쪽으로 돌리게 한다.
5	카테터가 빠져 나오지 않도록 투명 film을 가장자리에서 부터 안쪽으로 수평으로 잡아당기며 서서히 제거한다.
6	소독장갑을 낀다.
7	10% 베타딘 솜으로 삽입부위에서 바깥쪽으로 나선을 그리면서 3회 이상 닦고 catheter를 들어서 닦는다.
8	10% 베타딘솜으로 관을 소독한다(TSP film이 덮힐 만큼).
9	소독부위가 다 말랐으면 관이 늘어지지 않는 방향으로 투명 film을 무균적으로 붙인다.
10	소독부위의 소독약이 마를 때까지 기다리면서 헤파린 관류 및 인젝션 캡을 교환한다.
11	인젝션캡의 고무마개를 10% 베타딘솜으로 소독한 후 생리식염수를 잰 주사기의 바늘을 인젝션 캡에 꼽는다.
12	카테터의 클램프를 연 후 주사기로 혈액의 역류를 확인하고 주입한 후 카테터의 클램프를 잠그고 빈 주사기를 뺀다.
13	인젝션 캡의 고무마개를 10% 베타딘솜으로 소독한 후 헤파린 희석액을 잰 주사기의 바늘을 인젝션 캡에 꼽는다.
14	카테터의 클램프를 연 후 헤파린을 관류하고 카테터의 클램프를 잠그고 빈 주사기를 뺀다.
15	인젝션 캡을 분리한 후 카테터내로 소독제가 들어가지 않도록 hub를 10% 베타딘솜으로 소독하고 새 인젝션 캡을 끼운다.
16	소독부위에 날짜와 시간을 한다.
17	옷핀이나 테이프를 이용하여 관이 당겨지지 않도록 고정시킨다.
18	기록지에 기록한다(삽입부위의 피부상태, 염증 여부, 혈액역류 여부).
19	구두로 지식을 확인한다. – 중심정맥관이 막힌 경우 대처 방법

Check-list 2

Huber needle 삽입

No.	수행항목
1	마스크를 쓰고 손을 씻는다.
2	필요한 물품을 준비한다.
	(DP세트, 소독장갑, 10% 베타딘솜, 투명film, 10cc 주사기 2개, 0.9% 생리식염수, 1:100U 희석 헤파린용액, Herber needle, 2×2거즈, 인젝션 캡1)
3	목적과 방법을 설명한다.
4	환자를 편안한 자세로 눕히고 목을 port 삽입한 반대쪽으로 돌리게 한다.
5	한손에 멸균 장갑을 착용한 후 장갑을 착용한 손에 주사기를 잡고 다른 손에헤파린 희석액과 생리식염수를 잡고서 준비해 둔다.
6	다른 손에 멸균 장갑을 착용한다.
7	10% 베타딘 솜으로 투명 필름이 덮힐 만큼 피부 소독을 한다(3회).
8	소공으로 포트의 주위를 노출 시키며 덮는다.
9	휴버 바늘을 생리 식염수로 채운 후 클램프를 잠근다.
11	베타딘이 마르면 한손으로 포트의 위치를 확인하고 다른 손으로 바늘을 직각으로 삽입한다.
12	혈액 역류를 확인하고 생리 식염수를 주입한 후 클램프를 잠근다.
13	헤파린 희석액을 관류하고 인젝셥 캡을 적용한다.
14	바늘의 날개 부위와 피부가 닿는 부위에 거즈를 대고 소공을 제거한다.
15	투명 테이프를 적용하고 날짜,시간,바늘 굵기를 기록한다.
16	물품을 정리하고 기록지에 상태를 기록한다.
17	소독부위에 시간, 날짜와 시행자 서명을 한다.
18	구두로 지식을 확인한다. 삽입시 주의 사항,휴버바늘과 드레싱 교환주기, 헤파린관류 주기 및 관류장애 시 대처 방안, 휴버바늘 제거 방법

구두지식 확인

– 중심정맥관이 막힌 경우 대처방법〉

1) 혈액역류가 안되는 경우

① Clamp 확인

② 인젝션 캡을 열고 직접 중심정맥관에 연결하여 시도

③ 심호흡

④ 삽입한 쪽의 팔 들어올리기

⑤ 옆으로 눕기

2) Occlusion

① trombotic : UK 5000U/ml를 카테터 내용적 만큼 사용
20~30분간 기다린다.
3회까지 시행 후 regurgitation이 안되면 의사에게 보고

② 약물침전 : TPN주입 중 칼슘과 인의 침전물의 막힘은 0.1N HCL 사용

③ 지방 : 70% 에탄올 사용

9. 감염관리

1) 감염관리의 원리

(1) 숙주의 저항성 증가

예방접종, 전신상태의 개선, 환자관리(조기진단 및 치료)

(2) 병원체의 불활성화

온 · 냉 등 물리적 방법, 살균소독 등 화학적 방법

(3) 전파차단

격리, 감염 환자의 조기발견과 치료, 개인위생교육, 청결한 위생상태 유지, 매개체관리

2) 감염관리의 분류

(1) Clean technique

① 미생물의 숫자 감소 목적

② 한 곳에서 다른 곳으로, 한사람에게서 다른 사람에게로의 미생물의 전파의 감소 및 예방

③ 일반비누와 세제를 이용한 cleansing과 clean environment 유지

(2) Sterile technique

① 멸균 : 미생물 박멸

② 항균비누, 소독액 사용

③ sterile procedure 시술 시 사용

3) 감염관리의 사정

(1) 가정환경사정

일반위생상태, 동거가족의 건강상태, 화장실시설, 해충, 상수도시설, 애완동물, 냉난방 시설, 환기시설, 간호제공자의 간호형태 및 학습능력, 주거형태

(2) 환자사정

면역상태, 과거와 현재의 감염 질환 여부, 연령, 영양상태, 약물 중독, 재정상태사용기구와 물품, 학습동기, 의식상태, 전체신체상태, 백신주사 여부

4) 일반관리

(1) Hand washing

① 비누와 물 : 매 환자의 방문시작과 끝, 30초 이상 비비면서 흐르는 물에 닦음

② 손 소독 : 매 처치의 시작과 끝, 새로운 처치로의 변경 시

(2) 환자의 분비물로 유니폼을 오염시키지 않는다.

비닐앞치마, 실내화

(3) 멸균물품과 오염물을 분리하여 적절한 용기에 버린다.

(4) 채혈이나 채뇨 등의 검체는 따로 분리하여 보관용기에 담아 병원으로 보낸다.

(5) 면역력이 낮은 환자를 먼저 방문하고, 감염환자는 나중에 방문하도록 스케줄을 조정한다.

5) 소독물품 관리

(1) 드레싱세트 및 카테터류

① 준비물품 : 스테인리스 냄비(소독용으로만 쓸 것), 드레싱 세트, 스테인리스 용기와 뚜껑, 쟁반, 거즈, 솜, 나무젓가락이나 집게

② 방법

a. 손을 씻는다.

b. 스테인리스 냄비는 다른 목적으로는 사용하지 않아야 하며, 끓여도 변형이 되지 않

아야 한다.

c. 모든 물품은 흐르는 물에 깨끗이 씻어 분비물 등이 묻지 않은 상태로 준비한다.

d. 냄비에 소독할 물품을 모두 넣고, 이들이 물에 잠길 정도의 물을 넣는다.

e. 물이 끓기 시작한지 15~20분 이상 충분히 끓인다.

f. 냄비 뚜껑을 닫은 채 물을 버린 후, 그대로 뚜껑을 열어 두거나, 소독한 집게나 나무젓가락으로 건져 자연 건조되도록 한다.

g. 소독된 용기는 뚜껑을 덮어 사용하고, 쟁반에 정돈한다.

h. 사용한 물품은 1일 1회 매일 소독한다.

i. 거즈나 솜은 소독된 물품으로 구입하고 사용하고 남은 것은 밀봉하여 보관하며, 개봉 후 3일 이내에 사용해야 한다.

j. 사용하다 남은 거즈나 솜은 버리거나 얇은 갱지로 포장하여 찜통에서 10분 이상 찐다.

k. 석션팁과 같은 고무 제품은 찜통에서 수증기로 5~10분 정도 찐다. 이때 석션팁끼리 붙는 것을 예방하기 위해 얇은 소독거즈나 삶은 수건으로 싸서 찌도록 한다.

(2) **흡인기와 관련부속**

suction line 과 collection bottle 은 1 : 3 식초물(1 식초 : 3 물) 이나 락스물 (물 500cc 에 락스 1찻술)에 30분간 담근다.

(3) **인공호흡기** circuit : 식초물에 30분 담갔다가 물기를 말리고 E-O gas 소독한다.

(4) **기관지내관** : 10분간 끓는 물에 삶기, 또는 3% 과산화수소수에 15분간 침적
→ 0.1% 테고 용액에 20분간 침적
→ 멸균 증류수나 생리 식염수에 헹궈 멸균거즈로 건조하여 사용한다.

(5) **기관절개관** : 식초물에 30분간 담갔다가 물기를 말리고, E-O gas 소독한다.

6) 방문가방 관리

(1) 가방 내부는 청결한 영역으로 깨끗하게 유지한다.
(2) 사용한 드레싱세트이나 오염된 물품은 다시 가방에 넣지 않고 분리하여 가져온다.
(3) 가방은 자주 세척하고 주기적으로 물품을 보충하고 유효기간을 확인한다.
(4) 환자 방문 시에는 신문지를 깔고 그 위에 가방을 놓는다.

7) 항생제 사용 지침

(1) 항생제를 사용하기 전에 가져야 할 열가지 의문점

① 임상소견에 기초하여 항생제 투여가 필요한가?

② 적절한 검체를 대상으로 그람염색과 배양검사가 시행되었는가?

③ 감염을 일으킬 가능성이 높은 균주는 무엇인가?

배양검사에는 시간이 걸리므로 배양검사 후 항생제를 투여해야 하는 경우에는 다음 사항들을 고려하여 적절한 원인균을 추정한다.

a. 감염부위가 어느 곳인가? 예를 들어 폐렴인가, 요로감염인가 등을 고려한다.

b. 검사실 소견 : 그람염색

c. 환자의 연령

d. 역학 : 지역사회에서 걸린 감염인가, 병원에서 걸린 감염인가

④ 의심되거나 알려진 병원체를 치료하는데 여러 가지의 항생제가 이용 가능하다면 환자에 가장 적합한 항생제는 무엇인가?

가능하면 선택적 항생제를 투여하는 것을 추천한다. 예를 들면, Streptococcus pyogenes가 일으킨 감염병의 선택적 항생제는 penicillin을 투여한다. 항생제를 선택할 때에는 선택하려고 하는 항생제에 대한 과민반응력이 있는가를 파악해야 한다. 또 항생제가 감염부위에 잘 투과되는가를 고려하여야 한다. 예를 들면 1세대 cephalosporin의 경우 뇌척수액 투과가 이루어지지 않기 때문에 세균성 수막염의 치료에 적합하지 않다.

⑤ 항생제의 병합요법이 필요한가?

다음에 해당할 때 병합요법을 시행한다.

a. 내성균 출현이 예방이 필요한 경우 : 예컨대 결핵의 치료

b. 혼합 균주에 의한 감염의 치료 : 예컨대 장천공환자에서 복막염의 치료

c. 호중구감소증 환자에서 발생한 발열에 대한 초기치료

d. 장구균이 일으킨 심내막염의 치료에서처럼 상승작용(synergism)이 필요한 경우

⑥ 숙주 인자와 관련하여 특별히 고려할 사항은 무엇인가?

임신 및 수유 여부, 신기능 또는 간기능 저하 여부 등을 고려하여 항생제를 선정한다.

⑦ 가장 좋은 투여 경로는 무엇일까?

a. 비경구적 투여 : 적절한 혈중농도를 유지해야 하는 중증감염

b. 경구 투여 : 중증감염에서는 시행하기가 곤란함

⑧ 적절한 용량은 얼마일까?

⑨ 배양결과를 알고 난 후 에는 초기치료의 수정이 필요한가를 고려한다.

⑩ 적절한 치료 기간은 얼마나 되며 장기간 항생제 투여 시 내성이 일어날 수 있는 가를 고려한다.

(2) **패혈증(Sepsis)**

① 다발성 장기부전의 증상

a. 심혈관계 : 폐혈성 쇽, 저혈증, 심근수축기능 감소

b. 호흡기계 : 과호흡증, 저산소혈증, 급성호흡곤란증후군

c. 신장계 : 급성 신부전, 요량감소, 고질소혈증, 단백뇨, 뇨 침사

d. 소화기계 : 위장관 운동의 증가, 간부전, 오심, 구토, 설사, 상부 위장관 출혈, 황달, transminase 상승

e. 혈액 응고계 : 혈소판 감소증, disseminated intravascular coagulation(DIC)

f. 대사성 산증(초기에는 호흡성 알칼리증)

② 응급검사

a. 활력 징후 : 혈압, 체온, 맥박, 호흡수

b. ABGA, CBC, ESR, coagulation profile(PT, aPTT, fibrinogen, FDP, D-dimer)

c. 전해질 검사(anion gap증가, bicarbonate 감소)

d. 배양 검사 : 혈액(3쌍), 소변, 기타 감염이 의심되는 모든 부위(피부포함)의 검체

③ 진단

a. SIRS(systemic inflammatory respiratory syndrome) : 다음 중 두 가지 이상을 만족한 경우이다.

㉠ 체온 〉38℃ 혹은 〈 36℃

㉡ 심박수 〉90/분

㉢ 호흡수 〉20분 혹은 동맥혈 이산화탄소압 〈 32mmHg

㉣ 백혈구수 〉12,000/mm³ 혹은 〈 4,000/mm³ 혹은 미성숙백혈구 〉10%

b. 패혈증은 감염이 원인이 되어 발생한 SIRS를 뜻한다.

④ 치료

a. 일반적 치료

교정 가능한 기저질환에 대한 치료를 시행하고 경험적 항균제를 투여한다.

b. 보조요법

㉠ 수액요법을 통한 조직 관류압 유지

생리식염수, fresh frozen plasma(FFP) 등을 투여하여 조직 관류압을 유지한다.

㉡ sympathomimetic agent의 사용

수액요법으로 적절한 조직 관류압을 유지할 수 없을 때 dopamine, dobutamine, norepinephrine과 같은 약제를 사용한다.

㉢ 동맥혈 산소포화도가 90% 이상을 유지하도록 산소를 공급한다.

㉣ 대사성 산증의 치료로 PH가 7.2 이하인 경우 bicarbonate의 투여를 고려한다.

(3) β-lactam항생제

① penicillin

a. penicillin G : Streptococcus에 우수한 항균력이 있으나 Staphylococcus aureus에는 감수성이 없다.

b. penicillinase-resistant penicillin

oxacillin, nafcillin : Methicillin-susceptible S. aureus(MSSA)에 최우선으로 선택할 항생제이다.

c. Aminopenicillin

ampicillin, amoxicillin : Streptococcus, Enterococcus, Listeria에 항균력이 있다.

d. Piperacillin : Pseudomonas aeruginosa에 항균력이 있다.

② cephalosporin

a. 1세대 cephalosporin

㉠ 그람양성구균에 항균력이 우수하여 Staphylococcus 혹은 Streptococcus가 일으킨 감염병의 치료에 사용한다.

㉡ 그람음성균인 Escherichia coli, Klebsiella pneumoniae, Proteus mirabilis 등이 일으킨 감염병의 치료에도 사용할 수 있다.

㉢ 주로 봉와직염, 인후염, 요로감염, 골수염 등의 치료에 이용된다.

㉣ 수술창상 감염의 발생을 예방하기 위해 사용하는 항균제, 즉 수술적 예방항균제로 권장된다.

b. 2세대 cephalosporin

㉠ Staphylococcus나 Streptococcus에 대한 항균력은 비교적 우수한 편이면서 그람음성간균에 대한 항균력이 1세대 cephalosporin보다 우수하다.

㉡ cefuroxime의 경우 Haemophilus influenzae에 대한 항균력이 우수한 특성이

있다.

㉢ 주로 호흡기계 감염, 피부 및 연부조직 감염, 요로감염 등에 있다.

㉣ Cephamycin

i. Cefoxitin, cefotean, cefmetazole 등이 이에 해당된다.

ii. 1세대 cephalosporin과 비교하면 Staphylococcus나 Strepococcus에 대한 항균력은 떨어지나 그람음성간균에 대한 항균력은 더 우수하고 혐기성균에 대한 항균력도 비교적 우수하다.

iii. 복강 내 감염, 골반강내 감염, 당뇨병 환자의 족부감염에 이용된다.

iv. 대장 및 직장에 관련된 수술 시 예방적 항균제로 이용될 수 있다.

c. 3세대 cephalosporin

그람음성간균에 대해 매우 우수한 항균력을 가지고 있으며 폐구균과 같은 Streptococcus나 *H. infuenzae*, Neisseriae에 대해서도 우수한 항균력을 갖고 있다. *S. aureus*에 대한 항균력은 크지 않다.

㉠ pseudomonas에 대한 항균력이 약한 항균제

i. 주사용 : ceftriaxone, cefotaxime, ceftizoxime, cefmenoxime, cefodizime

ii. 경구용 : cefixime, cefodoxime, ceftibuten, cefoperazone

㉡ pseudomonas에 대한 항균력이 우수한 항균제 : ceftazidime, cefoperazone

d. 4세대 cephalosporin

Cefpirome, cefepime 등이 이에 해당한다. 호중구 감소증 환자의 발열에 대한 경험적 항균제로 단독 투여할 수 있다.

③ Monobactam

a. Aztreonam

b. 항균 범위가 그람음성간균에 국한되어 있고 일부 P. aeruginosa에 대해서도 항균력을 보인다.

④ carbapenem

a. Imipenem, meropenem, ertapenem , paripeuem

b. 그람양성균, 그람음성균, 혐기성 세균에 대해 가장 광범위한 항균력을 가진 항생제이다.

c. MRSA(methicillin-resistant S. aureus), Clostridium difficile, Flavobacterium, Burkholderia cepacia, Stenotrophomonas maltophilia 등에는 듣지 않는다.

d. 가장 광범위한 항균력을 가지고 있으나 최근 들어 carbapenem에 내성을 보이는

P. carbapenem에만 감수성을 보이는 세균이 일으킨 감염병에 국한시켜 사용하여야 한다.

⑤ β-lactam/β-lactamase inhibiter

a. Ampicillin-sulbactam, amoxicillin-clavulanate, ticarcillin-clavulanate, piperacillin-tazobactam, cefoperzone-sulbactam

b. β-lactamase를 생산하는 *S. aureus, H. influenzae, E. coli, K. pneumoniae*, Neisseria, Bacteroides fragilis 등에도 좋은 항균력을 보일 수 있다.

c. 그람양성균, 그람음성균, 혐기성균에 대해 항균력이 우수하므로 원인균으로 여러 세균이 동시에 관여하는 감염병(예 : 당뇨병 환자의 족부감염)의 치료에 사용한다.

(4) Aminoglycoside

① 호기성 그람음성세균에 대해 항균력을 가진다.

② 호중구감소증 환자에서의 발열, 중증의 패혈증, Pseudomonas aeruginosa에 의한 감염 등을 제외하고는 사용을 자제해야 한다.

③ 부작용으로 신독성, 이독성(ototoxicity)이 발생할 수 있다.

④ 최근에는 일일 1회 투여요법(once-daily aminoglycoside therapy)이 큰 관심이 되고 있다.

(5) Fluoroquinolone

① 항균범위 : 그람양성구균, 그람음성간균, Pseudomonas aeruginosa, 혐기성 세균, M. tuberculosis

② 이중 Pseudomonas에 대한 항균력이 가장 우수한 것은 ciprofloxacin이다.

③ 경구생체이용률이 매우 우수하다(80~90%).

④ 반감기가 길어 하루에 1회 혹은 2호 투여로 충분하다.

⑤ 동물실험에서 연골에 손상을 주는 것으로 알려져 17세 미만의 환자에게는 사용하면 안된다.

⑥ 요로감염, 전립선암, 성매개질환(STD), 세균성 장염, 장티푸스, 골수염, 결핵 등의 광범위한 감염질환에 이용된다.

(6) Macrolide

① Erythromycin, azithromycin, clarithromycin

② 그람음성균, Mycoplasma, pneumoniae, Chlamydia, Legionella

③ 주로 지역사회획득 폐렴, 피부감염 등의 치료에 이용된다.

(7) Vancomycin, teicoplanin

① 항균범위가 그람양성균에만 국한된다.

② VRE(vancomycin-resistant enterococcus)가 증가하고, VRSA(vancomycin-resistant Staphylococcus aureus)의 출현이 보고 되어 vancomycin의 사용에 신중을 기해야 한다.

a. Vancomycin의 사용을 고려해야 하는 경우

㉠ β-lactam 항균제에 내서인 MRSA 또는 MRCNS, ampicillin에 내성인 Enterococcus 등이 배양에서 증명된 중증의 감염

㉡ β-lactam 항균제에 알레르기가 있는 경우

㉢ C. difficile 대장염이 생명의 위협을 줄 정도로 심하거나 metronidazole 경구투여에 반응하지 않는 경우

㉣ 호중구감소증 환자에서 MRSA나 MRCNS에 의한 감염이 강력하게 의심될 때, 경험적으로 사용한 경우 이후 배양결과에서 MRSA나 MRCNS가 증명되지 않으면 사용을 중단해야 한다.

b. Vancomycin의 사용을 금해야 하는 경우

㉠ 수술적 예방항균요법

㉡ 호중구감소증 환자의 발열시 MRSA나 MRCNS 감염이 않는 상태에서의 경험적 투여

㉢ 혈액배양 3세트 중 하나에서만 CNS가 배양되었을 때

㉣ 배양에서 증명되지 않은 상태에서 경험적 투여

㉤ 중심정맥관 관련 감염을 막기 위한 예방적 투여

㉥ MRSA 균집락 제거를 위한 투여

㉦ C. difficile 대장염의 치료제로 경구 metronidazole을 사용하지 않고 바로 vancomycin을 투여

c. Teicoplanin

㉠ 적응증은 vancomycin과 비슷하다.

㉡ 단백질 결합률이 높으며 뇌혈관장벽(Blood Brain Barrier) 통과는 잘 안 된다.

㉢ 부작용은 적은 편이다.

㉣ 하루에 한 번 투여한다.

(8) Clindamycin

① 그람양성구균 및 혐기성균에 항균력을 보인다.

② Metronidazole에 비해 B. fragilis에 대해 내성이 많은 편이다.

③ 복강내감염, 골반내감염, 호흡기계 감염, 늑막감염, 구강내감염, 골수염, 당뇨병 환자의 족부감염, 피부 및 연부조직감염 등에 이용된다.

(9) Metronidazole

① 대부분의 혐기성 세균에 대해 우수한 항균력을 보인다.

② 혐기성 세균 감염이 의심되거나 증명되었을 때 이용된다.

(10) Tetracycline, doxycycline

① 비교적 광범위한 항균작용을 보이며 Mycoplama, Chlamydia, Rickettsia, Spirochetes 등에도 항균력을 가진다.

② Tetracycline보다 경구 흡수가 더 잘되고 반감기가 긴 doxycycline이 주로 이용된다.

③ 비정형 폐렴, 리케치아 감염, 렙토스피라 감염증, 콜레라, 비브리오 패혈증, 성매개 질환 등의 치료에 이용된다.

④ 소아에서는 치아의 변색이 생길 수 있어 8세 이하에서 추천되지 않는다. 임신부에서 사용은 추천되지 않는다.

(11) Chloramphenicol

상당히 광범위한 항균작용을 보이기는 하나 2~4 만 명에 한명 정도로 재생 불량성 빈혈이 사용용량에 관계없이 발생할 수 있어 사용하는 경우가 흔하지 않다.

(12) Trimethoprim-sulfamethoxazole

① 지역사회에서 걸린 요로감염의 치료제로 사용되나 최근 내성의 증가로 치료 실패의 위험이 있다.

② 주폐포자충폐렴(Pneumocystis pneumonia)의 치료에 이용된다.

8) 환자 격리지침

(1) 환자격리의 방법

① 표준주의 : 모든 환자에게 적용

② 전파경로별 주의 : 접촉주의, 공기매개주의, 비말주의

③ 진단확정 이전의 격리

④ 보호격리

(2) **표준주의**(Standard precautions)

① 손씻기 : 혈액이나 체액에 오염 시, 환자 접촉 전후, 장갑을 벗은 후 손을 씻는다.

② 장갑 : 혈액, 체액, 점막, 손상된 피부, 오염된 물체나 표면과 접촉 시 장갑을 착용한다.

③ 가운이나 에프론 : 혈액이나 체액으로 복장이 오염될 가능성이 있는 경우 가운이나 비닐앞치마를 착용하다.

④ 자상사고 주의 : 주사기 등을 사용 후 바로 손상성 폐기물 용기에 폐기한다. 주사기에 주사기 뚜껑을 다시 끼우지 않도록 한다. 만약 주사기 뚜껑을 다시 끼워야 할 상황이라면 한 손으로 뚜껑을 씌우거나 forceps과 같은 기구를 사용한다.

⑤ 검체 취급 시 : 검체나 혈액이 담긴 용기를 취급할 때에는 장갑을 착용한다.

⑥ 보안경과 마스크 : 환자 처치 시 혈액이나 체액이 튀지 않도록 주의하고, 혈액이나 체액이 튈 위험이 큰 경우에는 보안경과 마스크를 착용한다.

⑦ 심폐소생술에 대비하여 인공호흡(마스크와 기타 기구 등)을 위한 기구를 갖추고 있다.

⑧ 혈액이나 체액이 쏟아지면 장갑을 착용하고 타올과 소독제를 이용하여 청소한다.

⑨ 업무상 혈액이나 체액에 노출된 가능성이 많으므로 접종대상이 되는 경우 반드시 B형 감염 예방접종을 하도록 한다.

⑩ 혈액이나 체액에 노출되었을 때에는 반드시 보고하고 직원의무실에서 적절한 조치를 시행 받아야 한다.

(3) **공기매개주의**(Airborne precaution)

① 적용사례 : 결핵, 수두(파종성 대상포진 포함), 홍역

② 방법

a. 병실 : 음압이 유지되고 시간당 6~12회의 공기 교환이 이루어지는 병실에 격리한다.

b. 호흡기 보호기구 : 환자방 출입 시 결핵마스크를 착용한다. 수두나 홍역환자방 출입시는 면역이 있는 직원만 들어가고 이 때는 마스크 착용은 필요 없다. 면역이 없는 직원은 반드시 마스크를 착용한다. 결핵환자가 검사 등의 이유로 방밖으로 나갈 때에는 일반 마스크를 착용시킨다.

c. 환자이송자 : 가능한 방밖으로는 출입은 제한하고 불가피한 경우 마스크를 착용시킨다.

(4) **비말주의**(Droplet precautions)

① 적용사례

a. 침습적 Haemophilus influenzae type B에 의한 폐렴, 수막염, 후두염

b. 패혈증 : Neisseria meningitidis에 의한 수막염, 디프테리아(Mycoplasma 폐렴)

c. 백일해 : 연쇄구균이 일으킨 인후염, 폐렴, 유아와 소아의 성홍열(scarlet fever)

② 방법

a. 병실 : 1인실에 격리하나 병실이 없으면 같은 균이 나오는 환자는 함께 격리한다. 1인실 격리가 안 되면 다른 혼자나 보호자와 최소한 90cm 이상의 거리를 두고 침대를 배치한다. 병실의 방문을 닫아 둘 필요는 없다.

b. 마스크 : 환자와 90cm 이내는 거리에서 접촉할 때에는 마스크를 착용한다.

c. 환자이송 : 환자 이동을 가능하면 제한하고 불가피한 경우 마스크를 착용시킨다.

(5) 접촉주의(Contact precautions)

① 적용사례 : 적은 양으로도 감염이 가능하거나 환경 내에서 장기간 생존하는 위장관 감염병(Clostridium difficile, Escherichia coli, 0157 : H7, Shigella, Hepatitis A, Rotavirus, RSV, parainfluenza virus, enterovirus 감염병), 피부감염이나 건조한 피부에서도 전파가 가능한 감염병(cutaneous diphtheria, Herpes simplex virus, Impetigo, Pediculosis, Scabies, Staphylococcal furunculosis Zoster), Viral/hemorrhagic conjunctivitis, Viral hemorrhagic infections(Ebola, Lassa or Marburg), 항균제 내성균(VRE, MRSA, Imipenem-resistent Gram negative rod)

② 방법

a. 병실 : 1인실 또는 같은 환자끼리 코호트

b. 장갑 착용 및 손 씻기 : 표준주의의 손 씻기 외에 방에 들어갈 때 장갑을 착용한다. 오염된 물체나 분비물 접촉한 후에는 장갑을 교환하고 나올 때는 장갑을 벗고 손을 씻는다. 장갑을 벗은 후에는 손이 다시 오염되지 않도록 주의한다.

c. 가운 : 표준주의의 가운 착용 외에 환자, 환자물품, 환자주위 환경과 접촉할 때에는 가운을 착용한다. 방을 나오면서 가운을 벗고 의복을 오염되지 않도록 주의한다.

d. 환자 사용 의료기구 : 재사용 물품은 별도로 사용한다. 다른 환자와 공동 사용 시 소독을 실시한다.

9) 의료진의 감염예방(혈액매개질환 중심으로)

(1) 혈액매개질환에의 노출경로

① 보호 장구 없이 환자와 접촉

② 오염된 주사바늘이나 메스, 유리 등에 자상사고, 혈액이나 체액이 눈 입 등에 튀는 사고

③의료진의 불충분한 손씻기

④오염된 의료기구 및 물품

(2) 혈액매개질환의 전파가능성이 있는 체액

① 감염의 가능성이 있는 것 : 혈액, 정액, 질 분비물, 모유, 조직, 뇌척수액, 늑막액, 복막액, 양수, 기타 혈액이 섞인 체액

② 감염의 가능성이 희박하거나 없는 것 : 혈액이 섞여 있지 않은 배변, 콧물, 가래, 땀, 눈물, 소변, 토물, 침 등

(3) 감염원에 노출된 후 처리

① 상처를 비누와 물로 깨끗이 씻고, 점막인 경우에는 미지근한 물로 잘 닦아 낸다.

② 노출된 직원의 HBV, HCV, HIV에 대한 항체여부를 파악한다. 노출된 혈액의 HBV, HCV, HIV에 대한 항체여부를 파악한다.

③ 혈액매개질환별 감염예방조치

a. B형 간염에 노출시

㉠ 노출된 직원에 대한 검사 : HBsAg, HBsAb

㉡ 추후검사 : HBsAg, HBsAb(찔린 시점, 3개월, 6개월)

㉢ 감염예방조치 : 노출된 직원이 HBV에 감수성이 있고 노출된 혈액이 B형 감염 바이러스에 오염된 경우 HBIG, Hepatitis vaccination을 투여한다.

b. C형 간염에 대한 조사

㉠ 노출된 직원에 대한 조사 : anti-HCV

㉡ 추후검사 : anti-HCV, LFT(찔린 시점, 3개월, 6개월)

㉢ 감염예방조치 : 아직까지 효과가 입증된 예방조치가 없다.

c. HIV노출시 예방조치

㉠ 노출된 직원에 대한 검사 : anti-HIV

㉡ 추후검사 : anti-HIV(찔린 시점, 3개월, 6개월)

㉢ 감염된 검체에 의미있게 노출된 경우 항레트로바이러스제(zidovudine, lamivudine, indinavir 등)를 2가지 혹은 3가지 병합 투여한다.

10. 항균제 내성균(antibiotic-resistant organism, ARO) 격리지침

1) 격리대상 항균제 내성균

(1) **MRSA(methicillin-resistant Staphylococcus aureus)**

(2) **VRE(vancomycin-resistant Enterococci)**

(3) **다제내성 그람음성간균 : Carbepenem(imipenem, meropenem)에 내성인 경우**

예) IRAB : Imipenem-resistant Acinetobacter baumannii

IRPA : Imipenem-resistant Pseudomonas aeruginosa

기타 다른 그람음성간균

2) 격리 시작과 해제, 감시배양검사

(1) **격리의 시작**

① 격리시작은 감염이나 균장착(colonization)에 상관없이 대상 항균제 내성균이 환 자의 어느 부위에서든지 분리되는 경우이다.

② 이전 입원에서 항균제 내성균이 분리되었던 사실이 확인되는 경우에는 즉시 적절한 격리조치를 취하고 감시배양검사를 실시한다.

(2) **격리의 해제**

① MRSA : 원래 분리되던 부위와 비강(nasal swab)에서 1주 간격으로 검사를 시행하여 연속적으로 2회 이상 음성인 경우

② VRE : 원래 분리되던 부위와 직장도말(rectal swab이나 stool culture)에서 1주 간격으로 검사를 시행하여 연속적으로 3회 이상 음성인 경우(단, 환자의 상태가 좋아지고 있는 경우 검사시행을 3일 간격으로 단축시킬 수 있다)

③ 다제내성 그람음성 간균 : 원래 분리되던 부위에서 1주 간격으로 검사를 시행하여 연속적으로 2회 이상 음성인 경우

④ 이전 입원에서 항균제 내성균이 분리되었던 환자는 감시배양에서 1회 음성이면 격리를 해제한다.

(3) **감시배양검사**

① 격리가 해제될 때까지 매주 1회 이상 감시배양검사를 시행한다.

— MRSA : 비강과 원래 분리되던 부위

– VRE : 직장도말(또는 대변 배양)과 원래 분리되던 부위
– 다제내성 그람음성간균 : 원래 분리되던 부위

② 환자 담당의사가 감시배양검사에 대한 처방을 입력하지 않는 경우 1차 UM이 확인하고 시행이 안 되는 경우 감염관리팀(전화 5011~3, 5017)으로 연락한다.

※ 항균제 내성균 배양만을 확인하고자 하는 경우에는 미생물배양검사 comment칸에 "MRSA (또는 VRE, IRAB, IRPA)"라고 적는다. 그렇지 않으면 일상적인 검사방법으로 시행되므로 항균제 내성균 분리 여부를 판단하기 어려운 경우가 있다(예를 들면, stool의 경우에는 comment가 없으면 Shigella spp. 와 Salmonella spp. 등만 검사한다).

3) 격리시행 절차

(1) 격리의 기준에 따라 담당의사가 격리 여부를 결정한다.
(2) UM과 담당 간호사가 병실, 격리물품, 격리기록지, 격리 스티커 작성을 준비한다.
(3) 격리로 인하여 병실이동이 있게 되는 경우 UM이 결정하여 시행하나, 병동을 변경하여야 하는 경우에는 담당의사에게 알리고 시행한다.
(4) 환자 담당의사와 UM이 환자와 보호자에게 격리의 사유와 방법에 대하여 설명하고 협조를 구한다.

4) 격리실 사용 기준

(1) VRE : 전용격리병실이나 일인실에 격리한다. 전용 격리병실에 빈 병상이 없는 경우에는 1인실에 격리하였다가 비게 되면 이동한다.
(2) MRSA : 1인실을 권장하나 불가능한 경우 MRSA가 분리되는 환자끼리 같은 병실을 사용하도록 배치한다. 이것이 모두 불가능할 경우에는 원래 병실에 입원한 상태에서 격리한다.
(3) 다제내성 그람음성간균 : 원래의 병실에 입원한 상태에서 격리를 시행한다.

5) 손씻기

(1) 다음과 같은 경우에는 반드시 손을 씻어야 한다.
① 격리실이나 격리구역(코호트 시) 출입 전후
② 항균제 내성균이 분리되는 환자나 환자 물품을 접촉한 후

③ 같은 환자에서도 불결한 행위에서 청결한 행위로 옮겨가는 경우
(예를 들면, 소변기를 만진 후 정맥주사로 투약 시)

④ 침습적인 처치를 시행하기 전

⑤ 장갑을 착용하였다가 벗은 후

⑥ 사용하고 난 오염물품이나 기구를 만진 후

(2) 손 씻기용 제제는 비누 성분이 포함된 소독제(chlorhexidine gluconate, Iodophor 등)나 물없이 사용하는 알코올젤을 사용한다. 단, 알코올젤 사용 시에는 손에 오염물질이 묻지 않은 상태여야 한다.

6) 장갑착용

(1) VRE 격리시와 중환자실(SUBICU 포함)

출입 시 장갑(멸균되지 않은 폴리 또는 비닐장갑이면 가능)을 반드시 착용하고, 병실에서 나오기 이전에 장갑을 벗어서 분리수거한 후 손씻기를 실시한다. 손을 씻은 이후에는 손이 재오염되지 않도록 주의한다.

(2) 병동에서 VRE 이외의 항균제 내성균 격리시

일반적인 접촉 시에는 손씻기만으로 충분하나, 환자에게서 나오는 혈액, 체액, 분비물, 배설물 등을 다루게 되는 경우에는 반드시 장갑(멸균되지 않은 폴리 또는 비닐 장갑이면 가능)을 착용한다. 장갑은 환자 병실에서 나오기 이전에 벗어서 분리수거한 후 손씻기를 실시한다. 손을 씻은 이후에는 손이 재오염되지 않도록 주의한다.

7) 가운(또는 일회용 비닐 앞치마)과 마스크 착용

(1) VRE 격리 시와 중환자실(SUBICU 포함)

환자와 접촉 시 비닐 앞치마를 착용한다. 그러나, 다음과 같은 경우에는 면가운(멸균되지 않은 청결한 것이면 충분) 착용

① 드레싱으로 덮이지 않은 큰 개방창상이 있는 경우

② 설사, 실금, 회장조루(ileostomy), 결장조루(colostomy)가 있는 경우

③ 다른 분비물이나 배설물이 다량으로 있는 경우

④ 환자와 장시간 밀접한 접촉을 해야 하는 경우(예 : 체위변경이나 등 마사지 등)

(2) 병동에서 VRE 이외의 항균제 내성균 보유 환자 격리 시

가운은 정기적으로 착용하지 않으나 다음과 같은 경우에는 비닐 앞치마를 착용하고 환자와 접촉한다.

① 드레싱으로 덮이지 않은 큰 개방창상이 있는 경우

② 설사, 실금, 회장조루(ileostomy), 결장조루(colostomy)가 있는 경우

③ 다른 분비물이나 배설물이 다량으로 있는 경우

④ 환자와 장시간 밀접한 접촉을 해야 하는 경우(예; 체위변경이나 등 마사지 등)

(3) 마스크는 불필요하므로 정기적으로 착용할 필요가 없고, 호흡기 분비물이 많아서 흡인이나 검사 시 얼굴에 튈 가능성이 있는 경우에만 착용한다.

(4) 환자 병실에 상주하는 보호자는 환자와 장시간 또는 밀접한 접촉이 있는 경우에 가운(비닐 또는 면가운)을 착용하도록 한다. 마스크는 3)과 동일한 기준에 따라 착용하도록 한다.

항생제 용해 및 안정성 지침

약명	함량	희석	조제 및 투약
Cefazoline (세파메진, 세파졸린)	1g/v	NS D5W	– IM : 1g/3ml+0.5% lidocaine – Direct IV : 1g/5ml로 사용 – IIV : 희석액 50~100ml에 희석
Ceftezole (세프테졸)	1g/v	NS D5W	– IM : IM용으로 용해한 용액은 절대로 IV 불가 – Direct IV : 1g/10ml로 사용/현탁 시 가온하여 사용 – 조제 후 즉시 사용
Cefuroxime (알포린)	750mg/v	NS D5W HNS	– IM : AQ 3ml에 녹여 주사 – Direct IV : 750mg/10ml로 사용 – IIV : 1.5g을 10~500ml에 녹인 뒤 30분 이상 주입 – CIV : 6~24시간 이상 주입
Cefmatazole (세포타졸)	1g/v	NS D5W	– IM : 타약물과 혼합하지 않고 신속히 주사 – Direct IV : 1g/10ml로 사용/ 조제 후 즉시 사용 – IIV : 10~60분 이상 주입
Cefotaxime (크라포란, 세포탁심)	1g/v 500mg/v	NS D5W D5S	– IM : 500mg/2ml, 1g/4ml AQ – Direct IV : 세포탁심은 1g/5ml가 되게 하고, 크라포란은 1g/10ml가 되게 조제 – IIV : 40-100ml에 녹여 30~60분간 주입 – 용해 후 엷은 황색은 사용 가능, 진한 황색이나 갈색은 사용 불가 – Aminoglycosides와 병용시 다른 주사기 사용
Cefoperazone (설페라존)	1g/v	NS D5W	– Direct IV : AQ 4.5ml에 녹여 1g/5ml로 사용 – IIV : 1g을 20~40ml에 녹인 뒤 15~30분 이상 주입 – CIV : 희석액 500~1000ml를 6~24시간 이상 주입
Ceftazidime (포텀, 타짐)	1g/v 500mg/v	NS D5W	– IM : AQ 3ml+1% Lidocaine – Direct IV : 포텀은 1g/10ml가 되게 하고, 타짐은 첨가된 별도용매로 50mg/5ml – IIV : 50~100ml에 녹여 30~60분간 주입 – Vancomycin과 섞이지 않도록 주의
Penicillin G potassium	500만 단위/v	NS D5W HNS	– IM : NS 2~3ml – IIV : 희석액 100~150ml에 희석하여 성인은 1~2시간 이상 주입 – Direct IV 불가
Benzathin penicillin (마이신)	120만 단위/v	NS	– IM only
Ampicillin (펜브렉스)	500mg/v	NS	– IM : 500ml/AQ 2ml, 1g/AQ 4ml – Direct IV : 500ml/5ml, 1g/10ml가 되게 희석 – IIV : 500ml 이상에 희석 – 조제 후 즉시 사용

※ CIV : Contineous IV

약명	함량	희석	조제 및 투약
Amoxidilline (오구멘틴)	1.2g/v	NS	— Direct IV : 1.2g/20ml가 되게 한 후 주입 — IIV : 1.2g/500ml에 희석 — 조제 후 즉시 사용
Ampicilline (유나신)	750mg/v	NS D5W D5S	— IV : 750mg/2ml가 되게 한 뒤 50ml 이상에 희석 — NS이 가장 안정적
Aztreonam (아작탐)	1g/v	NS D5W D5S	— IM : AQ 3ml에 희석 — Direct IV : 1g/10ml가 되게 희석 — IIV : 희석액 50~100ml, 20mg/ml 이하의 농도 유지 — 병용금기 : Nafcillin, Cephladine, Metronidazole
Impienem (티에남)	500mg/v	NS D5W D5S D10W	— Direct IV : 사용불가 — IIV : 500mg/10ml 되게 한 후 5mg/ml 이하 농도 유지
Meropenem (메로펜)	500mg/v	NS D5W	— Direct IV : 500mg/10ml로 희석 — IIV : 50~250ml에 희석
Amikacin (아미킨, 아믹탐)	100mg/v 250mg/v 500mg/v	NS D5W D5S	— IM : 250mg/2ml ready diluted — Direct IV : 10~20ml에 희석 — IIV : 2.5mg/ml로 희석, 성인은 30~60분간 주입
Gentamycin	80mg/a 20mg/a	NS D5W	— IM : 80mg/2ml ready diluted — Direct IV : 10~20ml에 희석 — IIV : 100ml에 희석, 성인은 30~60분간 주입
Tobramycin	80mg/v	NS D5W	— IM : 80mg/2ml ready diluted — Direct IV : 적당량으로 희석 — IIV : 50~100ml에 희석, 성인은 20~60분간 주입
Vancomycin	500mg/v 1g/v	NS D5W D5S	— IIV : 500mg/10ml가 되게 한 후 희석 농도 5mg/ml 이하가 되도록 하여 60분 이상 주입
Clindamycin (클레오신)	300mg/a	NS D5W D5S D10W	— IM : 1회 투여시 600mg 이하 사용 — Direct IV : 사용 불가 — IIV : 적어도 희석액 50ml 이상에 희석하여 30mg/min 이하의 속도로 주입
Amphotericin B (훈지존)	50mg/v	D5W	— IV : 희석농도 0.1mg/ml 이하가 되도록 희석 8시간 이상 주입 시 차광 2~4시간 정도 주입
Acyclovir (바크락스)	250mg/v	NS D5W D5S	— Direct IV : 사용 불가 — IIV : 50mg/ml가 되도록 희석하여 7mg/ml 이하 희석
Ciprofloxacin (씨프로바이)	200mg/b 100mg/b	NS D5W	— IV : 1시간 이상 천천히 주입

※ IIV : Indirect IV(dripping)

11. 관절운동(Range of motion Exercise)

1) 목적

관절의 운동력을 유지, 증진시켜서 근육의 긴장과 힘을 회복시키며 관절의 구축을 예방하기 위함이다.

2) 원칙

(1) 각 관절의 운동이 가능한 범위까지 운동하게 한다.

(2) 한 손으로 운동시킬 관절은 확실하게 잡고, 다른 손으로 운동을 시킨다.

(3) 천천히 부드러운 움직임으로 모든 운동을 시행한다.

(4) 관절의 움직임이 유연하지 않음을 느끼거나 환자가 불편함을 호소할 때는 움직임을 멈춘다.

(5) 관절의 가동역 유지에는 각 관절을 3회 각 가동역에 걸쳐 운동시키고, 상황에 따라 1일 2회 행한다.

3) 운동전 준비사항

(1) 환자가 각관절의 정상범위 운동을 수행하는 동안 간호사는 다음을 사정해야 한다.

① 관절의 운동정도

② 환자의 불편감

③ 관절부종이나 발적

④ 관절과 연결된 근육의 발달정도와 다른 신체부위 근육의 상대적인 크기

⑤ 환자의 운동에 대한 내성 - 정상관절범위 운동은 환자에게 무리이며. 노인인 경우 피로하지 않게 운동 중 몇 번의 휴식을 갖는 것이 좋다.

(2) 환자가 기립자세나 앙와위를 취할 때 발꿈치를 나란히 모으고 팔을 자연스럽게 내려뜨리도록 한다.

(3) 운동 시 환자는 편하고 꼭 끼지 않는 옷을 입도록 한다.

(4) 운동은 부드럽고 규칙적으로 천천히 해 나가도록 한다.

(근거 : 고르지 못하고 격렬한 운동은 관절과 근육. 인대에 손상을 줄 수 있다)

4) 방법

▶ 능동운동

(1) 목 운동

① 굴곡 (flexion) : 앞을 똑바로 보는 자세에서 턱을 자연스럽게 가슴 쪽으로 당긴다.
정상범위 : 45° (그림 1-①)

② 신전(extension) 굴곡된 자세에서 다시 똑바로 머리를 들고 앞을 본다.
정상범위 : 45° (그림 1-②)

③ 과신전(hyperextension) : 앞을 보고 바로 선 자세에서 가능한 한 머리를 충분히 뒤로 젖힌다. 정상범위 : 10° (그림 1-③)

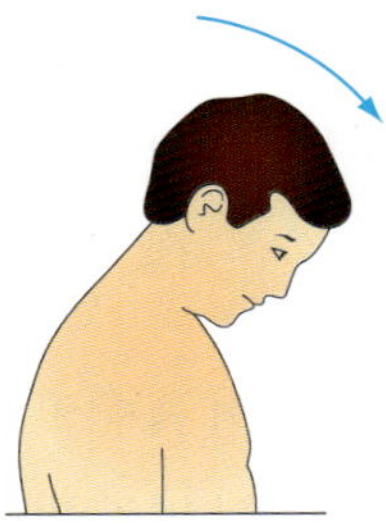

그림 1-①

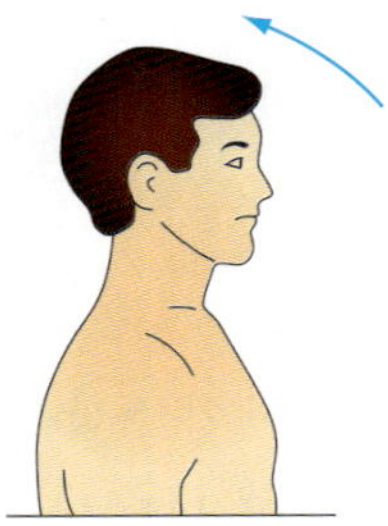

그림 1-②

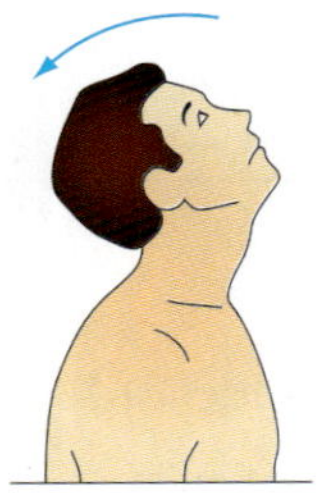

그림 1-③

④ 측굴곡(lateral flexion : 앞을 똑바로 보면서 오른쪽 혹은 왼쪽 어깨로 머리를 젖힌다.
정상범위 : 40° (그림 1-④)

⑤ 회전(rotation) : 좌우로 가능한 한 얼굴을 돌린다. 정상범위 : 70° (그림 1-⑤)

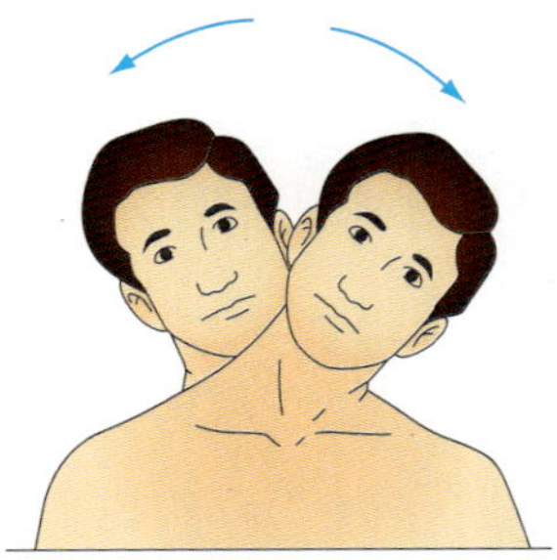

그림 1-④

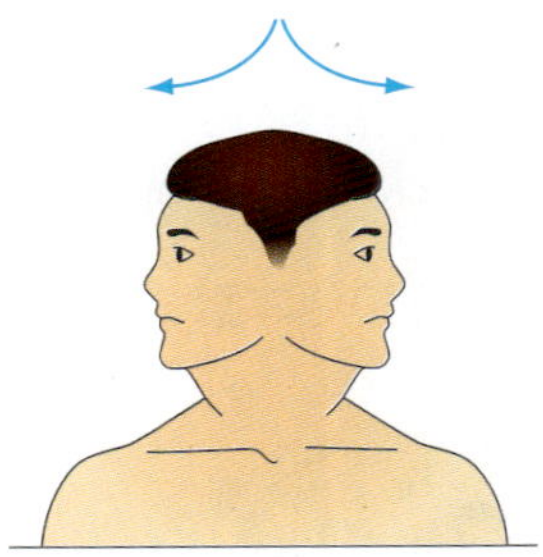

그림 1-⑤

(2) 어깨와 팔 운동

① 굴곡 : 양쪽 팔을 자연스럽게 내려뜨린 자세에서 손바닥을 앞을 보게 하여 원을 그리듯이 귀 뒤쪽을 향해 바로 올린다. 정상범위 : 180° (그림 2-①)

② 신전 : 양쪽 팔을 정중을 향해 똑바로 세운 상태에서, 다시 자연스럽게 기립자세로 내린다. 정상범위 : 180° (그림 2-②)

③ 과신전 : 자연스러운 기립자세에서 양팔을 몸의 뒤쪽으로 올린다.
정상범위 : 50° (그림 2-③)

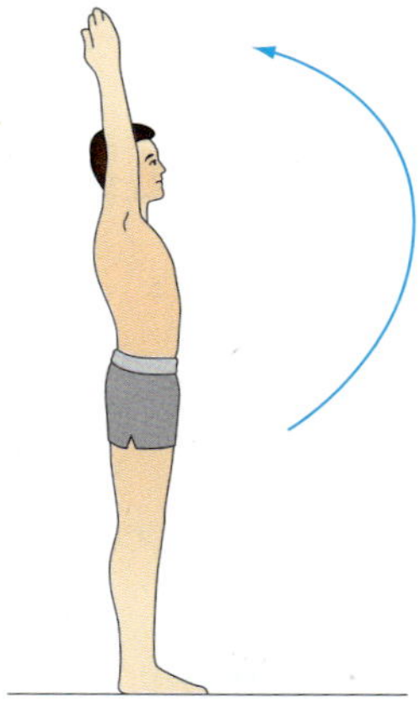
그림 2-①

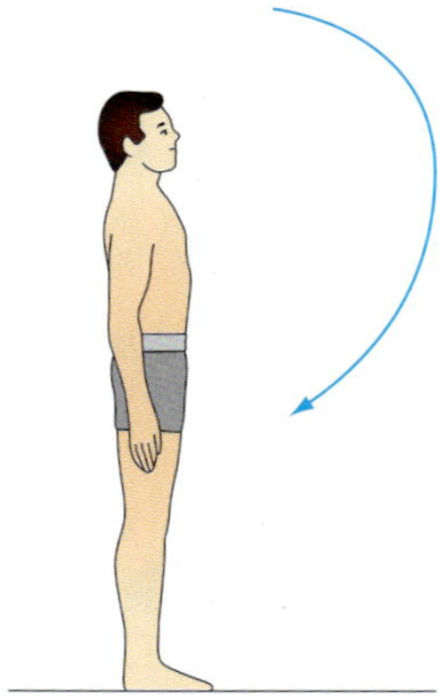
그림 2-②

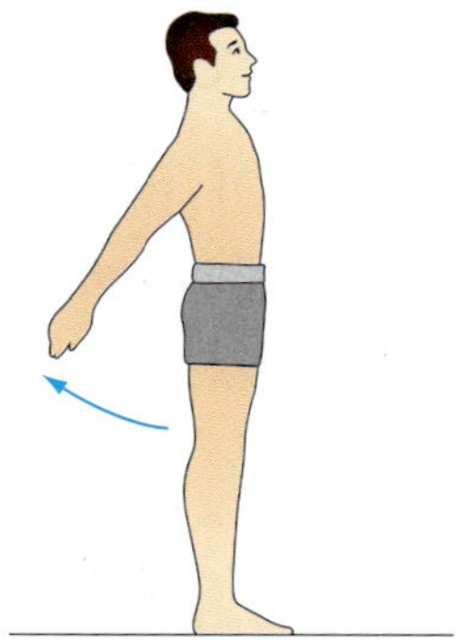
그림 2-③

④ 외전(abduction) : 바로 선 자세에서 양쪽 팔을 그림 2-④와 같이 측방으로 원을 그리듯이 올려 귀를 중심으로 한 머리 옆선에 붙인다. 이때 손바닥이 바깥 방향을 향하게 한다. 정상범위 : 180° (그림 2-④)

⑤ 전축내전(anterior adduction)
양쪽 팔을 귀를 중심으로 머리 옆선에서 곧게 든 상태에서, 정중면을 중심으로 반대 방향의 전방 옆선을 향해 가능한 한 멀리 사선을 그리듯이 내린다.
정상범위 : 230° (그림 2-⑤)

⑥ 후측내전(posterior adduction) : 전측내전(anterior adduction)시와 같은 방법으로 정중면을 중심으로 한 반대 방향의 후방 옆선을 향해 사선을 그리듯이 내린다.
정상범위 : 230° (그림 2-⑥)

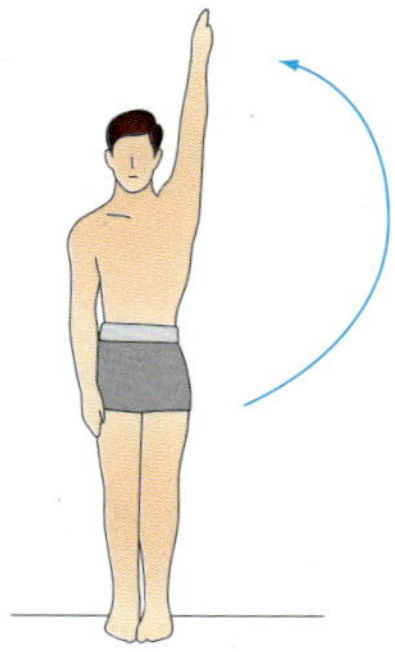
그림 2-④

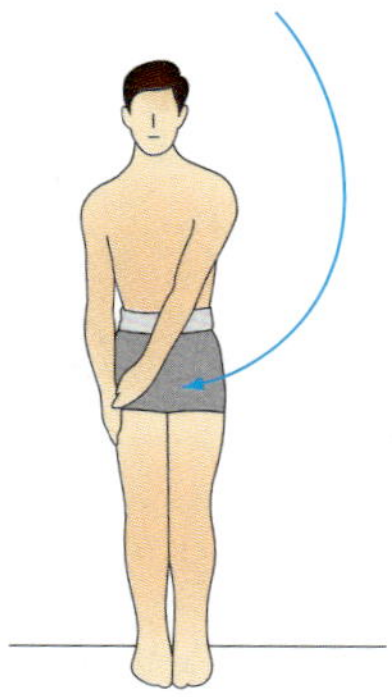
그림 2-⑤

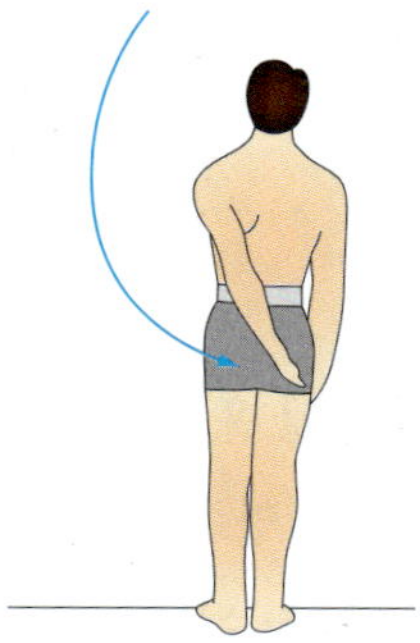
그림 2-⑥

⑦ 수평굴곡(horizontal flexion) 혹은 수평내전(horizontal adduction) : 어깨높이에서 양쪽 팔을 측방으로 곧게 뻗어 전방을 향해 수평으로 정중면의 반대 방향으로 가능한 한 큰 원을 그린다. 정상범위 : 130~135° (그림 2-⑦)

⑧ 수평신전 혹은 수평외전(horizontal extension or horizontal abduction) : 어깨높이에서 양쪽 팔을 측방으로 곧게 뻗어 후방을 향해 수평으로 정중면의 반대 방향으로 가능한 한 큰 원을 그린다. 정상범위 : 45° (그림 2-⑧)

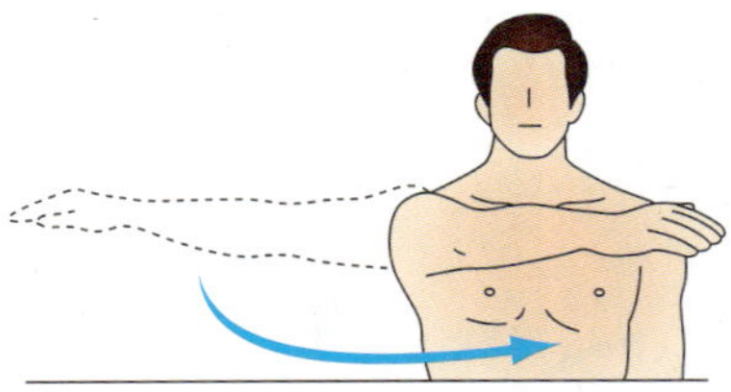

그림 2-⑦

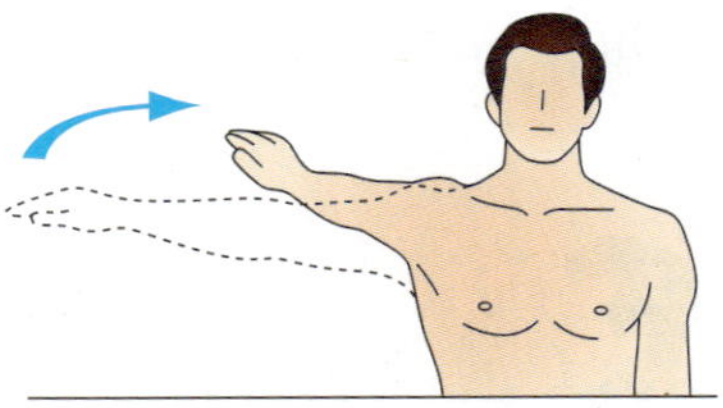

그림 2-⑧

⑨ 순환(circulation) : 양쪽 팔을 가능한 한 큰 원을 그리면서 돌려준다.
정상범위 : 360° (그림 2-⑨)

⑩ 외측회전(external relation) : 양쪽 팔을 어깨 높이에서 측방으로 뻗어 팔꿈치를 중심으로 직각이 되게 구부려 손끝이 바닥을 향하게 한 자세에서 손끝이 위로 향하게 위쪽으로 팔꿈치를 돌려 올린다. 정상범위 : 90° (그림 2-⑩)

⑪ 내측회전(internal rotation) : 어깨높이에서 측방으로 뻗어 팔꿈치를 구부리고 손끝을 위로 향하게 올린 자세에서, 손끝을 아래쪽을 향해 팔꿈치를 돌려 내린다.
정상범위 : 90° (그림 2-⑪)

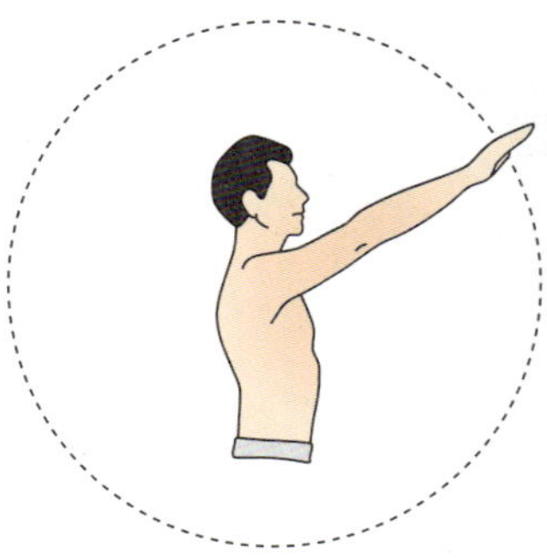

그림 2-⑨

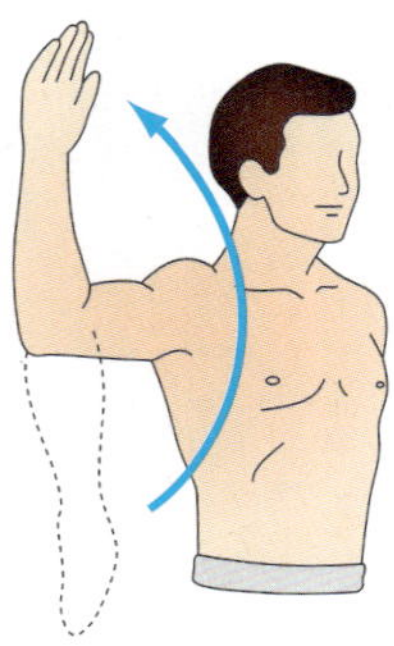

그림 2-⑩

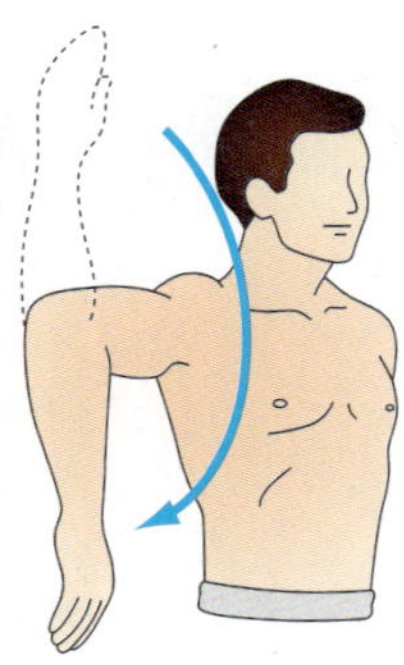

그림 2-⑪

(3) **팔꿈치 운동**

① 굴곡 : 아래쪽 팔을 손이 어깨에 닿도록 전방으로 뻗은 상태에서 위로 구부린다.

정상범위 : 150° (그림 3-①)

② 신전 양쪽 아래팔을 전방으로 구부린 상태에서 다시 편다.

정상범위 : 150° (그림 3-②)

③ 과신전(hyperextension) : 양쪽 아래팔을 쭉 편 상태에서 주관절을 움직이지 않으면서 후방으로(즉, 손등이 향한 방향으로) 가능한 한 더 편다.

정상범위 : 0~15° (그림 3-③)

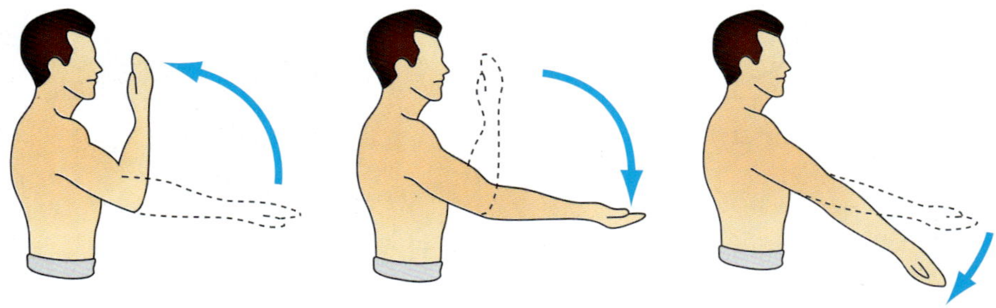

그림 3-①　　그림 3-②　　그림 3-③

④ 회외회전(rotation for supination)

전박(forearm)과 손을 손바닥이 위로 향하도록 한 뒤 뒤집는다. (그림 3-④)

⑤ 회내회전(rotation for pronation) : 전박과 손을 손바닥이 아래로 향하도록 뒤집는다.

정상범위 : 70~90° (그림 3-⑤)

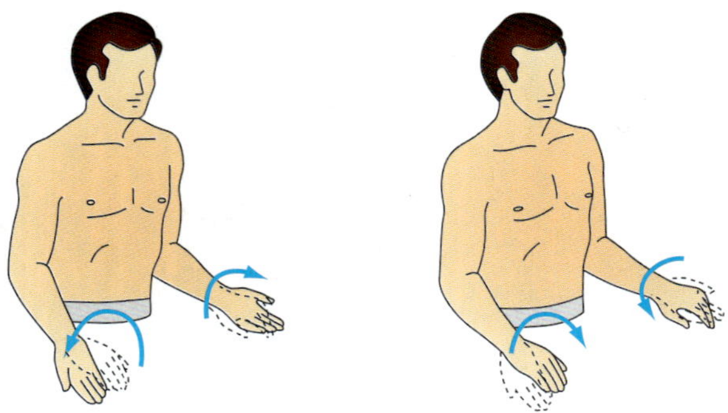

그림 3-④　　그림 3-⑤

(4) 손목 운동

① 굴곡 : 양쪽 손의 손가락을 모두어 전완의 안쪽 부분을 향해 구부려 당긴다.
정상범위 : 80~90° (그림 4-①)

② 신전 : 양쪽 손을 높이와 수평이 되게 편다. 정상범위 : 80~90° (그림 4-②)

③ 과신전(hyperextension) : 손가락을 붙여서 전완의 바깥방향을 향해(즉, 자신의 몸쪽으로) 가능한 한 손목을 구부려 당긴다. 정상범위 : 70~90° (그림 4-③)

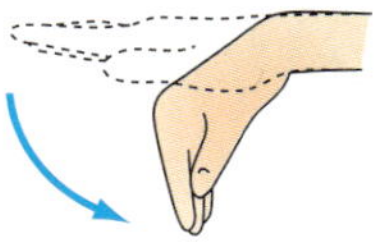

그림 4-①

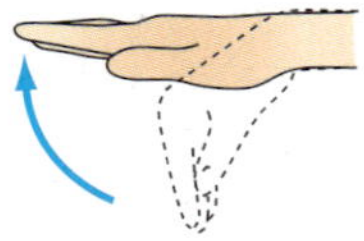

그림 4-②

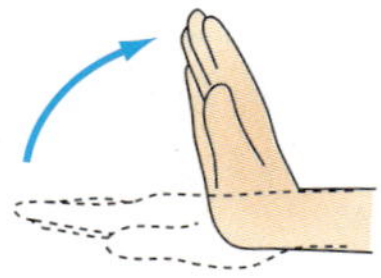

그림 4-③

④ 외전(abduction) : 요측 굴곡(radial flexion) : 손바닥을 위로 향하게 하여(회외 방향) 손목을 엄지손가락 방향으로 수평이 되게 구부린다. 정상범위 : 0~20° (그림 4-④)

⑤ 내전(adduction) : 척측 굴곡(ulnar flexion) 손바닥을 위로 향하게 하여 (회외방향) 손목을 다섯째 손가락 방향으로 수평이 되게 구부린다.
정상범위 : 30~50° (그림 4-⑤)

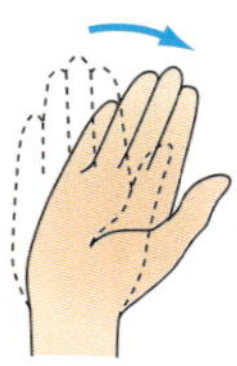

그림 4-④

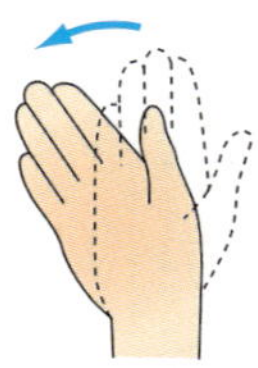

그림 4-⑤

(5) 손과 손가락 운동

① 굴곡 : 주먹을 쥔 상태를 말한다. 정상범위 : 90° (그림 5-①)

② 신전 : 주먹 쥔 상태에서 풀어 손가락을 쭉 뻗는다. 정상범위 : 90° (그림 5-②)

③ 과신전 : 손가락을 손등 방향으로 가능한 한 쭉 뻗는다. 정상범위 : 30° (그림 5-③)

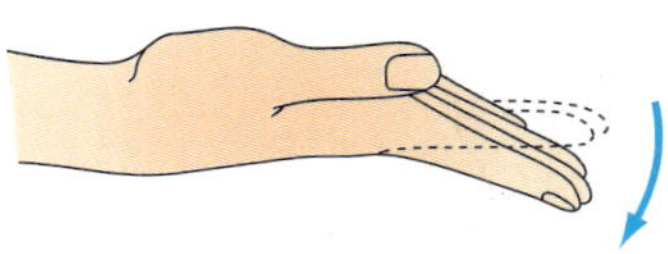

그림 5-①

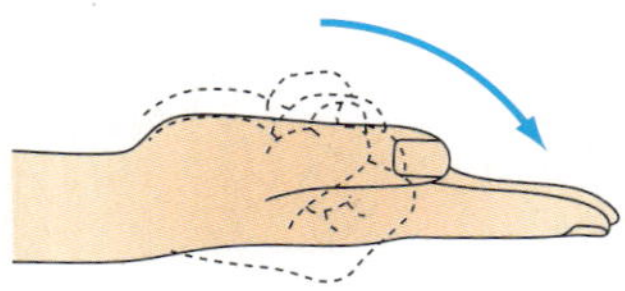

그림 5-②

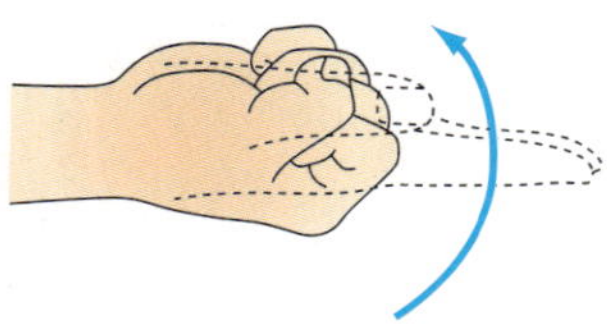

그림 5-③

④ 외전(abduction) : 손가락을 가능한 한 쪽 뻗는다. 정상범위 : 20° (그림 5-④)

⑤ 내전(adduction) 손가락을 그림과 같이 모은다. 정상범위 : 20° (그림 5-⑤)

⑥ 굴곡 : 엄지손가락을 손바닥을 위로 하여 다섯번째 손가락으로 가져간다.
정상범위 : 90° (그림 5-⑥)

⑦ 신전 : 엄지손가락을 손에서 가능한 한 멀리한다(들어올린다).
정상범위 : 90° (그림 5-⑦)

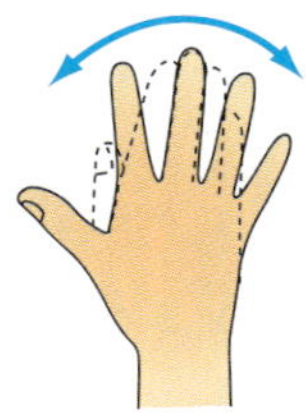

그림 5-④

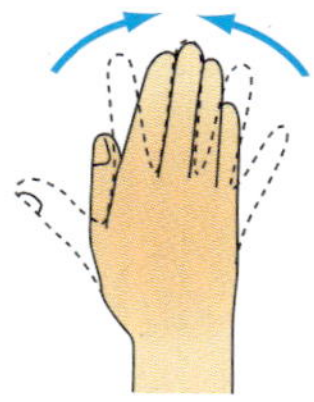

그림 5-⑤

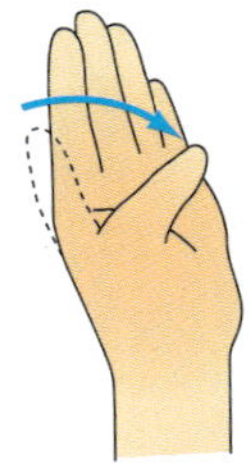

그림 5-⑥

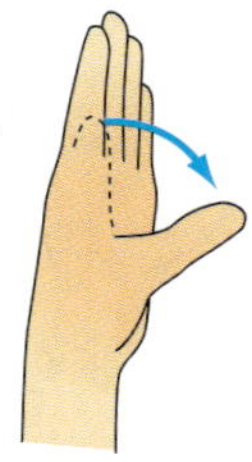

그림 5-⑦

⑧ 외전 : 엄지손가락을 측방으로 뻗는다. 정상범위 : 30° (그림 5-⑧)

⑨ 내전 : 엄지손가락을 다시 손으로 붙인다. 정상범위 : 30° (그림 5-⑨)

⑩ 대립(opposition) : 엄지손가락과 네 개의 손가락을 마주 댄다. 이때 엄지손가락 관절은 외전, 회전, 굴곡운동을 하게 된다. (그림 5-⑩)

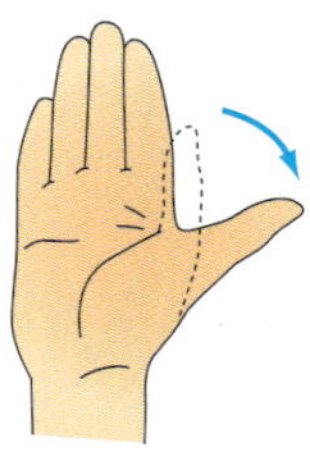

그림 5-⑧

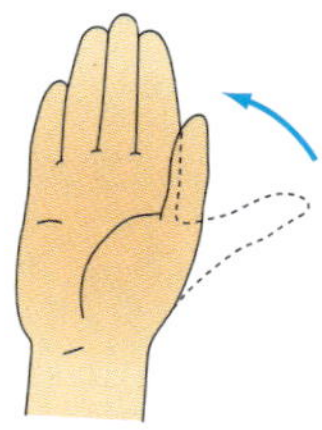

그림 5-⑨

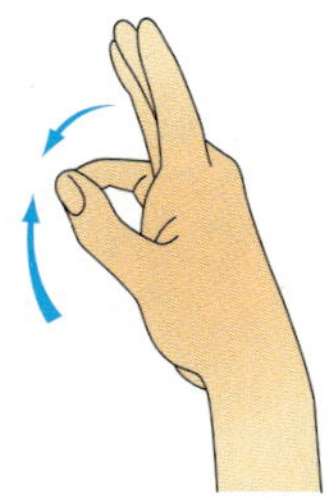

그림 5-⑩

(6) 고관절 운동

① 굴곡 : 양 다리를 전방과 상방으로 움직인다 이때 무릎은 신전되거나 굴곡 된다.
(그림 6-①) 정상범위 무릎을 신전한 상태에서 90°, 무릎이 굴곡된 상태에서 120°이다.

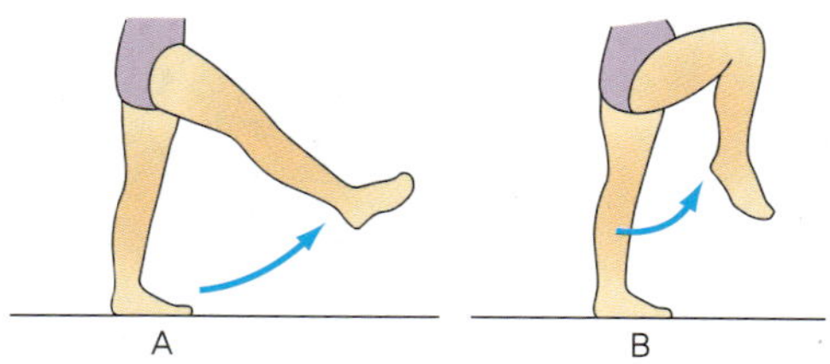

그림 6-①

② 신전 : 한쪽다리를 반대편 다리로 옮겨간다. 정상범위 : 90~120° (그림 6-②)

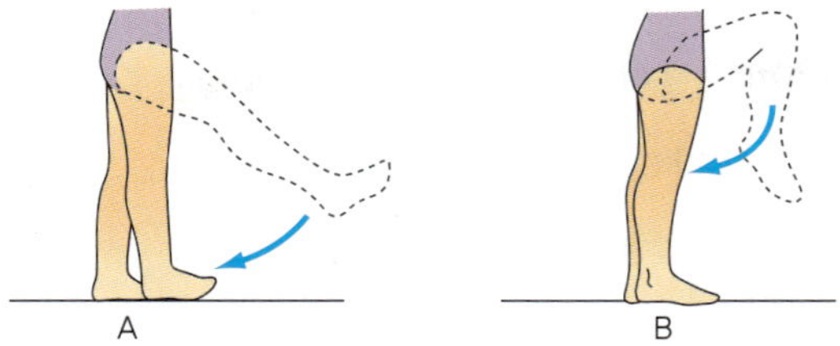

그림 6-②

③ 과신전 : 양쪽다리를 각각 몸의 뒤쪽으로 밀듯이 움직인다.
정상범위 : 30~50° (그림 6-③)

④ 외전 : 다리를 몸의 바깥쪽으로 살짝 들어 옮긴다. 정상범위 : 45~50° (그림 6-④)

⑤ 내전 : 바깥목으로 옮겨 간 다리를 반대편 다리 바깥쪽으로 옮겨 온다. (그림 6-⑤)
정상범위 : 20~30° (반대편 다리를 중심으로 바깥쪽으로 20~30° 나간다)

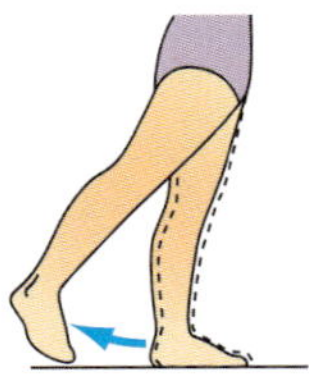

그림 6-③

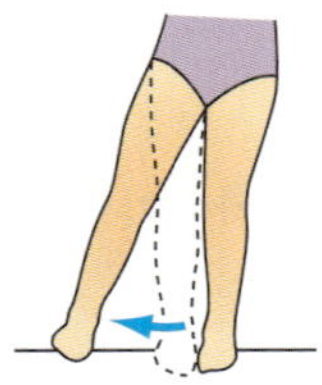

그림 6-④

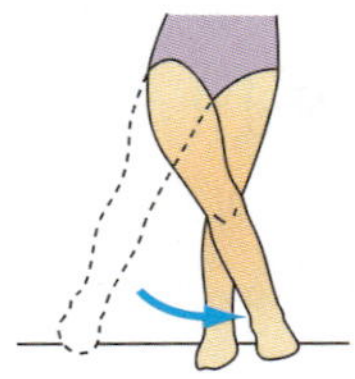

그림 6-⑤

⑥ 순환(circulation) : 다리를 뒤로, 위로, 다시 옆으로, 아래로 원을 그린다.
정상범위 : 360° (그림 6-⑥)

⑦ 내측회전 : 발과 다리를 안쪽(inward)으로 돌리는 것으로 발끝이 가능한 한 반대편 다리쪽으로 가게 한다. 정상범위 : 90° (그림 6-⑦)

⑧ 외측회전 : 발과 다리를 바깥쪽(outward)으로 돌리는 것으로 발끝을 가능한 한 반대편 다리에서 멀리 향하게 한다. 정상범위 : 90° (그림 6-⑧)

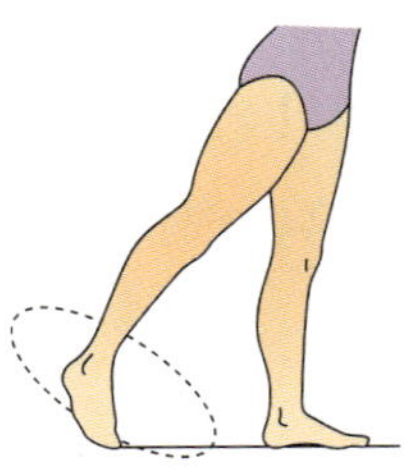

그림 6-⑥

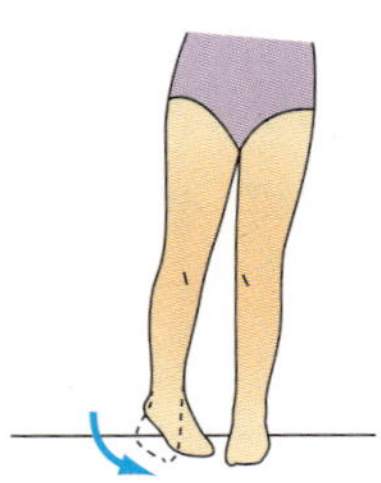

그림 6-⑦

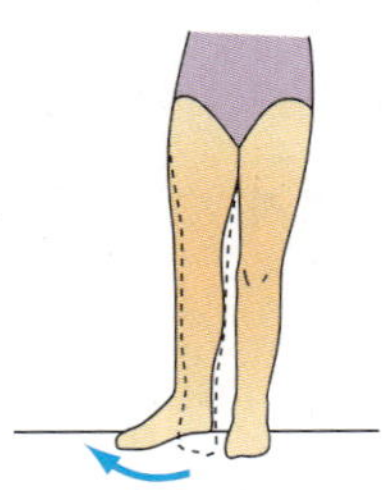

그림 6-⑧

(7) 무릎관절 운동

① 굴곡 : 대퇴 뒤쪽을 향해 발꿈치를 들어 올려 구부린다.
정상범위 : 120~130° (그림 7-①)

② 신전 : 다시 들어 올린 다리를 제 위치로 내린다.
정상범위 : 120~130° (그림 7-②)

③ 과신전 : 흔하지는 않으나 무릎을 과신전할 수 있는 범위는 10° 정도이다. (그림 7-③)

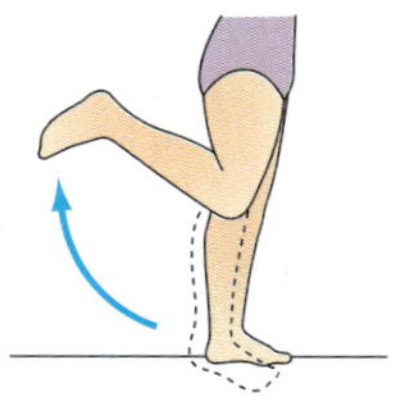
그림 7-①

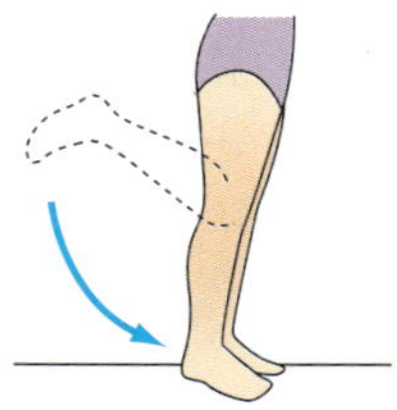
그림 7-②

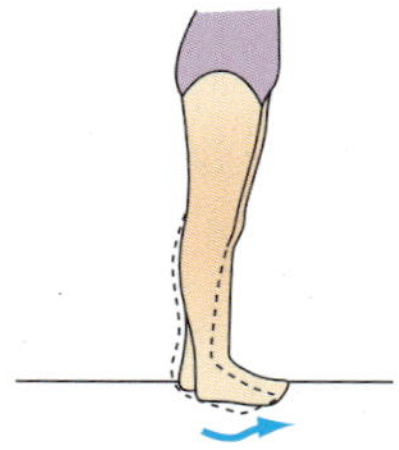
그림 7-③

④ 신전, 족저굴곡(plantar flexion) : 엄지발가락을 아래로 향해 찍는다.
정상범위 : 45~50° (그림 7-④)

⑤ 굴곡, 배측굴곡(dorsiflexion) : 엄지발가락을 위로 세운다.
정상범위 : 20°, (그림 7-⑤)

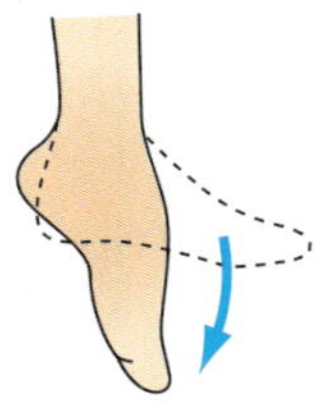
그림 7-④

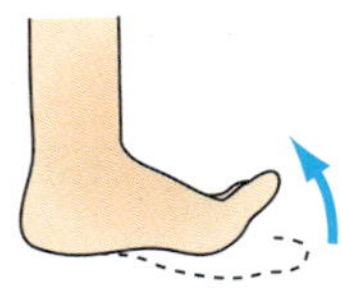
그림 7-⑤

(8) 발운동과 엄지발가락 운동

① 외번 : 발가락을 측방으로 옮긴다. 정상범위 : 5° (그림 8-①)

② 내번 발바닥을 중심으로 해서 옮긴다. 정상범위 : 5° (그림 8-②)

③ 굴곡 : 발의 엄지발가락 관절을 하방으로 구부린다. 정상범위 : 35~60° (그림 8-③)

④ 신전 : 엄지발가락을 쭉 펴도록 한다. 정상범위 : 35~60° (그림 8-④)

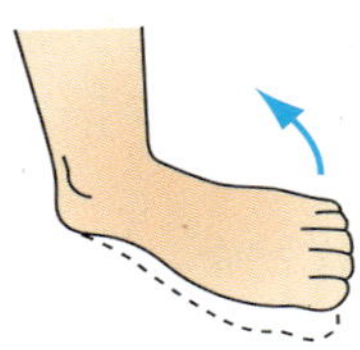
그림 8-①

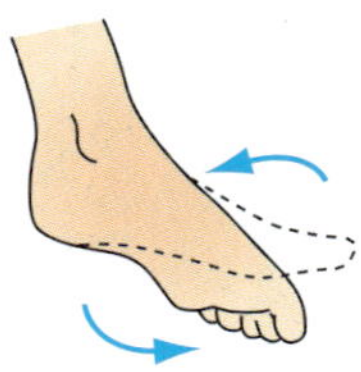
그림 8-②

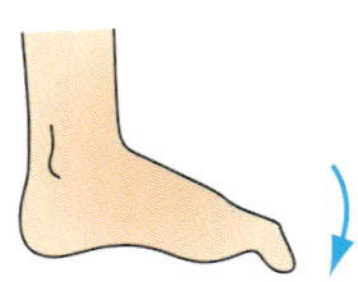
그림 8-③

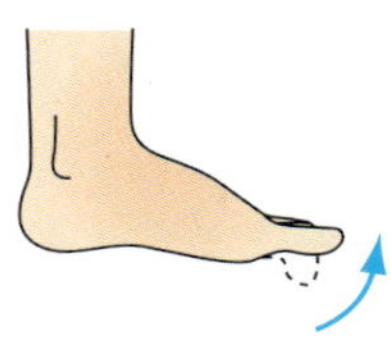
그림 8-④

⑤ 외전 : 발가락을 벌려서 편다. 정상범위 : 0~15° (그림 8-⑤)

⑥ 내전 : 발가락을 다시 모은다. 정상범위 : 0~15° (그림 8-⑥)

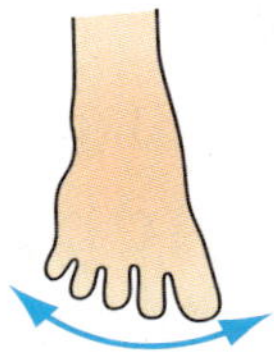

그림 8-⑤

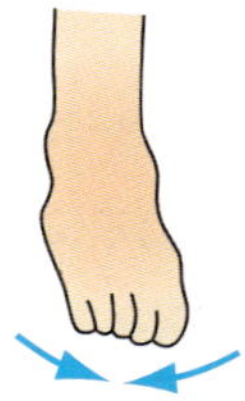

그림 8-⑥

(9) 상체 운동

① 굴곡 : 발끝을 보면서 상체를 구부린다. 정상범위 : 70~90° (그림 9-①)

② 신전 : 굴곡자세에서 다시 상체를 일으켜 바로 선다.
정상범위 : 70~90° (그림 9-②)

③ 과신전 : 상체를 뒤로 구부린다. 정상범위 : 20~30° (그림 9-③)

④ 측방굴곡 : 상체를 좌우로 구부린다.(그림 9-④)

⑤ 회전 : 상체를 그림 9-⑤에서와 같이 좌우로 돌린다. 정상범위 : 30~45°

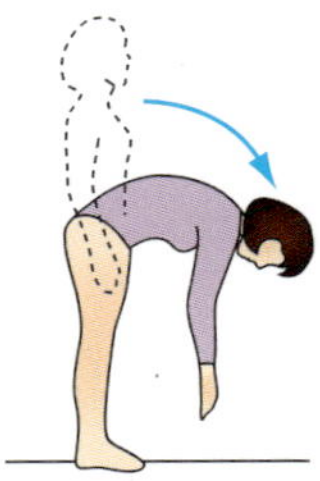

그림 9-①

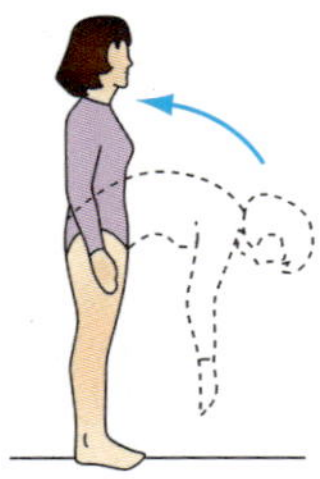

그림 9-②

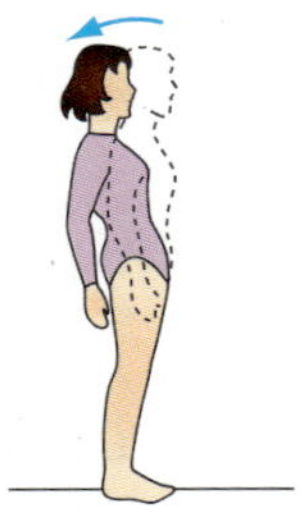

그림 9-③

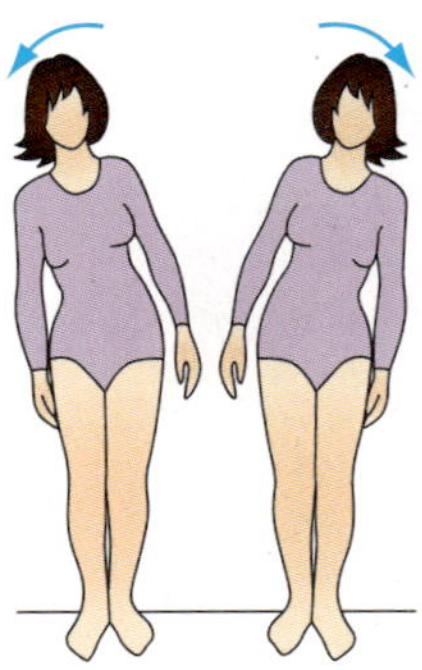

그림 9-④

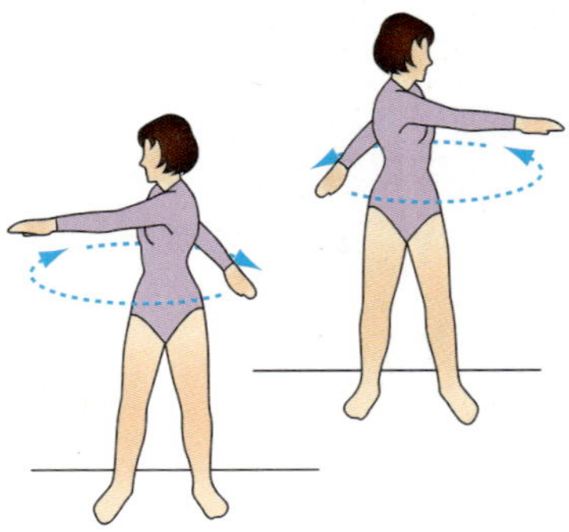

그림 9-⑤

▶ 수동운동

(1) **목 운동**

① 굴곡

환자의 베개를 빼고 환자의 머리 밑에 양손을 놓고 그림 1-①과 같이 턱이 가슴에 닿도록 머리를 구부려준다. 그리고 나서 다시 베개를 빼지 않는 누운 자세로 돌아간다.

② 환자의 양쪽머리 측부에 손을 놓고 환자의 머리를 오른쪽과 왼쪽으로 돌려준다. (그림 1-②)

③ 목의 과신전 베개를 빼고 엎드린 자세에서 시술자가 환자의 이마와 뒷목을 받쳐 준 다음 머리를 뒤로 젖히도록 한다.

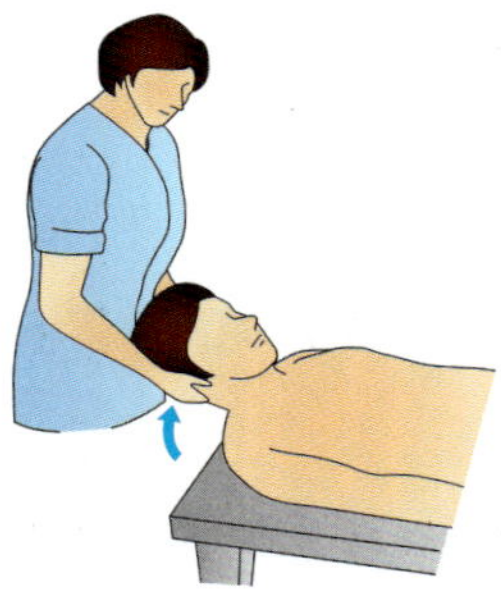

그림 1-①

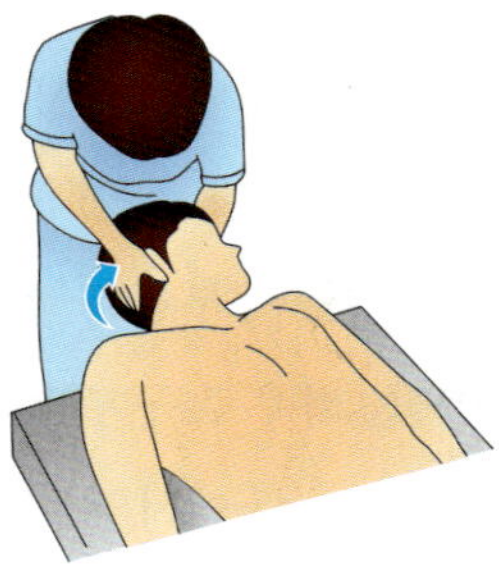

그림 1-②

(2) **어깨와 팔 운동**

• **머리 위쪽**

① 팔은 펴서 엄지가 위쪽으로 오도록 하여 옆으로 놓고, 시술자는 환자의 어깨 옆에 선다.

② 한 손은 환자의 팔꿈치 위에 놓고, 다른 손으로는 환자의 손을 잡는다.(그림 2-①)

③ 팔꿈치를 편 채, 귀를 향하여 머리 위로 환자의 팔을 들어 올린다.(그림 2-②)

④ 팔을 원위치로 가져간다.

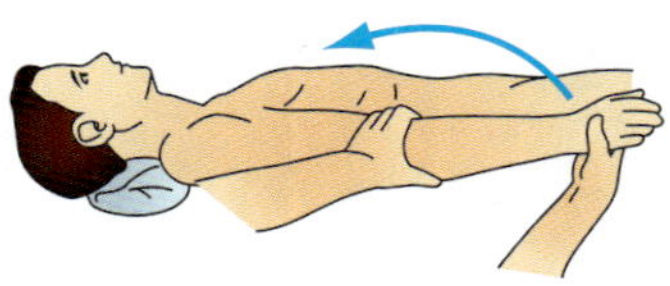

그림 2-①

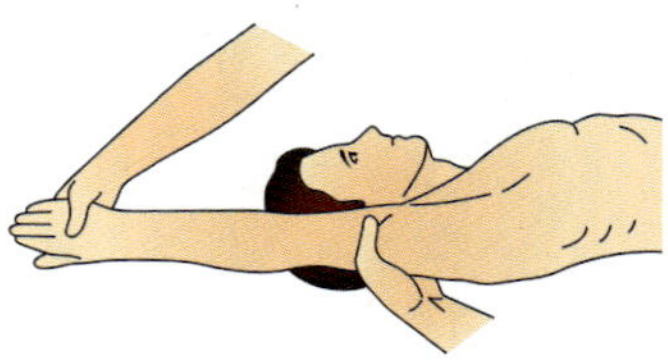

그림 2-②

• **측부**

① 손바닥이 위쪽으로 오게 한 후 환자의 팔을 곧게 펴서 옆으로 놓고, 시술자는 환자의 옆에 선다.

② 한 손은 환자의 팔꿈치 위에 놓고, 다른 손은 환자의 손을 잡는다. (그림 2-③)

③ 환자의 팔을 바닥과 평행이 되게 옆쪽으로 떼어 귀 있는 쪽으로 가져간다. (그림 2-④) 이때 손바닥은 계속 위쪽으로 향한다.

④ 팔을 원위치로 가져간다.

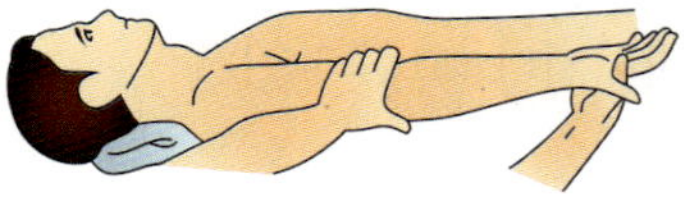

그림 2-③

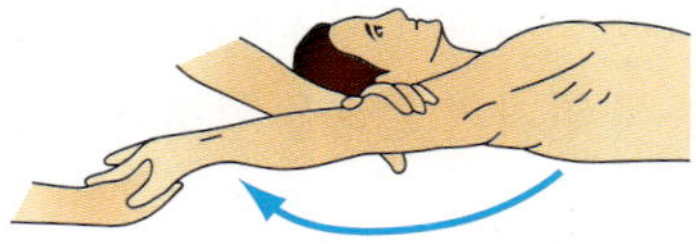

그림 2-④

(3) **어깨와 팔꿈치 운동**

① 환자의 팔을 옆으로 놓고 팔꿈치를 굽혀 손가락이 천정을 향하도록 하며, 시술자는 환자의 옆에 선다.(그림 3-①)

② 한 손을 팔꿈치 위쪽에 놓고, 다른 손은 환자의 손을 잡는다.(그림 3-②)

③ 환자의 상박을 들어 환자의 손이 가슴 위로 가로지르도록 움직인다.

④ 환자의 상박을 바깥으로 회전하여 환자 손이 가슴에서 멀어지게 한다.(그림 3-③)

⑤ 팔을 원위치로 가져간다.

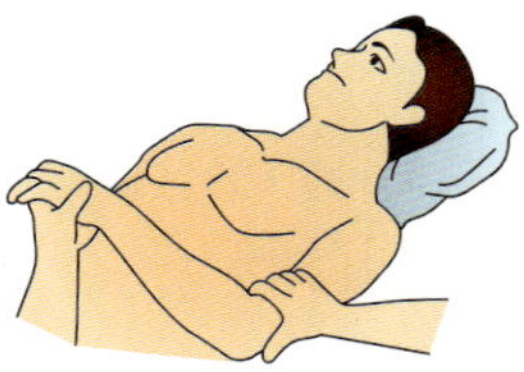

그림 3-①

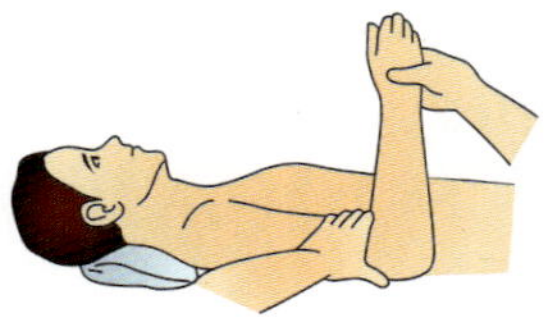

그림 3-②

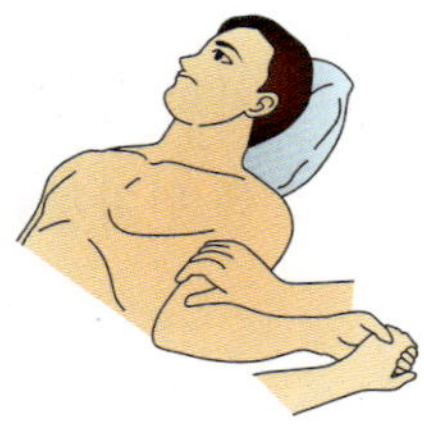

그림 3-③

(4) **팔꿈치 굽히기 운동**

① 팔을 편 채 엄지기 위로 오게 하여 옆에 놓고, 시술자는 팔꿈치 옆에 선다.

② 시술자는 한 손을 팔꿈치 위에 놀고, 다른 손으로 환자의 손을 잡는다.(그림 4-①)

③ 손이 어깨를 향하도록 팔꿈치를 굽힌다.(그림 4-②)

④ 팔을 원위치로 가져간다.

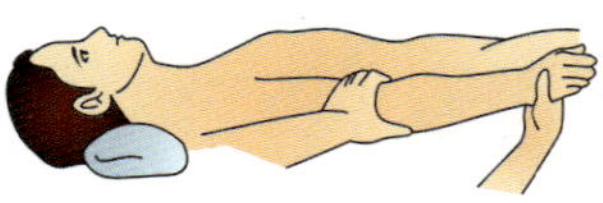

그림 4-①

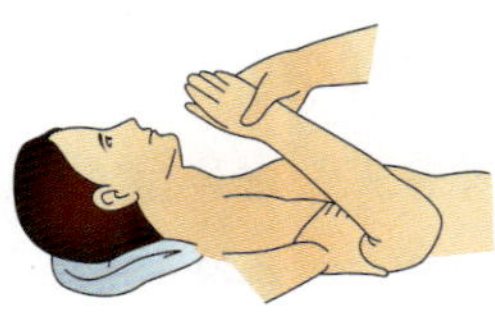

그림 4-②

(5) 팔꿈치 상박 회전 운동

① 팔을 곧게 펴서 몸체 옆에 놓은 후 손가락이 천정을 향하도록 팔을 굽히고 엄지는 위로 향하게 하며 시술자는 팔꿈치 옆에 선다.

② 한 손으로 환자의 팔을 잡고, 다른 손으로 환자의 손을 잡는다.(그림 5-①)

③ 손바닥이 환자의 얼굴을 향하도록 전박을 회전시킨다.(그림 5-②)

④ 손등이 환자의 얼굴을 향하도록 전박을 회전시킨다.(그림 5-③)

⑤ 팔을 원위치로 가져간다.

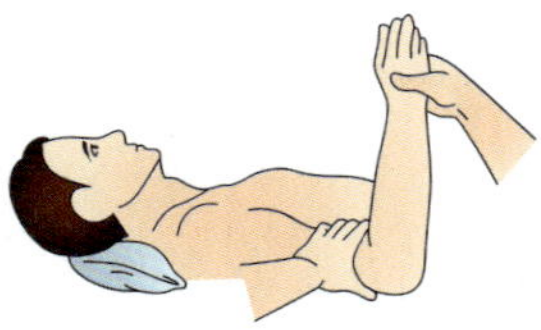

그림 5-①

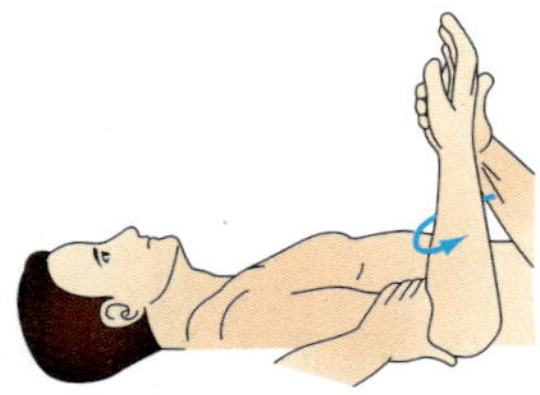

그림 5-②

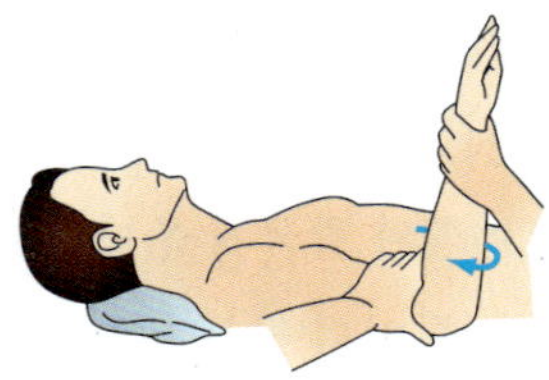

그림 5-③

(6) 손목 굴곡 운동

① 손가락이 천정을 향하도록 팔을 굽혀 몸체 옆에 놓고, 시술자는 환자의 팔꿈치 옆에 선다.

② 한 손으로 환자의 팔꿈치를 잡고, 다른 손으로 손목을 쥔다.(그림 6-①)

③ 환자의 손을 뒤쪽으로 굽힌다.(그림 6-②)

④ 환자의 손을 앞쪽으로 굽힌다.(그림 6-③)

⑤ 손을 원위치로 가져간다.

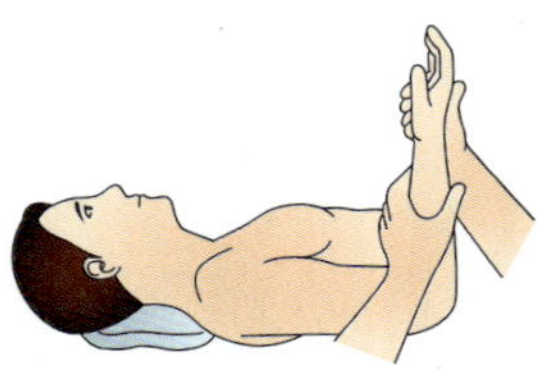

그림 6-①

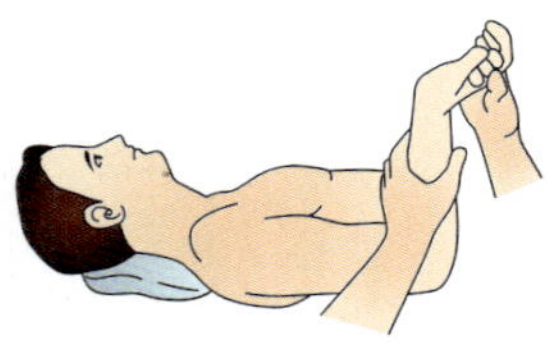

그림 6-②

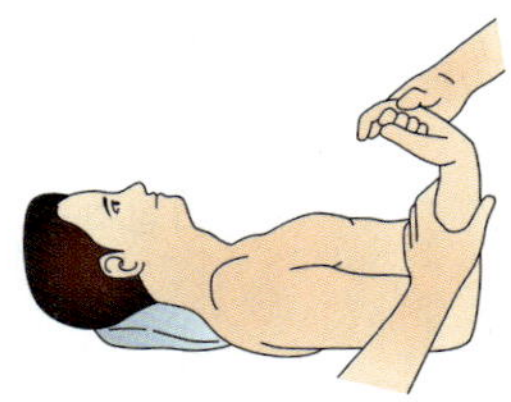

그림 6-③

(7) 손목 측부 굴곡 운동

① 손가락이 천정을 향하도록 환자의 팔을 굽힌 채 몸체 옆에 놓고, 시술자는 환자의 팔꿈치 옆에 선다.

② 한 손으로 환자의 손을 잡고, 다른 손으로는 환자의 손목 바로 밑을 잡는다. (그림 7-①)

③ 엄지 방향으로 손을 굽힌다.(그림 7-②)

④ 약지 방향으로 손을 굽힌다.(그림 7-③)

⑤ 손을 원위치로 가져간다.

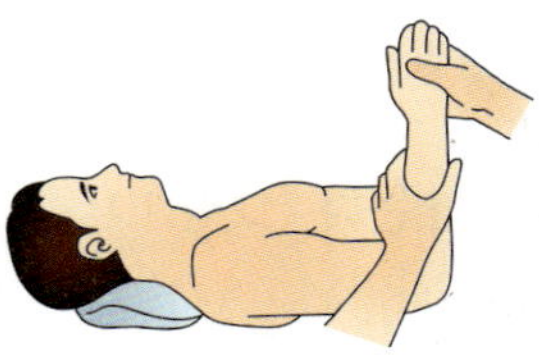

그림 7-①

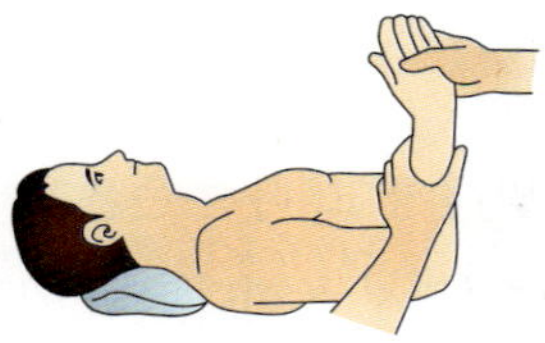

그림 7-②

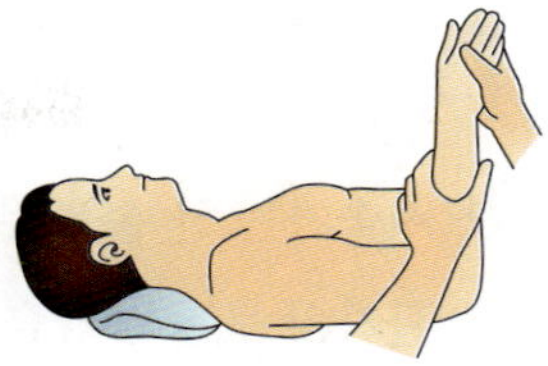

그림 7-③

(8) 손가락 굴곡과 신전 운동

① 손가락이 위로 향하게 팔을 굽혀서 몸체 옆에 놓고, 시술자는 환자의 팔꿈치 옆에 선다.

② 한 손의 손바닥을 환자의 손등에 놓고, 다른 손으로는 환자의 손목을 지지한다. (그림 8-①)

③ 주먹을 쥐도록 돕는다.(그림 8-②)

④ 손가락을 펴서 손이 펴지도록 한다.(그림 8-③)

⑤ 손을 원위치로 가져간다.

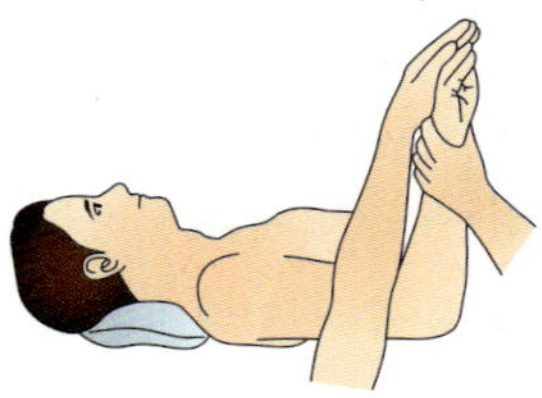

그림 8-①

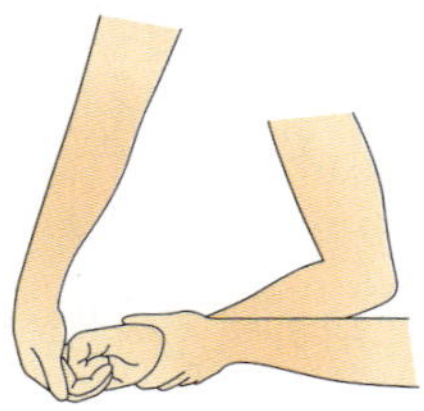

그림 8-②

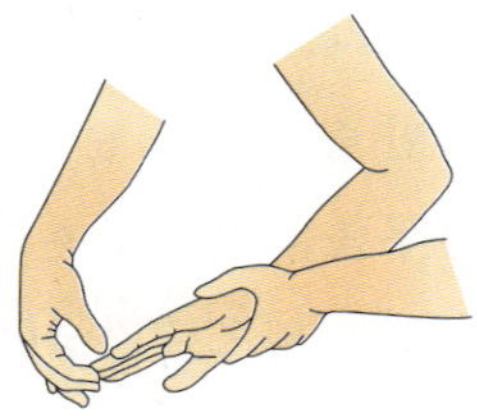

그림 8-③

(9) 엄지의 굴곡과 신전 운동

① 손바닥을 위로 하여 팔을 펴서 몸체 옆에 놓는다.

② 한 손으로는 환자의 손을, 다른 손으로는 환자 엄지를 잡는다.(그림 9-①)

③ 손바닥 쪽으로 환자의 엄지를 굽힌다.(그림 9-②)

④ 손에서 먼 쪽으로 엄지를 신전시킨다.(그림 9-③)

⑤ 손을 원위치로 가져간다.

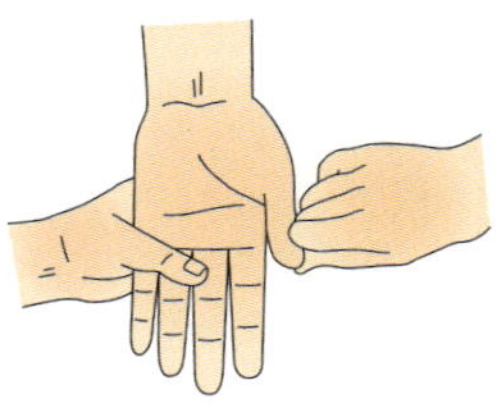

그림 9-①

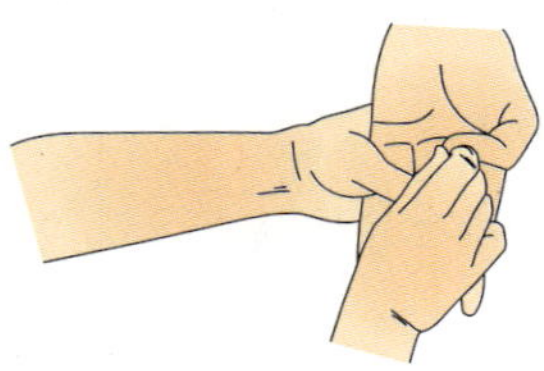

그림 9-②

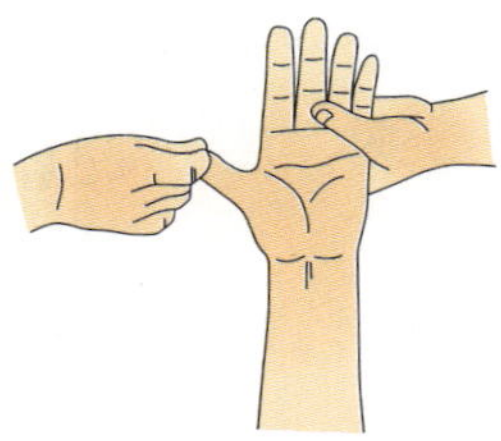

그림 9-③

(10) **고관절과 무릎 굴곡 운동**

① 환자의 무릎이 똑바로 천정을 향하도록 하여 신전시키고, 시술자는 환자의 무릎 옆에 선다.

② 시술자는 한 손을 무릎 밑에 놓고, 다른 손은 발꿈치에 놓는다.(그림 10-①)

③ 환자의 무릎은 가슴을 향하면서 굽힌다.(그림 10-②)

④ 다리를 원위치로 가져간다.

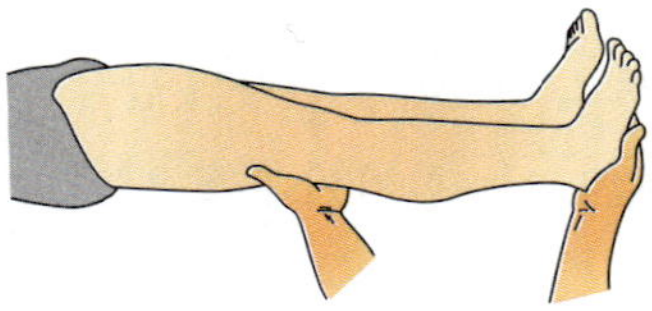

그림 10-①

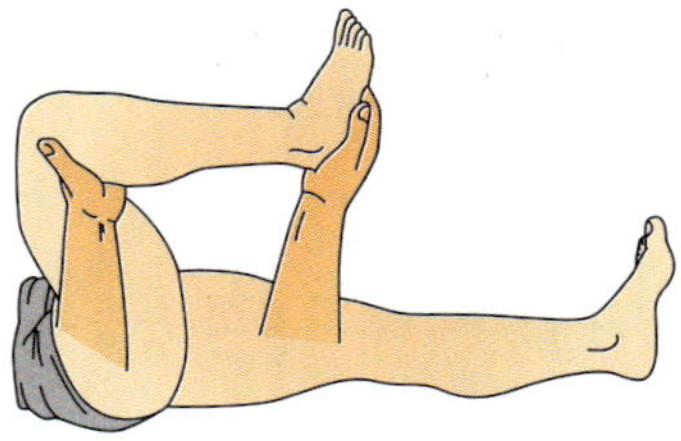

그림 10-②

(11) **다리 운동**

① 다리를 펴고 똑바로 눕히며, 시술자는 환자의 무릎 옆에 선다.

② 한 손을 무릎 밑에 넣고, 다른 한 손은 발 뒷꿈치 밑에 놓는다.(그림 11-①)

③ 무릎을 편 채로 한쪽 다리를 다른 다리로부터 멀리 벌린다.(이때 시술자는 환자의 다리를 옆으로 가능한 벌리기 위하여 한 걸음 뒤로 물러 설 수도 있다.(그림 11-②)

④ 다리를 원위치로 가져간다.

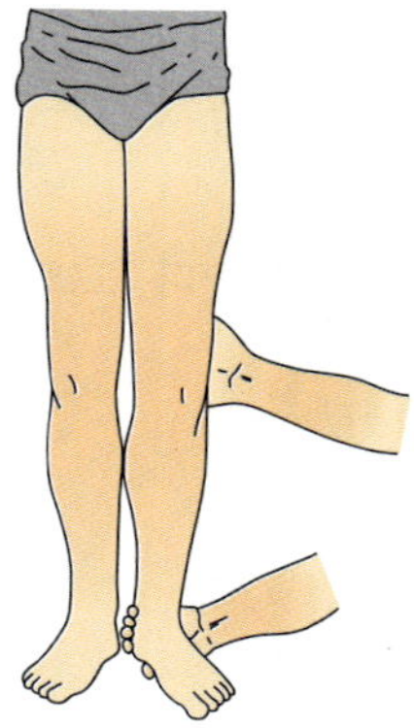

그림 11-①

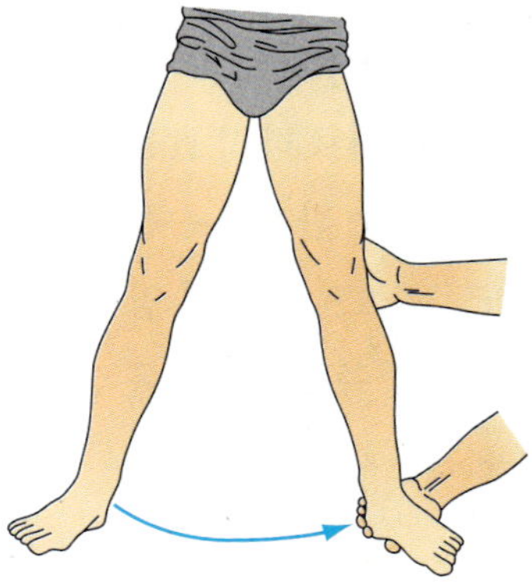

그림 11-②

(12) **다리 들어올리기 운동**

① 다리를 똑바로 하여 곧게 펴고, 시술자는 무릎 옆에 선다.

② 한 손은 무릎 밑에, 다른 한 손은 발꿈치 밑에 위치한다.(그림 12-①)

③ 무릎을 편 채로 가슴을 향하여 들어올린다.(그림 12-②)

④ 다리를 원위치로 가져간다.

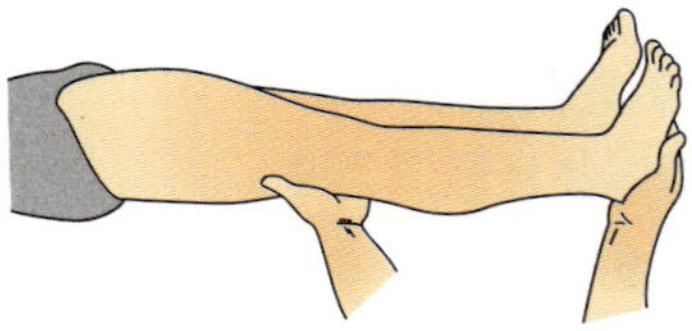

그림 12-①

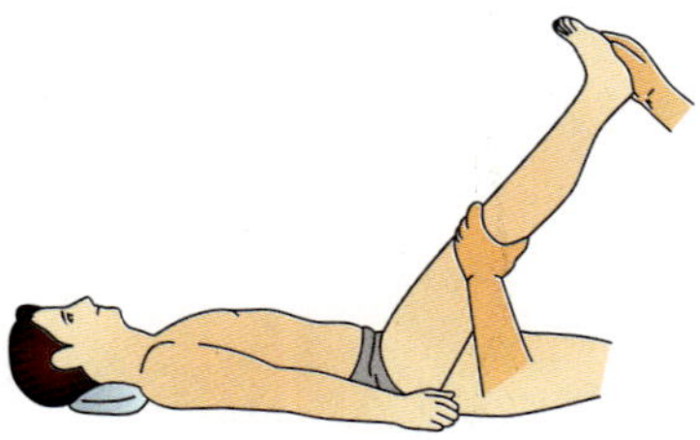

그림 12-②

(13) **발 운동**

① 다리를 편 채 발가락을 위로 향하게 하고, 시술자는 환자의 발치에 선다

② 한 손으로 발꿈치를 감싸듯이 쥐고 시술자의 팔에 환자의 발바닥이 놓이도록 한다. 다른 손은 환자의 발목 위에 놓는다.(그림 13-①)

③ 발꿈치를 아래쪽으로 잡아당기면서 팔에 놓인 발가락에 압력을 가한다.(그림 13-②)

④ 팔의 힘을 풀어서 발이 원점으로 돌아가도록 한다.

⑤ 발꿈치에서 밀어올리고 발등에서 밑으로 압력을 가한다.(그림 13-③)

⑥ 다시 원위치로 하여 발가락이 천정을 향하도록 한다.(그림 13-④)

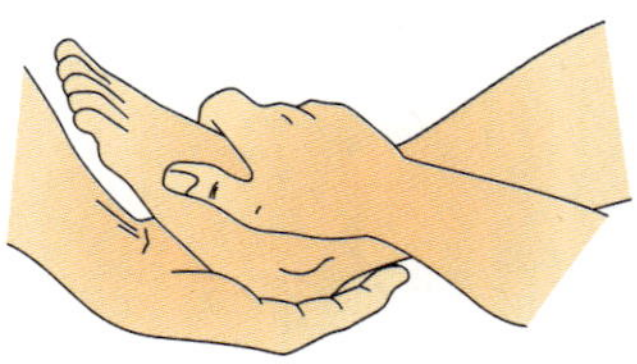

그림 13-①

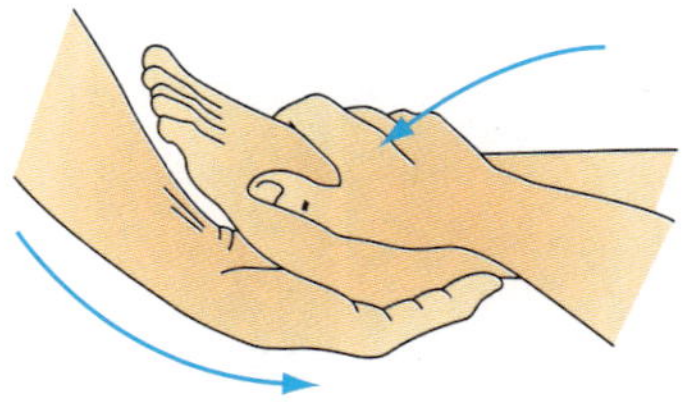

그림 13-②

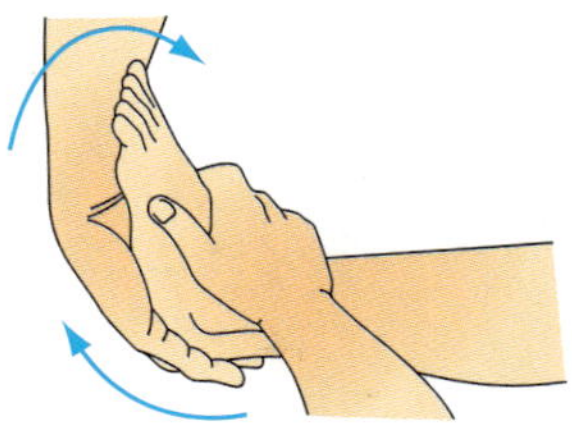

그림 13-③

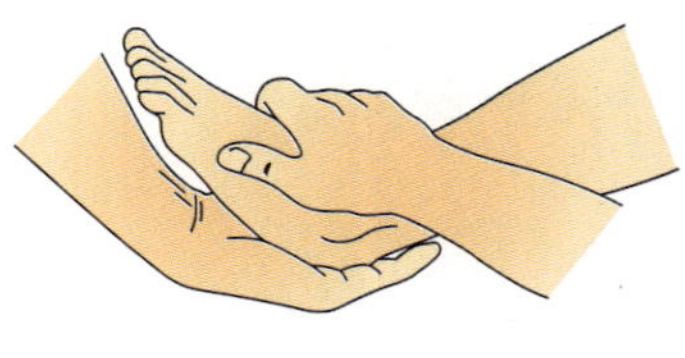

그림 13-④

부 록(환자교육용 자료)

1. 뇌졸중의 재활의학적 치료

뇌졸중의 치료는 조기 치료를 원칙으로 하며 발병 후 72시간 내에 시작한다.
뇌졸중 후 조기 치료는 올바른 침상 자세로부터 시작하고 치료사에 의한 관절 운동, 침상에서의 운동과 감각자극과 촉진 치료실에서의 치료 등으로 발전한다.

1) 침상 자세

반듯하게 눕혀 머리와 다리 높이를 같게 하고, 팔의 높이를 심장 위치로 높이기 위해 베개로 받쳐 어깨를 벌려 90°를 유지하고, 손은 보조기로 10~20°로 팔목을 신전시키고 핸드 롤(hand roll)을 손으로 쥐고 있게 한다. 하지는 밖으로 돌아가지 않도록 하고 발뒤꿈치를 침대 끝의 빈 공간에 위치시켜 욕창을 방지한다.

2) 관절 운동

수동적인 관절 운동으로 시작한다. 그렇게 함으로써 근육을 사용하지 않거나 강직으로 인해 생기는 통증을 줄일 수 있다. 또한 근육의 단축과 관절 구축을 막기 위해서는 하루에 두 차례 이상의 관절 운동이 필요하다.

3) 포괄적 재활의학 치료

환자가 의사의 지시를 알아듣고 수행할 수 있으며(3단계 지시 이해), 환자의 신경증세가 48시간 이상 악화되지 않고 뇌졸중의 상태가 더 이상 진행되지 않을 때 포괄적인 재활 치료를 시행한다.

4) **올바른자세**는 환자가 서고 걷는데 중요한 요소로 작용한다. 환자는 초기부터 가능하면 스스로 많이 움직이는 것이 중요하지만 비대칭적이고 비뚤어진 자세는 환자의 회복을 방해할 수도 있다. 뇌졸중 환자가 흔히 취하기 쉬운 비뚤어진 자세는 마비된 쪽의 팔이 구부러지거나 아래로 축 처지고, 마비된 쪽으로 옆구리가 기울면서 엉덩이와 무릎이 뒤로 빠지며 다리가 전체적으로 바깥쪽으로 돌아가기 쉽다. 올바른 자세는 이와 반대로 좌우대칭을 이루며 가능하면 보행이나 이동시 마비된 쪽을 많이 사용하도록 노력한다.

5) **보행**은 환자가 기립성 저혈압이 없고, 일반적으로 스스로 앉은 자세를 유지할 수 있다면 시작한다. 처음에는 평행봉이나 현수 장치를 이용하기도 하지만 보조기나 지팡이를 이용하여 환자 스스로 또는 치료사의 보조를 받으며 보행연습을 하게 된다.

6) **보조기**의 사용은 환자의 상태에 맞도록 단계적으로 사용하는 것이 좋으며 환자의 상태에 따라서는 조기에 독립보행을 촉진하는 효과가 있다.

① 환자평가 : 의식상태, 근긴장도, 운동 감각 기능, 할 수 있는 것 등을 평가하여 상태를 파악한다.

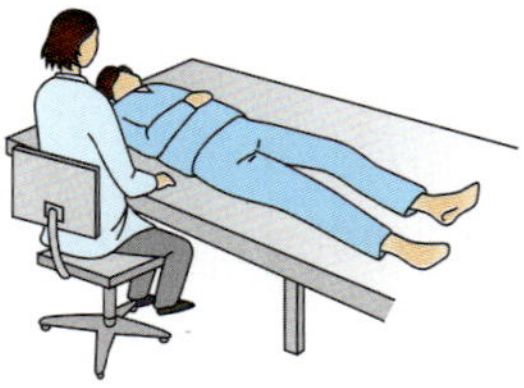

② 경사침대 서기 : 초기에 기립성 저혈압 방지, 근육의 긴장을 생기게 하고, 혈액순환을 돕는다.

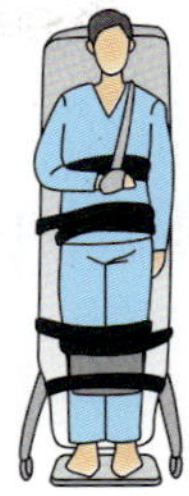

③ 매트운동 : 관절가동범위를 증진시키고 독립적인 활동을 위해 시행한다.

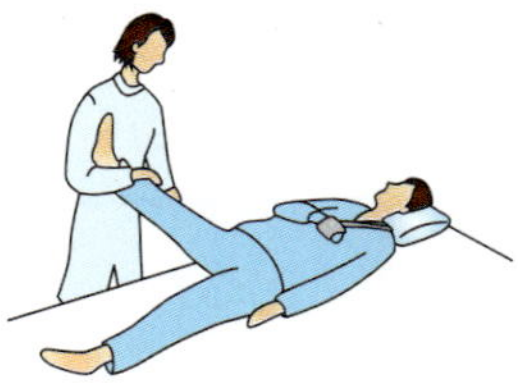

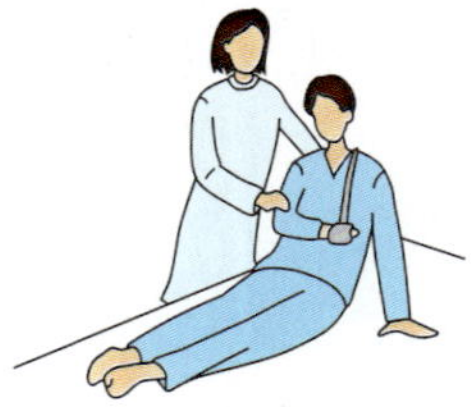

④ 앉기 · 서기 훈련 : 독립적으로 기능적인 활동을 위해 정적 · 동적인 균형을 유지해야 한다.

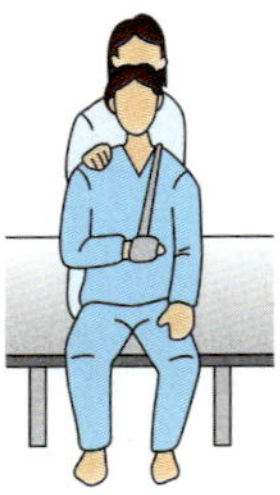

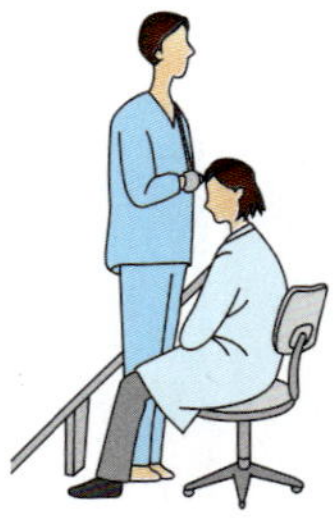

⑤ 평행봉 · 현수장치를 이용한 보행훈련 : 평행봉과 러닝머신에서 반복적인 보행 훈련을 시행한다.

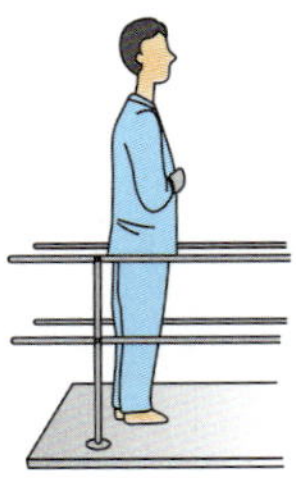

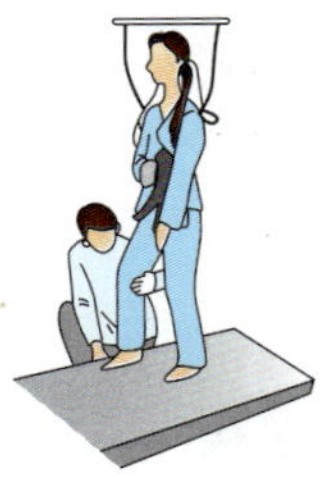

⑥ 보행훈련 : 워커 또는 지팡이를 이용하여 바른 자세의 보행을 연습한다.

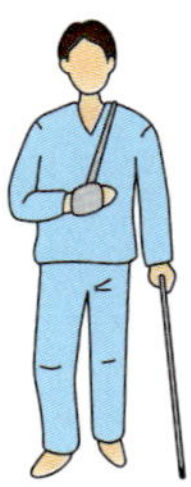

⑦ 기계운동 : 근력 · 지구력을 향상시키기 위해서 사용한다.

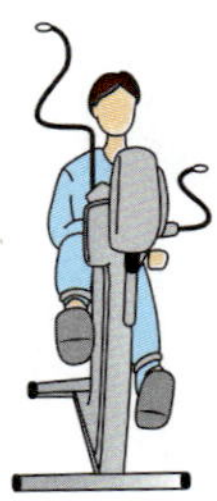

2. 뇌졸중 환자를 위한 재활 프로그램

1. 자가 관절운동 1

상지에 자발적 움직임이 거의 나타나지 않는 경우에 적용합니다.

1) 어깨 올리기 운동

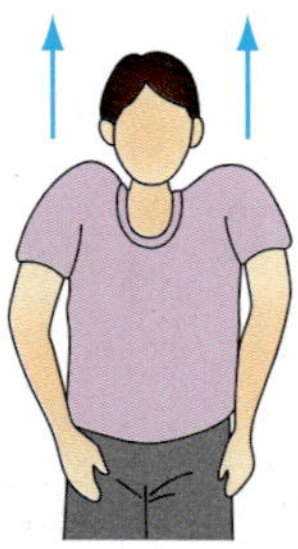

응용 : 팔꿈치를 벌려서 어깨 올리기

2) 수건 밀기(어깨의 신장운동)

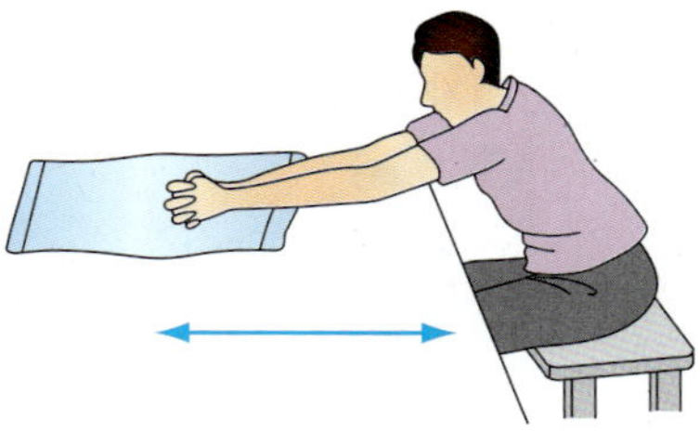

응용 : 마비된 쪽 손등이 바닥을 향하도록 운동

3) 깍지 끼고 팔 올리기

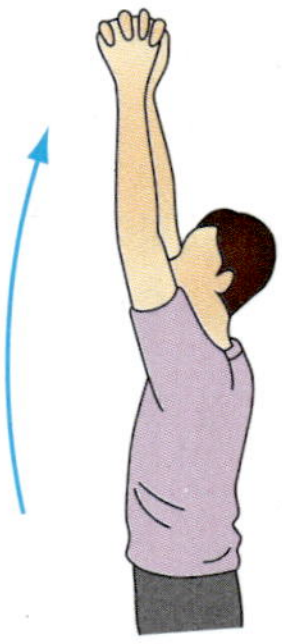

4) 원 운동

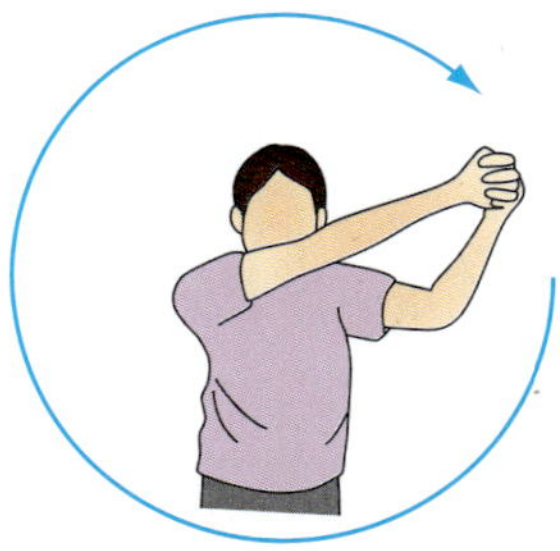

응용 : 책상에서 반원 운동

5) 어깨관절 운동

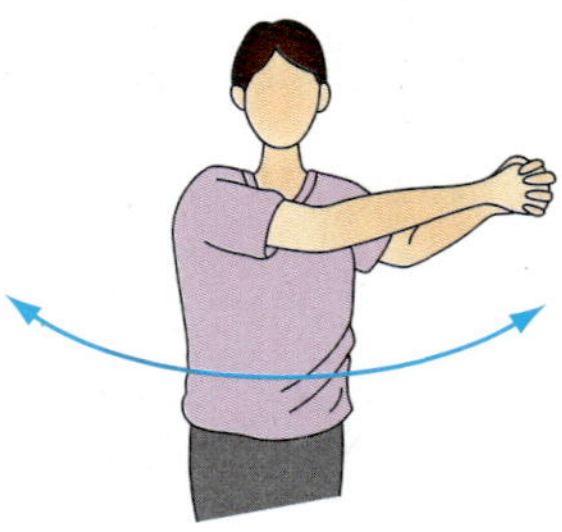

6) 손목 운동

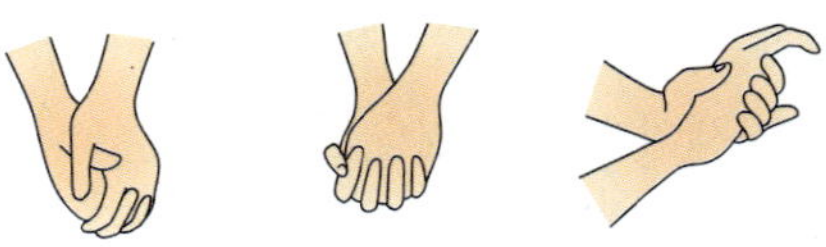

2) 자가 관절 운동 2

상지에 자발적 움직임이 있는 경우에 적용합니다.

1) 양손으로 봉 잡고 앞으로 뻗기

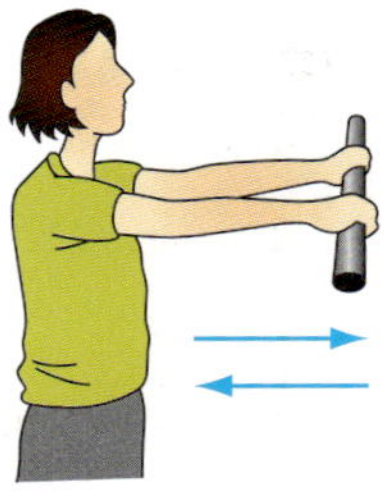

응용 : 봉을 목뒤로 넘기기

2) 양손으로 봉 잡고 위로 올리기

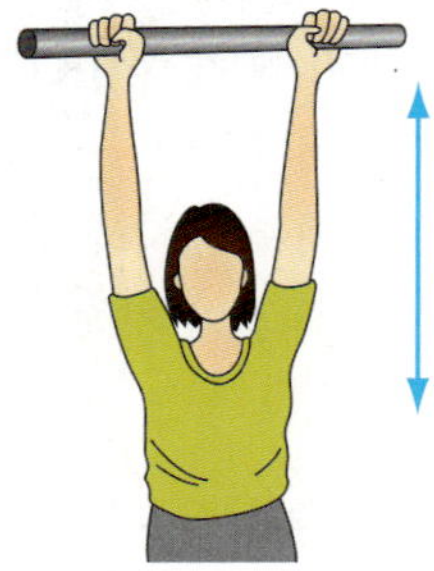

3) 양손으로 봉 잡고 좌우로 허리 틀기

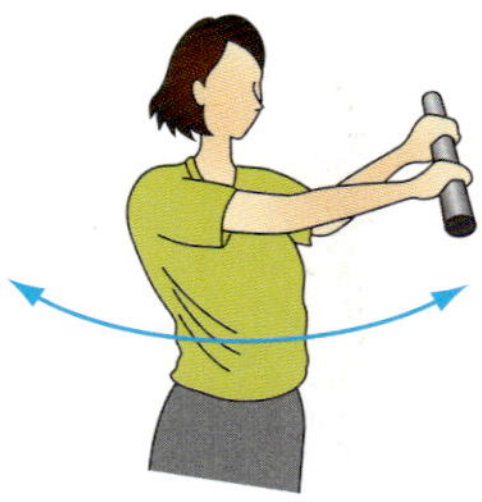

4) 양손으로 봉 잡고 원 크게 그리기

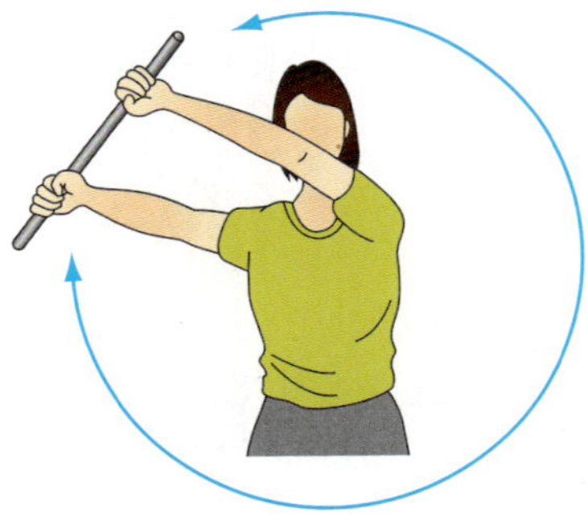

응용 : 책상에서 반원 운동

5) 봉 돌리기

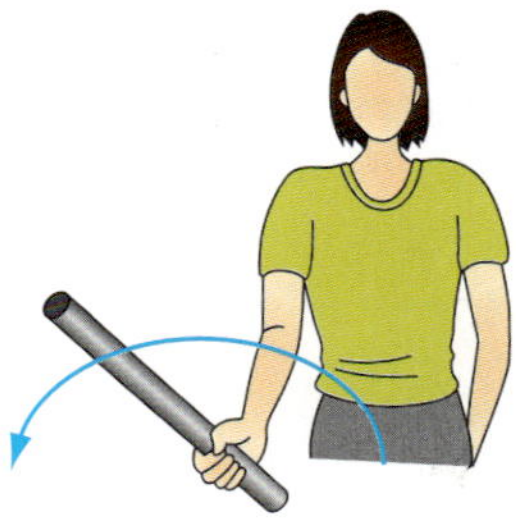

응용 : 공중에서 손 바꿔 잡기

6) 손 운동

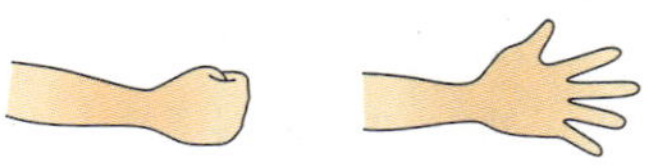

— 손 쥐었다 폈다 하기
— 가위 바위 보 운동
— 한 손가락씩 폈다 굽히기

* 운동방법 : 관절이 허락하는 범위 내에서 최대한 부드럽게 천천히 실시합니다.
  모든 운동을 각각 10회씩 하루 3번 실시합니다.
* 주의사항 : 운동이 심한 통증을 유발할 때에는 중단합니다.

3. 삼킴 장애 환자를 위한 재활 프로그램

1. 삼키기 강화 훈련법

1) 기도로 음식물이 들어가지 않도록 보호하는 방법

① 숨을 깊게 들이 쉰 후 멈춘다.
② 숨을 멈춘 상태를 유지하며 삼킨다.
③ 삼킨 후 숨을 내쉬기 전에 기침을 한다.

2) 성대 강화 운동

① 두 팔로 몸을 들어올리면서 가능한 크게 몇 초간 "아 ~"하고 소리친다.
② 숨을 깊이 들이 마신 후 숨을 멈춘 상태에서 아래로 내리 누르듯 가슴에 힘을 주고 큰 소리로 몇 초간 "아 ~"하고 소리친다.
③ 목에 힘을 준 상태에서 "아 ! 아 ! 아!"하면서 가능한 크고 또렷하게 소리친다.

3) 후두 운동

■ 후두 거상법

① 음식물을 충분히 씹는다 .
② 음식물을 삼킬 때 엄지와 검지로 후두를 잡는다(그림 1).
③ 후두를 끝까지 밀어 올리고 음식물을 삼킨 후 이 상태를 계속 유지한다.
④ 후두를 살며시 놓는다.

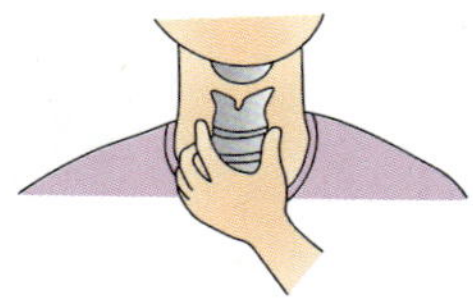

그림 1

■ 후두근육 강화법

① 등을 곧게 펴고 앉는다.
② 오른쪽 위 혹은 왼쪽 위로 최대한 고개를 들어올린다.
③ 왼쪽 아래 혹은 오른쪽 아래로 최대한 고개를 숙인다 (그림 2).

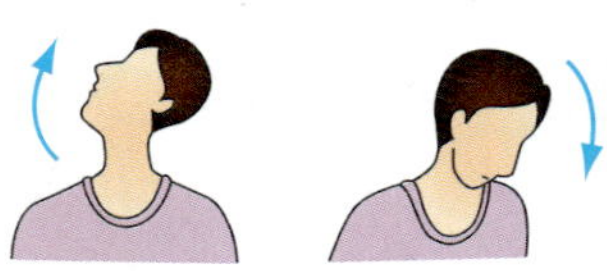

그림 2

4) 혀 운동

■ 뒤로 끌어당기기

① 혀를 일직선이 되게 한 후 뒤로 1 초간 잡아당긴다.
② 가글하는 소리를 내며 혀를 뒤로 잡아당긴다.
③ 과장되게 하품하는 흉내를 내며 혀를 뒤로 잡아당긴다.

■ 과장되게 삼키기

인두부에 남아 있는 음식물을 깨끗하게 없애기 위해 혀를 천장 뒤로 강하게 끌어당기면서 쥐어 짜듯이 삼킨다(그림 3).

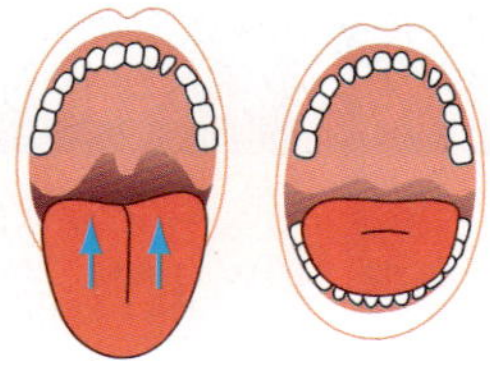

그림 3

5) 목 근육 강화 운동

반듯이 누운 자세에서 머리만 최대한 들어올린 상태를 10초간 유지한다(그림 4).

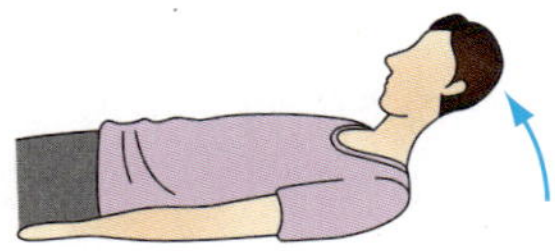

그림 4

6) 감각 자극법

① 얼린 거즈 스틱을 준비한다 .
② 그림 부위를 위에서 아래로 살짝 누르며 쓸어내린다.
③ 침을 삼킨다.

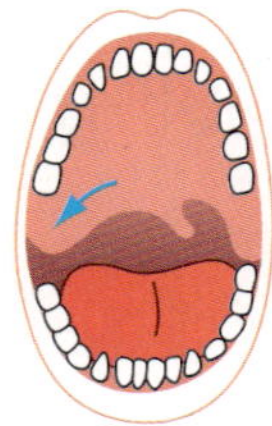

그림 5

2. 안전한 식사 자세

1) 올바른 자세

머리를 중앙으로 위치시키고 90도로 똑바로 세워 앉은 자세가 되게 한다.

2) 턱을 아래로 숙인다.

인두의 삼킴을 도와주고 기도로 넘어가는 것을 막을 수 있으며 혀 뒤쪽이 수축하는데 도움을 받을 수 있고 사레들리지 않게 해준다.

3) 머리를 마비된 쪽으로 돌린다

① 한쪽만 인두 마비를 가진 환자에게 적용한다(그림 6).
② 고개를 마비된 쪽으로 돌려서 마비되지 않은 쪽으로 음식물을 삼키게 유도한다.
이것은 인두의 잔여물을 줄이고 사레들릴 위험을 감소시킨다.

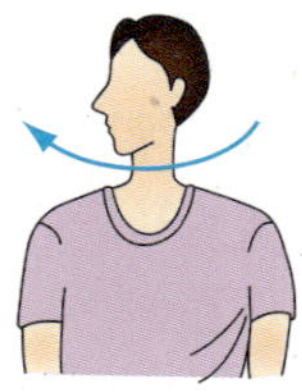

그림 6

4) 머리를 마비된 쪽으로 기울인다.

① 편측에 인두 마비가 있는 경우 머리를 비마비측으로 기울이게 한다(그림 7).
② 이것은 비마비측 구강과 인두 방향으로 중력의 힘에 의해 음식물이 자연스럽게 흘러 들어가는 것을 돕는다.

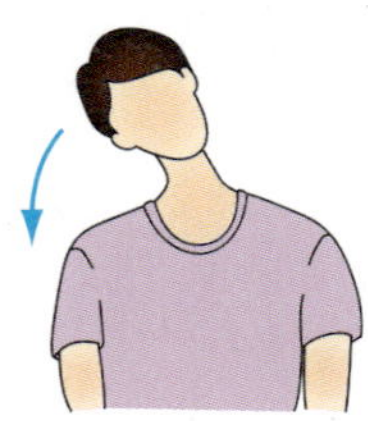

그림 7

5) 턱을 숙이고 머리를 마비된 쪽으로 돌린다.

① 편 마비 환자는 인두 삼킴이 감소되는 양상을 보인다 .
② 인두삼킴의 시작을 유도하는 방법 중 하나로 음식물이 정상측으로 흘러 들어가도록 돕는 효과가 있다.

4. 삼키기 연습(Swallowing Exercises)

연습을 위한 제안

아래 사항은 삼키기 연습을 하는데 도움을 줄 수 있는 일반적인 제안입니다.

1. 가장 편안하고 안정된 상태에서 이 연습을 합니다. 아침과 오후 시간이 연습하기에 가장 좋습니다.

2. 짧은 연습 시간은 더 효과적이고 덜 피로합니다. 개인에 따라 연습시간은 다르며 5분에서 20분 사이가 좋습니다. 언어임상가에게 실시가능한 횟수와 시간을 기록해 달라고 부탁하십시오.

   하루에 ____회 ____분 동안 연습하십시오.

3. 각 연습은 정확하고 힘있게 실시하는 것이 중요합니다. 빠르게 하는 것은 중요하지 않습니다. 빠르기가 아니라 세기(힘)를 증진시키기 위한 연습입니다.

4. 일상적인 일이 되도록 매일 삼키기 연습을 하십시오. 그러나 이 연습은 융통성 있게 실시할 수 있습니다. 만일 여러분이 피곤하거나 화가 나 있거나 아픈 경우에는, 이 연습을 중지 또는 연기하셔도 좋습니다.

5. 가정에서 연습할 때 제한된 시간을 지키기 위하여 시계를 사용하거나 타이머를 이용하는 것이 도움이 줄 수 있습니다.

6. 이러한 연습을 위하기에 가장 좋은 장소는 조용하고 산만하지 않은 곳입니다.

7. 여러분과 언어 임상가는 연습 목표를 세우고 자주 확인할 수 있습니다.

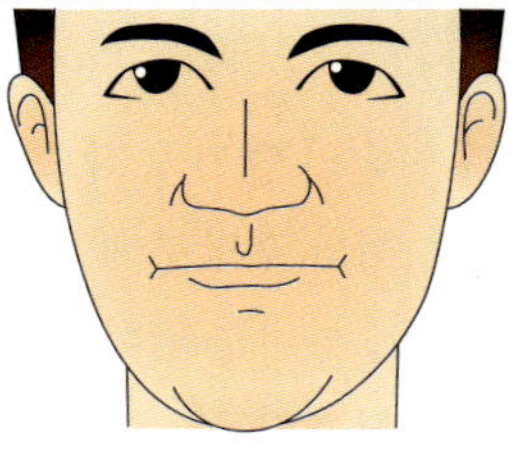

1. 입술다물기 — 위아래 입술을 5초 동안 꼭 다무세요.

____회

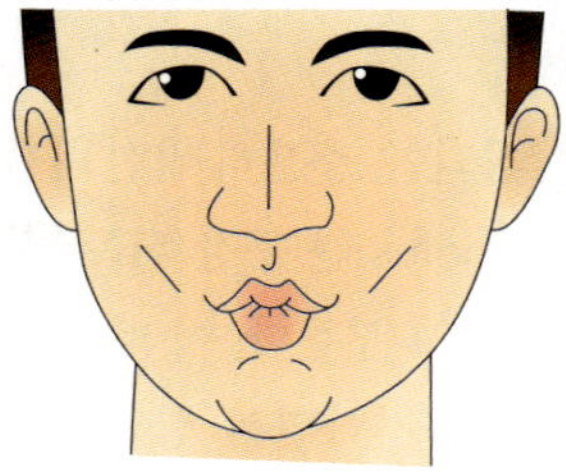

2. 볼 빨아들이기 — 볼을 5초 동안 홀쭉하게 되도록 빨아들이세요.

____회

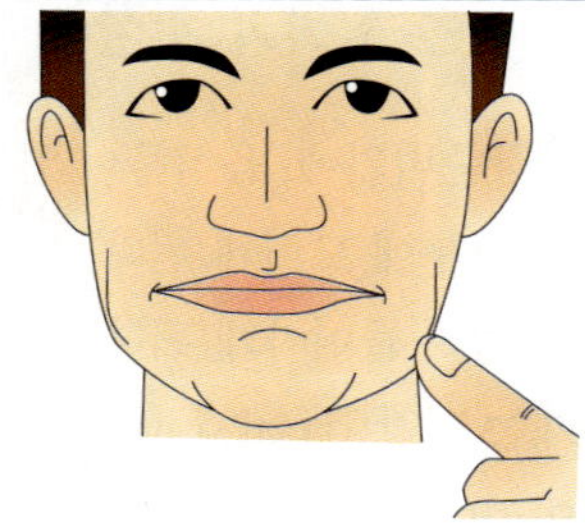

3. 턱 다물기 — 어금니를 5 초 동안 꼭 물어서 턱의 근육이 불룩 나오는 것을 손가락으로 느껴보세요.

____회

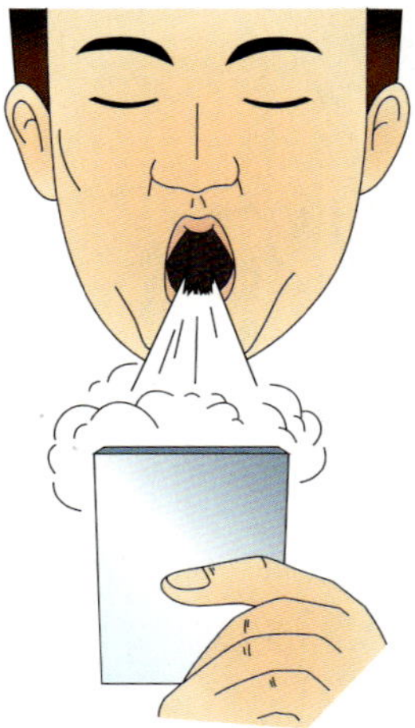

4. 입김과 기침 — 입김이 서리도록 "호"하면서, 거울에 숨을 내쉬세요. 그리고 숨을 들이쉬고 나서, 작은 기침을 하세요.

____회

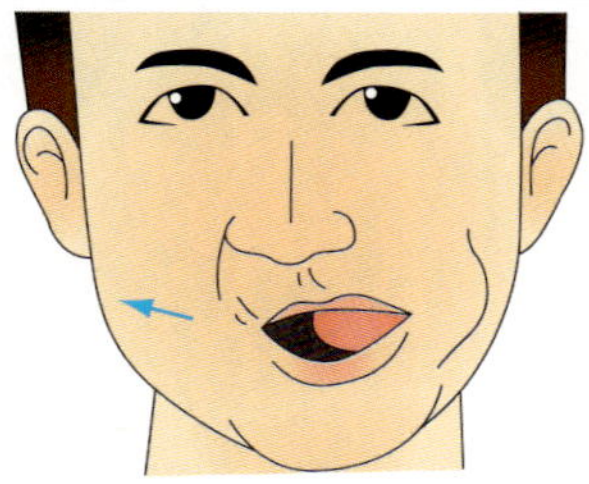

5. 혀로 핥기 — 볼 뒤쪽에서 앞쪽으로, 혀를 이용하여, 볼 안쪽과 아랫니 사이를 쓸듯이 핥아주세요. 좌우로 번갈아 해주세요. 같은 방법으로 윗니와 볼 사이를 핥아주세요.

____회

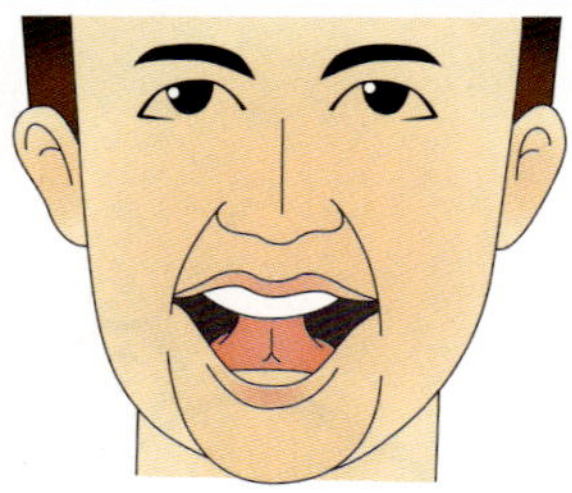

6. 혀로 소리내기 — 혀의 앞쪽을 입천정에 꼭 밀어 붙이세요. 혀와 입천정 사이의 침을 없애기 위해 세게 빨아들이세요. 그리고 나서, 혀를 아래쪽으로 빠르고 강하게 끌어당겨서 큰 소리를 내세요.

____회

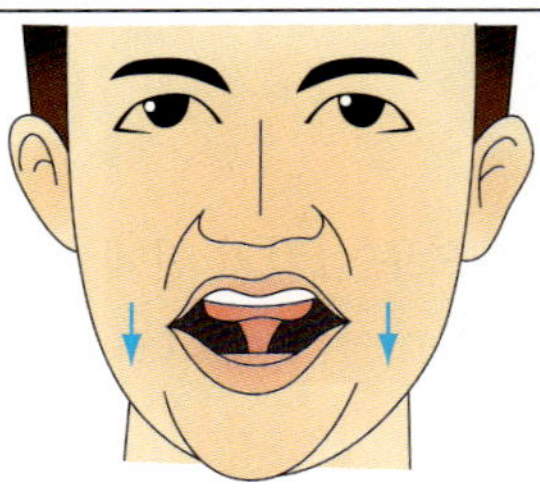

7. 입천정 세게 핥기 — 입천정에 꿀이나 잼을 발라 놓았다고 생각해 보세요. 입천정의 앞에서 뒤로 긁어내듯이 혀로 핥아주세요. 아주 세게 핥아야 합니다.

____회

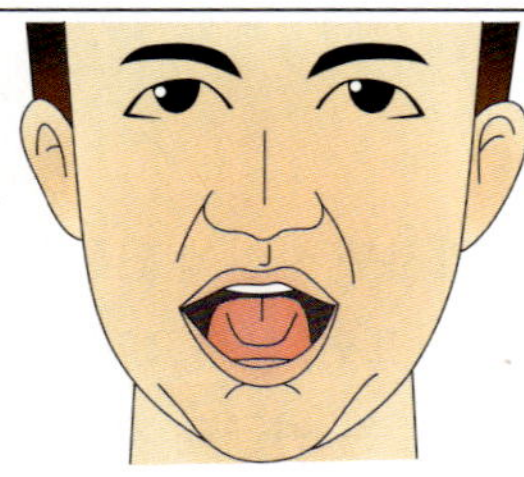

8. 혀 밀어올리기 — 혀의 뒷부분을 될 수 있는 한 입천정 쪽으로 세게 올리면서, "꺼"라고 소리내세요.

____회

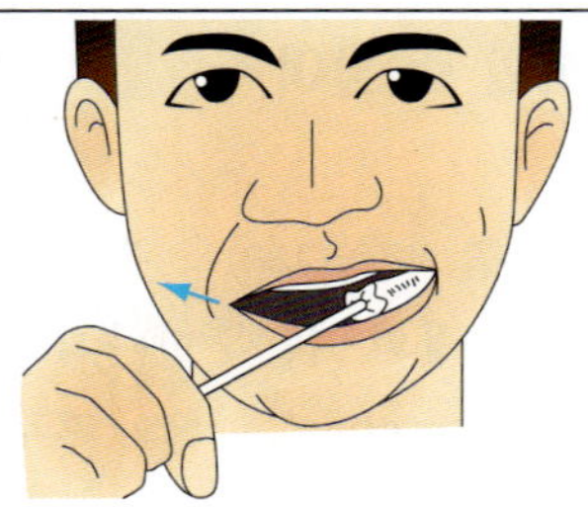

9. 씹기 연습 — 혀 가운데에 칫솔이나 설압자를 놓고 혀를 사용하여, 왼쪽 어금니 사이로 움직여 보세요. 그리고 나서, 다시 혀 가운데로 되돌려 놓으세요. 이번에는 오른쪽 어금니 사이로 움직인 다음, 다시 혀 가운데로 되돌려 놓으세요.

____회

정상적인 삼키기 과정

구강준비기에, 음식물이 입 안에 섭취되면, 충분히 씹힌 다음, 혀, 뺨과 입술의 빨기 동작으로 혀의 중앙부에 모이게 된다. 음식덩어리(bolus)는 구강 뒤쪽으로 이동되어, 혀의 후방부에 의해 인두로 밀려 들어가게 된다. 이를 구강기라고 부른다. 이 때, 후두는 올라가고, 성대는 닫혀지고, 연구개는 비강(nasal sinuses)에 닫히도록 올라가면서, 삼키기의 불수의적인 단계가 시작된다. 음식덩어리(bolus)는, 근육의 파동(wave)에 의하여, 인두를 거쳐, 닫혀진 후두 위를 지나, 식도로 이동한다. 이를 인두기라고 부른다. 이 음식덩어리는 식도를 지나 위로 이동한다. 이를 식도기라고 한다. 삼키는 동작은 순식간에 휴지기나 정지기 없어, 부드럽고 일정하게 진행된다. 이 전체 과정은, 대략 구강기에 1초, 인두기에 1초, 식도기에 5~15초가 걸린다.

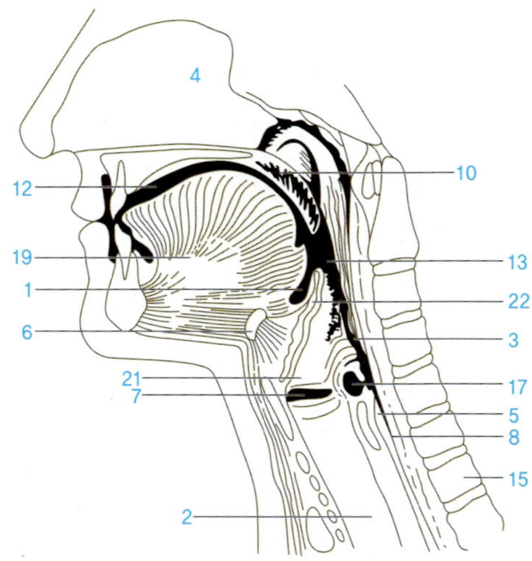

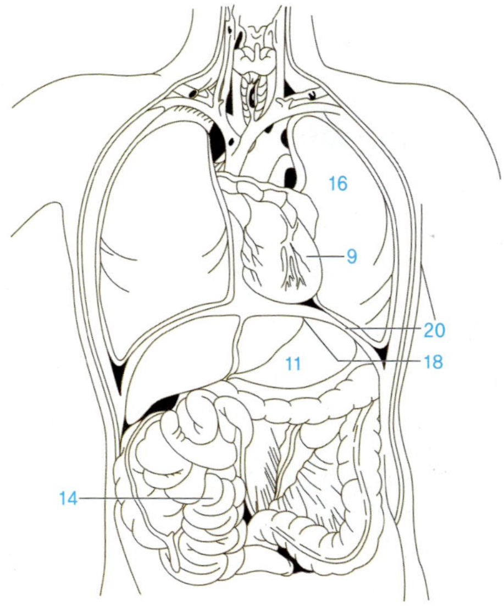

용어의 뜻 풀이

1. **구(構, vallecula)** – 후두개와 혀의 기저부 사이에 만들어지는 공간으로 삼키기 전에 혀가 있을 도랑의 역할을 한다. 근육 약화가 있으면, 삼키고 나서 남은 음식물이 여기에 고일 수 있다.
2. **기관(trachea)** – 폐와 후두를 연결해 주는 연골로 된 고리 모양의 관
3. **배모양의 강(piriform sinus)** – 인두근으로 형성된 후두 주변에 있는 통로
4. **비강(nasal sinuses)** – 코에서 인두까지 연결되는 부분으로 여기에서 공기가 덥혀지고 여과된다.
5. **상 식도 괄약근(upper esophageal segment, USE)** – 식도의 최상부와 인두에 있는 근육근으로 음식물이 식도에 들어가도록 열린다.

6. **설골**(hyoid bone) — 턱과 후두 사이에 위치하고 있는 말굽 모양의 뼈
7. **성대**(vocal folds) — 후두 안쪽에서 연결되어 있는 근육들을 감싸고 있는 인대로 앞쪽은 붙어 있고 뒤쪽은 떨어져 있어서 V와 같은 형태를 이룬다. 뒤쪽에서, 각 성대는 피열연골에 붙어있다. 이 연골들이 함께 진동할 때, 성대가 닫힌다. 이렇게 하여 목소리를 내기 위한 진동을 산출할 수 있으며, 또한 삼키기가 일어나는 동안에 음식물의 침투를 방지하기 위한 폐쇄도 가능해진다.
8. **식도**(esophagus) — 인두와 위를 연결하는 근육으로 이루어진 관
9. **심장**(heart) — 몸 전체에 피를 보내는 기관
10. **연구개**(soft palate) — 경구개에 연결되어 있는 근육으로 음식물이 코로 들어가는 것을 막기 위해 연인두벽 쪽으로 올라간다.
11. **위**(stomach) — 음식물을 받아들여 잘게 부수고 부분적으로 소화시키는 근육기관. 복강에 있다.
12. **음식덩어리**(bolus) — 삼킬 준비가 된 한 입 크기의 음식이나 한 모금의 유동식
13. **인두**(pharynx) — 삼키기를 하는 동안 음식 덩어리가 들어가도록 연속적으로 수축하는 목의 뒤쪽에 있는 근육
14. **장**(intestine) — 위에서 창자까지 이어지는 근육으로 이루어진 매끄러운 관
15. **척추**(vertebra) — 척수를 감싸고 있는 뼈. "등뼈"
16. **폐**(lungs) — 혈액에 산소를 공급시켜 주는 기관으로 흉강에서 기관과 기관지에 연결된다.
17. **피열연골**(arytenoid cartilages) — 후두 뒤쪽에 있는 작은 연골로 안쪽으로 모이며 진동함으로써, 삼키고 말하는 동안에 성대가 닫히도록 돕는다.
18. **하식도 괄약근**(lower esophageal sphincter, LES) — 식도와 위의 접합부에 있는 고리 모양의 근육
19. **혀**(tongue) — 한 쪽 끝만 부착되어 구강에 위치하고 있는 근육군
20. **횡격막**(diaphragm) — 흉강과 복강을 분리하는 넓은 근육막으로 폐로 공기를 유입하기 위해 숨을 들이쉬는 동안 아래쪽으로 움직인다.
21. **후두**(larynx) — 성대, 후두개, 피열연골을 포함하는 고리 모양의 연골
22. **후두개**(epiglottis) — 삼키는 동안 후두의 최상부를 폐쇄시키는 덮개의 역할을 하는 연골로 혀의 기저부와 후두의 전방에 부착되어 있다.

5. 음성 준비(Voice Warm-Up) 연습(Exercises)

연습을 위한 제안

아래의 사항은 음성 준비 연습을 하는 데 도움을 줄 수 있는 일반적인 제안입니다.

1. 이 연습은 치료 시간마다 실시되어져야 합니다. 이것은 언어 임상가가 제시한 다른 연습을 위한 "준비"입니다.
2. 음성 준비 연습을 하기 전에 생활에서 경험했던 긍정적인 일들을 생각해 볼 시간을 가지십시요. 즉 눈을 감고 어떻게 느꼈는 지를 마음 속에 그려보십시오.
   (예 : 누군가가 당신에게 칭찬했던 일, 웃음짓게 하였던 재미난 이야기, 아름다운 석양…)
3. 음성 준비 연습(그림 1)의 6, 7, 9, 10과 12번 항목들에서 향상정도를 알아보기 위해 음성 준비 연습 기록지를 사용할 수 있습니다. 언어 임상가가 여러분에게 음성연습카드와 기록지를 줄 것이며, 각 치료시간 동안의 목표와 최고 횟수를 어떻게 기입해야 할 지 알려줄 것입니다. 언어임상가는 여러분의 기록내용을 참조하여, 가정 프로그램과 앞으로의 치료 목표를 설정할 수 있도록 도울 것이며, 좀 더 나은 제안을 제시해 줄 것입니다.
4. 각 연습은 하나의 연속된 움직임으로 가능한 유연하고도 천천히 수행하여야 합니다. 멈추거나 갑자기 세게 움직이지 않도록 유의해야 합니다. 만일 긴장을 느낀다면, 앞으로 돌아가서 제안 2를 다시 수행한 다음, 여러분이 중지하였던 음성 준비 연습을 다시 시작하도록 하십시오.
5. 휴식중일 때 연습을 하십시오. 짧은 연습시간이 더 효과적이고 덜 피로합니다. 짧은 연습시간은 개인에 따라 다르며, 5분~20분 사이를 말합니다. 다음과 같이 언어임상가에게 실시 가능한 시행 횟수와 시간을 표시하도록 요청하십시요.

   하루에 ____회 ____분 동안 연습하세요.

6. 일상적인 일이 되도록 매일 음성 준비 연습을 하십시오. 그러나 이 연습은 융통성있게 실시할 수 있습니다. 만일 피곤하거나, 화가 나 있거나, 아픈 경우에는 이 연습을 중지 또는 연기하셔도 좋습니다.
7. 기록지에 시간을 기록하십시오(연습시간을 측정할 시계나 타이머의 사용이 유용할 것입니다).
8. 이러한 연습을 하기에 가장 좋은 장소는 조용하고 산만하지 않은 곳입니다.

아래는 기록의 실례입니다.

예) 10번 항목 "에 –" 소리 유지하기. 목표 – 숨을 내쉬면서 10~14초 유지하기

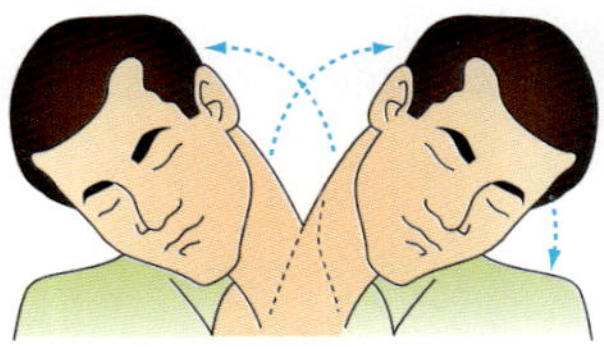

1. 여러분의 머리를 오른쪽 어깨 쪽으로 기울이고 5초 동안 그 자세를 유지하세요. 그런 다음 다시 머리를 왼쪽 어깨쪽으로 기울이고 5초 동안 그 자세를 유지한 후, 머리를 바로 하세요.

____회

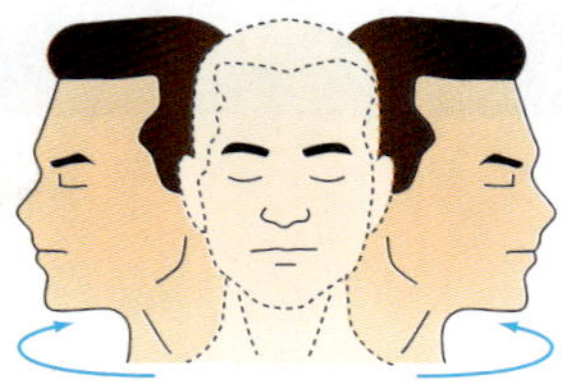

2. 머리를 오른쪽으로 돌리세요. 그런 다음 앞쪽을 보세요. 이번에는 머리를 왼쪽으로 돌리세요. 그리고 다시 앞쪽을 보세요.

____회

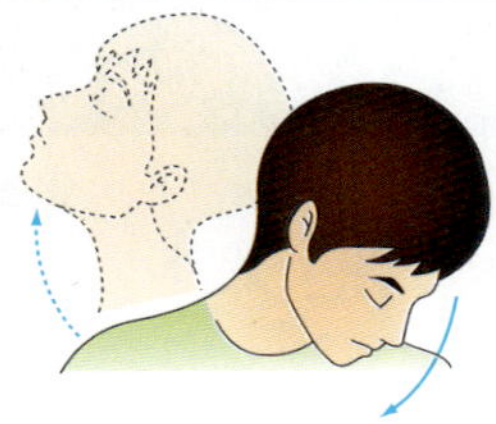

3. 시선을 오른쪽 위 천장 모퉁이에서 왼쪽 바닥 아래를 향해 돌려보세요. 이번에는 왼쪽 위 천장 모퉁이에서 오른쪽 바닥 아래를 향해 돌려보세요.

____회

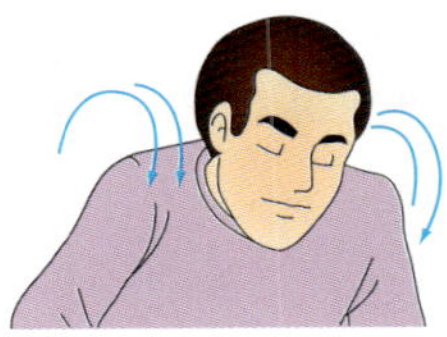

4. 양 어깨를 위로 올렸다가 아래로 내려보세요. 이때 어깨를 올렸을때의 긴장감과 내렸을 때의 이완감의 차이를 느껴 보세요. 그리고 양 어깨를 앞으로 돌린 다음 뒤로 돌리세요.

____회

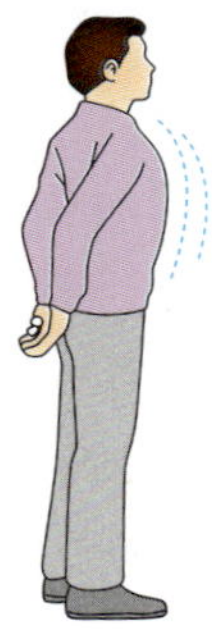

5. 엄지 손가락을 깍지 끼워 손바닥이 위로 향하도록 하여 양 손을 쥐고 허리나 그 아래 등 뒤에 갖다 대세요. 이때 가슴이 부드럽게 펴지는 것을 느껴 보세요.

____회

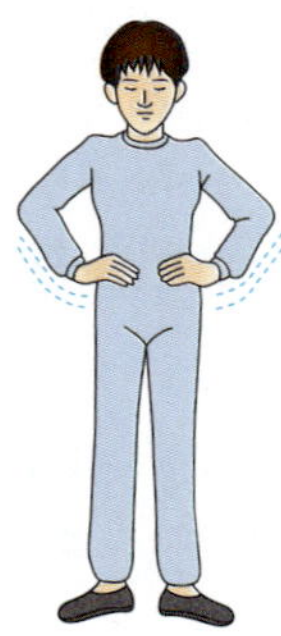

6. 손을 허리에 갖다 대세요. 마음 속으로 셋까지 세면서 코로 부드럽게 숨을 들여 마셔보세요. 이때 여러분은 손이 안쪽을 향해 움직이는 것을 느껴보세요.

____회

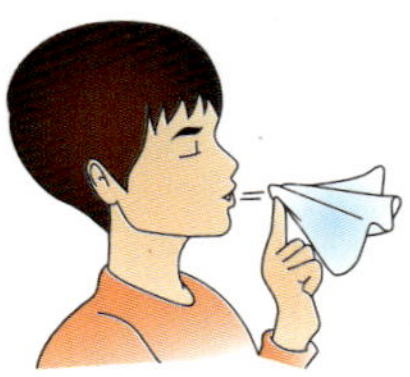

7. 코로 숨을 쉬세요. 숨을 내쉬면서 3~4초간 휴지를 입앞에 두고 입모양은 "오" 형태를 취하세요. 천천히 날리게 하세요. 숨을 내쉬면서 몇 초간이나 휴지를 날릴 수 있나요?

____회

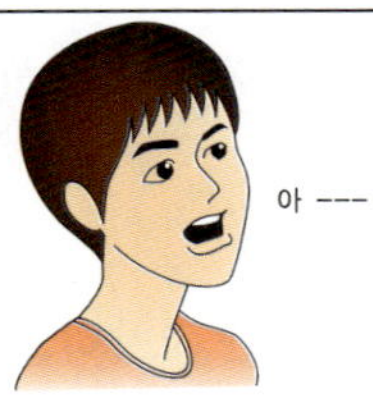

8. 입을 크게 벌리고 숨을 깊게 들여 마셔 보세요. 그리고 부드럽게 : "아"라고 발성하면서 입으로 숨을 내쉬어 보세요

____회

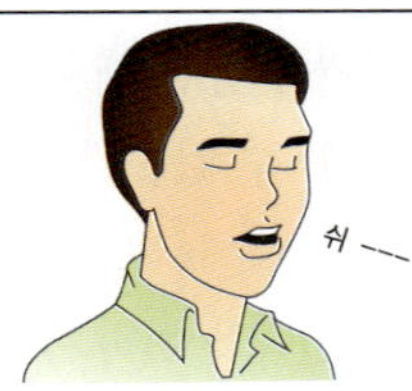

9. 코로 숨을 들여 마셔 보세요. 그리고 가능한 부드럽고 길게 "쉬"소리를 내면서 숨을 내쉬도록 하세요. 얼마나 길게 소리낼 수 있었나요? (또한 뱀이 기어가는 소리 같은 "스"를 길게 내면서 이러한 시도를 할 수도 있다.)

____회

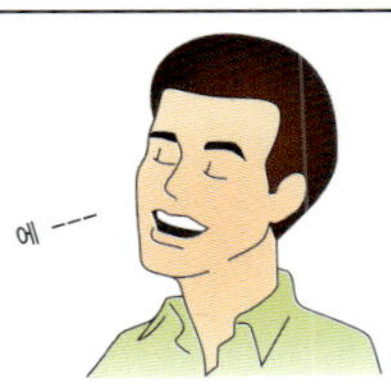

10. 9번 항목을 반복하되, 이번에는 가능한 길고 부드럽게 "에 —" 소리를 10초간 계속내고, 점차적으로 시간을 늘여가세요

____회

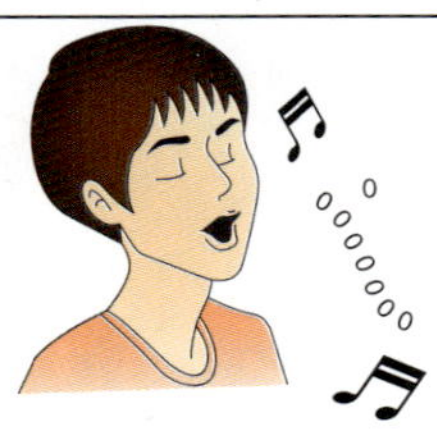

11. "오" 모음 소리를 낮은 음도에서 높은 음도로, 또다시 낮은 음도로 연속해서 유연하게 변화시켜 가며 소리내어 보세요. 목표는 이것을 끊어짐없이 수행하는 거예요.

____회

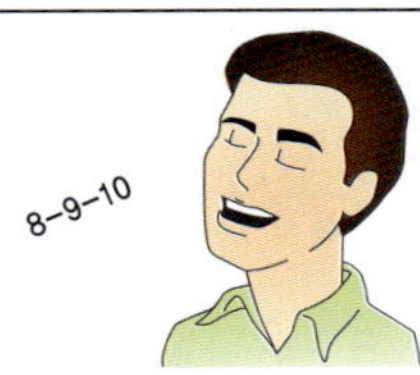

12. 깊은 복식 호흡으로 숨을 들여 마셔 보세요. 그리고 가능한한 오랫동안 숨을 내쉬어 보세요. 서두르지 마세요. 얼마나 오랫동안 숨을 쉴 수 있었나요? 15~20을 셀 수 있을 때까지 각 시간마다 초를 늘여 가면서 연습하세요.

____회

〈그림 1 음성준비연습〉

6. 구강연습(Oral Exercises)

연습을 위한 제안

아래 사항은 구강연습을 하는데 도움을 줄 수 있는 일반적인 제안입니다.

1. 가장 편안하고 안정된 상태에서 이 연습을 합니다. 아침과 오후 시간이 연습하기에 가장 좋습니다.

2. 짧은 연습 시간은 더 효과적이고 덜 피로합니다. 개인에 따라 연습시간은 다르며 5분에서 20분 사이가 좋습니다. 언어 임상가에게 실시 가능한 횟수와 시간을 기록해 달라고 부탁하십시오.

   하루에 ____회 ____분 동안 연습하십시오.

3. 일상적인 일이 되도록 매일 구강연습을 하십시오. 그러나 이 연습은 융통성있게 실시할 수 있습니다. 만일 여러분이 피곤하거나 화가 나있거나 아픈 경우에는 이 연습을 중지하셔도 좋습니다.

4. 가정에서 연습할 때 제한된 시간을 지키기 위하여 시계를 사용하거나 타이머를 이용하는 것이 도움을 줄 수 있습니다.

5. 이러한 연습을 위하기에 가장 좋은 장소는 조용하고 산만하지 않은 곳입니다.

6. 여러분과 언어 임상가는 연습 목표를 세우고 자주 확인할 수 있습니다.

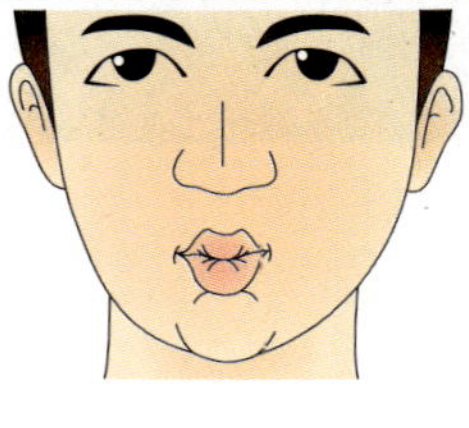

1. 입술을 오므려 주름을 잡은 후 "오오오" 라고 말해보세요

____회

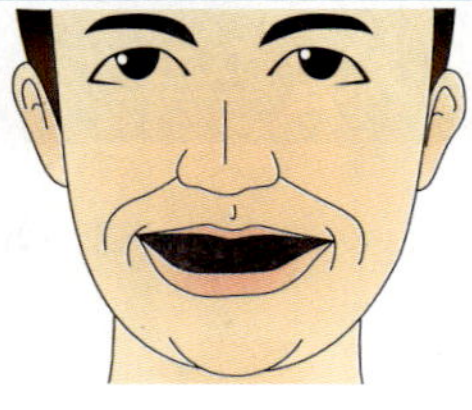

웃으면서 "이이이"라고 말하세요.

____회

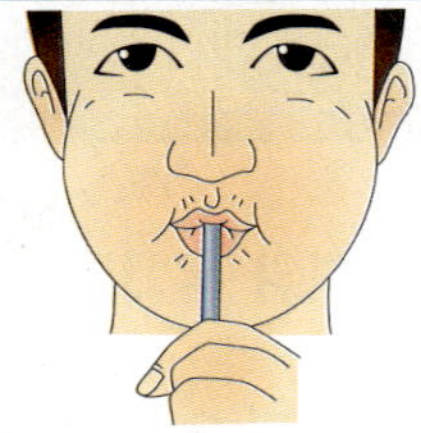

2. 가능한 최대로 빰을 부풀린 상태에서 빨대를 이용하여 불어 보세요.

____회

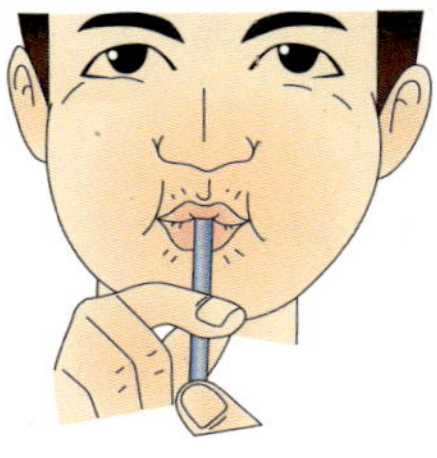

3. 2번과 같은 방법으로 빨대입구에 손가락을 대고 잠시동안 공기를 막아보세요.

____회

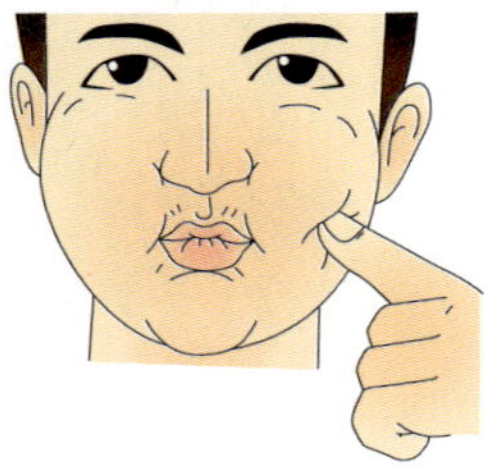

4. 빰을 부풀린 상태에서 손가락으로 눌러 공기를 나오게 하세요.

____회

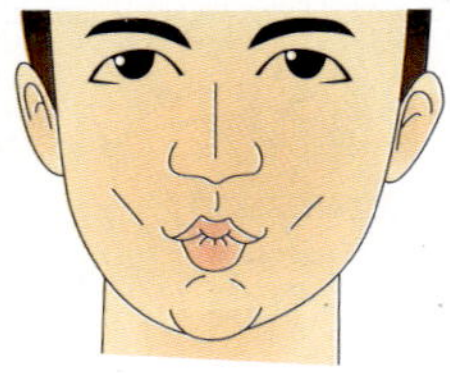

5. 입술을 오므리고 뽀뽀(예 : "쪽") 소리를 내보세요.

____회

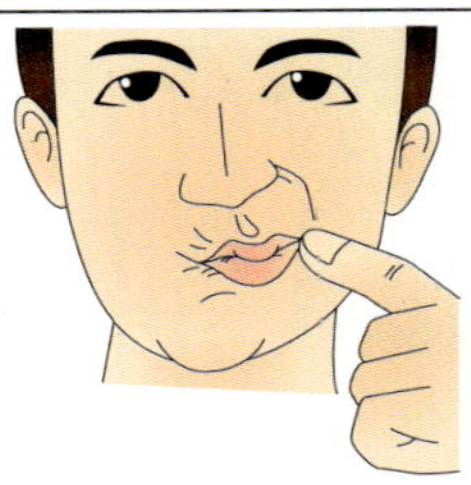

6. 입술에 주름을 잡고 오른쪽으로 끌어 당기세요. 왼쪽도 반복해 보세요.

____회

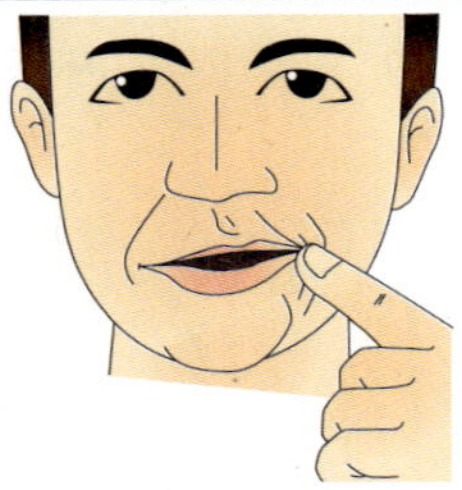

7. 웃으며 입술의 끝(구각)을 잡고 오른쪽으로 입술을 잡아당기세요. 같은 방법으로 왼쪽도 반복하세요.

____회

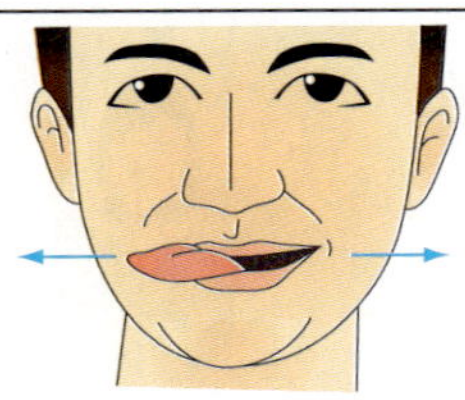

8. 혀를 좌우로 움직이세요.

____회

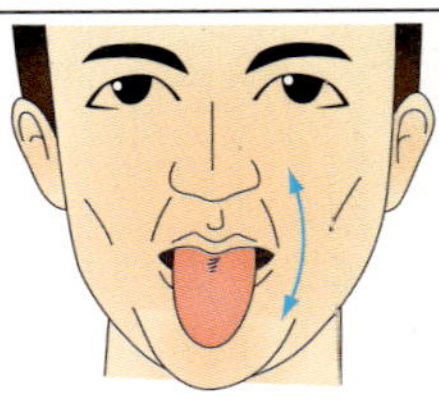

9. 혀를 앞으로 내밀었다 집어 넣으세요.

____회

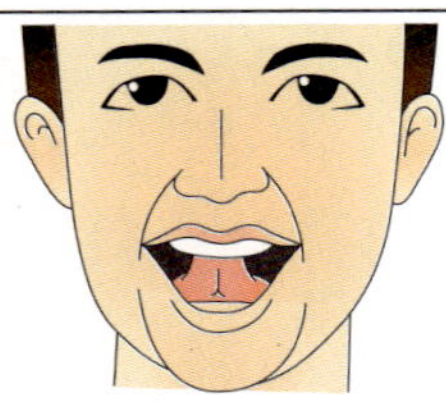

10. 혀를 윗니에 닿게 한 후 내려보세요.

____회

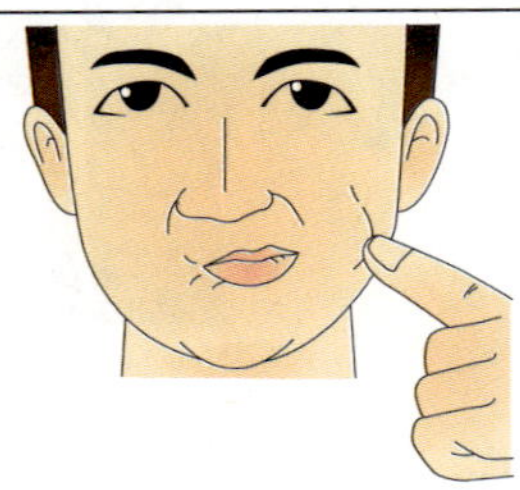

11. 혀를 볼에 대고 밀어 보세요. 그리고 손가락으로 혀를 밀어보세요.

____회

〈그림 1 구강연습〉

7. 유방암 절제술 환자를 위한 재활 프로그램

1. 관절 범위 유지를 위한 관절운동

1) 앞으로 허리 숙이면서 수건 밀기

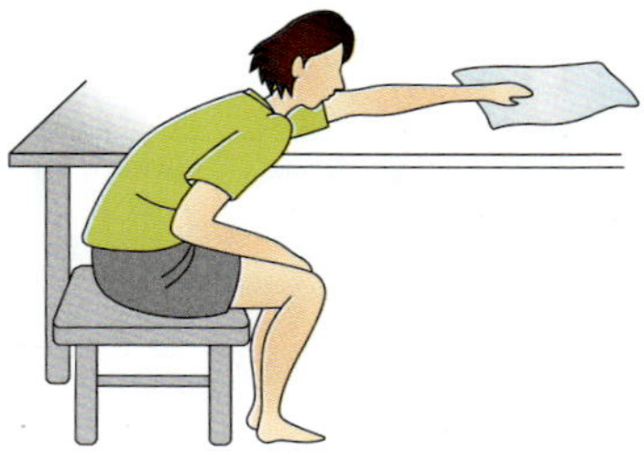

2) 깍지 끼고 앞으로 만세하기

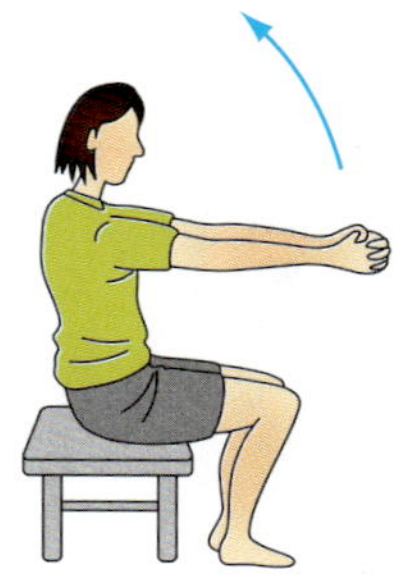

3) 양손으로 봉 잡고 천천히 만세하기

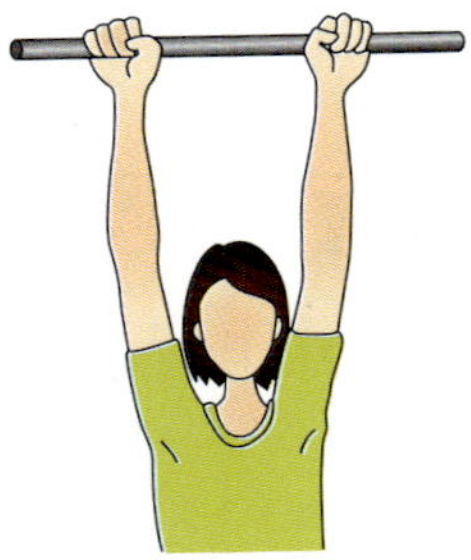

4) 옆으로 벌리며 양손 올리기

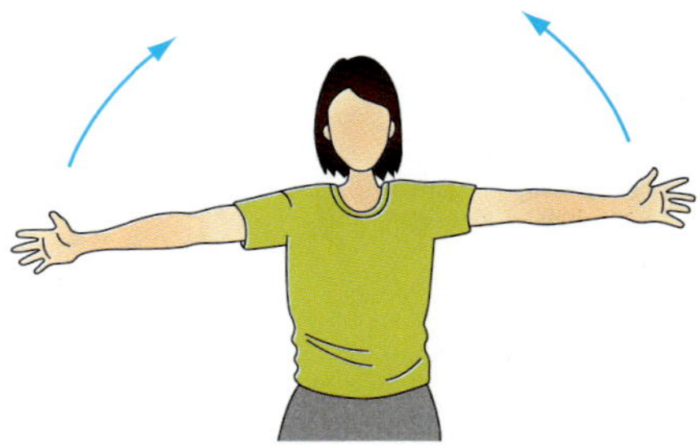

5) 머리 뒤로 깍지 끼고 팔꿈치 모으기

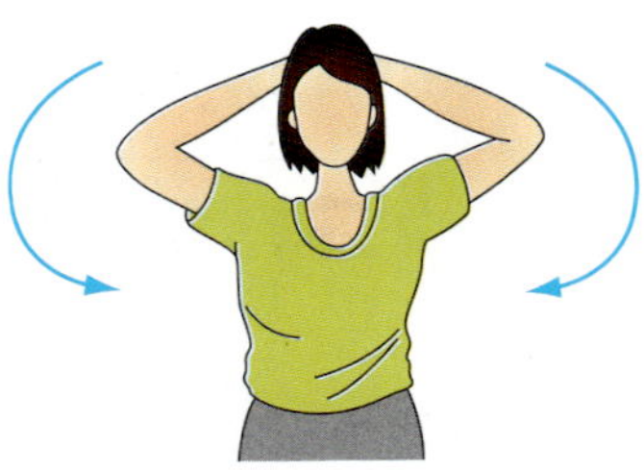

6) 수건을 잡고 위 · 아래로 잡아당기기
(*초기 환자 금지)

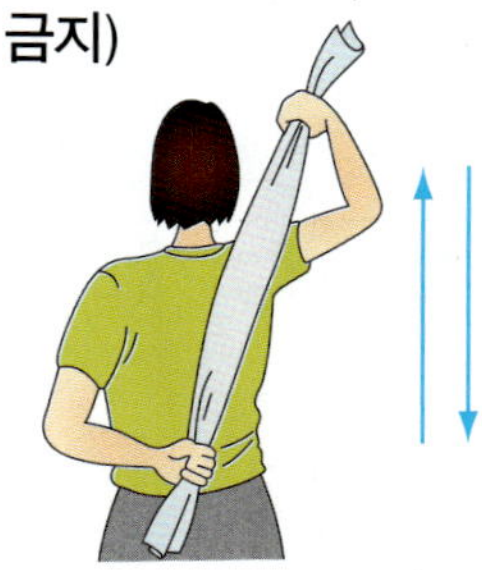

주의사항

① 통증이 느껴지지 않는 범위 내에서 천천히 부드럽게 시행하십시오.
② 운동 범위를 점진적으로 늘려 나가되 배액관이 빠지지 않도록 주의하십시오.
③ 통증이 심해지거나 부종 혹은 열을 발생하면 운동량을 줄이고 담당치료사와 상의하십시오
④ 항상 어깨와 가슴을 활짝 펴고 팔을 자연스럽게 흔들면서 걸으십시오.

2. 부종 방지를 위한 운동 및 자세

1) 자세

심장보다 높게 팔 올려놓기 : 어깨관절을 45도 위로 굽히고 20도 옆으로 벌림

2) 운동

① 복식호흡(운동시작 전 실시)

- 먼저 아랫배를 최대한 부풀리고, 숨을 들이쉬며 가슴까지 부풀림(들숨)
- 숨 완전히 내 뱉기(날숨)

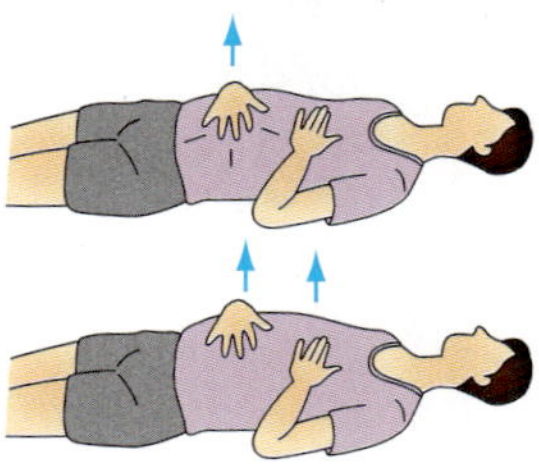

② 머리와 목을 이완시킨 상태에서 어깨를 앞으로 내밀기

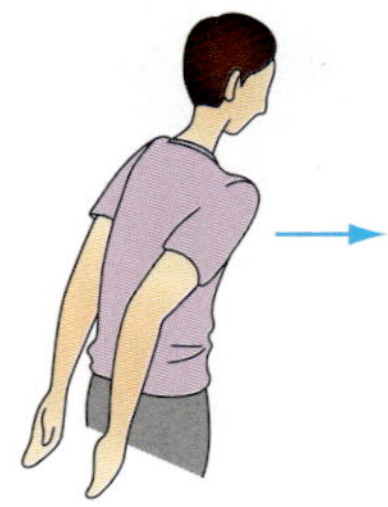

③ 어깨를 최고점으로 올린 상태에서 5초간 유지한 후 다시 내린 상태에서 5초간 유지하기

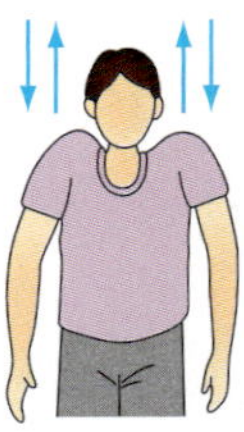

④ 숨 들이쉬면서 손바닥 압박하고 내쉬면서 이완하기

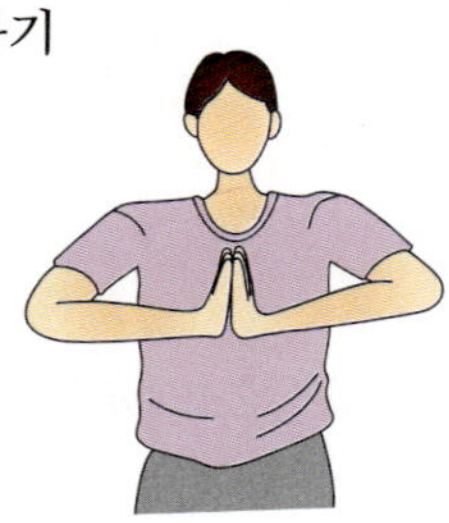

⑤ 손등 바닥에 대고 주먹 쥐었다 펴기
손등 바닥에 대고 팔꿈치 굽혔다 펴기

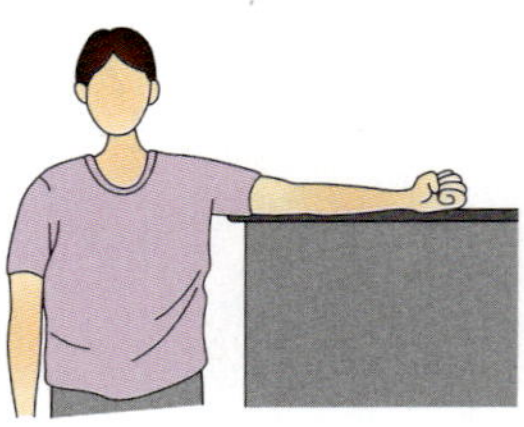

⑥ 겨드랑이가 벽에 닿도록 손을 최대한 올린 상태에서 피아노 치는 동작하기

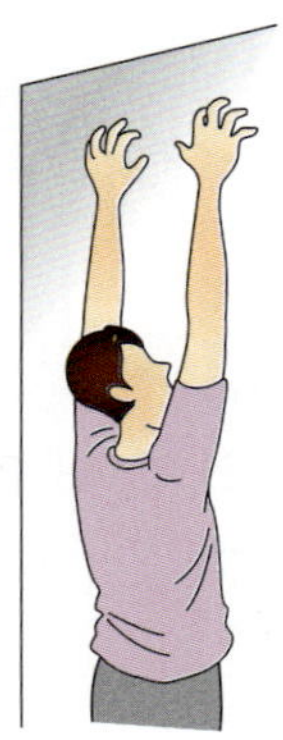

⑦ 손가락이 무릎에 닿을 정도만 몸을 일으킨 후 잠깐 유지하기

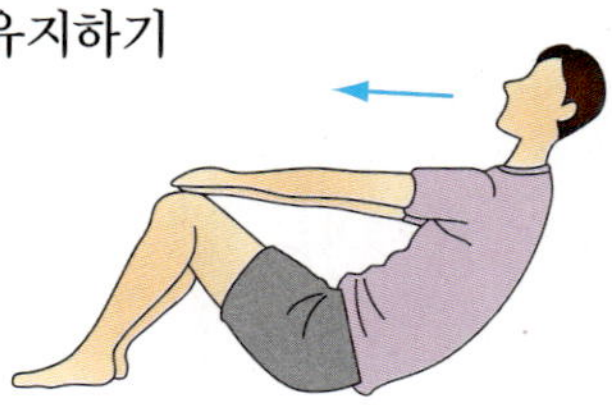

8. 인공 고관절 전치환술 환자를 위한 재활 프로그램

1. 인공 고관절 전치환술에 대한 이해

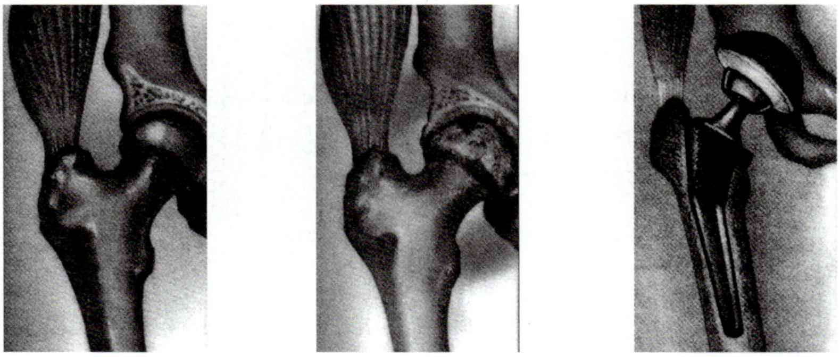

2. 주의해야 할 자세

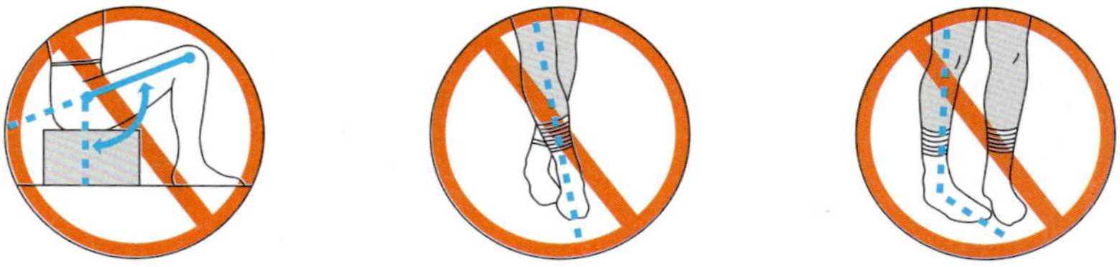

3. 이동

1) 침대에서 내려오고 올라가기

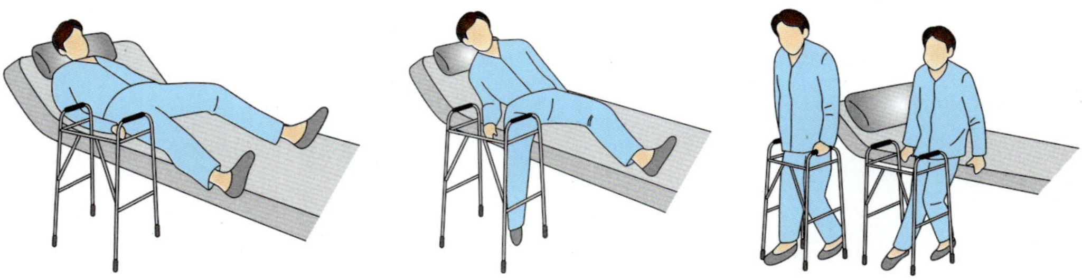

2) 의자에 앉고 서기

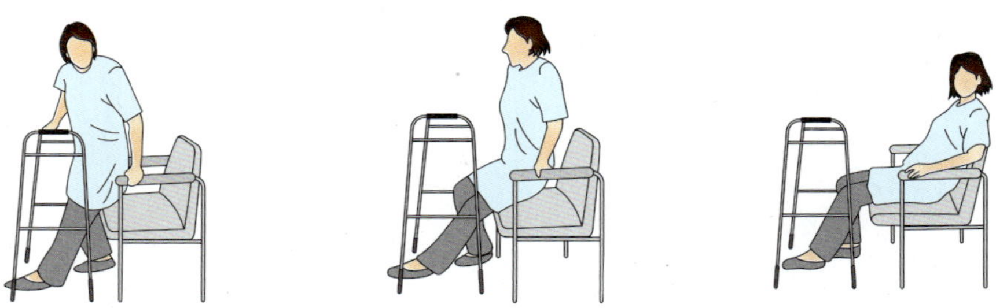

4. 일상 생활

1) 옷 입고 벗기 / 양말 신고 벗기 / 신발 신고 벗기

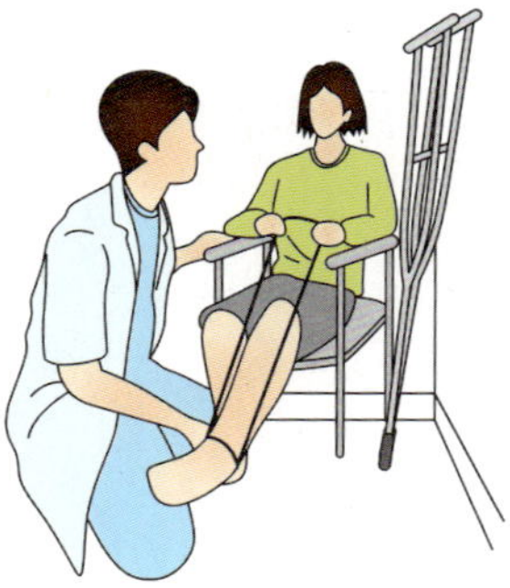

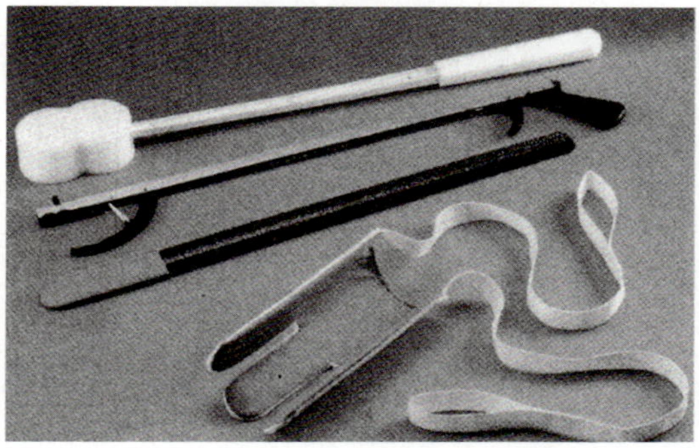

2) 목욕하기 / 화장실 사용하기

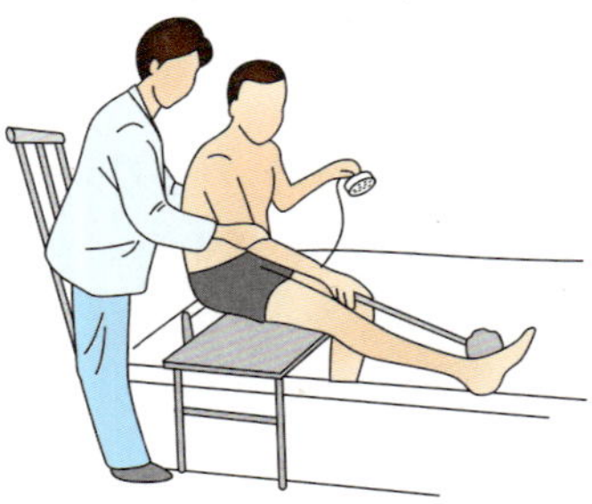

3) 이동식 변기 사용하기

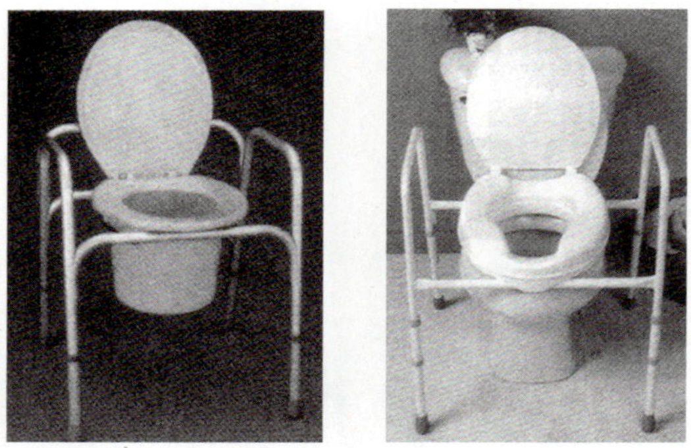

4) 청소하기

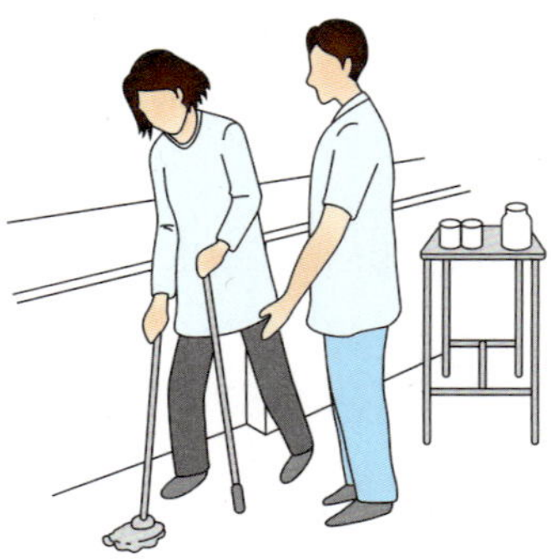

5) 차 타고 내리기

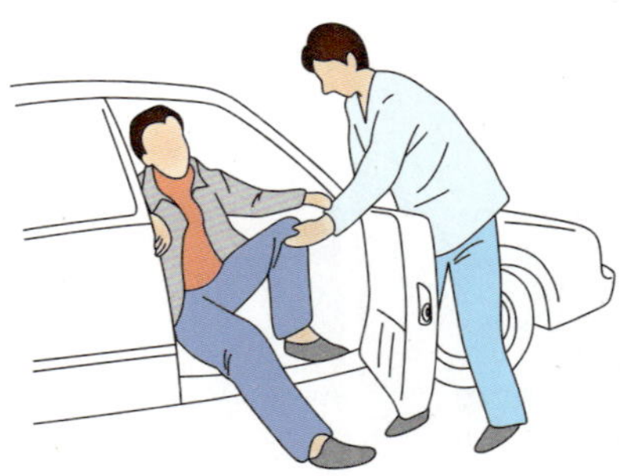

*** 넘어지지 않기 위한 예방 활동**

– 방바닥의 장애물 치우기(카페트, 전선, 크고 작은 물건)

– 욕실 미끄럼 방지 고무 스티커 붙이기

9. 비 구강흡인 관리

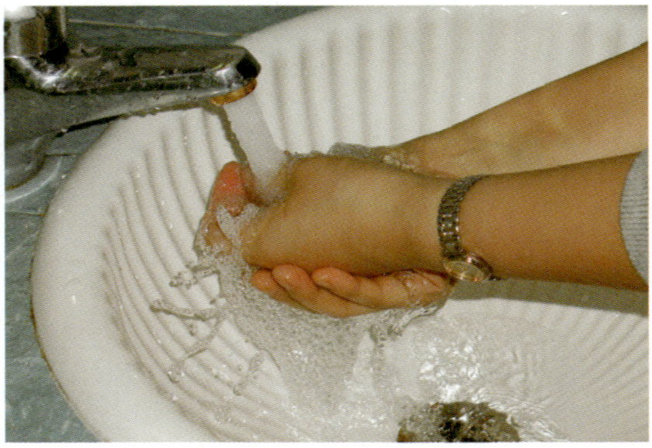

1. 흐르는 물에 손을 비비면서 10~30초 정도 씻습니다.

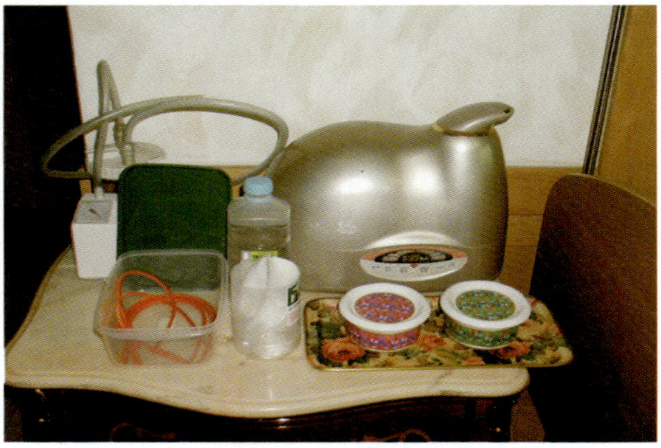

2. 물품을 준비합니다.

- 썩션기, 썩션카테터, 가습기, 생리식염수, 일회용장갑, 썩션세트, 핀셋

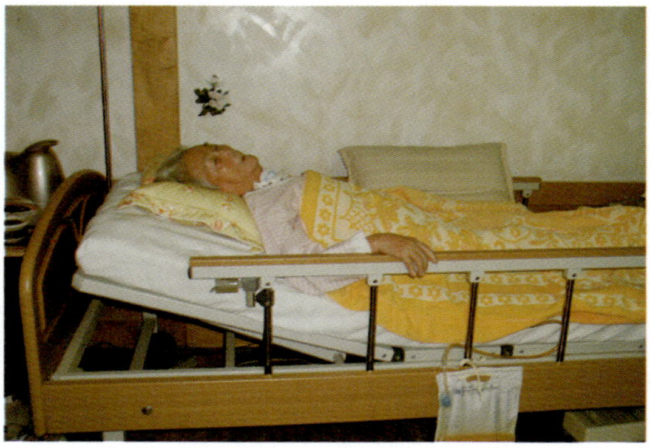

3. 환자의 상체를 30~40도 정도 올려 놓습니다.

의식이 없는 환자는 가래를 뽑는 사람과 마주보도록 옆으로 눕힙니다.

이는 숨쉬기를 편하게 하고 기도가 막히는 것을 예방해 줍니다.

4. 가래를 뽑기 전 환자의 가슴 부위에 손을 컵 모양으로 만들어 아래에서 위로 가볍게 두들겨 줍니다.

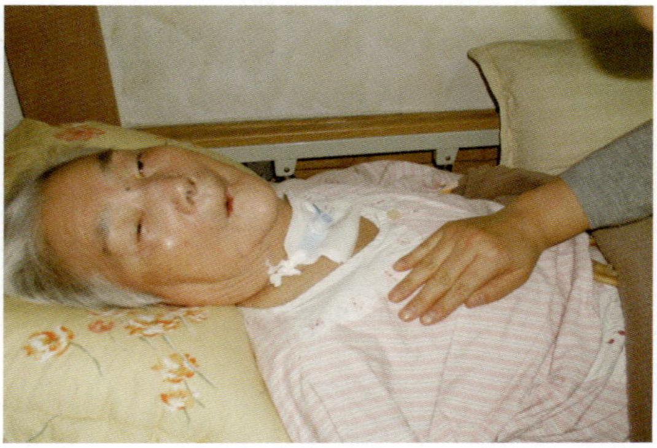

5. 일회용 장갑을 끼고 썩션기가 작동하는지 전원을 켜 봅니다.

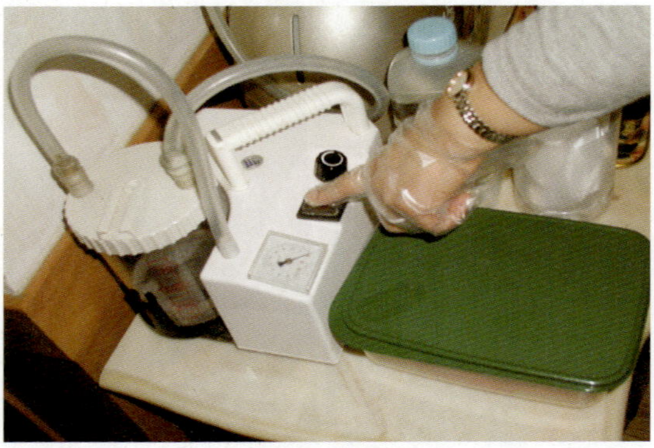

6. 썩션 컵에 생리식염수를 붓습니다.

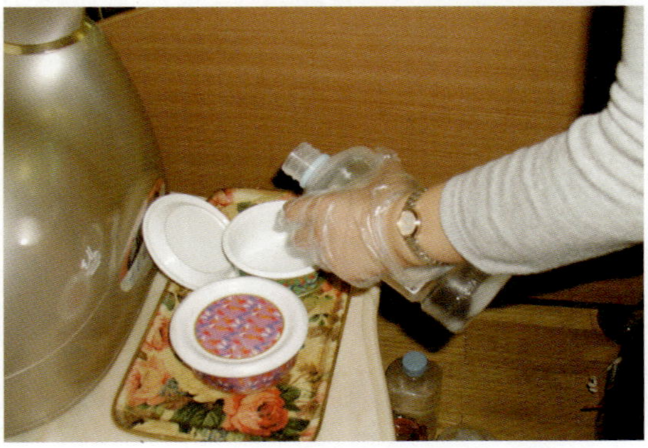

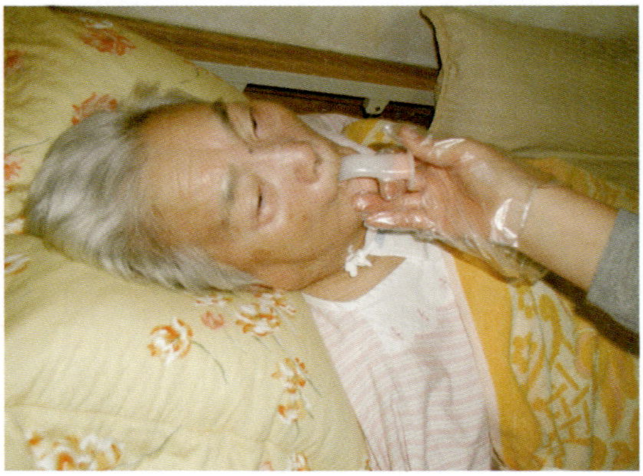

7. 필요시 에어웨이를 환자의 입에 물려줍니다.
   - 이때 혀가 말려들어가지 않도록 혀를 누르면서 에어웨이를 넣습니다.

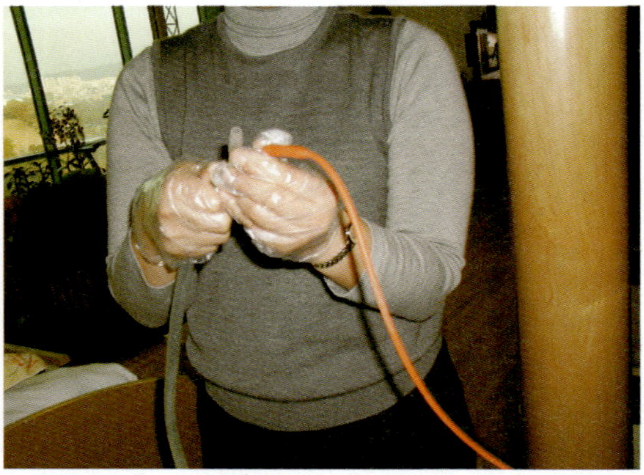

8. 한손은 썩션기에 연결되어 있는 줄을 잡고 다른 손으로 카테터의 큰 입구를 잡아서 서로 연결합니다.

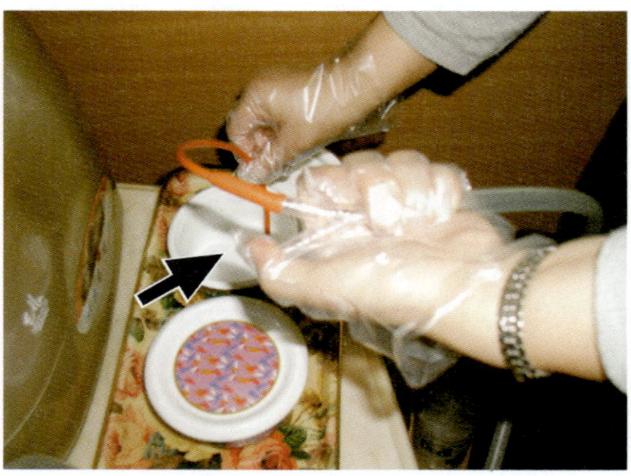

9. 기능을 확인하기 위해 썩션컵에 카테터를 담궈 눌렀다 떼면서 적은 양의 생리식염수를 통과시킵니다.

10. 삽입할 카테터의 길이(코끝에서 귓볼까지)를 정합니다.

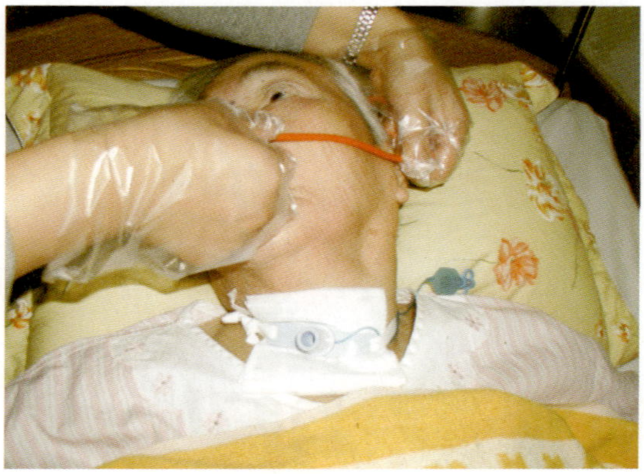

11. 조절기의 조절구멍을 열어놓은 상태에서 카테터를 부드럽게 환자의 코와 입에 삽입합니다.

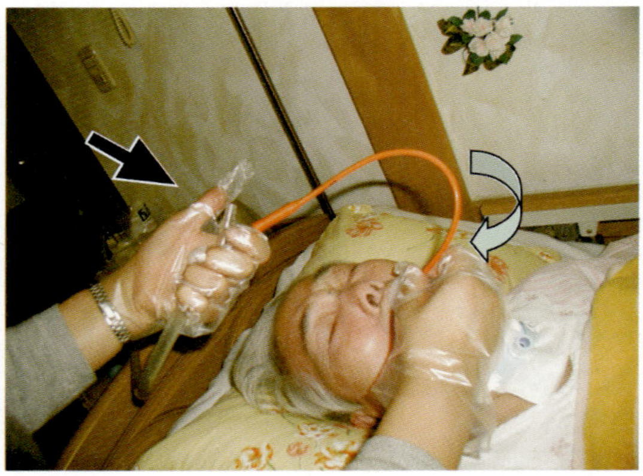

12. 카테터의 조절구멍을 막고 부드럽게 돌리면서 분비물을 빼냅니다.

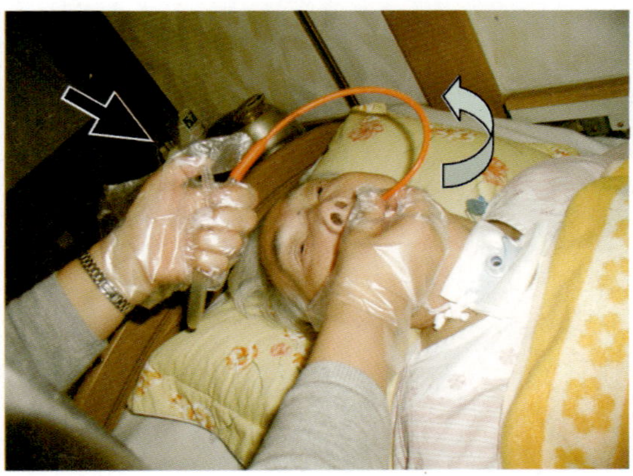

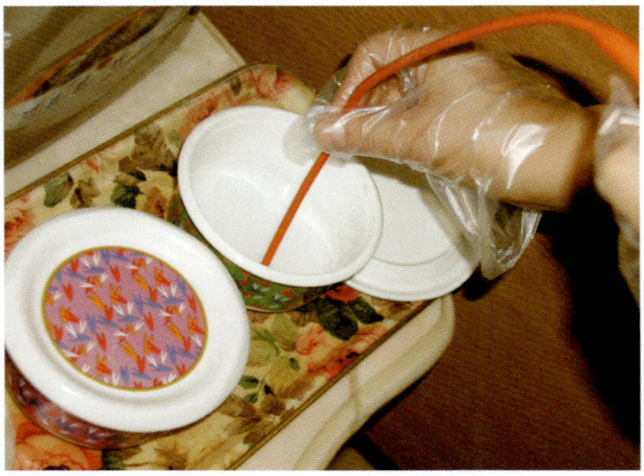

13. 생리식염수에 카테터를 담그어 조절기의 조절구멍을 막아 컵에 남아있는 생리식염수를 모두 통과시킵니다.

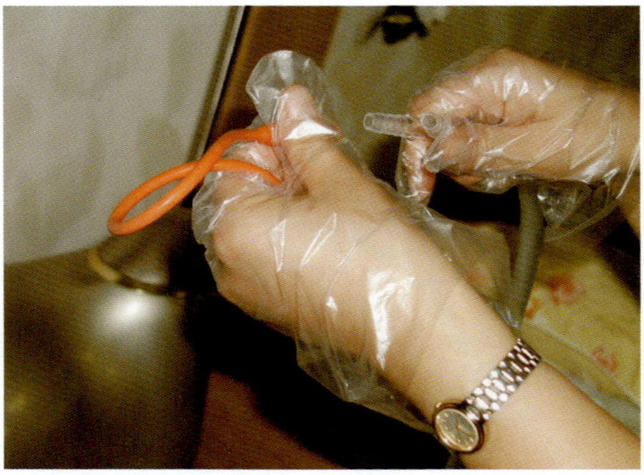

14. 썩션이 끝나게 되면 카테터를 분리합니다.

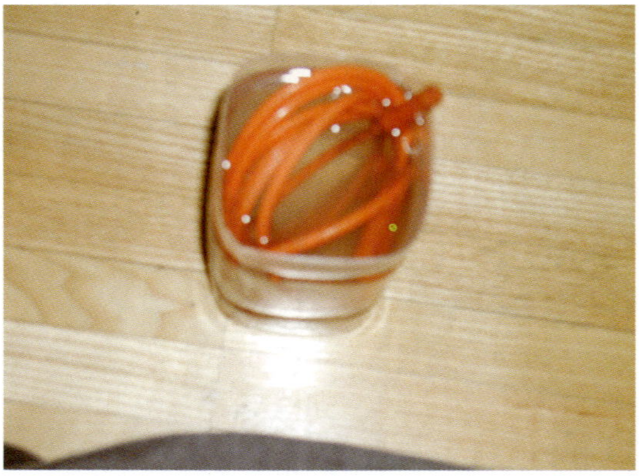

15. 준비해 둔 물통에 카테터를 모아 놓습니다. 장갑을 벗고 썩션기를 끕니다.

10. 소독물품 관리 Ⅰ

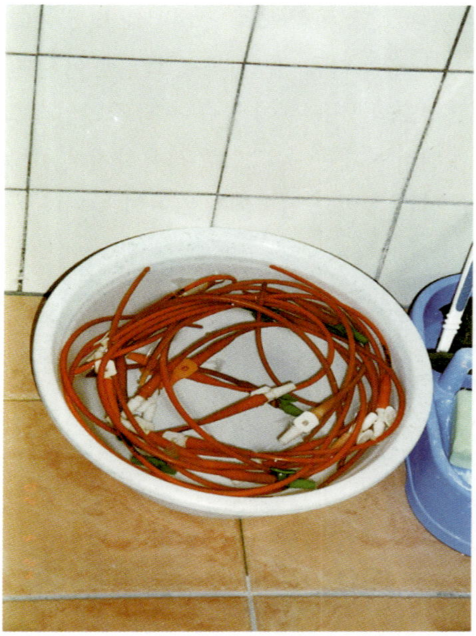

1. 한 번 사용한 카테터는 물에 넣어서 분비물이 빠질 수 있게 담궈 둡니다.

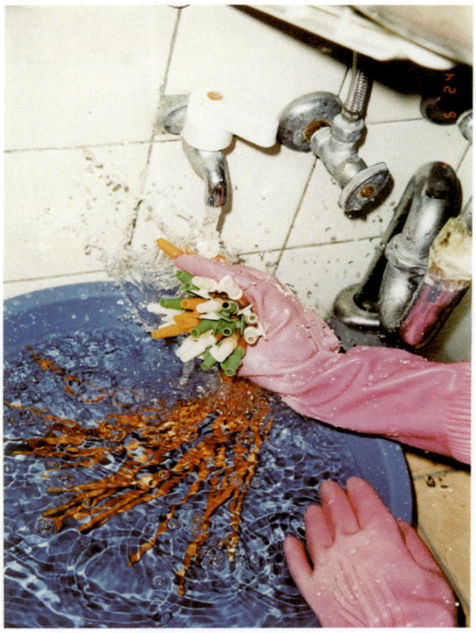

2. 흐르는 물에 카테터를 비벼 씻습니다.

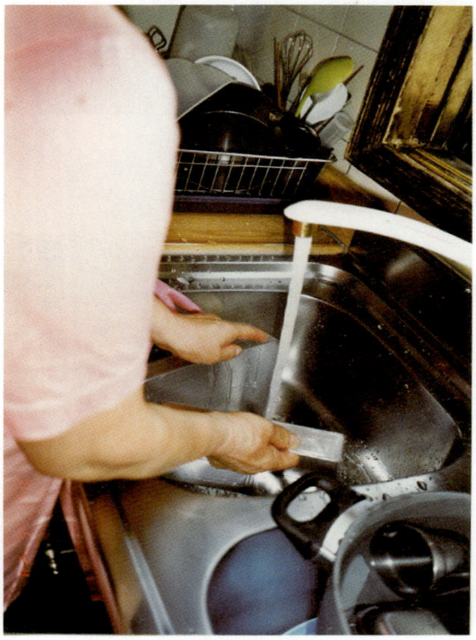

3. 모든 물품은 흐르는 물에 깨끗이 씻어 분비물이 묻지 않은 상태로 준비합니다.

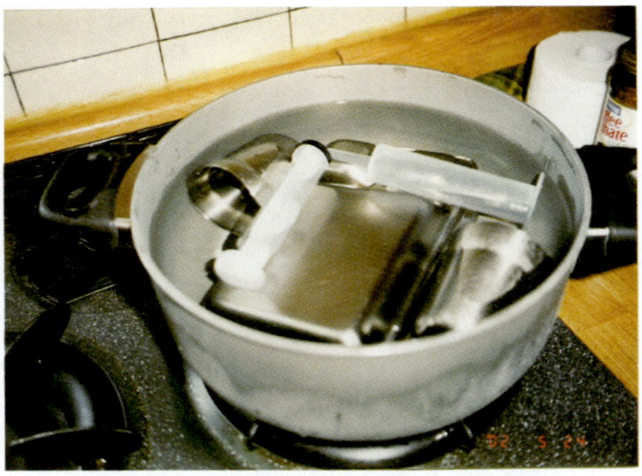

4. 냄비에 소독할 물품(스테인레스, 사기그릇, 알루미늄, 유리)을 넣고 물품이 잠길 정도의 물을 부어 놓습니다. 스테인레스 냄비는 다른 목적으로 사용하지 않아야 하며 끓여도 변형되지 않아야 합니다.

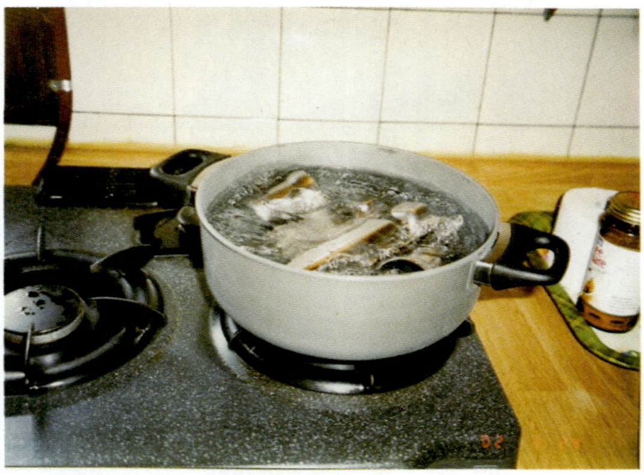

5. 물이 끓기 시작한 후 15~20분 이상 충분히 끓입니다.

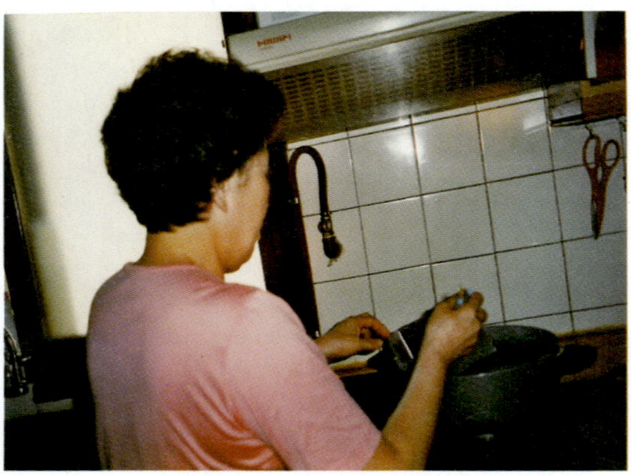

6. 냄비 뚜껑을 닫은 채 물을 버린 후 그대로 뚜껑을 열어 놓거나 나무 젓가락으로 건져서 자연건조 시킵니다.

7. 썩션카테터와 같은 고무 제품은 물을 넣어서 15분 이상 끓입니다.

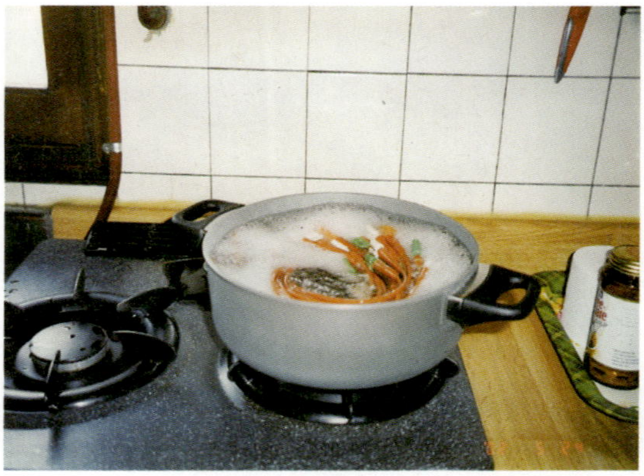

8. 찜통에서 수증기로 10~15분 정도 찌기도 합니다. 다 찐 후 찜통 뚜껑을 열어 놓거나 쟁반에 널어서 응달에서 말리기도 합니다.

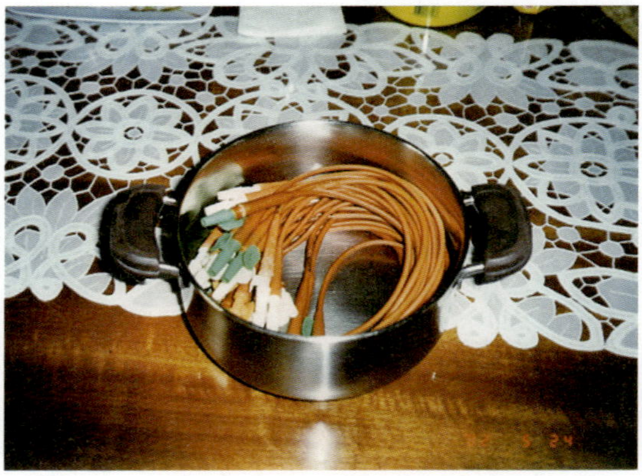

9. 사용한 물품은 깨끗이 씻어 놓은 후 사용하기 직전에 소독합니다. 썩션세트는 매일 소독하여 사용하고 뚜껑이 있는 통에 넣어 보관합니다.

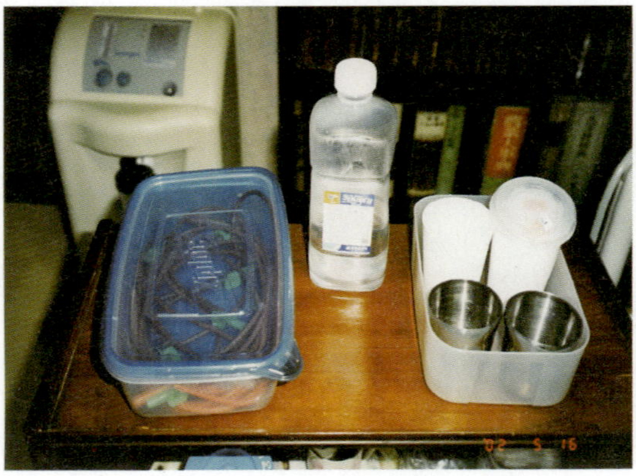

11. 기도 흡인 관리

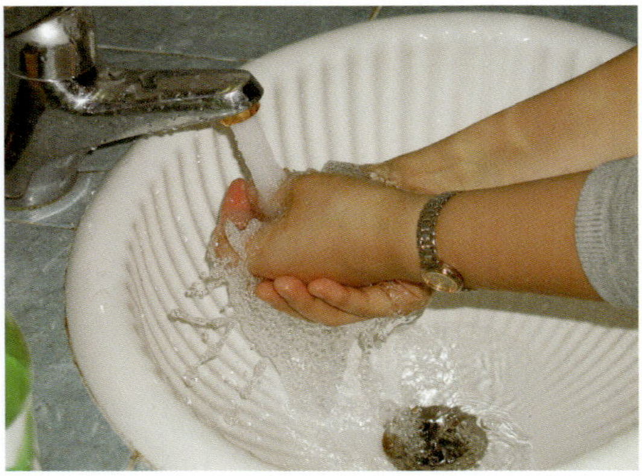

1. 흐르는 물에 손을 비비면서 10~30초 정도 씻습니다.

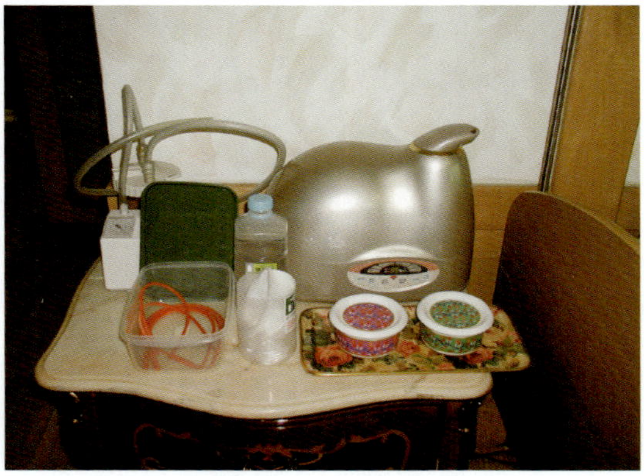

2. 물품을 준비합니다.
   · 썩션기, 썩션카테터, 가습기, 생리식염수, 일회용장갑, 썩션세트, 핀셋

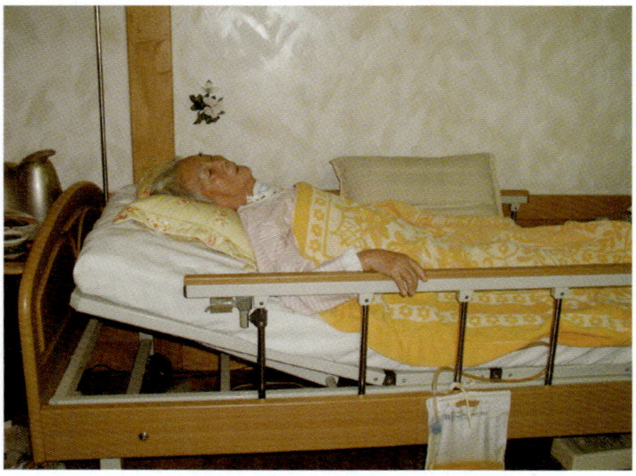

3. 환자의 상체를 30~40도 정도 올려 놓습니다.
   의식이 없는 환자는 가래를 뽑는 사람과 마주보도록 옆으로 눕힙니다.
   이는 숨쉬기를 편하게 하고 기도가 막히는 것을 예방해 줍니다.

4. 가래를 뽑기 전 환자의 가슴 부위에 손을 컵 모양으로 만들어 아래에서 위로 가볍게 두들겨 줍니다.

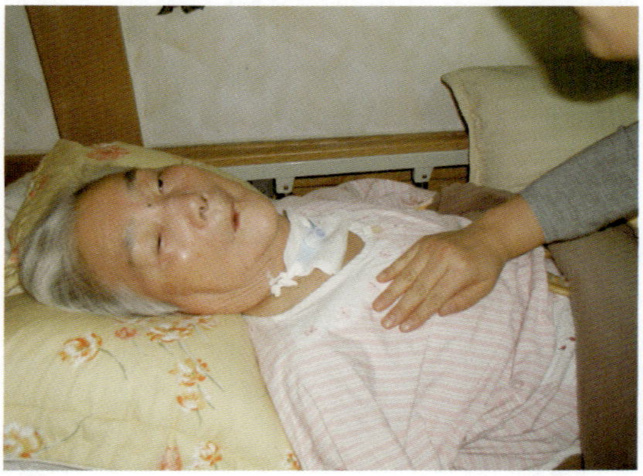

5. 일회용 장갑을 끼고 썩션기가 작동하는지 전원을 켜 봅니다.

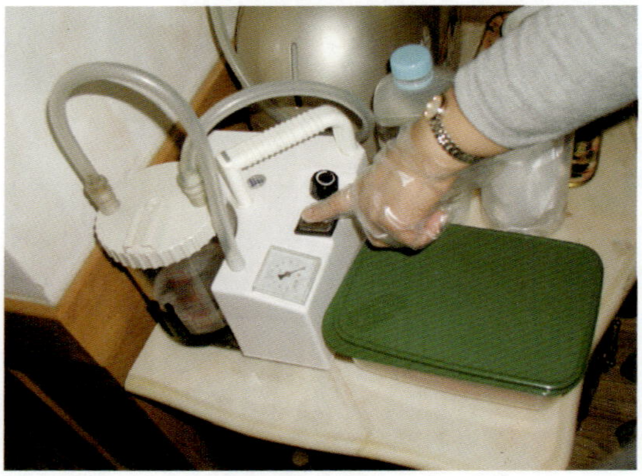

6. 썩션 컵에 생리식염수를 붓습니다.

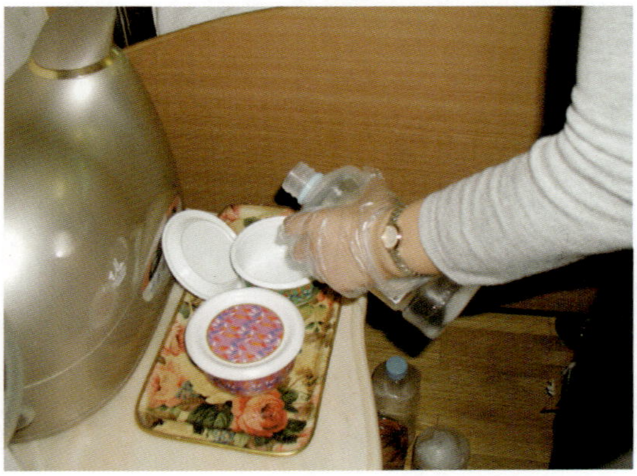

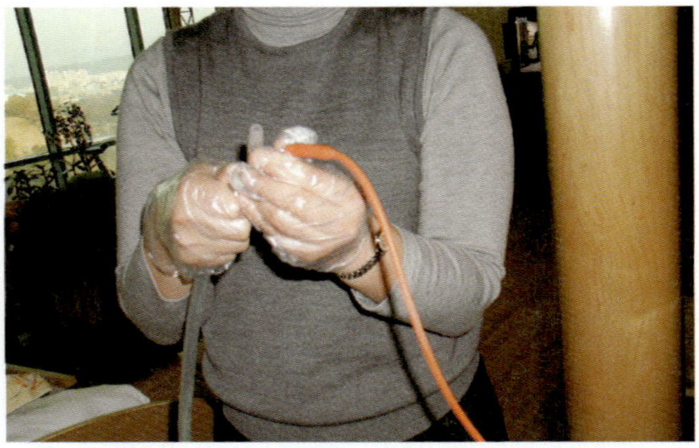

7. 한손은 썩션기에 연결되어 있는 줄을 잡고 다른 손으로 카테터의 큰 입구를 잡아서 서로 연결합니다.

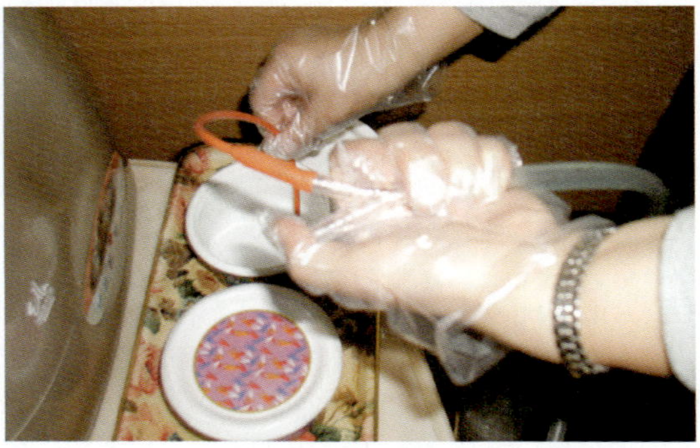

8. 기능을 확인하기 위해 썩션컵에 카테터를 담궈 눌렀다 떼면서 적은 양의 생리식염수를 통과시킵니다.

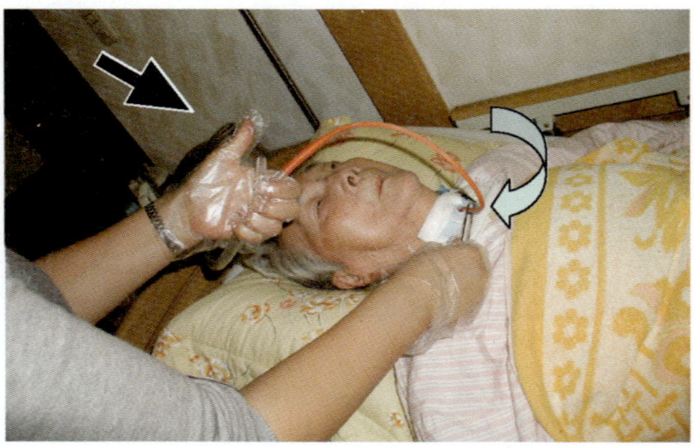

9. 조절기의 조절구멍을 열어 놓은 상태에서 카테터를 기관절개관내로 넣습니다. (환자가 기침할 때까지 혹은 10~12cm 깊이 만큼)

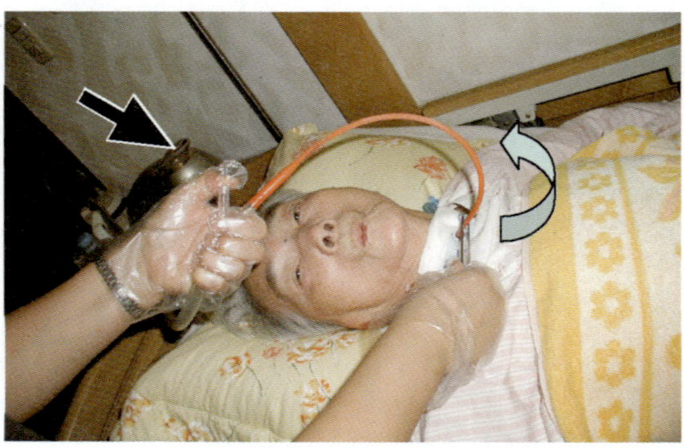

10. 가래를 뽑는 사람의 엄지 손가락으로 조절기의 조절 구멍을 막고 카테터를 부드럽게 돌려 빼면서 썩션을 합니다. 한번에 10~15초 이상 썩션을 하지 않도록 합니다. 다시 썩션을 하려면 10~30초 간격을 두어야 합니다.

11. 생리식염수에 카테터를 담궈 조절기의 조절구멍을 막아 컵에 남아있는 생리 식염수를 모두 통과시킵니다.

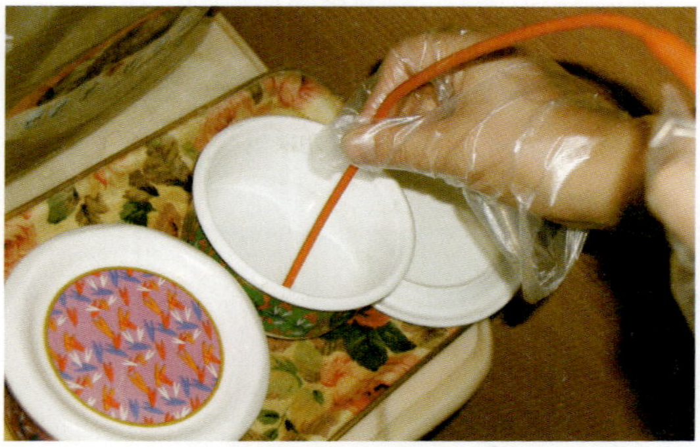

12. 썩션이 끝나게 되면 카테터를 분리합니다.

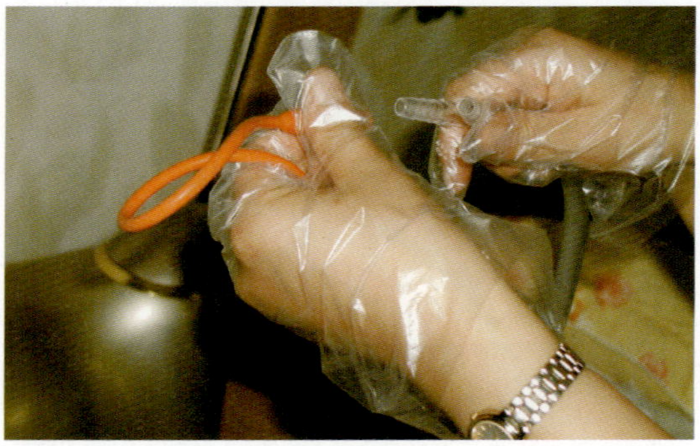

13. 준비해 둔 물통에 카테터를 모아 놓습니다. 장갑을 벗고 썩션기를 끕니다

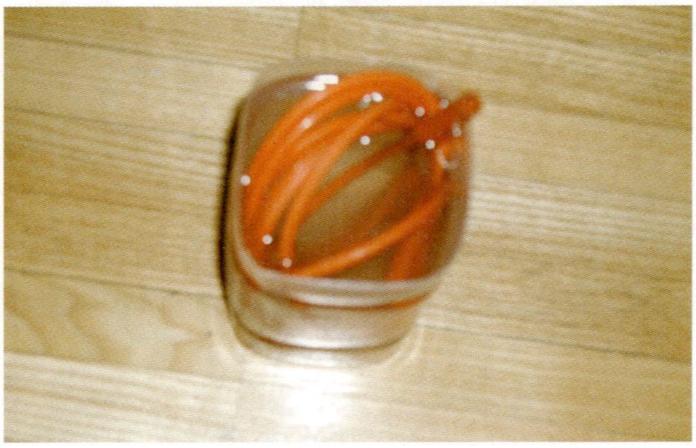

14. 환자의 호흡이 안정적인지 확인하고 환자를 편안하게 해주고 물품을 정리하고 손을 씻습니다.

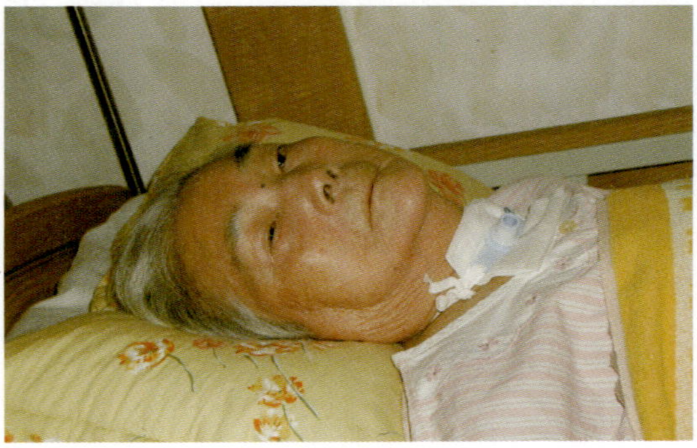

12. 상처 관리

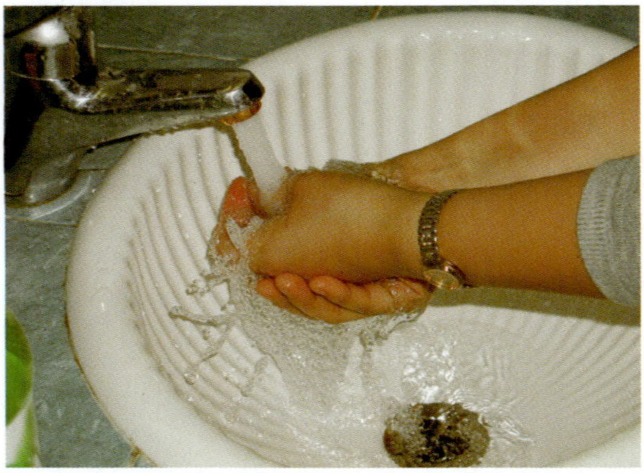

1. 흐르는 물에 손을 비비면서 10~30초 정도 씻습니다.

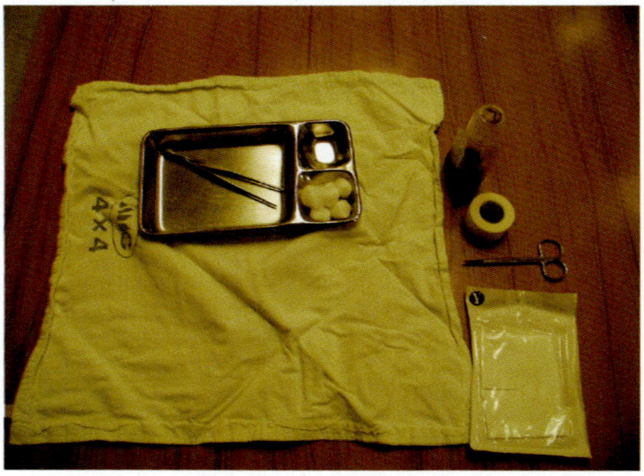

2. 물품을 준비합니다.
   - 소독세트, 0.5% 히비탄 또는 10% 베타딘 솜, 종이반창고, 소독된 Y거즈 또는 4×3거즈, 가위

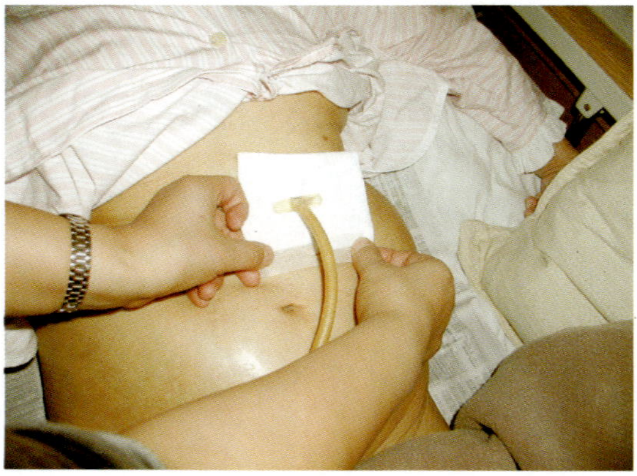

3. 기존의 반창고를 조심스럽게 떼어냅니다.

4. 튜브주위의 부종이나 발적 유무를 관찰합니다.

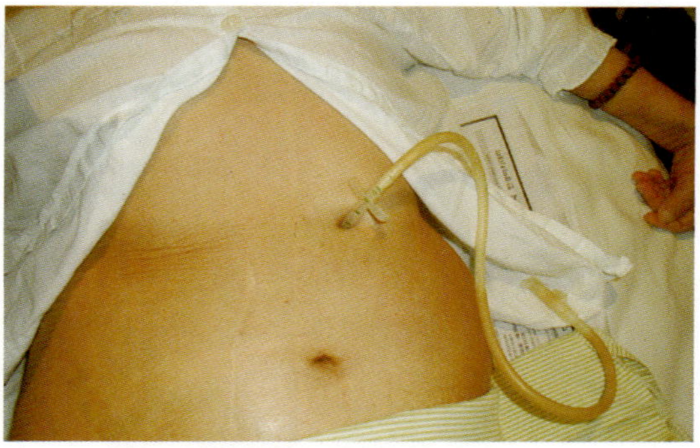

5. 0.5% 히비탄 또는 10% 베타딘 솜으로 튜브삽입 부위에서부터 바깥쪽으로 원을 그리듯이 5회 이상 닦습니다.

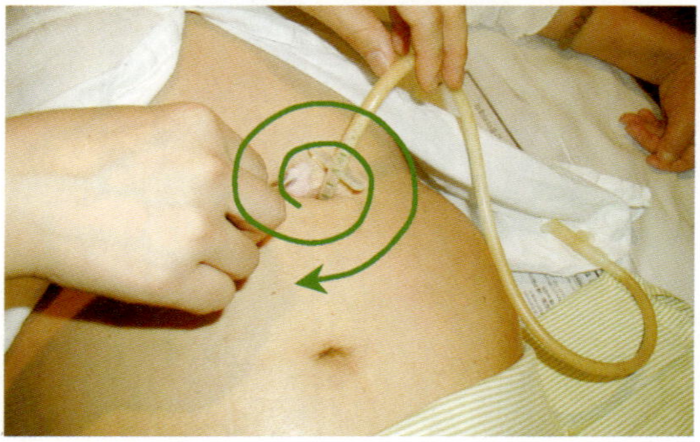

6. 소독액이 완전히 마른 후 Y거즈나 4×3 거즈를 대고 반창고로 고정합니다.

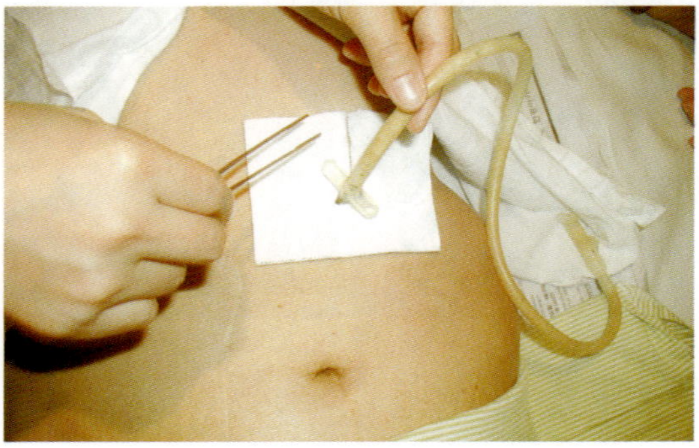

7. 환자를 편안하게 해주고 사용한 물품을 정리합니다.

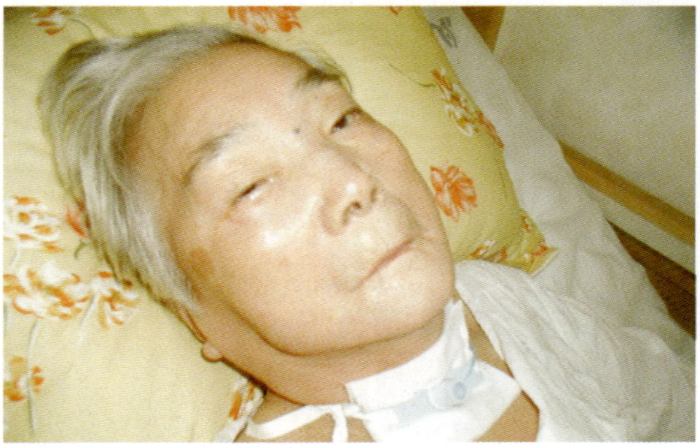

13. 소독물품 관리 II

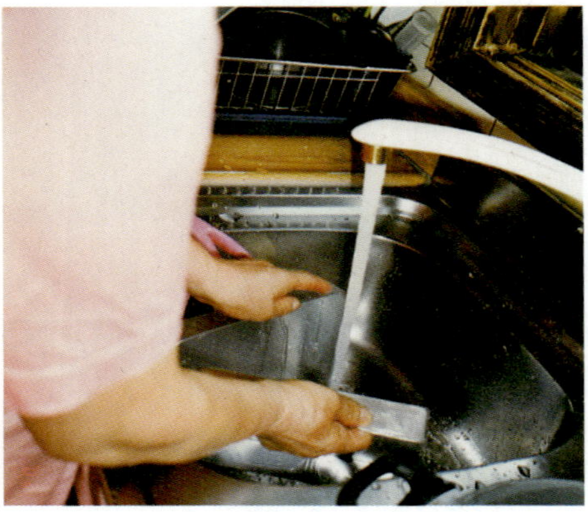

1. 모든 물품은 흐르는 물에 깨끗이 씻어 분비물이 묻지 않은 상태로 준비합니다.

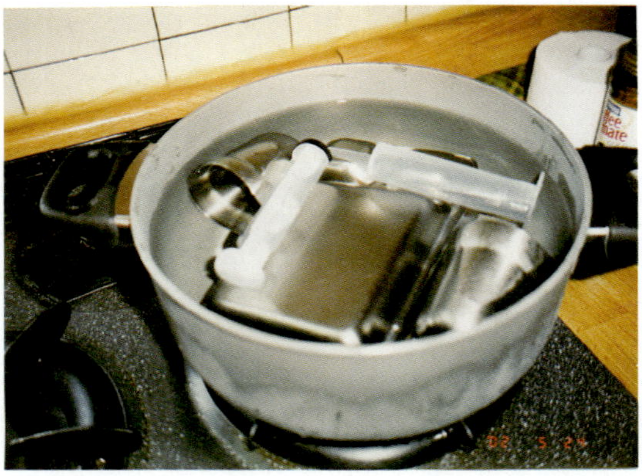

2. 냄비에 소독할 물품(스테인레스, 사기그릇, 알루미늄, 유리)을 넣고 물품이 잠길 정도의 물을 부어 놓습니다. 스테인레스 냄비는 다른 목적으로 사용하지 않아야 하며 끓여도 변형되지 않아야 합니다.

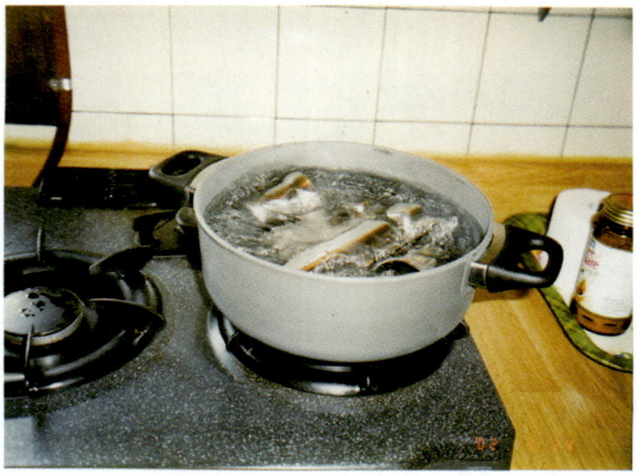

3. 물이 끓기 시작한 후 15~20분 이상 충분히 끓입니다.

4. 냄비 뚜껑을 닫은 채 물을 버린 후 그대로 뚜껑을 열어 놓거나 나무 젓가락으로 건져서 자연건조 시킵니다.

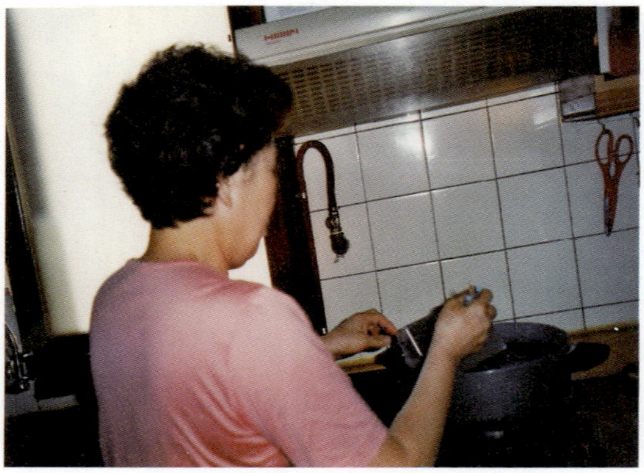

5. 건조시킨 물품은 뚜껑이 있는 통에 보관합니다. 사용한 물품은 깨끗이 씻어 놓았다가 사용하기 직전에 소독을 합니다. 매일 소독하여 사용합니다.

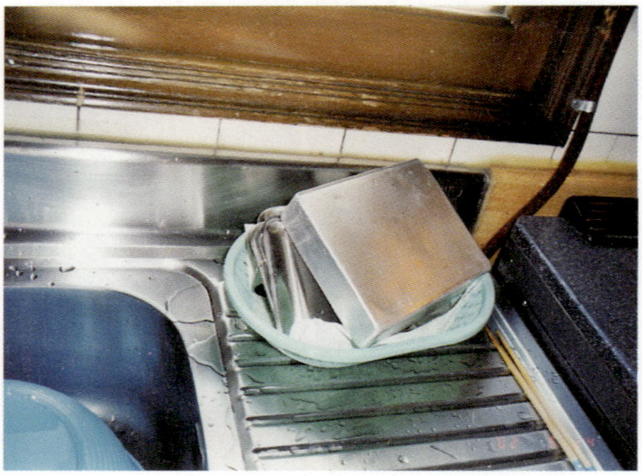

14. 담즙 배액관 관리

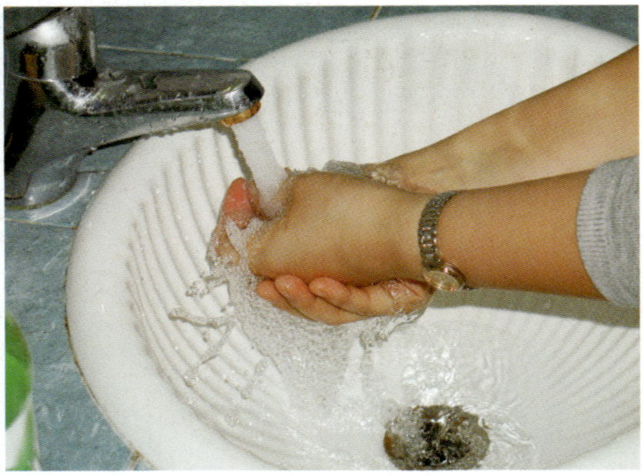

1. 흐르는 물에 손을 비비면서 10~30초 정도 씻습니다.

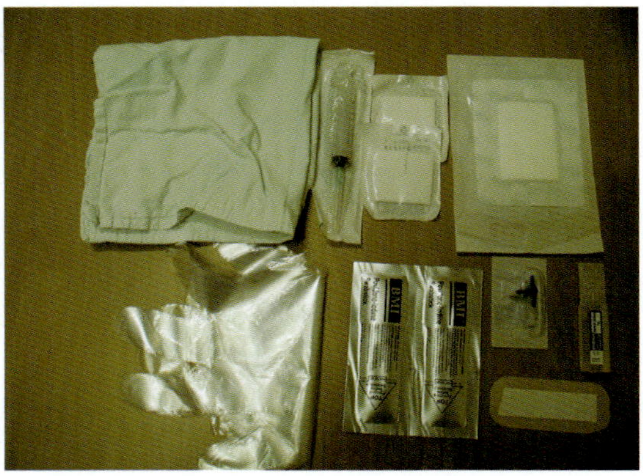

2. 필요한 물품을 준비합니다.
   드레싱세트, 10% 베타딘 스왑봉 또는 베타딘 소독솜, 소독거즈(작은 Y거즈, 메딕스), 던삭, 20cc 생리식염수, 10cc 주사기, 반창고, 가위, 75% 알코올솜, 일회용장갑

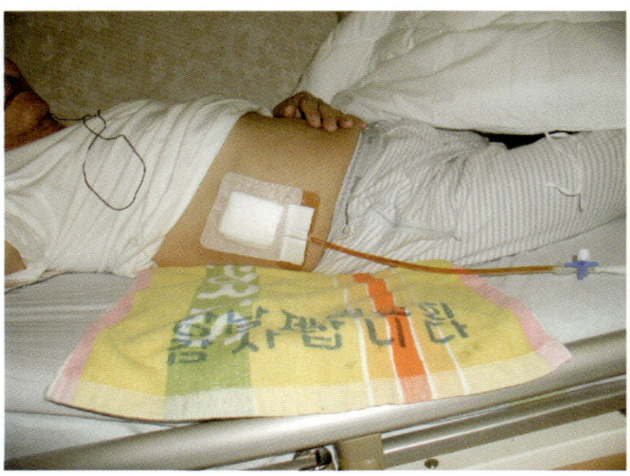

3. 깨끗한 수건이나 방수포를 담즙배액관 밑에 깔아 놓습니다.
   이는 치료 중에 약물이나 분비물이 떨어져 오염되는 것을 대비하기 위함입니다.

4. 기존의 반창고와 거즈를 조심스럽게 떼어 내고 튜브 주위의 봉합상태와 고정 상태를 확인합니다. 필요에 따라 던삭을 고정 시킵니다.

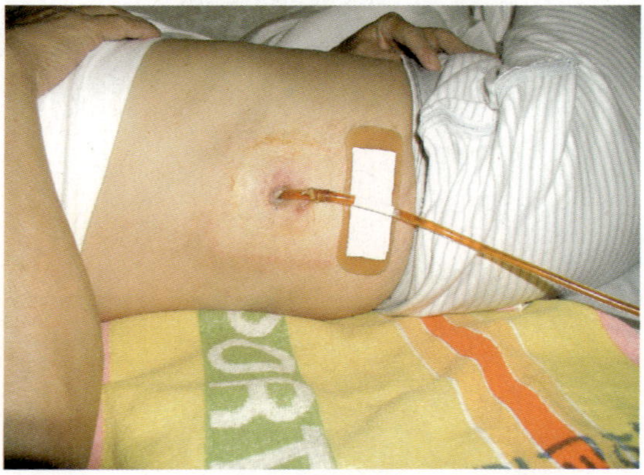

5. 준비된 10% 베타딘 스왑봉으로 튜브삽입부위를 중심으로 안에서 바깥쪽으로 원을 그리듯이 닦고(5회 이상) 한 번 사용한 스왑봉은 버립니다. 30초 이상 소독약이 마를 때까지 건조 시킵니다.

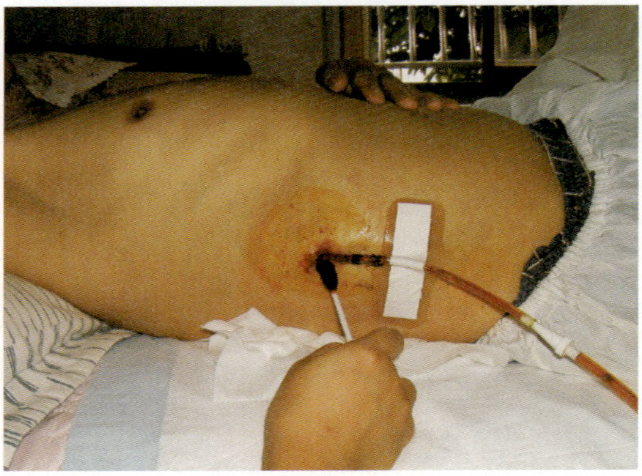

6. 20cc 생리식염수를 준비합니다.

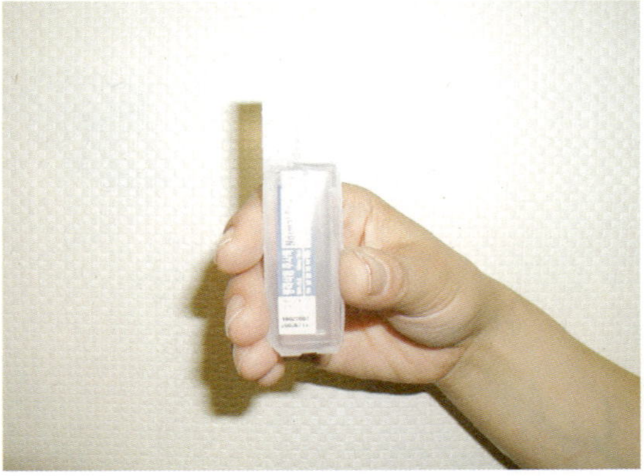

부록

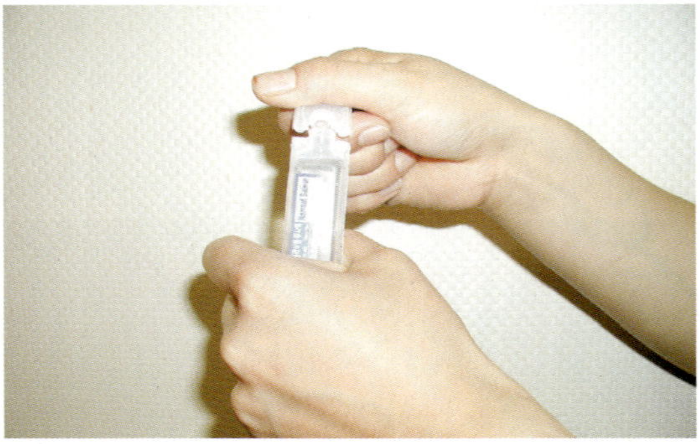

7. 한 손은 앰플의 아랫부분을 잡고 다른 손은 그림에서와 같이 앰플의 윗부분을 절단합니다.

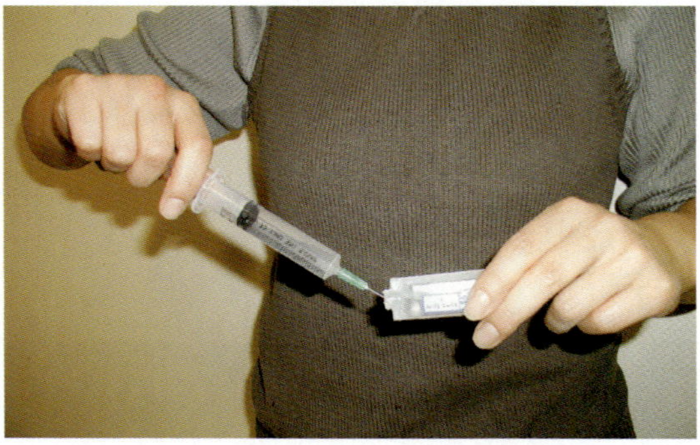

8. 10cc 주사기에 생리식염수를 재어서 준비합니다.

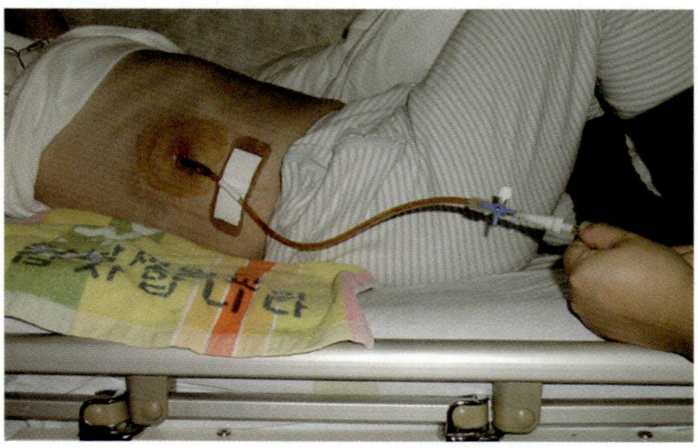

9. 3-way의 "OFF"라고 쓰여 있는 방향을 배액줄과 수직이 되도록 합니다.

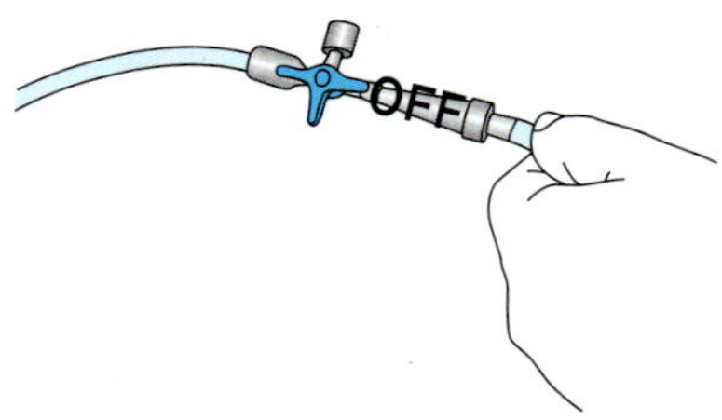

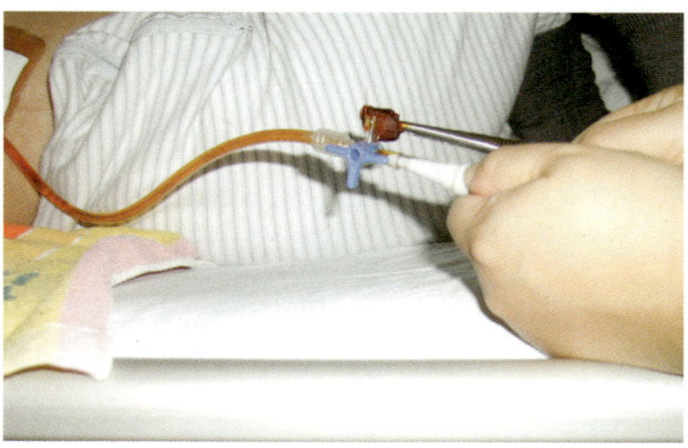

10. 3-way의 입구를 열어 10% 베타딘 소독솜으로 닦습니다.

11. 주사기를 연결하여 배액 주머니 쪽을 막고 담즙배액관 쪽으로 서서히 식염수를 주입합니다. 이때 공기가 들어가지 않도록 주의합니다.

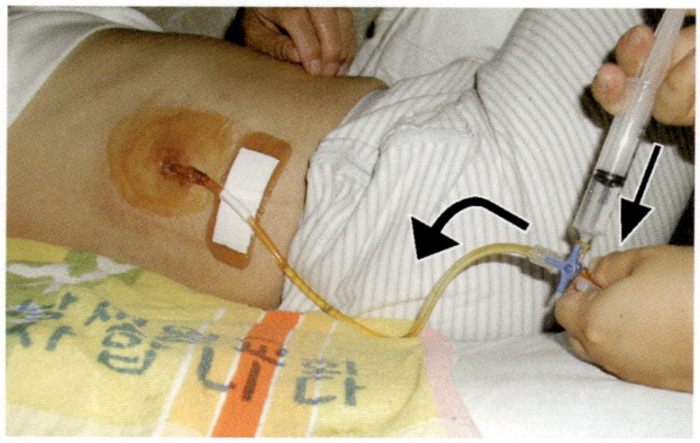

12. 주입했던 식염수를 다시 서서히 주사기로 빼냅니다. 출혈이나 통증의 유무를 관찰합니다. 이때 통증이 있거나 담즙이 나오지 않으면 억지로 빼려고 하지 말고 자연 배액시킵니다.

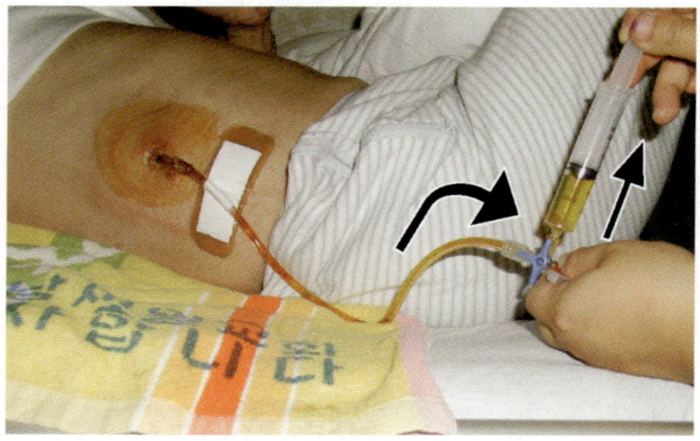

13. 세척이 끝나면 다시 3-way를 제 위치로 돌려놓습니다.

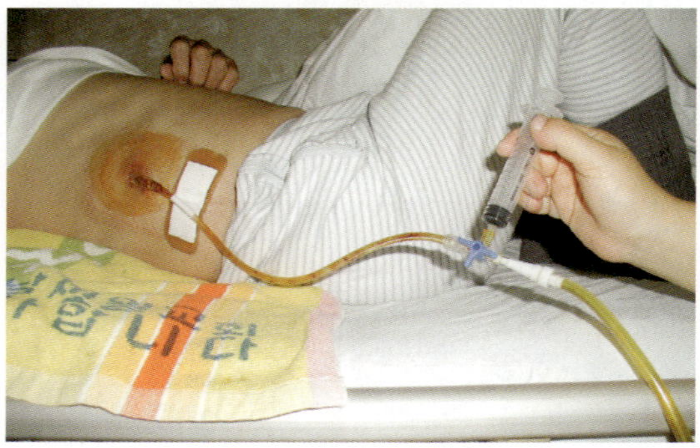

14. 3-way의 입구를 다시 10% 베타딘 소독솜으로 닦고 뚜껑을 닫습니다.

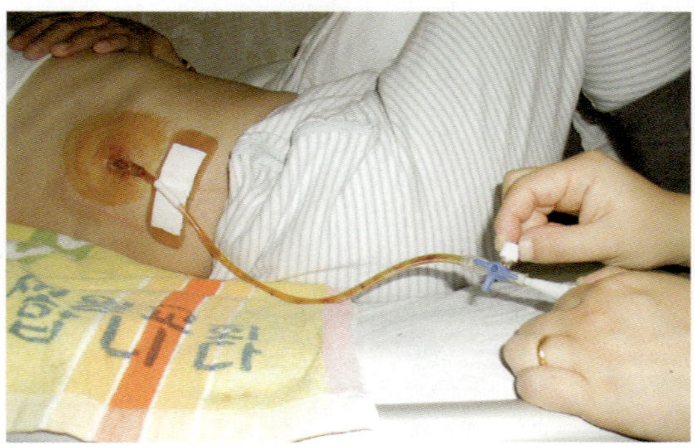

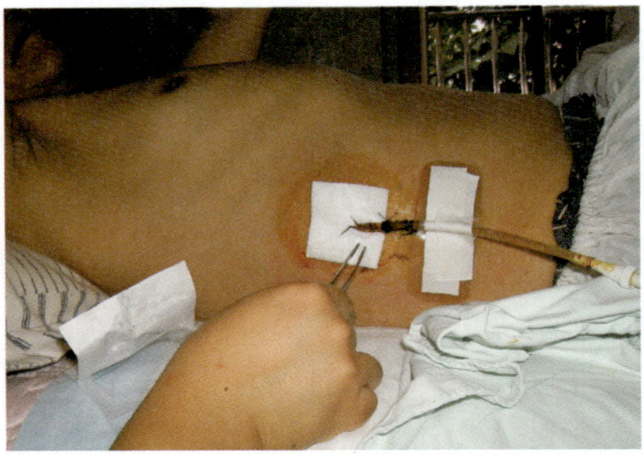

15. 소독된 튜브삽입 부위에 작은 Y거즈를 대어줍니다.

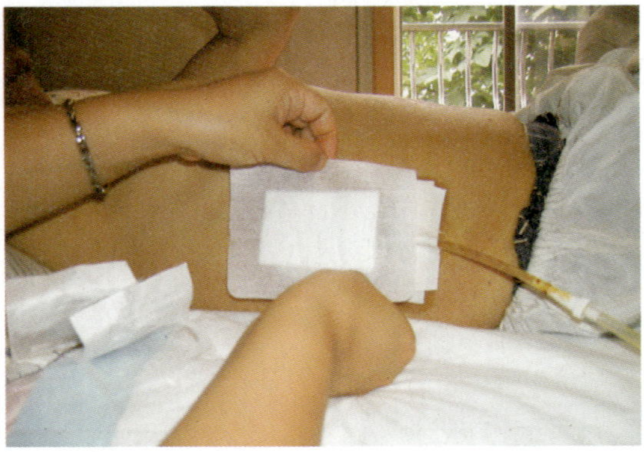

16. 작은 Y거즈 위에 메딕스를 대고 고정합니다.

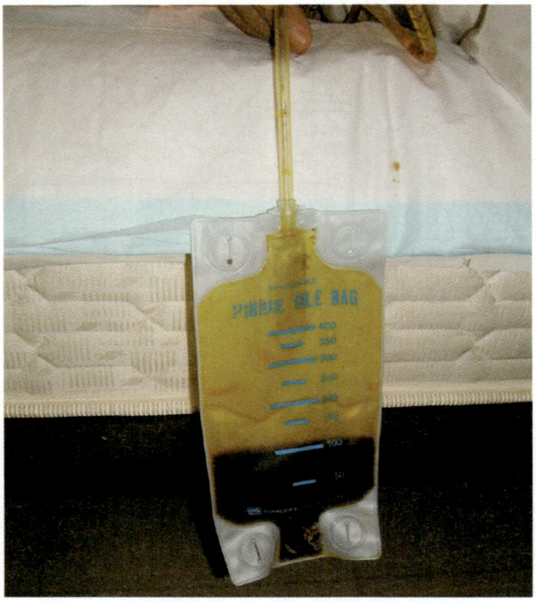

17. 담즙배액주머니는 삽입구보다 항상 낮은 위치에 있도록 하고 배액관이 꼬이거나 당겨지지 않도록 주의합니다.

18. 배액주머니와 3-way 교환시에는 연결 부위를 베타딘 소독솜으로 닦고 연결합니다. 일주일에 한번 교환합니다.

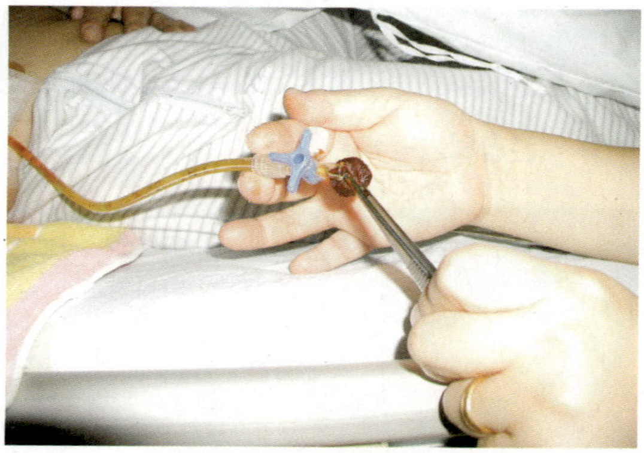

19. 배액주머니의 담즙을 비울 때에는 일회용 장갑을 끼고 배출구를 알코올솜으로 닦은 후 뚜껑을 열고 내용물을 버리고 다시 배출구를 알콜솜으로 닦고 공기를 뺀 상태에서 뚜껑을 닫습니다.

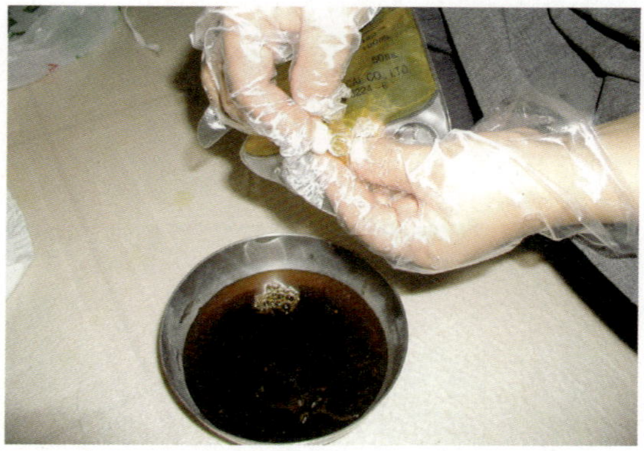

20. 매일의 배액량을 달력이나 노트에 기록합니다.

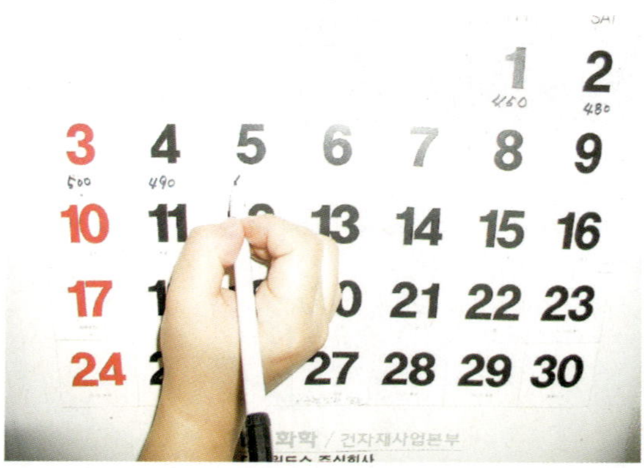

15. 수액 관리

● 수액혼합하기

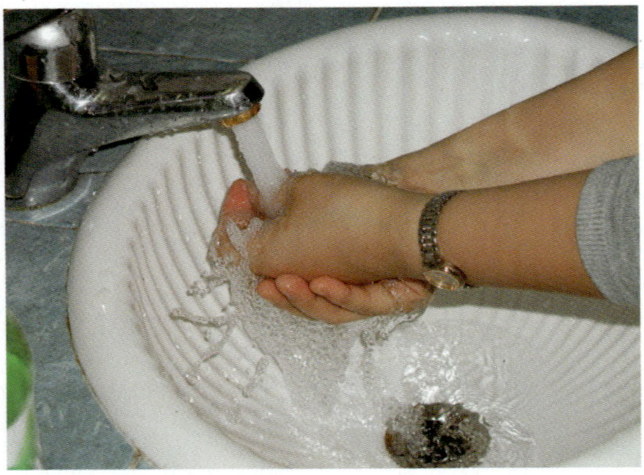

1. 흐르는 물에 손을 비비면서 10~30초 정도 씻습니다.

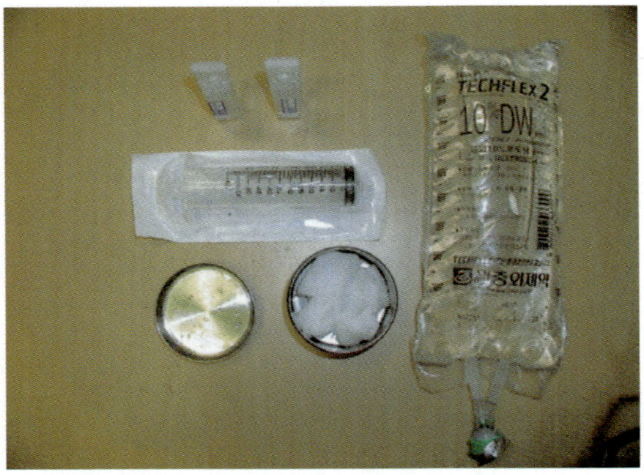

2. 물품을 준비합니다.
   · 주입할 수액, 주사기, 알코올솜, 혼합할 약품

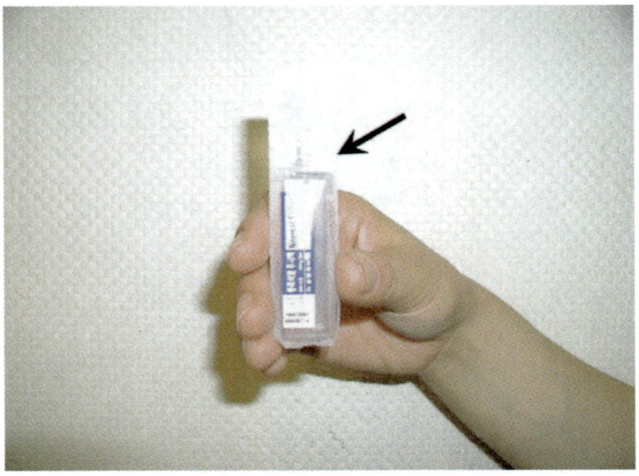

3. 혼합할 약품을 화살표 방향의 정면이 보이도록 잡습니다.

4. 한 손으로 위부분을 잡은 상태에서 그림에서 보이는 것처럼 머리부분을 잡고 비틀어 돌리면서 머리부분을 잘라냅니다.

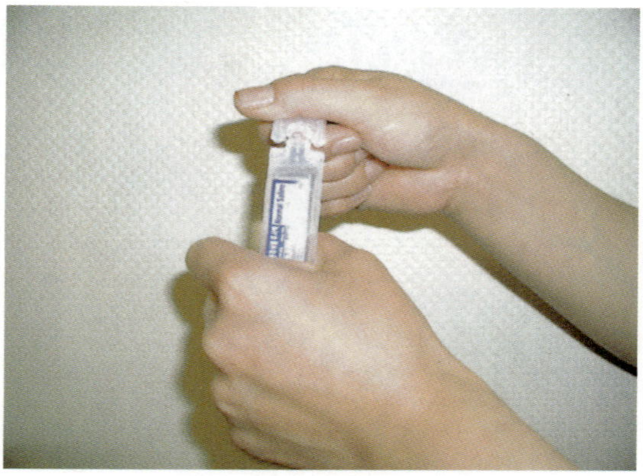

5. 주사침의 뚜껑을 제거합니다.

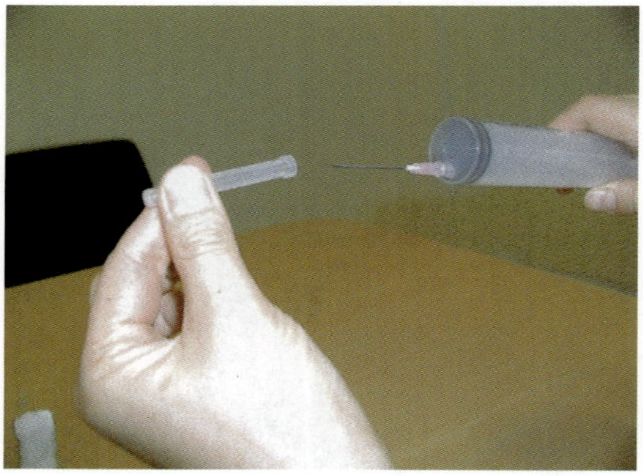

6. 수액에 섞을 약품을 주사기에 재어 놓습니다.

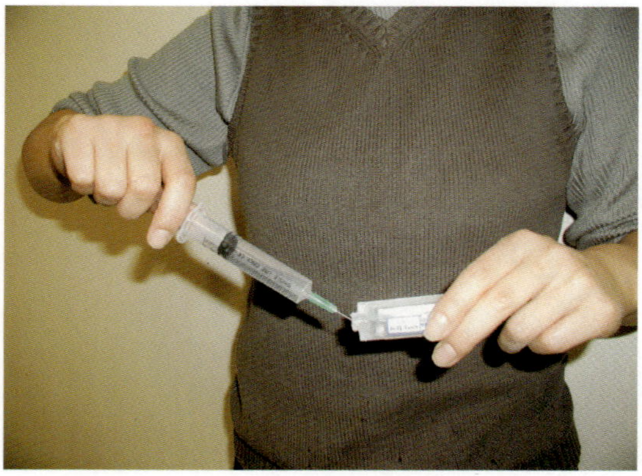

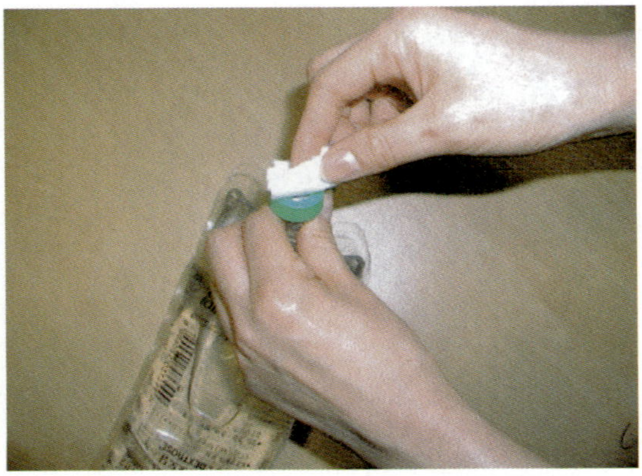

7. 미리 준비해 둔 수액의 주입구를 알코올 솜으로 닦습니다.

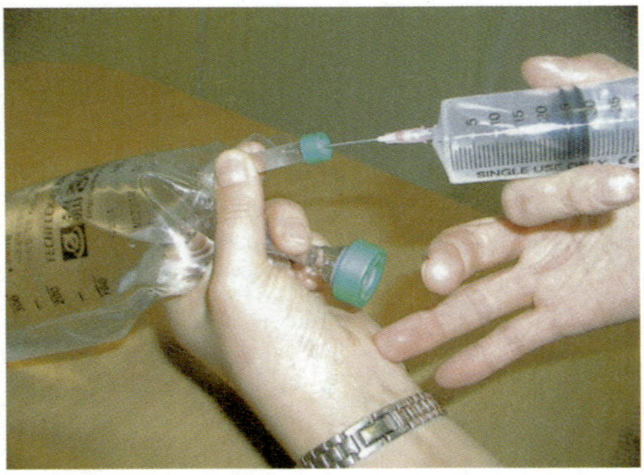

8. 주사기에 재어 놓은 용액을 수액에 주입합니다.

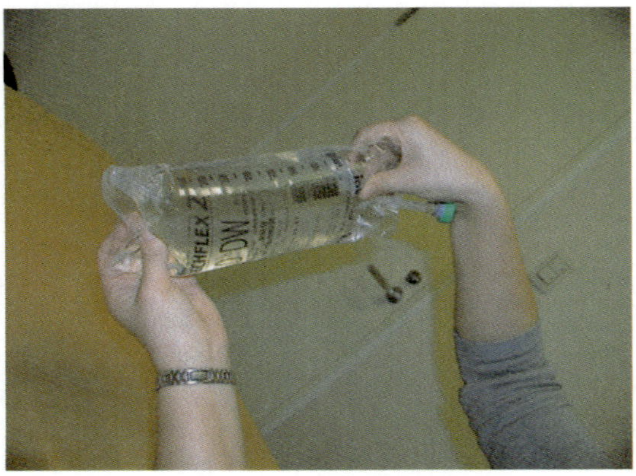

9. 용액이 잘 섞이도록 앞뒤로 흔듭니다.

● 수액교환

1. 흐르는 물에 손을 비비면서 10~30초 정도 씻습니다.

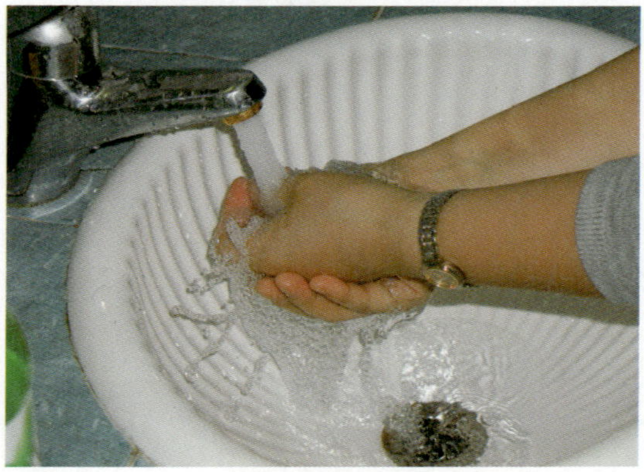

2. 수액의 마개를 떼어 냅니다.

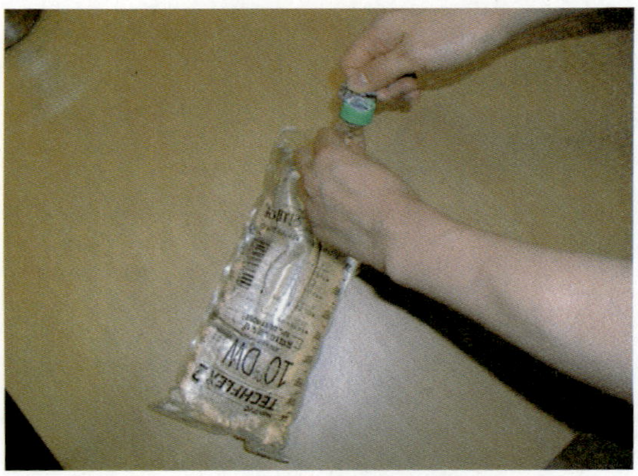

3. 수액 주입구를 알코올 솜으로 닦습니다.

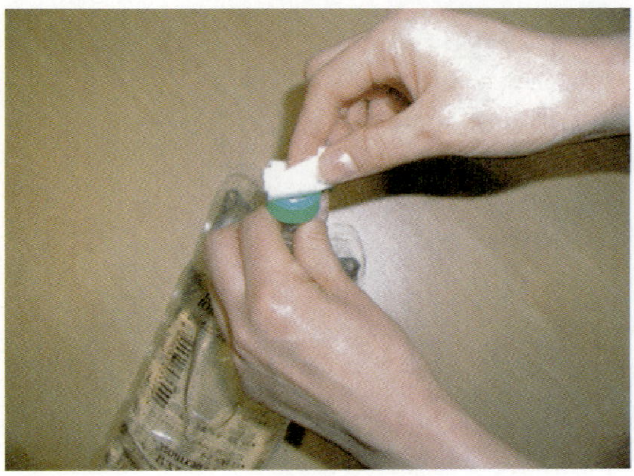

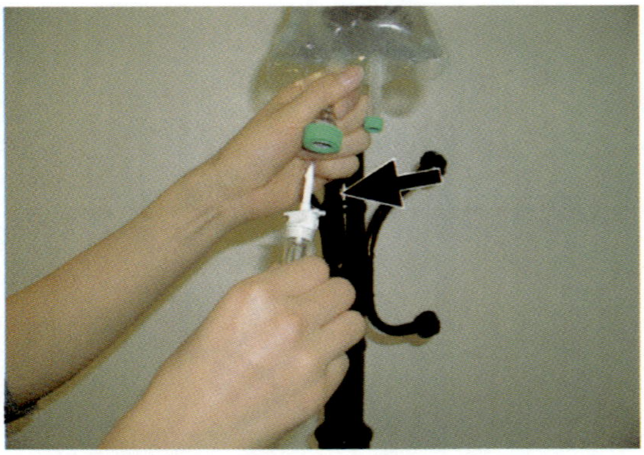

4. 주입하던 수액에서 수액 세트를 분리합니다(이때 수액세트 입구 끝이 다른 부분에 닿지 않도록 주의합니다).

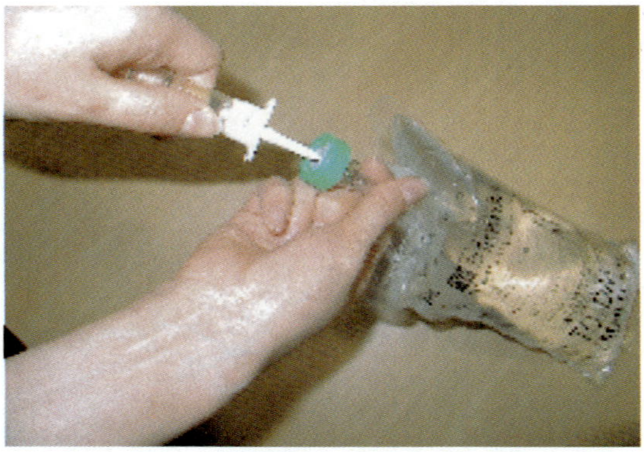

5. 주입할 수액에 수액세트를 힘있게 눌러 꽂습니다.

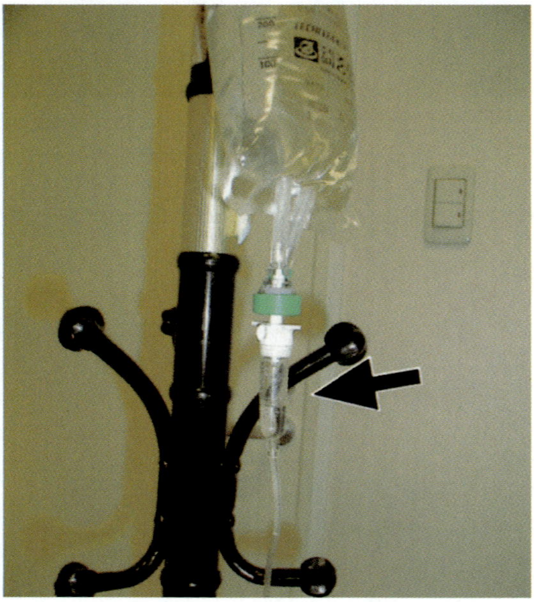

6. 수액 챔버에 반 정도의 수액이 차도록 채웁니다.

7. 수액 줄 중간에 생긴 공기방울은 손으로 톡톡 쳐서 위로 올려주어 공기를 제거합니다.

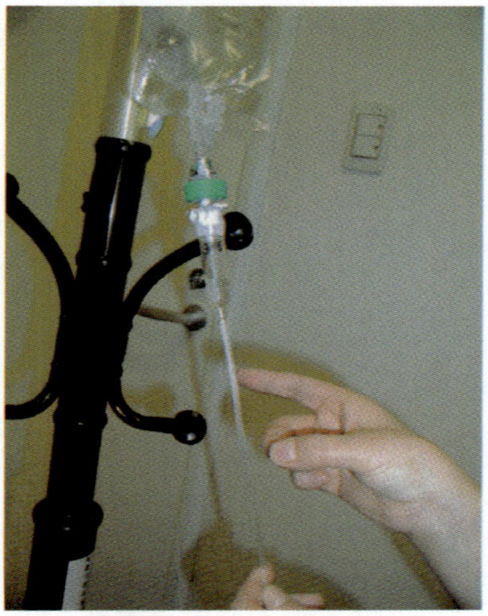

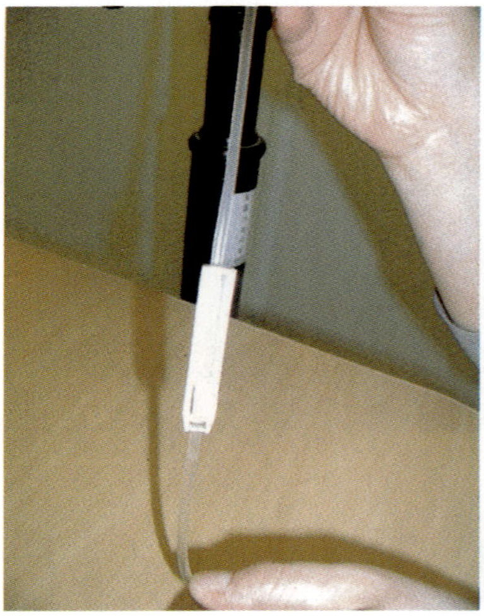

8. 수액조절기를 이용하여 수액속도를 맞춥니다.

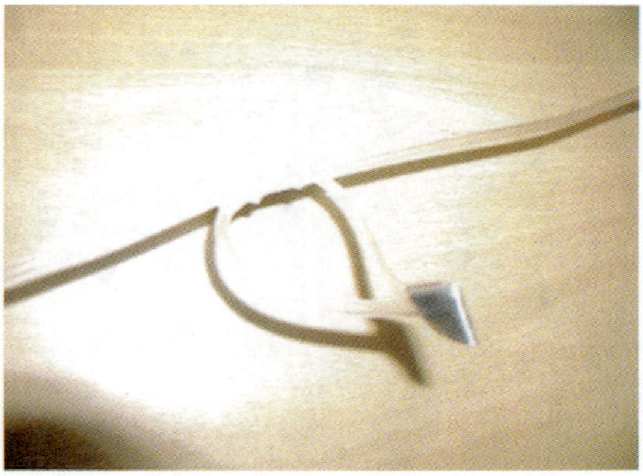

9. 수액이 잘 들어가는지 확인합니다(주사 부위의 부종, 발적, 누수 확인).

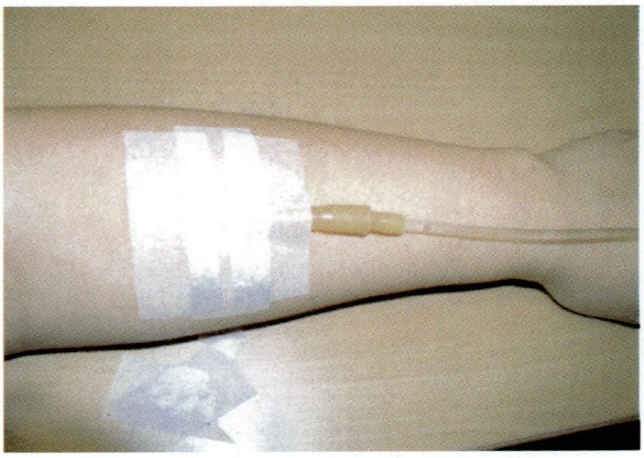

● 수액이 들어가지 않는 경우 1

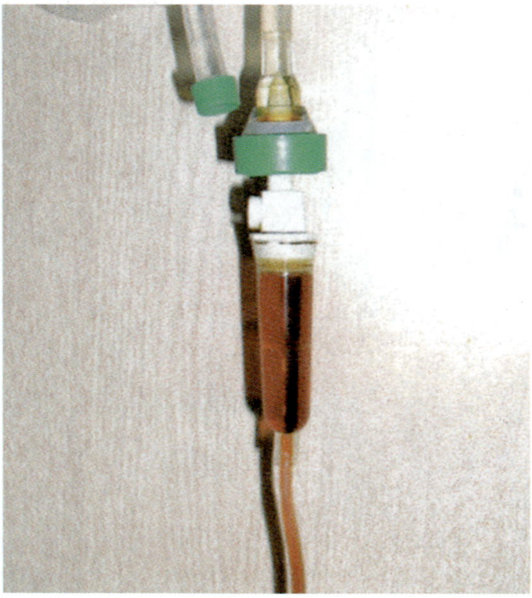

수액이 수액 챔버에 꽉 찬 경우

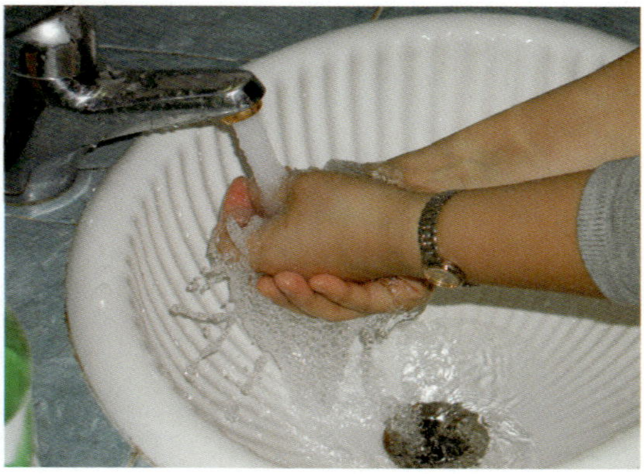

1. 흐르는 물에 손을 비비면서 10~30초 정도 씻습니다.

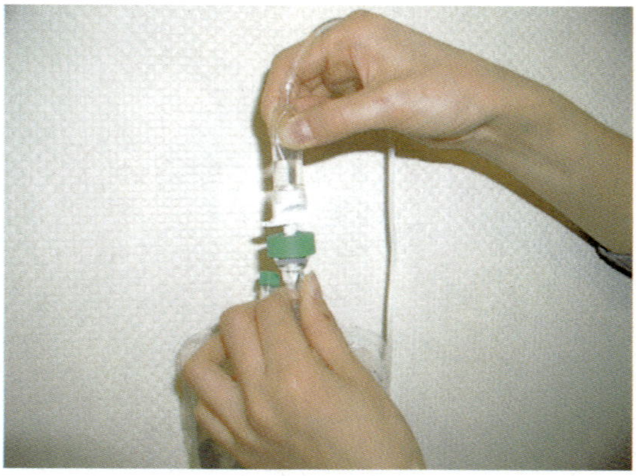

2. 매달려 있는 수액을 바로 세운 후 수액 챔버를 한두번 누른 후 수액 챔버 안의 수액을 다시 수액병 속으로 짜 줍니다.

3. 수액 챔버가 반정도 차도록 합니다.

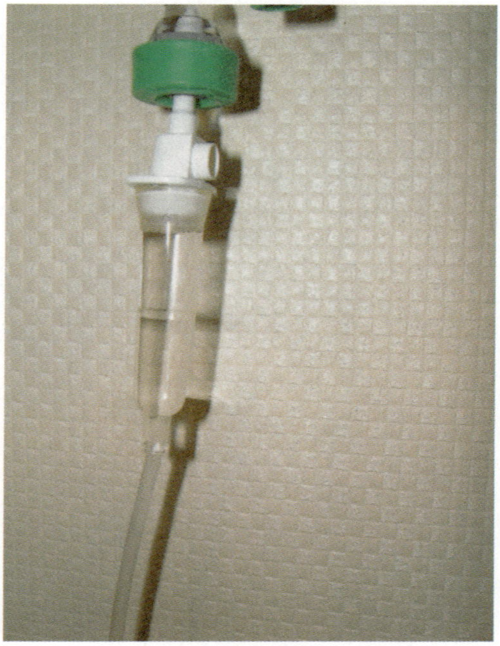

4. 수액조절기를 이용하여 수액 속도를 맞춥니다.

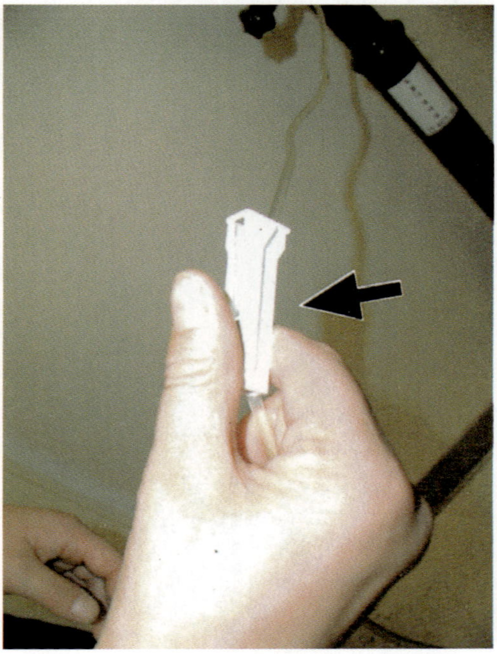

● 수액이 들어가지 않는 경우 2

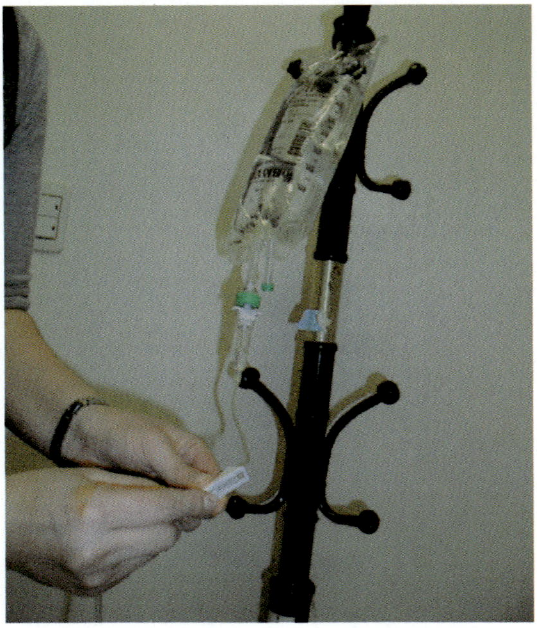

1. 수액 줄이 꺽이지 않았나 확인합니다.

2. 수액 조절기를 완전히 열어 수액이 떨어지는 지를 확인합니다.

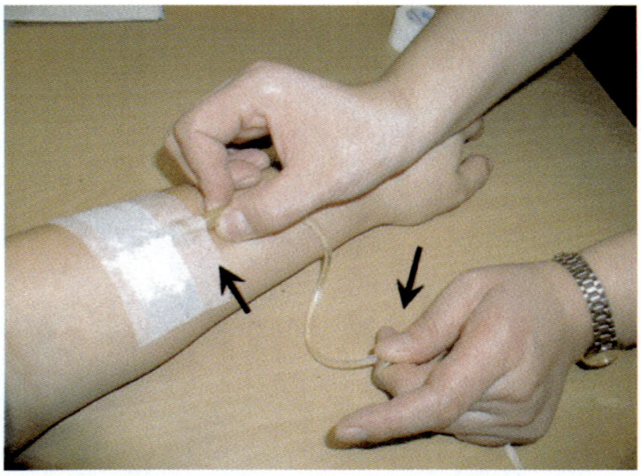

3. 그래도 수액이 나오지 않을 경우 그림에서와 같이 수액 조절기를 잠그고, 주사바늘쪽의 노란고무를 5회 정도 꾹 눌러서 짜줍니다.

● 수액 줄에서 피가 나오는 경우

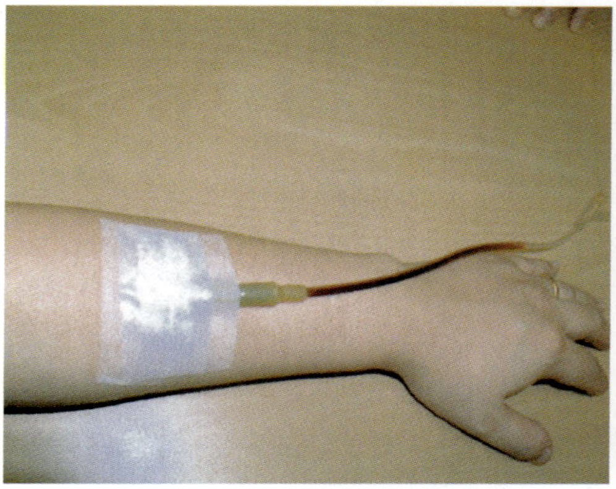

1. 수액줄이 꺾이지 않았는지, 수액병이 심장높이보다 낮은 위치에 있는지를 확인합니다.

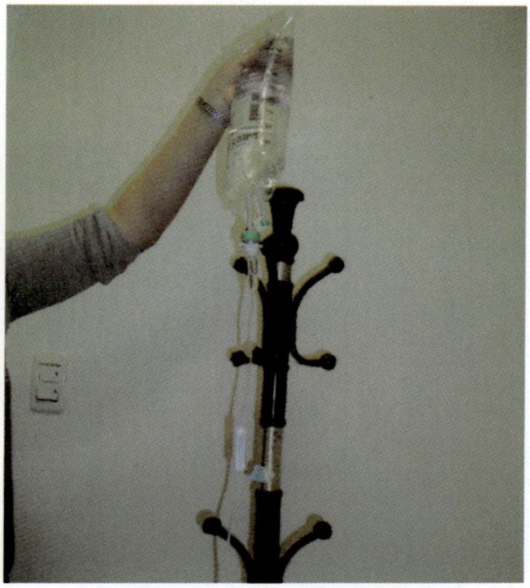

2. 수액병을 심장보다 90cm 위에 건 후 수액조절기를 위로 완전히 열어 수액이 빠르게 떨어지도록 합니다.

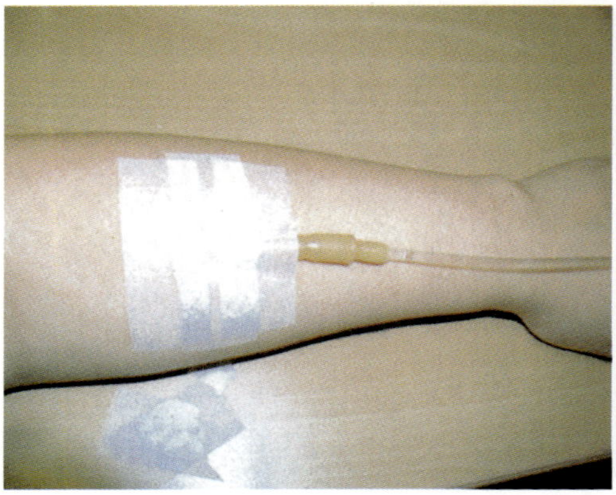

3. 피가 들어가면 원래 속도로 조절합니다.

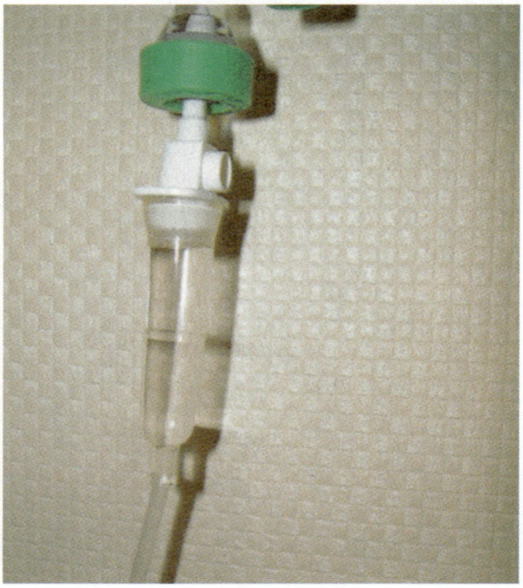

4. 다시 수액이 들어가는지를 확인하여 수액조절기를 이용해 주입속도를 맞춥니다.

● 주사제거법

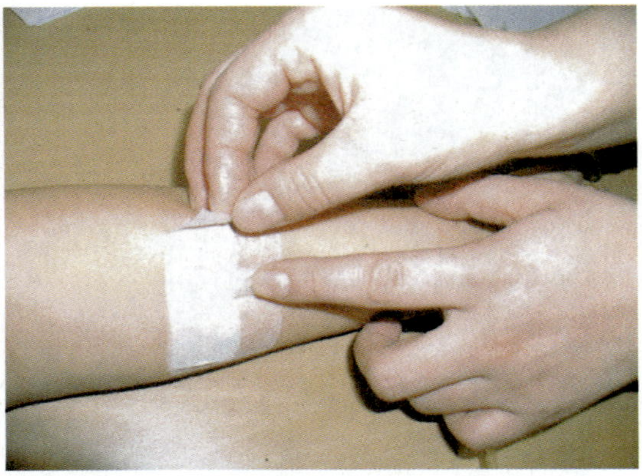

1. 수액주입이 끝나거나 주사부위가 부어 오르거나 발적, 통증이 있으면 수액주입을 중단하고 주사를 제거해야 합니다.

2. 수액조절기를 아래로 내려 잠그고 부착된 테이프를 조심스럽게 제거합니다.

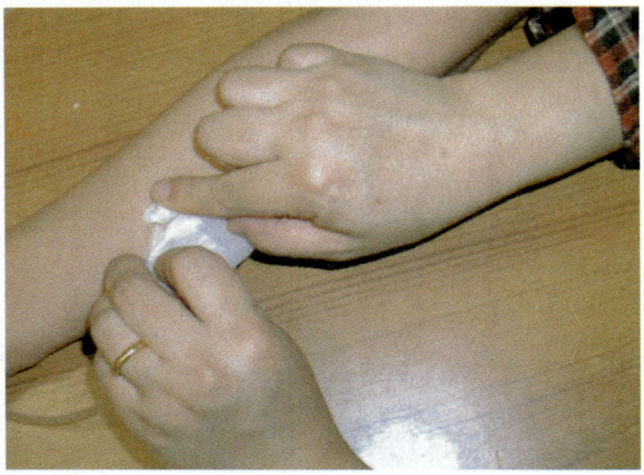

3. 주사부위에 알코올 솜을 올려 놓은 상태에서 주사부위를 살짝 누른 후 다른 손으로 바늘을 잡아 당기면서 제거합니다.

4. 문지르지 말고 약 3분간 꼭 눌러주고 피가 나지 않으면 알코올솜을 제거합니다.

참고문헌

AMC 간호표준(2006), 서울아산병원 간호부.

김노경(2005), 암환자 가이드 - 암환자 돌봄과 완화 의료, 일조각.

김복자 외(편) (2000), 암환자 간호 증상관리, 현문사.

김순애 외(2003), 임상간호의 핵심, 도서출판 한우리.

김원곤 외(2000), 의대생을 위한 흉부외과학, 고려의학.

김원동, 고윤석, 임채만 외 공저(2001), 인공호흡기 임상강좌 : 원칙과 실제, 신광출판사.

김진환 (1994), 성형외과학, 군자출판사.

대한 당뇨병 교육 간호사회(2002), 당뇨병 슬기롭게 관리하기.

대한 창상학회지 Vol 2, 2006.

대한감염학회(2007), 감염학, 군자출판사

대한결핵 및 호흡기학회(2005), COPD · 천식의 진료지침.

대한배뇨장애 및 요실금학회 편(2003), 배뇨장애와 요실금, 일조각.

대한비뇨기과학회(2005), 대한비뇨기과학회지, 도서출판 의학문화사.

대한소화기학회(2001). 대한 총서 7-간암, 군자출판사

대한정형외과학회(1996), 정형외과학, 최신의학사.

대한정형외과학회(2006), 정형외과학[제6판], 군자출판사.

박경희 외(2005), 상처 · 장루, 현문사.

박재각 편저(2005), 대장학문학, 일조각.

병원감염관리학회(2006), 병원감염관리 제 3판, 한미의학.

서울 아산병원 종양내과(2005), 암환자 화학요법 자료.

서울아산병원 간호부(2006), 간호사보수교육 교재 - 신체사정.

서울아산병원 간호부(2006), 간호사보수교육 교재 - 임상생리.

서울아산병원 간호부(2006), 간호사보수교육 교재 - 임상약리.

서울아산병원 간호부(2006), 간호사보수교육 교재 - 임상약리.

서울아산병원 간호부(2006), 간호사보수교육 교재 - 호흡기 환자 간호관리.

서울아산병원 간호부(2006), 정맥주입 간호표준.

서울아산병원 간호부(2007), 간호사보수교육 교재 - 통증의 이해 및 간호.

서울아산병원 내분비내과 간호단위지침서(2004).

서울아산병원 당뇨병 센타(2005), 당뇨병의 원인과 치료.

서울아산병원 비뇨기과 간호단위지침서(2005).

서울아산병원 소화기 내과 간호단위 지침서(2003).

서울아산병원 신경과(2006), 파킨슨병 환자를 위한 안내서.

서울아산병원 신경외과 간호단위 지침서(2004).
서울아산병원 재활의학과 간호단위 지침서(2004).
서울아산병원 정형외과 간호단위지침서(2004).
서울아산병원 종양내과 간호단위지침서(2003).
서울아산병원 호흡기내과 간호단위지침서(2004).
서울아산병원(2006), 아산 인턴진료 지침서 제7판(2006), 고려의학.
소화기계 실무 향상과정(2003), 서울아산병원 간호부.
손영희 외(2000), 기본간호 수기, 현문사.
신경계 실무간호과정(2004), 서울아산병원 간호부.
신경계 전문간호과정(2005), 서울아산병원 간호부 .
연세대 간호대학 가정간호 연구소(1995), 가정간호의 원리와 실제 제2집.
윤방부(2000), 임상가정의학, 수문사.
이경혜외 (1998), 여성건강간호학(하), 현문사.
이광우, 정희원 편저(1998), 임상신경학, 고려의학.
이영우 편저(2001), 순환기학, 일조각.
이은옥 외(2002), 성인간호학, 신광출판사.
임난영 외 5인 (2002). ACE 건강사정. 군자출판사
임상간호사회(2001), 간호사용 환자교육 지침서 - 당뇨병 -.
임상내과학, 서울대학교 의과대학 내과학교실(2004), 고려의학.
장상섭, 정희원, 송진규(역자)(2001), 뇌신경외과 수술을 위한 해부학, 군자출판사.
장인택(2007), 핵심외과학, 군자출판사.
재활간호과정(2004), 서울아산병원 간호부.
전시자 외(2005), 성인간호학 상・하, 수문사.
정현숙 외(1994), 간호기술의 원리와 실제, 신광출판사.
최경희, 신경림 외(2006), 「노인과 건강」, 현문사.
최유덕 편저(2001), 새임상 부인과학, 고려의학.
최정신 외(1998), 「신체검진」, 현문사.
한국유방암학회 엮음(2005), 유방학 [제2판], 일조각.
한국호스피스완화의료학회(2002), 암성통증관리지침, 군자출판사.
호흡기계 중환자 간호 고급과정(2004), 서울아산병원 간호부.
Alan H Ropper 외 6명 (2004), Neurological and Neurosurgery Intensive Care[4Ed.], Lippincott Williams & Wilkins.
Alterescu V, & Alterescu K(1988), Etiology and treatment of pressure ulcers, Decubitus, 1(1):28.
Annalynn S(1998), Dietitian' s handbook of enteral and parenteral nutrition, ASPEN publ.

Barbara bates, 이준상 역. (1994), 건강진단법, 고려의학.

Bates-Jensen BM(1994), The pressure sore status tool: An outcome measure for pressure sores, Top geriatr Rehabil, 9(4):17.

Bergstrom N, Demuth PJ, & Braden B(1987), A clinical trial of the Braden scale for predicting pressure sore risk, Nurs Clin North Am, 22(2):417.

Bryant RA(2000), Acute & chronic Wounds: Nursing Management, 2nd Ed.,St. Louis: Mosby.

Burger AM, Shuster Jr. JL, Vonroenn JH(2007), Principle and practice of palliative care and supportive oncology 3rd ed., Philladelpia PA. USA: Lippincott Williams and Wilkins.

Carol, T., Priscilla L., Carol L.(1997), Fundamentals of Nursing. The art and science of nursing care. 3rd edition. J. B Lippincott Company

Carol, T., Priscilla, L., Carol L.(1993), Fundamentals of Nursing. The art and science of nursing care. 2nd edition. J.B Lippincott Company

Cherry GW. The oxford european wound healing course handbook. 2002

Falabella AF, Kirsner RS. Wound healing, 2005

Grant JP(1992), Handbook of total parenteral nutrtition, 2nd Ed., Philadelphia: W.B Saunders.

Guidos B(1988), Preparing the patient for home care of the percutaneous nephrostomy tube, J Enterostom Ther, 15(5):187.

Jonh C. pickup & Gareth William(2006), Textbook of diabetes, 고문사

Korean research group for wound care. Advances in wound Care, 2002

Lepor H, Lowe FC : Evaluation and nonsurgical management of benign prostatic hyperplasia. In Walsh PC, Retik AB, Vaughan ED, Wein AJ (eds): Campbell's Urology,8th ed. Philadelphia, Saunders, 2002, pp.1337-78

Levin RM, Monson FC, Haugaard N, et al : Genetic and cellular characteristics of bladder outlet obstruction. Urol Clin North Am 1995;22:262-83

Millam, D.(1988), Managing complications of IV therapy. Nursing, 18(3). 34-42.

Mulder GD, & Reis TM(1990), Venous ulcers : Pathophysiology and medical therapy, Am Fam physician, 42(5):1323.

Mulder GD, Robinson J, & Seeley J(1990), Study of sequential compression therapy in the treatment of non-healing chronic venous ulcer, Wounds, 2(3):111

Murphy, J.(1990), Tube feeding problems and solutions.Advancing Clinical Care, 5(2). 7-10.

National Pressure Ulcer Advisory Panel : National Consensus Conference(1998), Washington, DC.

Rosenberg CS(1990), Wound healing in the patient with diabetes mellitus, Nurs Clin North Am, 25:247.

Setti S Rengachary(2005), Principles of Neurosurgery, Mosby.

Shikora SA, & Blackburn GL(1997), Nutrition support : Theory and therapeutics, Chapman & Hall.

Slama(2006), Nutrition management of DM & Dysmetabolic syndrom. vol.11, Karger.

Swearingen & Howard(1996), Photo Atlas of Nursing Procedure. 3rd ed., Addision-wesley

The ciba collection of medical illustrations volume 8 : Musculoskeletal system, frank H. Netter, M.D

국가암정보센터 http://211.114.9.232/nciapps/user/index.jsp

www.hipclinic.net

www.knee.new21.org

www.jointart.com

http://os.amc.seoul.kr/

http://www.amc.seoul.kr/~neurology

http://www.snuhneurology.net

찾 아 보 기

ㄱ

ㄴ

ㄷ

ㅈ

ㅊ

A

B

C

D

서울아산병원
가정간호지침서

정가 25,000원

ISBN 978-89-7043-561-9

2007년 6월 15일 1판 1쇄 발 행
2010년 10월 25일 1판 2쇄 인 쇄
2010년 10월 30일 1판 2쇄 발 행

저 자 : 서울아산병원 가정간호사업실 편
발 행 자 : 최 병 진

발 행 처 : 도서출판 **고 려 의 학**
(136-821) 서울 성북구 성북동 115-24 보문빌딩 3층
Tel. 765-0333, 0337
Fax. 743-2288
등록번호 : 제 1-519호 1978. 6. 29.